Manual SOAP
para
rotaciones clínicas

Manual SOAP *para* rotaciones clínicas

SEGUNDA EDICIÓN

PETER S. UZELAC, MD, FACOG, HCLD (ABB)
Founder and CEO
Marin Fertility Center
Lab Director
MFC Lab, Inc.
Greenbrae, California

Colaborador especial
DANIEL C. MALDONADO, MD
Attending Physician of Family Medicine
Assistant Director of Inpatient Medicine
White Memorial Medical Center (WMMC)
WMMC Family Practice Residency Program
Los Angeles, California
Assistant Clinical Professor
Department of Family Medicine
University of Southern California, Keck School of Medicine
Los Angeles, California

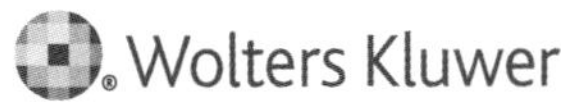

Philadelphia • Baltimore • New York • London
Buenos Aires • Hong Kong • Sydney • Tokyo

Av. Carrilet, 3, 9.ª planta, Edificio D
Ciutat de la Justícia
08902 L'Hospitalet de Llobregat
Barcelona (España)
Tel.: 93 344 47 18
Fax: 93 344 47 16
Correo electrónico: consultas@wolterskluwer.com

Revisión científica:
M. en C. José Luis Maldonado García
Laboratorio de Psicoinmunología
Instituto Nacional de Psiquiatría "Ramón de la Fuente Muñiz"
Coordinaciones de Enseñanza y Evaluación de Inmunología
Departamento de Bioquímica, Facultad de Medicina, CU.

Dirección editorial: Carlos Mendoza
Traducción: Wolters Kluwer
Editor de desarrollo: María Teresa Zapata
Gerente de mercadotecnia: Simon Kears
Cuidado de la edición: M&N Medical Solutrad, S.A. de C.V.
Maquetación: M&N Medical Solutrad, S.A. de C.V.
Adaptación de portada: Jesús Esteban Mendoza
Impresión: C&C Offset / Impreso en China

ISBN de la edición en español: 978-84-18892-60-8
Depósito legal: M-12593-2022

Edición en español de la obra original en lengua inglesa *SOAP for the Rotations*, de Peter S. Uzelac, publicada por Wolters Kluwer.

Two Commerce Square
2001 Market Street
Philadelphia, PA 19103
ISBN de la edición original: 978-19-75107-65-9

CCS0622

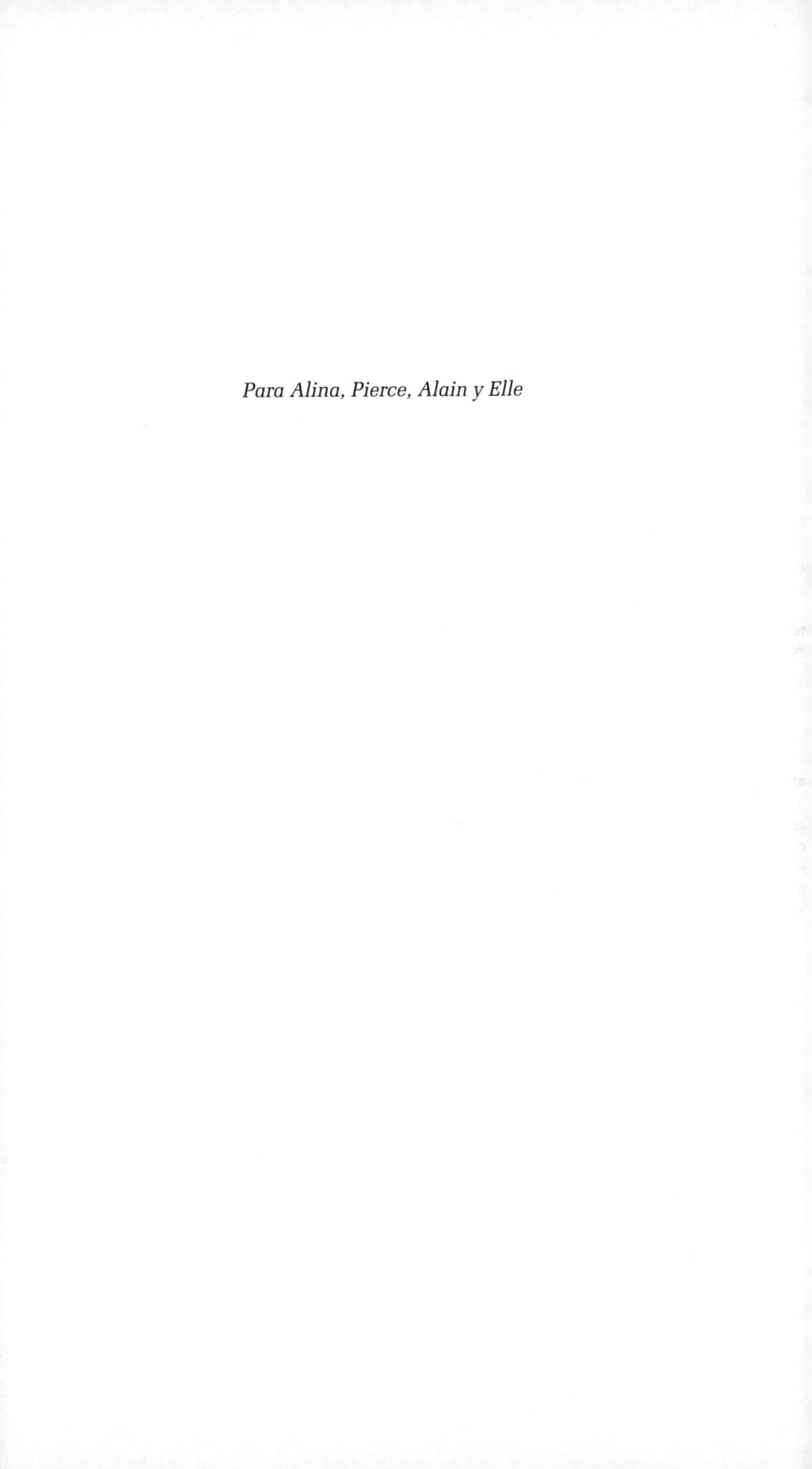

Para Alina, Pierce, Alain y Elle

CONTENIDO

AGRADECIMIENTOS

Me gustaría dar las gracias a todos los autores del SOAP por su duro trabajo y su compromiso para que esta serie sea un éxito. También me gustaría expresar un agradecimiento especial a Matt Hauber, Julie Kostelnik y Andrea Vosburgh, de Wolters Kluwer, por su paciencia y persistencia para mantener este proyecto en marcha.

COLABORADORES

Jennifer Agard, MD, FACOG
Marin Fertility Center
Greenbrae, California
Sección III. Obstetricia y Ginecología

Terako Amison, MD
Assistant Professor, Department of Psychiatry
Psychiatry Clerkship Director, Vanderbilt School of Medicine
Nashville, Tennessee
Sección V. Psiquiatría

Spencer Degerstedt
Interventional Radiology Resident
Oregon Health & Science University
Portland, Oregon
Sección IV. Cirugía y medicina de urgencias

Zaiba Jetpuri, DO
Assistant Professor
Department of Family and Community Medicine
University of Texas, Southwestern Medical Center
Dallas, Texas
Sección II. Pediatría

Daniel C. Maldonado, MD
Attending Physician of Family Medicine
Assistant Director of Inpatient Medicine
White Memorial Medical Center (WMMC)
WMMC Family Practice Residency Program
Los Angeles, California
Assistant Clinical Professor
Department of Family Medicine
University of Southern California, Keck School of Medicine
Los Angeles, California
Sección I. Medicina interna

Nida Zahra, MD
Assistant Professor and Medical Director
Department of Family and Community Medicine
University of Texas, Southwestern Medical Center
Dallas, Texas
Sección II. Pediatría

AL LECTOR

Como la mayoría de los estudiantes de medicina, empecé mi experiencia en la sala del hospital con la cabeza baja y corriendo, ansioso por entrar por fin en contacto con pacientes reales. Lo que encontré fue un mundo confuso, completamente diferente a todo lo que había conocido durante los dos primeros años de la facultad de medicina. Un nuevo idioma, abreviaturas extranjeras y residentes demasiado ocupados para orientarme: ¿Por dónde iba a empezar?

Los libros de texto de bolsillo, que ofrecen conocimientos médicos en un paquete cómodo y portátil, parecían ser la solución lógica. Desgraciadamente, me encontré con que pasaba un tiempo valioso escudriñando grandes cantidades de texto, a menudo sin encontrar la respuesta a mi pregunta y, en el proceso, ¡perdiendo puntos de enseñanza durante las rondas!

Diseñé la serie SOAP para proporcionar a los estudiantes de medicina y al personal en general manuales de bolsillo que realmente sirvieran para su propósito: un rápido acceso a la información clínica más práctica en un formato fácil de usar. Al inicio de este proyecto, imaginé todos los beneficios que el formato SOAP aportaría al lector:

- El aprendizaje a través de este modelo refuerza un proceso de pensamiento que ya es familiar para los estudiantes y residentes, lo que facilita la retención a largo plazo.
- El SOAP promueve la buena comunicación entre los médicos y facilita el proceso de enseñanza/aprendizaje.
- El SOAP vuelve a poner el énfasis en el problema clínico del paciente y no en el diagnóstico.
- En la era de la atención sanitaria gestionada, el SOAP responde al reto de brindar eficiencia al tiempo que se mantiene la calidad.
- A medida que la buena práctica médico-legal gana atención en la formación de los médicos, el SOAP hace hincapié en la adhesión a un estilo de documentación que deja poco espacio para posibles malas interpretaciones.

En lugar de intentar resumir el contenido de un libro de texto de 1000 páginas en un formato en miniatura, la serie SOAP se centra exclusivamente en la orientación a través de los encuentros con los pacientes. En un uso típico, "averiguar por dónde empezar" o "refrescar la memoria" con los libros SOAP debería ser posible en menos de un minuto. Los temas se encuentran siempre a 2 páginas y se han resaltado los puntos más importantes; se han reducido a los problemas con los que se encontrará más a menudo durante su formación, y los contenidos se han agrupado según el ámbito hospitalario o clínico. Los datos y las cifras que no son especialmente útiles para sobrevivir a la vida en las salas, como los datos demográficos, la fisiopatología y las tablas y gráficos muy elaborados, se han omitido a propósito (estos detalles se estudian mucho mejor en un entorno tranquilo utilizando textos extensos y completos).

¡Enhorabuena por sus logros hasta ahora, y le deseo que tenga una carrera médica de gran éxito!

Peter S. Uzelac, MD, FACOG, HCLD (ABB)

ABREVIATURAS

17OHP4	17-alfa hidroxiprogesterona
A1c	hemoglobina A1c
AAA	aneurisma de aorta abdominal
AAP	American Academy of Pediatrics
ABC	vía aérea, respiración, circulación
AC	circunferencia abdominal
ACE	enzima convertidora de angiotensina
ACLS	soporte vital cardiaco avanzado
ACS	síndrome coronario agudo
ADA	American Diabetic Association
ADH	hormona antidiurética
AFI	índice de líquido amniótico
AFP	alfa-fetoproteína
AFSFO	fontanela anterior blanda, plana y abierta
AG	brecha aniónica
AIHA	anemia hemolítica autoinmune
AINE	antiinflamatorios no esteroideos
ALL	leucemia linfocítica aguda
ALS	esclerosis lateral amiotrófica
ALT	alanina aminotransferasa
Alt	régimen alternativo
ALTE	evento agudo que amenaza la vida
AML	leucemia mieloide aguda
AMS	estado mental alterado
ANA	anticuerpos antinucleares
Anti-ENA-4	panel de laboratorios reumatológicos
AP	anteroposterior
APCR	resistencia a la proteína C activada
APL	leucemia promielocítica aguda
APS	síndrome antifosfolípido
AR	regurgitación aórtica
ARB	bloqueador de los receptores de la angiotensina II
ARDS	síndrome de dificultad respiratoria aguda
ARF	insuficiencia renal aguda
AS	estenosis aórtica; auris sinister (oído izquierdo); espondilitis anquilosante
ASD	defecto septal auricular
ASMA	anticuerpo contra el músculo liso
ASO	título de antiestreptolisina O
ASQ	cuestionarios de edades y etapas
AST	aspartato aminotransferasa
ATFL	ligamento talofibular anterior
ATN	necrosis tubular aguda
ATNR	reflejo tónico asimétrico del cuello
AUB	sangrado uterino anormal
AV	auriculoventricular
AVM	malformaciones arteriovenosas

β-hCG	gonadotropina coriónica humana beta
BAAR	bacilos ácido-resistentes
bid	dos veces al día
BM	movimientos intestinales
BMD	densidad mineral ósea
BMI	índice de masa corporal
BMT	trasplante de médula ósea
BP	presión arterial
BPM; bpm	latidos por minuto
BPP	perfil biofísico
BRCA	gen del cáncer de mama
BRUE	evento breve resuelto de modo inexplicable
BSA	área superficial corporal
BUN	nitrógeno de urea sérico
BV	vaginosis bacteriana
C/C/E	cianosis/acropaquia/edema
Ca	calcio
CA	cáncer
CA125	prueba de antígeno cancerígeno 125
CABG	injerto por derivación arterial coronaria
CAD	enfermedad arterial coronaria
CAH	hiperplasia suprarrenal congénita
C-ANCA	anticuerpos citoplasmáticos antineutrófilos citoplasmáticos
CAP	neumonía adquirida en la comunidad
CBC	biometría hemática completa
CBT	terapia cognitivo conductual
cc	centímetros cúbicos
CHF	insuficiencia cardiaca congestiva
CHOP	ciclofosfamida, hidroxidoxorrubicina, vincristina (Oncovin), prednisona
CHTN	hipertensión crónica
CK	creatina cinasa
CLL	leucemina linfocítica crónica
CML	leucemia mieloide crónica
CMP	panel metabólico completo
CMT	hipersensibilidad cervical motora
CMV	citomegalovirus
CN	pares craneales
CNS	sistema nervioso central
CP	dolor en el pecho; parálisis cerebral
CPDD	enfermedad por deposición de pirofosfato de calcio
CPP	dolor pélvico crónico
CPR	reanimación cardiopulmonar
Cr	creatinina
CRF	insuficiencia renal crónica
CRP	proteína c-reactiva
CST	prueba de esfuerzo de contracción
CTA	claro a la auscultación
CV	cardiovascular
CVA	ángulo costovertebral, accidente vascular cerebral

CVAT	sensibilidad del ángulo costovertebral
CVS	muestreo de vellosidades coriónicas
CXR	radiografía de tórax
D&C	dilatación y legrado
D10	una solución con 10% de dextrosa
D25	una solución con 25% de dextrosa
D5½NS	Dextrosa al 5% en media solución salina normal
DBP	presión arterial diastólica
DDX	diagnóstico diferencial
DES	dietilbestrol
DEXA	absorciometría de rayos x de doble energía
DHEAS	sulfato de dehidroepiandrosterona
DHP	dihidropiridina
DI	diabetes insípida
DIC	coagulación intravascular diseminada
DIP	articulación interfalángica distal
DIU	dispositivo intrauterino
DKA	cetoacidosis diabética
dL	decilitro
DLCO	capacidad de difusión del pulmón para el monóxido de carbono
DM	diabetes mellitus
DMARD	medicamento antirreumático modificador de la enfermedad
DNA	ácido desoxirribonucleico
DPP-4	inhibidor de la DPP-4
DRE	examen rectal digital
DTaP	vacuna contra la difteria, el tétanos y la tos ferina acelular
DTR	reflejos tendinosos profundos
DUB	hemorragia uterina disfuncional
DVT	trombosis venosa profunda
E/S	entradas y salidas
EBL	pérdida de sangre estimada
EBV	Virus de Epstein-Barr
EC	anticoncepción de emergencia
ECG	electrocardiograma
ECT	terapia electroconvulsiva
ECV	volumen extracelular
ED	disfunción eréctil
EDC	fecha estimada de reclusión
EDH	hematoma epidural
EEG	electroencefalograma
EFW	peso fetal estimado
EGA	edad gestacional estimada
EGD	esofagogastroduodenoscopia
EMB	biopsia endometrial
EMDR	desensibilización y reprocesamiento por movimientos oculares
EMG	electromiografía
EOMi	músculos extraoculares intactos
EP	electrofisiología
Epi	epinefrina
EPO	eritropoyetina
EPOC	enfermedad pulmonar obstructiva crónica

ER	sala de emergencias
ERCP	colangiopancreatografía retrógrada endoscópica
ERGE	enfermedad por reflujo gastroesofágico
ERP	exposición y prevención de la respuesta
ESR	velocidad de sedimentación globular
ESRD	enfermedad renal en fase terminal
ETEC	*E.coli* enterotoxigénica
ETT	tubo endotraqueal
FDA	Federal Drug Administration
FEN	fluidos electrólitos nutrición
FFN	fibronectina fetal
FFP	plasma fresco congelado
FH	altura del fondo uterino
FHRT	trazado de la frecuencia cardiaca fetal
FiO2	fracción de oxígeno inspirado
FM	movimiento fetal
FNA	aspiración con aguja fina
FRAX	herramienta de evaluación del riesgo de fractura
FSH	hormona estimulante del folículo
FTA-ABS	absorción de anticuerpos treponémicos fluorescentes
FUO	fiebre de origen desconocido
g	gramo
G6PD	glucosa 6 fosfato deshidrogenasa
GAS	estreptococo del grupo A
GBS	estreptococo del grupo B
GC	gonococo
GCA	arteritis de células gigantes
GCS	Escala de coma de Glasgow
GCT	prueba de provocación con glucosa
GFR	tasa de filtración glomerular
GI	gastrointestinal
GLP-1	péptido similar al glucagón-1
Gluc	glucosa
GN	glomerulonefritis
GS	saco gestacional
GSUI	auténtica incontinencia urinaria de esfuerzo
GTC	tónico clónico generalizado
GTD	enfermedad trofoblástica gestacional
GTT	prueba de tolerancia a la glucosa
GU	genitourinario
H&P	historial y examen físico
Hb	hemoglobina
HBPM	heparina de bajo peso molecular
HBsAg	antígeno de superficie de la hepatitis B
HBV	el virus de la hepatitis B
HCC	carcinoma hepatocelular
HCG	gonadotropina coriónica humana
HCO3	bicarbonato
Hct	hematocrito
HEADSS	hogar, educación, actividades, drogas, sexo, suicidio
HEENT	cabeza, ojos, oídos, nariz, garganta

HELLP	hipertensión, enzimas hepáticas elevadas, plaquetas bajas
Heme	hematológico
HI	ideación homicida
HIDA	ácido iminodiacético hepatobiliar
HIV	virus de la inmunodeficiencia humana
HL	linfoma de Hodgkin
HLA	antígeno leucocitario humano
HOCM	miocardiopatía hipertrófica obstructiva
HONK	coma hiperosmolar no cetónico
HPV	virus del papiloma humano
HRT	terapia de sustitución hormonal
HSP	púrpura de Henoch-Schönlein
HSV	virus del herpes simple
HUS	síndrome urémico hemolítico
Hz	Hertz
IBD	enfermedad inflamatoria intestinal
IBS	síndrome del intestino irritable
ICH	hemorragia intracraneal
ICP	presión intracraneal
ICSI	inyección intracitoplasmática de esperma
ID	enfermedades infecciosas
IDM	bebé de madre diabética
IE	endocarditis infecciosa
Ig	inmunoglobulina
IHSS	estenosis subaórtica hipertrófica idiopática
ILD	enfermedad pulmonar intersticial
IM	intramuscular
IMA	arterias mesentéricas inferiores
IMAO	inhibidor de la monoamino oxidasa
IMM	intramiometrial
INH	isoniazida
INR	relación internacional normalizada
IPV	vacuna de poliovirus inactivado
ISAM	bebé de una madre drogadicta
ITP	púrpura trombocitopénica idiopática
IU	unidad internacional
IUGR	restricción del crecimiento intrauterino
IUI	inseminación intrauterina
IUP	embarazo intrauterino
IV	intravenoso
IVC	vena cava inferior
IVDA	administración de sustancias por vía intravenosa
IVF	líquido intravenoso; fecundación *in vitro*
IVIG	inmunoglobulina intravenosa
IVP	pielografía intravenosa
JRA	artritis reumatoide juvenil
K	potasio
KD	Enfermedad de Kawasaki
kg	kilo
KOH	hidróxido de potasio
KS	Sarcoma de Kaposi

KUB	riñones-uréter-vejiga
L	litro
L&D	trabajo de parto y parto
L:S	relación lecitina/esfingomielina
LAC	anticoagulante lúpico
LAD	linfadenopatía
lb	libra
LCR	líquido cefalorraquídeo
LDH	lactato deshidrogenasa
LEMS	síndrome miasténico de Lambert-Eaton
LFT	prueba de la función hepática
LH	hormona luteinizante
LLQ	cuadrante inferior izquierdo
LMP	último periodo menstrual
LOC	pérdida de conciencia
LUQ	cuadrante superior izquierdo
Lytes	electrolitos
M/R/G/C	murmullo/rubio/gallo/chasquido
MAC	complejo de ataque a la membrana
MAE	mueve todas las extremidades
MAHA	anemia hemolítica microangiopática
MAPA	presión arterial media
MCD	enfermedad de cambio mínimo
mcg	microgramo
M-CHAT	lista de comprobación modificada para el autismo en niños pequeños
MCHC	concentración media de hemoglobina corpuscular
MCP	metacarpofalángica
MCV	volumen celular medio
MDRTB	tuberculosis multirresistente
mEq	miliequivalentes
MET	equivalentes metabólicos
mg	miligramo
Mg	magnesio
MG	miastenia gravis
MgSO4	sulfato de magnesio
MI	infarto de miocardio
min	minuto
mL	mililitro
MMR	vacuna contra las paperas, el sarampión y la rubéola
MOM	múltiplos de la media
MPA	acetato de medroxiprogesterona; poliangeítis microscópica
MPV	volumen medio de plaquetas
MRCP	retraso mental parálisis cerebral
MRSA	*Staphylococcus aureus* resistente a la meticilina
MS	esclerosis múltiple; estenosis mitral
MSAFP	alfa-fetoproteína sérica materna
MSLT	prueba de latencia de sueño múltiple
MTP	articulación metatarsofalángica
MV	ventilación por minuto
MVA	aspiración manual al vacío
MVP	prolapso de la válvula mitral

N/V	náuseas y vómitos
Na	sodio
NAFLD	enfermedad del hígado graso no alcohólico
NCAT	normocefalia atraumática
ND	no distendido
NEC	enterocolitis necrotizante
Neuro	neurológico
NFEG	genitales externos femeninos normales
NG	nasogástrico
NHL	linfoma no Hodgkin
NIPT	pruebas prenatales no invasivas
NMDA	*N*-metil-D-aspartato
NMEG	genitales externos masculinos normales
NPH	protamina neutra insulina Hagedorn
NPO	*nulla per os* (nada por la boca)
NPT	tumescencia nocturna del pene
NRT	tono rectal normal
NS	solución salina normal
NST	prueba de no estrés
NT	no se puede ofrecer
NTD	defecto del tubo neural
NTG	nitroglicerina
NVP	náuseas y vómitos del embarazo
O2	oxígeno
OA	osteoartritis
OC	anticonceptivos orales
OCP	píldora anticonceptiva oral
OSA	apnea obstructiva del sueño
OT	terapia ocupacional
PA	posteroanterior
PALS	soporte vital avanzado pediátrico
PAN	poliarteritis nodosa
PAP	frotis de Papanicolaou
PCI	intervención coronaria percutánea
PCOS	síndrome de ovario poliquístico
PCP	neumonía por *Pneumocystis carinii*
PCR	reacción en cadena de la polimerasa
PDA	conducto arterioso persistente
PE	embolia pulmonar
PEA	actividad eléctrica sin pulso
PEEP	presión positiva al final de la espiración
PEFR	tasa de flujo espiratorio máximo
PERRLA	pupilas iguales, redondas, reactivas a la luz y a la acomodación
PET	tomografía por emisión de positrones
PFT	prueba de función pulmonar
PGE1	prostaglandina E1
pH	logaritmo negativo de la concentración de hidrógeno
PICU	unidad de cuidados intensivos pediátricos
PID	enfermedad inflamatoria pélvica
PIH	hipertensión inducida por el embarazo
PIP	articulación interfalángica proximal

PMH	historial médico anterior
PMN	neutrófilos polimorfonucleares
PMR	polimialgia reumática
PMS	síndrome premenstrual
PO	por os (por vía oral)
POC	productos de la concepción
POD	día postoperatorio
PPBS	glucosa en sangre posprandial
PPD	derivado proteico purificado
PPH	hemorragia posparto
PPI	inhibidor de la bomba de protones
PPROM	rotura prematura de membranas
PPTL	ligadura de trompas posparto
PQRST	provocado/paliado, calidad, irradiado, intensidad, momento
prn	*pro re nata* (según sea necesario)
PROM	rotura espontánea prematura de membranas
PS	puntuación de dolor
PSA	antígeno específico de la próstata
PSH	historial quirúrgico anterior
PT	protrombina
PTB	nacimiento prematuro
PTH	hormona paratiroidea
PTL	trabajo de parto prematuro
PTT	tiempo parcial de tromboplastina
PTU	propiltiouracilo
PTX	neumotórax
PUBS	toma de muestras de sangre umbilical percutánea
PUD	enfermedad de úlcera péptica
PVC	contracción ventricular prematura
q	*quodque* (cada)
qd	*quaque die* (una vez al día)
qh	*quaque hora* (cada hora)
qhs	a la hora de acostarse
qid	*quater in die* (cuatro veces al día)
RA	artritis reumatoide
RDA	cantidad diaria recomendada
RDS	síndrome de dificultad respiratoria
RDW	amplitud de distribución eritrocitaria
RF	factor reumatoide
RH	ritmo cardiaco
Rh	factor *Rhesus*
RI	distribución eritrocitaria
RLQ	cuadrante inferior derecho
RLS	síndrome de las piernas inquietas
RMN	imágenes por resonancia magnética
ROM	rango de movimiento
ROS	revisión de los sistemas
RPL	pérdida recurrente del embarazo
RPR	reagina plasmática rápida
RR	frecuencia respiratoria
RSV	virus respiratorio sincitial

RTA	acidosis tubular renal
RUQ	cuadrante superior derecho
SAB	aborto espontáneo
SAH	hemorragia subaracnoidea
SBO	obstrucción del intestino delgado
SBP	presión arterial sistólica; peritonitis bacteriana espontánea
SCFE	deslizamiento de la epífisis capital del fémur
SDH	hematoma subdural
SERM	modulador selectivo del receptor de estrógeno
SG	gravedad específica
SGLT-2	inhibidor de la SGLT-2
SH	Salter Harris
SI	ideación suicida
SIADH	síndrome de la hormona antidiurética inapropiada
sida	síndrome de inmunodeficiencia adquirida
SLE	lupus eritematoso sistémico
SM	soplo sistólico
SMA	atrofia muscular espinal
SNRI	inhibidor selectivo de la recaptación de norepinefrina
SQ	subcutáneo
SS	esclerosis sistémica
SSRI	inhibidor selectivo de la recaptación de serotonina
STD	enfermedades de transmisión sexual
STI	infección de transmisión sexual
SVC	vena cava superior
TB	tuberculosis
TBI	lesión cerebral traumática
TC	tomografía computarizada
TCA	antidepresivo tricíclico
TD	toxoides tetánicos y diftéricos
TDAH	trastorno por déficit de atención e hiperactividad
TEE	ecocardiograma transesofágico
TEPT	trastorno de estrés postraumático
TFT	pruebas de la función tiroidea
TIA	ataque isquémico transitorio
TIBC	capacidad total de fijación del hierro
tid	*ter in die* (tres veces al día)
TIG	inmunoglobulina antitetánica
TM	membrana timpánica
TMP-SMX	trimetoprim-sulfametoxazol
TOA	absceso tuboovárico
TOC	trastorno obsesivo compulsivo
ToF	tetralogía de Fallot
TOL	prueba del trabajo de parto
TR	regurgitación tricuspídea
TS	estenosis tricuspídea
TSH	hormona estimulante de la tiroides
TSS	síndrome de choque tóxico
TTN	taquipnea transitoria del recién nacido
TTP	púrpura trombótica trombocitopénica
TVH	histerectomía transvaginal

U/A	análisis de orina
UC	contracción uterina
UCI	unidad de cuidados intensivos
UCIN	unidad de cuidados intensivos neonatales
UCx	cultivo de orina
UDS	análisis de drogas en orina
UOP	producción de orina
UPT	prueba de embarazo en orina
URI	infección de las vías respiratorias superiores
UTI	infección del tracto urinario
UV	ultravioleta
UVJ	unión uretral-vesicular
V/Q	ventilación-perfusión
VCUG	vesiculocistograma
VMA	ácido vanilmandélico
VS	signos vitales
VSD	defecto septal ventricular
VZV	virus de la varicela zóster
WGA	semanas de edad gestacional
WPW	Wolff-Parkinson-White

VALORES NORMALES DE LABORATORIO

SIGNOS VITALES

Intervalos de confianza aproximados del 95%. Se muestran las medias entre paréntesis cuando corresponde.

Edad	Presión arterial sistólica	Presión arterial diastólica	Ritmo cardiaco	Frecuencia respiratoria
Neonato a término	60-85 (70)	35-60 (55)	93-154 (123)	27-66 (43)
1 año	70-100 (90)	40-60 (55)	89-151 (119)	20-49 (32)
2 años	72-105 (90)	40-60 (55)	89-151 (119)	17-39 (26)
3 años	74-110 (92)	40-65 (58)	73-137 (108)	16-34 (24)
5 años	78-112 (94)	45-70 (58)	65-133 (100)	16-31 (22)
8 años	86-117 (100)	45-75 (58)	62-130 (91)	16-24 (20)
12 años	94-125 (108)	50-80 (60)	60-119 (85)	14-23 (19)
>15 años	95-130 (115)	50-80 (60)	60-100 (72)	12-20 (16)

La fiebre es siempre T 38 °C (≥100.4 °F) por vía rectal. Por vía rectal puede ser hasta -17 °C (1 °F) más alta que por vía oral.

HEMATOLOGÍA. ERITROCITOS Y PLAQUETAS

Edad	Hgb	Hct	MCV	Ferritina	Hierro	ESR	Plaquetas
Pretérmino	13-15	42-47	118-120				254-290
Término	13.5-18.5	42-60	98-118	25-200	100-250	0-4	290
2 meses	9.4-13.0	28-42	84-106	50-200	40-100		252
6 meses-2 años	10.5-13.5	33-39	70-86				150-350
2-6 años	11.5-13.5	34-40	75-86	7-140	50-120	4-20	150-350
6-12 años	11.5-14.5	35-45	77-93				150-350
Adolescencia							
Hombre	13-15	36-50	78-98	7-140	65-175	0-10	150-350
Mujer	12-14.5	37-45	78-98	7-140	50-170	0-20	150-350

HEMATOLOGÍA. LEUCOCITOS Y DIFERENCIAL PROTEÍNA C REACTIVA NORMAL 0-0.5, TODAS LAS EDADES

Edad	Leucocitos	% Neutrófilos	% Linfocitos	% Monocitos	% Eosinófilos
Nacimiento	9-30	55%-87%	11%-37%	6%	2%
12 horas	13-38	64%-74%	9%-29%	5%	2%
24 horas	9.4-34	55%-81%	11%-37%	6%	2%
2 semanas	5-20	9%-70%	18%-85%	9%	3%
1 año	6-17.5	32%-49%	35%-65%	5%	3%
4 años	5.5-15.5	37%-50%	22%-55%	5%	3%
6 años	5-14.5	42%-60%	18%-50%	5%	3%
10 años	4.5-13.5	45%-65%	35%-50%	4%	2%
>12 años	4.5-13	45%-75%	30%-45%	5%	3%

SODIO SÉRICO (NA^{+})

Pretérmino	130-140 mEq/L
Todos los demás	136-145 mEq/L

POTASIO SÉRICO (K^{+})

<10 días de edad	4.0-6.0 mEq/L
>10 días de edad	3.5-5.1 mEq/L

Nota: Las extracciones de sangre a los niños son notoriamente difíciles; la hemólisis es una complicación frecuente y, por tanto, el potasio suele ser falsamente elevado.

Cloruro de sodio (Cl^-)	99-111 mEq/L

BICARBONATO SÉRICO (HCO_3^-)

Pretérmino	18-26 mEq/L
Término	20-25 mEq/L
>2 años	22-26 mEq/L

Nitrógeno ureico en sangre (BUN)	7-22 mg/dL

CREATININA SÉRICA (CR)

Recién nacido	0.3-1.0 mg/dL
Lactante	0.2-0.4 mg/dL
Niño	0.3-0.7 mg/dL
Adolescente	Hombre: 0.6-1.3 mg/dL Mujer: 0.5-1.2 mg/dL

GLUCOSA SÉRICA

Pretérmino	45-100 mg/dL
Término	45-120 mg/dL
1 semana-16 años	60-105 mg/dL
>16 años	70-115 mg/dL

CALCIO SÉRICO (CA^{+2})

Pretérmino	6-10 mg/dL
Término completo	7-12 mg/dL
Niño	8-10,5 mg/dL
Adolescente	8.5-10.5 mg/dL

Nota: Si la albúmina es baja, el calcio también estará falsamente deprimido. La fórmula de corrección es [4.0 - (albúmina sérica)](0.8) + [Ca^{+2}].

Magnesio sérico (Mg^{+2})	1.7-2.2 mEq/dL

FÓSFORO SÉRICO (P)

Recién nacido	4.2-9.0 mg/dL
0-15 años	3.2-6.3 mg/dL
>15 años	2.7-4.5 mg/dL

FOSFATASA ALCALINA

Lactante	150-420 U/L
2-10 años	100-320 U/L
11-18 años	Hombre: 100-390 U/L Mujer: 100-320 U/L

ALBÚMINA

Recién nacido	3.2-4.8 g/dL
1 mes	2.5-5.5 g/dL
3 meses	2.1-4.8 g/dL
6 meses	2.8-5.0 g/dL
1 año	3.2-5.7 g/dL
2 años	1.9-5.0 g/dL
3 años	3.3-5.8 g/dL
5 años	2.9-5.8 g/dL
8 años	3.2-5.0 g/dL
>16 años	3.1-5.4 g/dL

BILIRRUBINA (TOTAL)

Edad	Pretérmino	Término
0-1 d	<8 mg/dL	<6 mg/dL
1-2 d	<12 mg/dL	<8 mg/dL
3-5 d	<16 mg/dL	<12 mg/dL
Después		0.1-1.2 mg/dL

La bilirrubina directa o conjugada debe ser siempre <0.4 mg/dL

ASPARTATO AMINOTRANSFERASA (AST/SGOT)

Lactante	20-65 U/L
Niño/adolescente	0-35 U/L

ALANINA AMINOTRANSFERASA (ALT/SGPT)

Lactante	<54 U/L
Niño/adolescente	1-60 U/L

CREATINA QUINASA (CK/CPK)

Recién nacido	10-200 U/L
Todos los demás	Hombre: 12-80 U/L Mujer: 10-55 U/L

LACTATO DESHIDROGENASA (LD/LDH)

Neonato	160-1500 U/L
Lactante	150-360 U/L
Niño	150-300 U/L
Adolescente	0-220 U/L

LÍPIDOS. EL HDL DEBE SER SIEMPRE >45 mg/dL

	Deseable	Límite	Alto
Colesterol total (mg/dL)	<170	170-199	≥200
Lipoproteínas de baja densidad (mg/dL)	<110	110-129	≥160

PLOMO: ¡EL NIVEL NORMAL DEL PLOMO ES 0!

Nivel de plomo sérico aceptable	<10 mcg/dL
Osmolalidad	285-295 mOsm/kg
Fibrinógeno	200-400 mg/dL

ANTICUERPOS ANTINUCLEARES (ANA)

<1:80	No es significativo
>1:320	Significativo
Factor reumatoide	<20 unidades convencionales

HORMONAS SEXUALES

	LH (mIU/mL)	FSH (mIU/mL)	Testosterona (ng/dL)	Estradiol (pg/mL)
Niños prepúberes	0-1.6	0-2.8	10-20	<25
Postpúberes				
Hombre	1-10.2	1.4-14.4	275-875	6-44
Mujer			23-75	
Lúteo				15-260
Folicular	0.9-14	3.7-12.9		10-200
Ciclo medio				120-375
Embarazada			35-195	

CORTISOL EN SUERO

Pre-ACTH en AM	5.7-16.6
1 hora después de la ACTH	16-36

LABORATORIOS PARA DIABÉTICOS

Insulina (en ayunas)	1.8-24.6 mcU/mL
Péptido C (en ayunas)	0.8-4.0 ng/mL
Hemoglobina A1C	4.5%-6.1%

PRUEBAS DE LA FUNCIÓN TIROIDEA

Edad	T_4 (mcg/dL)	T_3 (ng/dL)	TSH (mIU/mL)	TBG (mg/dL)
1-3 días	11.0-21.5	100-380	<2.5-13.3	0.7-4.7
1-4 semanas	8.2-16.6	99-310	0.6-10.0	0.5-4.5
1-12 meses	7.2-15.6	102-264	0.6-6.3	1.6-3.6
1-5 años	7.3-15.0	105-269	"	1.3-2.8
6-10 años	6.4-13.3	94-241	"	1.4-2.6
11-15 años	5.6-11.7	83-213	"	"
≥16 años	4.2-11.8	80-210	0.2-7.6	"

CÓMO ESCRIBIR UNA NOTA SOAP

La nota **SOAP** fue desarrollada por Lawrence Weed, MD, de la University of Vermont, como parte de la historia clínica orientada a los problemas, cuyo objetivo es estandarizar la historia clínica del paciente.

SOAP es un acrónimo de:

- **Subjetivo:** Documente en un formato detallado y narrativo lo que el paciente, los miembros de la familia o los cuidadores informan sobre el problema de salud del paciente.
  - Documente la queja principal o la historia de la enfermedad actual con el acrónimo SLIDTA (a continuación hay un ejemplo de esto, relacionado con el dolor).
    - **S**everidad: calificado en una escala de dolor de 0 (sin dolor) a 10 (dolor intenso)
    - **L**ocalización: ubicación del dolor
    - Factores que **i**nfluyen: factores que empeoran o mejoran el dolor.
    - **D**uración: cuánto tiempo ha tenido el paciente el dolor
    - **T**ipo: descripción del dolor
    - Síntomas **a**sociados: describa cualquier síntoma relacionado
  - Documente los antecedentes médicos, los antecedentes quirúrgicos, la revisión de los síntomas, los medicamentos y las alergias.
- **Objetivo:** Registre los signos vitales, la estatura, el peso y el índice de masa corporal. Documente las observaciones objetivas, la exploración física, los resultados de laboratorios y los estudios.
- **Análisis:** Registre el diagnóstico o el diagnóstico diferencial basado en la historia clínica y la exploración física. Documente el estado actual del diagnóstico (es decir, estable, inestable, etc.).
- **Plan:** Registre cómo se desarrollará el tratamiento para alcanzar las metas u objetivos. Documente las intervenciones que incluyen:
  - Medicamentos
  - Resultados de laboratorio
  - Estudios de diagnóstico
  - Referencias
  - Instrucción a los pacientes
  - Seguimiento

Daniel C. Maldonado, MD

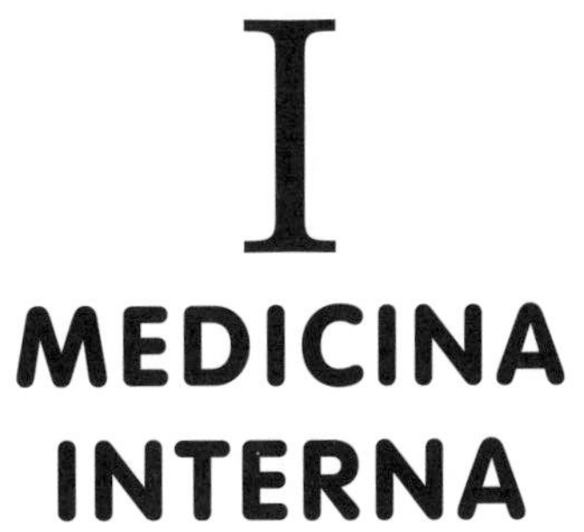

I
MEDICINA INTERNA

PULMONAR

NEUMONÍA ADQUIRIDA EN LA COMUNIDAD

S

¿Cuáles son los síntomas del paciente?

- Fiebre
- Tos con o sin esputo purulento
- Esputos sanguinolentos
- Disnea

¿Cuándo iniciaron los síntomas?

En sentido estricto, los síntomas de la neumonía adquirida en la comunidad comienzan fuera del hospital

- Si los síntomas inician en el hospital, deben comenzar dentro de las primeras 48 horas para que se consideren adquiridos en la comunidad.
- Si han pasado más de 48 horas desde el ingreso, o si el paciente usualmente permanece hospitalizado por tiempo prolongado, debe considerarse la posibilidad de una neumonía nosocomial.

¿Cuál es la edad, el sexo y las comorbilidades del paciente?

Todos estos factores determinan los puntos en el sistema de clasificación de PORT (véase lo siguiente):

- El sexo masculino es un riesgo en la neumonía, y por ello las mujeres reciben menos 10 puntos.
- La edad en años equivale a un número de puntos.
- La residencia en un hogar de ancianos también aporta 10 puntos.
- Las comorbilidades también tienen valores de puntos: neoplasias no dermatológicas (30 puntos), enfermedad hepática (20 puntos), insuficiencia cardiaca congestiva (CHF, 10 puntos), enfermedad renal (10 puntos) y enfermedad cerebrovascular (10 puntos).

¿Hay antecedentes de aspiración reciente?

Si es así, considere la presencia de organismos anaerobios o polimicrobianos; elija antibióticos de amplio espectro.

¿Parece el paciente capaz de cumplir con la terapia antibiótica ambulatoria?

La incapacidad de cumplir con la terapia empírica obligaría al ingreso en el hospital.

O

Revisión de signos vitales

Proporcionan una idea de la gravedad de la enfermedad.
Los siguientes están asociados con una mayor morbilidad:

- Temperatura superior a 40 °C o inferior a 35 °C (15 puntos)
- Frecuencia cardiaca >125 bpm (10 puntos)
- Frecuencia respiratoria >30 respiraciones por minuto (20 puntos)
- Presión arterial sistólica <90 mm Hg (20 puntos)
- Estado mental alterado (20 puntos)

Examen pulmonar completo

Los ruidos respiratorios bronquiales, los estertores y la matidez a la percusión son hallazgos comunes.

Debe obtenerse biometría hemática completa, Química 7, Rx de tórax y gasometría

Ciertos valores registrarán puntos para la clasificación de riesgo de PORT:

- Hct <30% (10 puntos)
- BUN >30 mg/dL (20 puntos)
- Sodio <130 mEq/L (20 puntos)
- Glucosa >250 mg/dL (10 puntos)
- PH arterial <7.35 (30 puntos)
- pO_2 de >60 mm Hg (10 puntos)
- Efusión pleural (10 puntos)

Otros valores que deben destacarse serían el aumento del recuento de leucocitos con una bandemia (“desplazamiento a la izquierda”) y una acidosis, ya sea respiratoria o metabólica.

La radiografía (Rx) de tórax a menudo mostrará una o más áreas de consolidaciones lobares con broncogramas aéreos.

Los niveles de procalcitonina pemiten guiar la terapia antibiótica si hay una infección bacteriana presente o no

La procalcitonina tiene alta sensibilidad y especificidad para la infección bacteriana en los pulmones.

Neumonía adquirida en la comunidad

Infección pulmonar que se produce fuera de un hospital u otra institución. Los microorganismos más comunes son los siguientes:

- *Streptococcus pneumoniae*
- *Staphylococcus aureus*
- *Hemophilus influenzae*
- *Moraxella catarrhalis*

Evaluación de la clasificación de riesgo de PORT

El sistema de clasificación de riesgos de PORT es una escala de puntos, en que cada factor de riesgo suma puntos, como ya se indicó. La clasificación es la siguiente:

- Clases I y II ≤70 puntos

(La clase I sería un paciente de apariencia más evidente)

- Clase III, 71-90 puntos
- Clase IV, 91-130 puntos
- Clase V >130 puntos

Diagnóstico diferencial

- Neumonía nosocomial
- Cáncer de pulmón
- CHF
- Neumonía por aspiración
- Tuberculosis
- Asma
- Embolia pulmonar

P

Tratamiento a los pacientes de las clases de riesgo I-III con terapia antibiótica ambulatoria y seguimiento

Prescriba un macrólido, doxiciclina o fluoroquinolona.

Las alternativas serían la amoxicilina-clavulanato o una cefalosporina oral de segunda/tercera generación.

Haga hincapié en que el régimen de antibióticos debe completarse, incluso si el paciente se siente mejor al principio del tratamiento.

Considere la posibilidad de tratar a los pacientes de la clase III con un breve periodo de observación en el hospital si está justificado.

Admitir a los pacientes de la clase de riesgo IV en la sala de hospitalización médica, cultivar y tratar con antibióticos de amplio espectro

Obtenga dos series de hemocultivos, antes del tratamiento, con una fluoroquinolona sola, o una cefalosporina de segunda/tercera generación con un macrólido.

Alternativamente, considere la posibilidad de utilizar ampicilina/sulbactam o piperacilina/tazobactam con un macrólido.

Admitir a los pacientes en clase de riesgo V en la unidad de cuidados intensivos, cultivar y tratar con antibióticos de amplio espectro

Las opciones de antibióticos incluirán una cefalosporina de segunda/tercera generación o un inhibidor de la β lactama/β lactamasa con una fluoroquinolona o un macrólido.

Posteriormente, debe adaptarse el tratamiento antibiótico en función del cultivo de esputo y de las sensibilidades

Esto ayudará a reducir la aparición de organismos resistentes.

Brinde a los pacientes de alto riesgo la profilaxis de las infecciones con vacunas neumocócicas y contra la gripe

Los pacientes de alto riesgo son los mayores de 65 años, los inmunodeprimidos y quienes padecen las enfermedades crónicas antes mencionadas.

Considere el seguimiento de la Rx de tórax en 6 semanas

Es el tiempo mínimo que se espera para visualizar la resolución total de un infiltrado tratado con éxito. La persistencia de los infiltrados más allá de este tiempo justifica la realización de estudios adicionales, ya sea por un tratamiento incompleto o por otras etiologías.

ASMA

S

¿Tiene el paciente disnea episódica, tos, sibilancias u opresión en el pecho?

Son los síntomas clásicos del asma, y suelen empeorar por la noche o a primera hora de la mañana.

Se caracteriza por la reversibilidad de los síntomas tras la terapia broncodilatadora.

¿Con qué frecuencia se producen los síntomas?, ¿ocurren por la noche?

Esto ayudará a clasificar la gravedad del asma crónica (tabla 1-1).

TABLA 1-1. Clasificación del asma

Categoría	Síntomas	Síntomas nocturnos
Intermitente leve	≤2×/semana	≤2×/mo
Persistente leve	>2×/semana, pero <1×/d	>2×/mes
Persistente moderada	Síntomas diarios	>1×/semana
Persistente grave	Síntomas continuos	Frecuentemente

¿Con qué frecuencia ingresa el paciente en urgencias por asma?, ¿se le ha intubado?

Esto también permite valorar la gravedad del asma del paciente.

¿Está el paciente expuesto a posibles desencadenantes del asma?

- Ejercicio
- Humo de cigarrillos
- Sulfatos
- Antiinflamatorios no esteroideos (AINE)
- Sinusitis
- Aspiración
- Nitratos
- ERGE
- Esmog
- Alérgenos

O

Realice una exploración física (PE) y una gasometría para clasificar la gravedad de la exacerbación de asma (tabla 1-2). Pedir una radiografía de tórax.

TABLA 1-2. Exacerbación del asma

	Suave	Moderado	Grave	Insuficiencia respiratoria inminente
Discurso	Frases	Frases	Palabras	Silencio
Posición del cuerpo	Puede estar en posición supina	Prefiere sentarse	No puede estar en posición supina	No puede estar en posición supina
Frecuencia respiratoria	Normal	Aumento	>30/minutos	>30 minutos
Sonidos respiratorios	Sibilancias moderadas al final de la espiración	Sibilancias fuertes durante la espiración	Sibilancias de inspiración fuerte	Poco movimiento de aire
Ritmo cardiaco	<100 bpm	100-120	>120	Relativamente lento
Estado mental	Puede estar agitado	Agitado	Agitado	Somnoliento
Flujo espiratorio máximo (% predicho)	>80	50–80	<50	<50
SaO_2 (% aire ambiente)	>95	91–95	<91	<91
PaO_2 (mm Hg, aire ambiente)	Normal	>60	<60	<60
$PaCO_2$ (mm Hg)	<42	<42	≥42	≥42

Aunque sólo se observe hiperinflación, engrosamiento de la pared bronquial y sombras periféricas pulmonares, quizá también le permita descartar neumonía y neumotórax.

Asma

Enfermedad inflamatoria del pulmón caracterizada por una obstrucción reversible de las vías respiratorias.

Clasifique la gravedad del asma como *intermitente leve, persistente leve, persistente moderada* o *persistente grave.*

Registre si el asma del paciente es estable en esta visita o si experimenta una exacerbación.

Diagnóstico diferencial

- Aspiración de cuerpos extraños
- Estenosis traqueal
- Fibrosis quística
- Bronquitis crónica
- Bronquiolitis obliterante
- Síndrome de Churg-Strauss
- Bronquiectasia
- Aspergilosis broncopulmonar alérgica

Si el paciente no experimenta ahora una exacerbación de asma, o si es leve, prescriba los medicamentos adecuados en función de la gravedad del asma

Intermitente leve: Albuterol según sea necesario.

Persistente leve: Añada una dosis baja de corticosteroides inhalados dos veces al día.

Persistente moderada: Aumente la dosis de corticosteroides a media o añada un agonista β_2 de acción prolongada. Un antagonista de los leucotrienos o la teofilina pueden sustituir al agonista β_2 de acción prolongada a diario.

Persistente grave: Corticosteroides inhalados en dosis altas y un agonista β_2 de acción prolongada dos veces al día. Añada corticosteroides orales según sea necesario. Debe intentarse reducir las dosis de corticosteroides en cada visita en la que los síntomas estén bien controlados.

Debe admitirse en el hospital a los pacientes con evidencia de exacerbación de asma de moderada a grave

Es precisa la administración frecuente de dosis altas de agonistas β_2 de acción corta inhalados, ya sea en forma de inhalador de dosis medida o de nebulizador, con al menos tres dosis en la primera hora.

Los corticosteroides sistémicos y los mucolíticos también deben administrarse a estos pacientes.

Intubar a los pacientes con asma grave con respuesta pobre o lenta al tratamiento e iniciar ventilación mecánica

El manejo posterior debe asegurar una oxigenación adecuada, evitar el barotrauma y la hipotensión.

Administre frecuentemente agonistas β_2 de acción corta inhalados y antiinflamatorios sistémicos.

Se otorga el alta cuando

La hipoxia y todos los demás signos de dificultad respiratoria se resuelven.

Debe prescribirse una dosis de prednisona oral disminuida de 60 mg cada 24 horas durante los siguientes 5 días

Considere la posibilidad de realizar pruebas de función pulmonar ambulatorias cuando esté asintomático para documentar la gravedad de la enfermedad y la respuesta al broncodilatador.

Esto también ayudará a descartar la enfermedad pulmonar obstructiva crónica.

TUBERCULOSIS

S **¿Tiene el paciente factores de riesgo de contraer tuberculosis?**

- Contacto reciente con la tuberculosis
- Sin hogar
- Viviendas superpobladas
- Hacinamiento
- Infección por HIV (virus de la inmunodeficiencia humana)
- Terapia inmunosupresora

¿Viene el paciente de América Latina o del sudeste asiático? ¿Tiene antecedentes de tratamiento incompleto previo para la tuberculosis? ¿Ha estado expuesto a alguien con tuberculosis resistente a los medicamentos documentada?

Estas preguntas son cruciales, ya que pueden señalar a alguien que corre el riesgo de ser portador de tuberculosis multirresistente (MDRTB).

¿Tiene el paciente síntomas consistentes con la tuberculosis?

- Malestar
- Anorexia
- Pérdida de peso
- Sudores nocturnos
- Tos crónica
- Esputos sanguinolentos
- Fiebre

Aunque estos síntomas no son específicos de la tuberculosis, en conjunto sugieren la posibilidad de que se trate de esta enfermedad.

La pérdida de peso y los sudores nocturnos son un poco más específicos de la tuberculosis, pero la presentación más común es tos crónica (a veces teñida de sangre).

El paciente puede no tener ningún síntoma, como en las infecciones tuberculosas latentes.

O **Exploración física**

Los hallazgos pertinentes incluyen caquexia, fiebre, estertores y disminución de los ruidos respiratorios, que constituyen hallazgos inespecíficos.

Es probable que una persona con tuberculosis latente tenga una exploración física totalmente normal.

Obtenga una Rx de tórax

Esto es de suma importancia para distinguir la tuberculosis latente de la reactivación/la tuberculosis activa.

> La tuberculosis primaria muestra un infiltrado con linfadenopatía hiliar. Rara vez se presenta como un estado patológico. A menudo el paciente ni siquiera es consciente de ello.
> La tuberculosis residual (curada)/latente mostraría un foco calcificado primario (foco de Ghon) con o sin linfadenopatía hiliar calcificada (complejo de Ranke).
> Los focos calcificados a veces se denominan granulomas.
> La tuberculosis de reactivación (enfermedad activa común) suele presentarse como infiltrados en los segmentos posteriores apicales del lóbulo superior o en el segmento superior de los lóbulos inferiores.

La tuberculosis puede presentarse como densidades nodulares múltiples (tuberculosis miliar), lo que sugiere una diseminación hematológica y linfática. Otros hallazgos son derrame pleural, cicatrización y pérdida de volumen.

Si sospecha que hay tuberculosis activa, pida una muestra de esputo con un frotis para detectar bacilos ácido-resistentes (AFB) y un cultivo para tuberculosis. Repita dos veces más cada 8 horas para un total de tres muestras

Aunque el cultivo puede no salir durante 6-12 semanas, el frotis de bacilos acidorresistentes (AFB), si es positivo, confirmará la presencia de tuberculosis activa.

La inducción de esputo suele ayudar a conseguir muestras en pacientes que no pueden proporcionarlas.

Si la inducción no es una opción, también se puede utilizar la broncoscopia para obtener muestras.

Realice una prueba cutánea de tuberculina o extraiga QuantiFERON-TB Gold en los individuos pertinentes

Esto incluiría a los pacientes que tienen síntomas de tuberculosis o a las personas asintomáticas que le preocupa que puedan tener tuberculosis latente.

Coloque cinco unidades de tuberculina de derivado proteico purificado (PPD) en la cara volar del antebrazo, y mida el área de induración (**no** el eritema) después de 48-72 horas.

Las pruebas positivas se interpretan de forma diferente según la población:

- >5 mm: (+) en pacientes seropositivos, contactos recientes de tuberculosis activa, signos de tuberculosis previa en Rx de tórax y pacientes inmunodeprimidos
- >10 mm: (+) en inmigrantes recientes de Asia, África y América Latina, usuarios de drogas inyectables HIV negativos, personal de laboratorios de tuberculosis, residentes y empleados de entornos de alto riesgo (por ejemplo, asilos, instalaciones para el síndrome de inmunodeficiencia adquirida (sida), refugios para personas sin hogar, cárceles), niños <4 años de edad o menores expuestos a adultos de alto riesgo
- >15 mm: (+) en cualquiera

A

Tuberculosis

El bacilo de la tuberculosis se inhala y se desplaza a la parte más profunda de los pulmones. En la mayoría de los individuos, la infección primaria es contenida rápidamente por el sistema inmunitario, pero la pared ácido-resistente del bacilo dificulta su eliminación por los macrófagos. Se trata de una infección tuberculosa latente.

El bacilo puede vivir dentro de un macrófago durante años, esperando el momento en que el sistema inmunitario del huésped sea menos activo. Entonces se produce la reactivación, por lo general en las zonas de mayor tensión de oxígeno (los lóbulos superiores de los pulmones).

La enfermedad de reactivación suele ser más grave que la primaria, y la actividad inmunitaria provoca cavitación en los pulmones con necrosis caseosa en la patología.

Considere que la reactivación puede producirse en cualquier parte del cuerpo, incluyendo el peritoneo, la pleura, las meninges y los riñones.

Diagnóstico diferencial

- Neumonía
- Sarcoidosis
- Coccidioidomicosis
- Blastomicosis
- Histoplasmosis
- Cáncer de pulmón

P

Aísle inmediatamente a quienes sospeche que tienen tuberculosis activa

Es necesario el aislamiento respiratorio para evitar la propagación de la infección.

Obtenga tres muestras de esputo para frotis de BAAR.

Si todas son negativas, puede retirar al paciente del aislamiento.

Inicio del tratamiento para quienes tienen tuberculosis activa

Los medicamentos antituberculosos habituales son la rifampicina (R), la isoniazida/INH (I), la pirazinamida (P), el etambutol (E) *o* la estreptomicina (S).

Inicie el R.I.P.E. hasta que el cultivo y las sensibilidades vuelvan.

- Si los cultivos regresan con tuberculosis sensible a la INH, entonces administre R.I.P. durante 2 meses y luego R.I. durante 4 meses más o hasta que los cultivos o frotis de BAAR de seguimiento sean negativos durante 3 meses, lo que sea más largo.
- Si los cultivos regresan con tuberculosis resistente a la INH, entonces administre R.P. y E. o S. durante 6 meses o 12 meses de R.E. Recuerde que la estreptomicina se administra sólo por vía intravenosa.
- Si los cultivos regresan con MDRTB, se requiere un mínimo de tres fármacos (a los que es susceptible) con terapia de observación directa hasta que el cultivo sea negativo, y luego continuar con dos fármacos durante otros 12 meses.

Si está embarazada, administre R.I.E. durante 9 meses y no permita la lactancia.

Los pacientes con infección por HIV se tratan de forma similar a la descrita, pero requieren un tratamiento de mayor duración y deben recibir piridoxina (vitamina B_6) para reducir la neuropatía periférica inducida por la INH.

Comenzar el tratamiento para aquellos con tuberculosis latente (PPD+, Rx de tórax negativo o con evidencia de enfermedad antigua))

I. durante 9 meses o

R.P. durante 2 meses si hubo contacto con una persona con MDRTB

ENFERMEDAD PULMONAR INSTERSTICIAL

S

¿Hay disnea progresiva y tos no productiva?

Estos son los síntomas clásicos de la enfermedad pulmonar intersticial (ILD).

¿Existen exposiciones laborales y ambientales?

Las causas potenciales de la ILD son más de 100. Una buena anamnesis es crucial para desarrollar una posible etiología. Las posibles causas incluyen

- Asbestosis
- Gases orgánicos
- Beriliosis
- Silicosis
- Neumoconiosis

¿Hay antecedentes de enfermedades pulmonares granulomatosas?

Las infecciones sarcoideas, fúngicas o micobacterianas están asociadas a las ILD.

¿Cuáles son los medicamentos anteriores y actuales del paciente?

Los agentes que se sabe causan la enfermedad pulmonar intersticial son

- Bleomicina
- Busulfan
- Metotrexato
- Clorambucil
- Ciclofosfamida
- Carmustina
- Amiodarona
- Sulfonamidas
- Sales de oro

¿Hay antecedentes de trastornos del tejido conectivo?

- Lupus
- Artritis reumatoide
- Dermatomiositis
- Granulomatosis de Wegener
- Síndrome de Goodpasture

¿Hay exposición a la radiación?

La neumonitis por radiación también puede causar ILD.

O

Ausculte los pulmones

Los estertores secos distintivos ("sonido de velcro") son característicos de la ILD.

Observe si hay evidencia de hipoxemia

Lectura de oximetría de pulso en reposo baja, frecuencia respiratoria alta, cianosis o acropaquia (dedos en palillo de tambor).

Observe en busca de evidencia de insuficiencia cardiaca derecha

Elevación de las venas del cuello y edema. A menudo es resultado de una hipertensión pulmonar secundaria.

Revisión de Rx de tórax

Aunque las radiografías quizá sean normales en algunos pacientes, a menudo suele haber hallazgos tempranos (vidrio deslustrado) o tardíos (patrón reticular grueso) de ILD. Los hallazgos adicionales quizá sugieran una determinada etiología para la ILD.

- *Enfermedad pleural:* asbestosis, neumonitis por radiación, enfermedad reumática sistémica
- *Linfadenopatía hiliar/mediastínica:* beriliosis, sarcoidosis, silicosis, amiloidosis, neumonía intersticial linfocítica
- *Afectación del pulmón superior:* beriliosis, silicosis, espondilitis anquilosante, neumonitis por hipersensibilidad crónica

Realice una gasometría y una prueba de función pulmonar (PFT)

Aunque una gasometría quizá sea normal, la hipoxemia se observa más tarde.

La PFT que revela una disminución del volumen pulmonar total y de la capacidad vital con un aumento de la capacidad de difusión de los pulmones se asocia a la ILD. Esto se conoce como patrón restrictivo en la PFT.

A

Enfermedad pulmonar intersticial

Hay muchas formas de ILD, pero todas tienen algo en común: la cicatrización pulmonar progresiva y difusa, que reduce la capacidad de los pulmones para expandirse y oxigenarse con normalidad, produciendo el patrón restrictivo ya señalado.

La forma más común de ILD es la fibrosis pulmonar idiopática, que suele aparecer en la sexta década de la vida, pero que se presenta en cualquier grupo de edad. Se trata de una enfermedad inmunomediada en la que se produce una lesión en las células alveolares de tipo I y se estimula el crecimiento y la producción de fibroblastos, lo que conduce a la formación de cicatrices.

Otras formas de ILD son

Todas las exposiciones ya señaladas, el lupus, la artritis reumatoide, la espondilitis anquilosante, el síndrome de Goodpasture, la sarcoidosis, la proteinosis alveolar pulmonar, las neumonías eosinofílicas y la linfangiomatosis

Diagnóstico diferencial

Es preciso considerar siempre la posibilidad de que ocurra la tuberculosis, la neumonía *por Pneumocystis carinii* y las metástasis linfangíticas de malignidad.

P

Realice un estudio para descubrir la causa de la ILD

Un examen exhaustivo de la ILD debe incluir:

- Anticuerpos citoplasmáticos antineutrófilos para ayudar a descartar la granulomatosis de Wegener
- Anticuerpos antimembrana basal glomerular para descartar el síndrome de Goodpasture
- Broncoscopia con lavado broncoalveolar para buscar células dominantes linfocíticas o neutrófilas
- Tomografía computarizada (TC) de tórax, y considerar el uso de alta resolución
- Biopsia (a pulmón abierto o transbronquial) para descartar un carcinoma e identificar el agente etiológico si el diagnóstico sigue siendo dudoso

Inicie el tratamiento para la fisiopatología subyacente y brinde alivio sintomático

Dé tratamiento o elimine el agente subyacente.

Aplique oxígeno suplementario para corregir la hipoxemia. Haga arreglos para la O_2 en casa si es lo bastante grave.

Si se sospecha de una causa autoinmune, probablemente será necesario administrar corticosteroides

Prednisona a 1 mg/kg diario durante 8 semanas, seguido de una dosis de mantenimiento de 0.25 mg/kg/d durante al menos 6 meses

Si la enfermedad persiste, considere una terapia selectiva según el caso

Empiece con 1 mg/kg/d mientras continúa con la prednisona.

Considere la relación riesgo-beneficio con las siguientes terapias:

- Antagonistas de los receptores de la endotelina, inhibidores de la fosfodiesterasa, inhibidores de la tirosina quinasa, agentes antifibróticos, agentes inmunosupresores y moduladores de la respuesta biológica.

Realice los preparativos para trasplante de pulmón en pacientes con ILD progresiva o en fase terminal

NÓDULO PULMONAR SOLITARIO

S

¿Fuma el paciente cigarrillos? Si es así, ¿desde hace cuántos años y cuántos paquetes fuma al día?

Un 25% de todos los nódulos pulmonares solitarios observados en la Rx son malignos. Una historia de tabaquismo precisa permite establecer un nivel de sospecha de cáncer de pulmón primario.

Pregunte si el paciente tiene otros antecedentes de cáncer

Este nódulo también puede representar una neoplasia no pulmonar que haya hecho metástasis en los pulmones, como el cáncer de colon, mama, cuello uterino, próstata, ovario, estómago o vejiga. Sin embargo, por lo general se presentarán con múltiples nódulos bilaterales.

Pregunte si el paciente tiene antecedentes de tuberculosis, coccidiomicosis, histoplasmosis o sarcoidoisis

Una parte importante de los nódulos pulmonares "benignos" (~75%) puede estar relacionada con infecciones fúngicas o micobacterianas o con reacciones granulomatosas.

Otros nódulos benignos son los hamartomas.

¿Ha tenido el paciente fiebre, sudores nocturnos o pérdida de peso?

Se trata de los síntomas "B" comunes y están asociados tanto con la malignidad como con las enfermedades granulomatosas como la tuberculosis.

¿Cuál es la edad del paciente?

En general, es menos probable que ocurran tumores malignos en pacientes menores de 35 años.

O

La exploración física suele revelar hallazgos inespecíficos. No obstante, tenga en cuenta lo siguiente

Temperatura del paciente, otras constantes vitales y aspecto general (¿caquéctico?). Compruebe si hay linfadenopatías palpables.

Observe las respiraciones, palpación, percusión y auscultación de los pulmones.

En los hombres, realice tacto rectal; en las mujeres, efectúe examen de las mamas y examen del cuello uterino con citología.

Obtenga una Rx de tórax

> Una radiografía de tórax actual comparada con una placa más antigua (idealmente de hace 2 años) brinda pistas importantes sobre la posibilidad de malignidad.

Tamaño:

- 2-5 mm → 1% de probabilidad de malignidad
- 11-20 mm → 33% de probabilidad de malignidad
- 21-45 mm → 80% de probabilidad de malignidad

Estime el tiempo de duplicación:

- <30 días sugiere una infección
- >2 años sugiere un hamartoma o granuloma benigno

La tomografía computarizada de alta resolución del tórax permite obtener pistas adicionales de la etiología y guiar el manejo

Calcificaciones:

- Las calcificaciones centrales y laminares sugieren una etiología benigna.
- Las calcificaciones dispersas y excéntricas sugieren malignidad.

Apariencia:

- Los halos espiculados y periféricos o la lesión cavitaria de pared gruesa también sugieren malignidad.

Ubicación:

- Las lesiones periféricas son más fáciles de biopsiar con la aspiración transtorácica con aguja.

- Las lesiones centrales, especialmente con linfadenopatía mediastínica, pueden ser biopsiadas por broncoscopia o toracoscopia.

Considere la posibilidad de realizar un escáner PET si está disponible, pero es costoso

Funciona detectando el metabolismo de la glucosa en las células.
Apreciado por su alta sensibilidad y especificidad en la detección de malignidad.
Poca sensibilidad si la lesión es pequeña (<1 cm).

A Nódulo pulmonar solitario

Aunque este diagnóstico general es suficiente mientras se realiza un estudio, es conveniente comentar la probabilidad (baja, media o alta) de malignidad.

- Un paciente menor de 30 años con un nódulo pulmonar estable durante 2 años con un patrón de calcificación central se consideraría una baja probabilidad de malignidad.
- Un fumador de 60 años y 40 paquetes con un nódulo pulmonar nuevo en el último año, de 5 cm de tamaño, con un patrón lobular en la Rx y un patrón de calcificación escaso y excéntrico, se consideraría una alta probabilidad de malignidad.

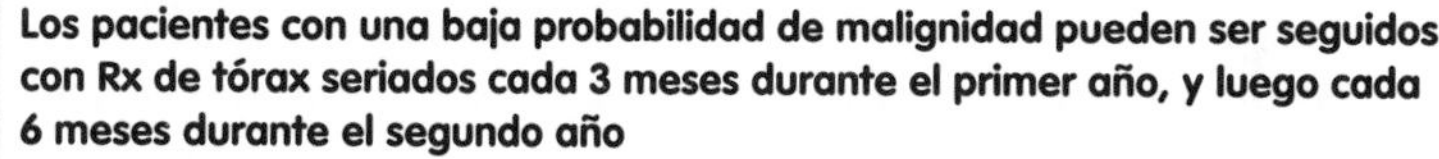

P Los pacientes con una baja probabilidad de malignidad pueden ser seguidos con Rx de tórax seriados cada 3 meses durante el primer año, y luego cada 6 meses durante el segundo año

Este seguimiento debería ser suficiente para establecer la benignidad de la lesión.

Los pacientes con una alta probabilidad de malignidad pueden proceder directamente a la resección quirúrgica sin biopsia, siempre que no esté contraindicada

Realice pruebas de función pulmonar para establecer que el paciente tolerará la cirugía pulmonar.
Esto permitirá realizar la biopsia y la resección al mismo tiempo.

Los demás pacientes con probabilidad intermedia deben someterse a una biopsia para el diagnóstico definitivo. Cada método tiene sus propios beneficios y riesgos

Aspiración transtorácica con aguja, guiada por TC

- Mayor rendimiento diagnóstico que la broncoscopia para las masas localizadas periféricamente
- Mayor tasa de complicaciones, como el neumotórax
- Mayor tasa de falsos negativos, error asociado dependiente del operador

Broncoscopia

- Más adecuado para las lesiones localizadas en el centro, especialmente con linfadenopatía

CARDIOLOGÍA

HIPERTENSIÓN

S

¿Tiene el paciente un historial conocido de hipertensión?

Si es así, anote la edad de inicio y qué medicamentos anteriores se utilizaron para tratarla.

Pregunte si existen antecedentes familiares de hipertensión, enfermedades cardiovasculares o accidentes cerebrovasculares.

¿Toma el paciente algo asociado con la hipertensión?

Entre ellos estarían el alcohol, la cocaína, un elevado consumo diario de sal, fumar cigarrillos, los anticonceptivos orales, los AINE, los esteroides o los descongestionantes.

¿Tiene el paciente síntomas que sugieran causas secundarias de hipertensión?

Hipertensión renovascular: aparición brusca en <30 años, difícil de controlar con medicamentos

Aldosteronismo primario: debilidad muscular y calambres, y parálisis periódica

Feocromocitoma: cefaleas episódicas, episodios de hipertensión, diaforesis, palpitaciones y pérdida de peso

¿Informa el paciente de algún factor de riesgo asociado a un peor pronóstico?

- Fumador
- Sedentario
- Obesidad
- Dislipidemia
- Diabetes mellitus

O

¿Cuál es la presión arterial del paciente?

Obtenga al menos dos mediciones de la presión arterial con el paciente en posición supina o sedente. Cada medición debe llevarse a cabo con al menos 2-3 minutos de intervalo, en ambos brazos y registrando el valor más alto.

Busque evidencias de daños en los órganos finales

- Hipertrofia ventricular izquierda
- Insuficiencia cardiaca congestiva
- Insuficiencia renal
- Exudados retinales
- Infarto de miocardio
- Papiledema
- Accidente vascular cerebral

Examen fundoscópico

Dicha prueba ofrece una rara oportunidad de visualizar directamente las arterias y las venas.

Busque cruces arteriovenosos, estrechamientos arteriales, exudados retinianos o hemorragias.

Examen del corazón

Escuche el S_4, la elevación ventricular, los soplos y un componente aórtico fuerte del S_2.

Evaluación neurológica completa

La hipertensión puede causar tanto accidente vascular cerebral isquémico como hemorrágico.

Examine al paciente en busca de cualquier signo de hipertensión secundaria

Hipertensión renovascular: soplo abdominal

Síndrome de Cushing: edema, estrías del abdomen

Hipertiroidismo: agrandamiento de la glándula tiroides, exoftalmos

Coartación de la aorta: disminución/retraso de los pulsos femorales > de las extremidades superiores

Análisis de orina y sangre para detectar causas secundarias de hipertensión o un mayor riesgo de malos resultados

Aldosteronismo primario: bajo nivel de potasio y alto nivel de sodio

Enfermedad renovascular: BUN, creatinina y proteinuria elevados

Pronóstico más desfavorable: diabetes (especialmente si no está bien controlada) y dislipidemia

Realice un electrocardiograma (ECG)

Busque evidencias de hipertensión crónica (hipertrofia ventricular izquierda) y evidencias de infartos antiguos (ondas Q).

Hipertensión

La presión arterial se mide por encima del rango normal en tres ocasiones distintas.

Intente identificar la causa de la hipertensión:

- La mayoría de los casos (90%) están etiquetados como esenciales, lo que significa que la causa es desconocida.
- Las causas secundarias suelen ser renales (5%) o endocrinas (4%).

Incluya al paciente en la categoría más alta si los valores diastólicos y sistólicos caen en categorías diferentes (tabla 2-1).

TABLA 2-1 Categorías de hipertensión

Categoría	Sistólica (mm Hg)	Diastólica (mm Hg)
Normal	<120	<80
Prehipertensión	130–139	85–89
Fase I	140–159	90–99
Etapa II	>160	>100

Comenzar la terapia farmacológica en cualquier paciente con al menos una hipertensión de alto nivel o mayor con enfermedad de órganos diana o enfermedad cardiovascular y/o diabetes

Diuréticos: hipertensión no complicada, insuficiencia cardiaca, diabetes tipo 2

β *bloqueadores:* hipertensión no complicada, infarto de miocardio, angina, fibrilación auricular, temblor esencial, hipertiroidismo, hipertensión preoperatoria

Inhibidor de la ACE: diabetes con proteinuria, insuficiencia cardiaca, infarto de miocardio con disfunción sistólica

Bloqueadores de los canales de calcio: diabetes de tipo 1 y 2 con proteinuria

Bloqueadores de los canales de calcio no DHP: hipertensión sistólica aislada en ancianos, migraña, taquicardia o fibrilación auricular

α *bloqueador:* hipertrofia prostática benigna

Deben fomentarse las modificaciones del estilo de vida en los pacientes con presión arterial elevada que no tienen diabetes, enfermedad de órganos diana o enfermedad cardiovascular, cuyo factor de riesgo es ninguno o uno

- Pérdida de peso
- <1 onza de alcohol/día de etanol
- <2.4 g de sodio
- ↓ grasas
- Dejar de fumar
- Ejercicio aeróbico 30 min/día

Cualquier paciente con hipertensión en fase I sin factores de riesgo, cualquier órgano diana o enfermedad cerebrovascular debe someterse a un ensayo de 12 meses de modificación del estilo de vida

Si el paciente tiene un solo factor de riesgo que no sea la diabetes, pruebe las modificaciones del estilo de vida durante sólo 6 meses.

Si la presión arterial no es normal al final de este periodo, inicie el tratamiento farmacológico.

Inicie el tratamiento farmacológico en cualquier paciente con hipertensión en estadio 2 o 3. Intentar descartar las causas secundarias de la hipertensión

Hipertensión renovascular: prueba de estimulación de la actividad de la renina plasmática con captopril

Aldosteronismo primario: recolección de aldosterona en orina durante 24 horas

Feocromocitoma: prueba de orina para VMA, metanefrinas y catecolaminas

Síndrome de Cushing: recolección de 24 horas de cortisol libre en orina o prueba de supresión de dexametasona durante la noche

EVALUACIÓN DEL DOLOR TORÁCICO

S

Haga que el paciente describa el dolor y dónde está localizado

Descarte primero las causas que ponen en peligro la vida antes de considerar las condiciones más benignas.

El infarto de miocardio o la angina inestable se presentan con dolor referido sobre el precordio, con remisión ocasional al brazo izquierdo, la mandíbula y la barbilla.
- *Angina inestable:* Se caracteriza por una molestia en el pecho que se provoca con menos esfuerzo que antes. Suele aliviarse con reposo o nitroglicerina.
- *Infarto de miocardio:* se caracteriza por un dolor torácico que dura más de 30 minutos y que no se alivia con la nitroglicerina.

La angina estable se presenta con un malestar similar, pero se provoca sistemáticamente con el mismo nivel de esfuerzo, dura sólo de 3 a 10 minutos y se alivia con reposo y nitroglicerina.

El reflujo gastroesofágico suele ir acompañado de un sabor agrio en la boca, que empeora con la posición reclinada o supina después de las comidas.

La embolia pulmonar, el neumotórax, la disección aórtica, la neumonía y la pericarditis pueden presentarse con dolor agudo en la inspiración (pleurítico).

- *Embolia pulmonar, neumotórax:* aparición repentina con disnea
- *Disección aórtica:* aparición súbita con sensación de desgarro en la espalda entre las escápulas
- *Neumonía:* de inicio más gradual con rigores y tos con esputo purulento

¿Qué factores de riesgo potenciales tiene el paciente para estas enfermedades?

Enfermedades cardiacas:
- Hipertensión
- Consumo de cigarrillos
- Fibrilación auricular
- Infarto de miocardio previo
- Diabetes
- Consumo de cocaína
- Estenosis aórtica
- Enfermedad de la arteria coronaria
- Hiperlipidemia
- Antecedente de arritmias
- Otras anomalías valvulares

Embolia pulmonar:
- Inmovilización o reposo prolongado
- Antecedente de neoplasia/cáncer
- Uso de anticonceptivos orales
- Traumatismo o cirugía reciente

Neumotórax
- EPOC
- Consumo de cigarrillos
- Síndrome de Marfan
- Asma

El único riesgo conocido de disección aórtica es la hipertensión no controlada.

O

Realice una exploración física centrada en las posibles causas cardiacas y pulmonares

Signos vitales:
- Ritmo cardiaco rápido y presión arterial baja: síndrome coronario agudo, neumotórax o embolia pulmonar.
- La hipertensión es inespecífica pero indica una posible causa cardiaca.
- La taquipnea/saturación O_2 pobre indica causas pulmonares como embolia pulmonar, neumotórax o neumonía, aunque también puede ser un signo de choque cardiogénico que provoca congestión y edema pulmonar.

Cuello:
- Soplo holosistólico en las carótidas: estenosis aórtica
- Venas del cuello elevadas: congestión cardiaca derecha que indica un evento coronario agudo, una anomalía valvular, un taponamiento pericárdico, una embolia pulmonar o un neumotórax

Tórax:
- Disminución/ausencia de ruidos respiratorios: neumotórax; confirmar con hiperresonancia a la percusión
- Estertores: insuficiencia ventricular izquierda
- Dolor agudo a la palpación: costocondritis, costilla rota (la palpación reproduce el dolor) o herpes zóster (son visibles vesículas y eritema en un patrón dermatológico)

Corazón:

- Ápice desplazado con un oleaje sostenido: hipertrofia ventricular izquierda
- Componente pulmonar fuerte de S_2: embolia pulmonar
- S_3: sobrecarga de volumen
- S_4: sobrecarga de presión
- Fricciones: pericarditis
- Soplo sistólico: estenosis aórtica, regurgitación mitral o taquicardia
- Soplo diastólico: estenosis mitral o regurgitación aórtica

Extremidades:

- Edema periférico: insuficiencia ventricular derecha
- Pulsos asimétricos: disección aórtica

Dolor torácico

No todo lo que causa dolor torácico es de origen cardiaco. Es preciso considerar todos los sitios siguientes:

- Piel
- Músculos del pecho/de la espalda
- Articulaciones costocondrales
- Pleura
- Pericardio
- Esófago
- Aorta
- Miocardio isquémico
- Dolor referido de estómago, vesícula o páncreas

Solicite una Rx y un ECG

ECG:

- Depresión del segmento ST: isquemia
- Elevación del segmento ST: infarto, o si es difuso, pericarditis
- Desviación del eje derecho, bloqueo de rama derecha e hipertrofia ventricular derecha: embolia pulmonar

CXR:

- Campo pulmonar colapsado/hiperlucencia: neumotórax
- Vasculatura pulmonar central obstruida: émbolo pulmonar
- Mediastino ensanchado: disección aórtica
- Cardiomegalia: hipertrofia ventricular izquierda, insuficiencia cardiaca congestiva (CHF) y trastornos valvulares
- Edema pulmonar: CHF
- Infiltrados: neumonía
- Las fracturas de costillas deben ser evidentes

Iniciar inmediatamente un tratamiento empírico basado en el diagnóstico

Inicie un tratamiento empírico inmediato basado en el diagnóstico de trabajo

Angina estable: Administre nitroglicerina, β bloqueador, aspirina. Solicite troponina q4h × 3.

Síndrome coronario agudo: nitroglicerina, oxígeno, morfina, aspirina, β bloqueador y heparina. Ordenar troponina q4h × 3. Si se presenta infarto de miocardio con elevación del ST, considere la elegibilidad del paciente para cateterismo cardiaco (véase Infarto de miocardio [p. 362] y Angina inestable [p. 368]).

Embolia pulmonar: O_2, heparina, luego warfarina; trombolíticos si es inestable

Neumotórax: oxígeno seguido de colocación de tubo torácico

- *Tensión neumotórax:* Coloque la aguja en el tórax del lado afectado, en la línea mediaxilar del segundo espacio intercostal.

Disección aórtica: β *bloqueador*, morfina, CT tóracica con contraste IV para confirmar el diagnóstico. Llame a cirugía cardiotorácica.

Costocondritis: Sólo terapia con AINE.

ANGINA ESTABLE

S

¿La calidad y la duración del dolor del paciente son características de una angina estable?

El dolor debe ser clásicamente una opresión sorda, un apretón o una sensación de presión sobre el precordio o el lado izquierdo del tórax, con irradiación ocasional al brazo izquierdo, la mandíbula o la barbilla.

Debería durar entre 3 y 10 minutos y aliviarse con el descanso.

Si dura más de 30 minutos, considere un síndrome coronario agudo (ACS).

¿El dolor se precipita constantemente con la misma cantidad de esfuerzo?

Los pacientes con angina estable presentan síntomas que son evocados por el mismo nivel de actividad (por ejemplo, subir dos tramos de escaleras o caminar más de 20 metros a la vez). La constancia es muy importante.

Si el paciente manifiesta que requiere menos actividad ahora para evocar los mismos síntomas, está experimentando una angina inestable, que se trata de manera muy diferente.

¿Qué hacer para mejorar el malestar?

La angina estable suele aliviarse con reposo o con nitroglicerina sublingual.

- Estos son los síntomas clásicos, y la desviación de este patrón es importante.
- Los pacientes con síntomas de angina estable que no se alivian con tres dosis de nitroglicerina deben ser evaluados para un ACS.

¿Tiene el paciente algún factor de riesgo cardiaco?

- Diabetes mellitus
- Hipertensión
- Hiperlipidemia
- Posinfarto de miocardio
- Consumo de cigarrillos
- Consumo de cocaína

O

Exploración física

Aunque la exploración física quizá sea normal en un paciente asintomático, en ocasiones permite detectar hipotensión/hipertensión, taquicardia o soplos sistólicos o galopes durante un episodio isquémico.

La exploración física también es útil para revelar cualquier otra evidencia de enfermedad que pueda contribuir a la enfermedad arterial coronaria, como la diabetes mellitus (neuropatía, retinopatía), la enfermedad tiroidea o la hipertensión.

ECG

Aunque el ECG quizá resulte normal en pacientes asintomáticos, los hallazgos clásicos son la depresión del segmento ST de al menos 1 mm, que desciende durante el episodio isquémico y se resuelve tras la desaparición de los síntomas.

Los hallazgos pueden ser inespecíficos, como el aplanamiento o la inversión de la onda T.

Las elevaciones del ST indican un infarto de miocardio y esto debe tratarse de forma muy diferente e inmediata.

Considere la posibilidad de realizar un ECG de esfuerzo, una ecocardiografía o una gammagrafía del corazón

Dichos estudios pueden realizarse de forma ambulatoria para evaluar el nivel de tolerancia a la actividad, la fracción de eyección, las anomalías del movimiento de la pared, la disfunción valvular o los territorios de los vasos afectados.

Recuerde que no debe dejar que ningún paciente con antecedentes de estenosis aórtica realice una prueba de esfuerzo, ya que puede producirse una muerte súbita.

A

Angina estable

La angina estable se produce cuando existe un estrechamiento fijo de un vaso coronario. Cuando está en reposo, el miocardio es capaz de obtener toda la sangre y, por tanto, el oxígeno que necesita a través de esta región estenótica. Sin embargo, al aumentar el ritmo de actividad y la demanda metabólica, no llega suficiente oxígeno al miocardio a través de esta lesión, y se producen síntomas de isquemia (angina).

De nuevo, asegúrese de distinguir este diagnóstico del ACS, que incluye la angina inestable o el infarto de miocardio con elevación del ST, que justifica una atención médica inmediata.

P

Trate los síntomas agudos con nitroglicerina sublingual

Administre nitroglicerina sublingual cada 3-5 minutos hasta que los síntomas se resuelvan durante un máximo de tres dosis. Si no hay alivio, inicie un estudio y tratamiento para descartar un ACS.

Si es asintomático, dar tratamiento farmacológico para prevenir nuevos episodios de angina

β *bloqueadores:* Son agentes de primera línea para el tratamiento de la isquemia porque reducen la demanda de oxígeno del miocardio al disminuir la frecuencia cardiaca y la poscarga.

- Es precios evitar bradicardia o exacerbación de la insuficiencia cardiaca congestiva (CHF) en pacientes con enfermedad reactiva de las vías respiratorias.

Nitratos de acción prolongada: El mononitrato y el dinitrato de isosorbida son ejemplos.

- Estas dosis pueden aumentarse y ajustarse para reducir los síntomas.
- Asegúrese de vigilar la hipotensión, los dolores de cabeza y la tolerancia a los nitratos en estos pacientes.
- Los nitratos no tienen efectos sobre la mortalidad en esta enfermedad, sólo sobre los síntomas.

Nitroglicerina sublingual: Ya sea en forma de aerosol o de comprimido, este medicamento puede ser útil para cualquier síntoma de "ruptura" que pueda producirse durante un ataque agudo o como profilaxis antes de una actividad intensa.

- Se sigue aplicando el límite de tres dosis.

Aspirina: Presenta una actividad antiplaquetaria, pero debe evitarse en personas con alergias sensibles al fármaco.

- En esos casos, considere la ticlopidina o el clopidogrel.

Bloqueadores de los canales de calcio: Se reservan más como agentes de tercera línea, sobre todo por sus efectos negativos en pacientes con antecedentes de CHF o infarto de miocardio.

- Son la terapia de primera línea en los pacientes con angina de Prinzmetal o vasoespasmo coronario. Este fenómeno se produce cuando el paciente no tiene una lesión coronaria estenótica pero padece angina de forma intermitente, normalmente en reposo, causada por un espasmo coronario.

Modificar los factores de riesgo cardiaco

Esto significa que condiciones como la hiperlipidemia, la diabetes mellitus, la hipertensión, el tabaquismo, el consumo de cocaína y el hipertiroidismo deben optimizarse médicamente.

Los lípidos en ayunas, la glucosa, la Hgb A1C y la TSH son estudios de laboratorio útiles para solicitarlos de vez en cuando en sus pacientes.

Considere la revascularización para los pacientes que todavía tienen síntomas a pesar de la terapia médica máxima, en pacientes con un infarto de miocardio previo o angina inestable con evidencia de isquemia a pesar del control de los síntomas

La revascularización incluiría la evaluación de un injerto de derivación de la arteria coronaria o una angiografía coronaria transluminal percutánea con o sin endoprótesis vascular (*stent*).

INSUFICIENCIA CARDIACA CONGESTIVA

S

¿Tiene el paciente síntomas de insuficiencia cardiaca congestiva (CHF)?

- Fatiga
- Alejamiento
- Disnea de esfuerzo
- Disnea nocturna paroxística
- Edema

¿Qué cantidad de esfuerzo induce estos síntomas?

Con una actividad superior a la normal, con una actividad normal, con una actividad mínima o en reposo

Si el paciente ha estado estable, ¿ha habido un rápido deterioro de su estado?

Deterioro rápido en un paciente por lo demás estable con CHF, piense en isquemia o infarto del miocardio.

Quizá se produzca un deterioro gradual con la falta de apego por parte del paciente al tratamiento y la dieta.

¿Hay antecedentes de hipertensión, miocardiopatía dilatada o restrictiva, estenosis aórtica, miocardiopatía hipertrófica, miocarditis o infarto del lado izquierdo?

Son las causas más comunes de la insuficiencia cardiaca izquierda.

¿Hay antecedentes de estenosis mitral, hipertensión pulmonar, endocarditis de la válvula tricúspide o pulmonar o infarto del ventrículo derecho?

Son causas comunes de insuficiencia cardiaca derecha.

> La causa más común de la insuficiencia cardiaca derecha es la insuficiencia cardiaca izquierda.

O

Revise los signos vitales

La hipertensión es una de las causas de la CHF y es común en su presentación.

La taquicardia es un mecanismo compensatorio de la sobrecarga de volumen y la hipotensión.

La taquipnea puede observarse en la insuficiencia cardiaca izquierda como resultado de un edema pulmonar.

Busque signos de insuficiencia cardiaca en el lado izquierdo

Galope en S_3, estertores, sibilancias y soplos sugestivos de las válvulas mitral y aórtica

Busque signos de insuficiencia cardiaca derecha

Entre ellas se encuentran la presión venosa yugular elevada, el edema de las extremidades inferiores, el reflujo hepatoyugular anormal, la hepatomegalia y los soplos que indican la presencia de válvulas cardiacas en el lado derecho.

Revisar el ECG en busca de signos de CHF

Hipertrofia ventricular izquierda, ondas Q (que indican un antiguo infarto transmural), mala progresión de las ondas R (mala función del ventrículo izquierdo) e hipertrofia ventricular derecha.

Obtener un ecocardiograma

La fracción de eyección sistólica <40% constituye una función sistólica moderadamente reducida. También permite revelar anomalías en el movimiento de la pared, mostrar trastornos valvulares, mostrar el tamaño auricular y ventricular, y revelar las presiones del ventrículo derecho y de la arteria pulmonar.

A

Insuficiencia cardiaca congestiva

Incapacidad del corazón de proporcionar suficiente presión para mover la sangre. La disminución de la presión provoca edema, congestión de líquidos y disminución de la perfusión/oxígeno de los órganos vitales.

La mayoría de las causas incluyen una poscarga elevada crónica que provoca el debilitamiento del miocardio.

Los síntomas dependen de qué lado del corazón esté fallando, lo que hace que los pulmones (lado izquierdo) o el sistema venoso sistémico (lado derecho) se congestionen de sangre.

Si es posible, clasifique además si esto representa una disfunción sistólica o diastólica.

Anote si el paciente está estable o en exacerbación de la CHF.

Clasificación de la New York Heart Association (NYHA)

Clase I: Síntomas sólo con una actividad superior a la normal
Clase II: Síntomas con actividad normal
Clase III: Síntomas con actividad mínima
Clase IV: Síntomas en reposo

Diagnóstico diferencial

- Síndrome coronario agudo
- Enfermedad pulmonar intersticial
- Embolia pulmonar
- Asma
- Neumotórax
- Angina estable

P

Reducir el exceso de volumen intravascular

Los diuréticos tiazídicos o la furosemida oral son adecuados para los pacientes con CHF estable.

Considere la furosemida intravenosa si el paciente presenta una exacerbación de la CHF.

Evite los diuréticos en pacientes con disfunción diastólica porque éstos tienen una relajación cardiaca reducida más que una sobrecarga de volumen. La sobrediuresis conducirá rápidamente a la hipotensión.

Reducción de la poscarga

Los inhibidores de la ACE son útiles para reducir tanto la poscarga como el sistema nervioso simpático relacionado con el remodelado cardiaco. Cuando se administre un inhibidor de la ACE, recuerde vigilar:

- *Función renal:* No administre inhibidores de la ACE a pacientes con creatinina sérica superior a 2.0.
- *Electrólitos:* Quizá ocurra hipercalemia secundaria a la supresión de la aldosterona.

Reducción de la precarga

Los pacientes con CHF se beneficiarán de los nitratos orales de acción prolongada. Es poco probable que la nitroglicerina de acuerdo a requerimiento ayude.

En los pacientes con exacerbación de la CHF, considere la nitroglicerina IV; para aquellos con exacerbación e hipertensión, el nitroprusiato de sodio ha demostrado ser eficaz.

Aumento de la contractilidad cardiaca

La digoxina se ha utilizado en pacientes con CHF de moderada a grave. Aunque no se ha demostrado que la digoxina sea realmente beneficiosa para reducir la mortalidad, ha comprobado que mejora los síntomas y provoca menos ingresos relacionados con la exacerbación de la CHF.

Los pacientes con CHF grave ingresados a la unidad de cuidados cardiacos con hipotensión grave pueden ser tratados con dobutamina IV. Utilícela con criterio porque en estos pacientes puede aumentar la demanda de oxígeno.

Oxigenación adecuada

A medida que se trata la CHF y se elimina el líquido de los pulmones, la oxigenación mejorará.

Hasta ese momento debe administrarse O_2 suplementario para mantener una saturación ≥95%.

Cuando el paciente esté estable, considere la adición de una dosis baja de β bloqueador (carvedilol) y aumente según la tolerancia.

El tratamiento ambulatorio debe consistir en furosemida, inhibidores de la ACE, restringida en sodio <2 g/d y restricción de líquidos si está indicado

SOPLO SISTÓLICO

S

¿Tiene el paciente algún factor de riesgo de estenosis aórtica (AS)?

Válvula bicúspide congénita o calcificación conocida de la válvula aórtica

¿Tiene el paciente algún factor de riesgo de regurgitación de la válvula mitral?

La cardiopatía isquémica:

- Disfunción del músculo papilar
- Dilatación del ventrículo izquierdo
- Rotura de cuerdas tendinosas

Los antecedentes de fiebre reumática sugieren valvulitis.

El abuso de drogas intravenosas es un factor de riesgo de endocarditis infecciosa.

También se han implicado drogas dietéticas ilícitas como la fenfluramina y la dexfenfluramina.

¿Tiene el paciente angina, síncope o insuficiencia cardiaca congestiva?

Si el examen revela estenosis aórtica, la esperanza de vida media es de 5, 3 y 2 años, respectivamente, sin intervención.

¿Existen otros problemas médicos que aumenten el riesgo de un soplo sistólico?

Los soplos sistólicos de flujo, más comunes sobre las regiones de la válvula aórtica o pulmonar, pueden producirse en cualquier estado hiperdinámico de alto rendimiento (por ejemplo, anemia e hipertiroidismo).

O

Realice un examen cuidadoso del corazón. Observe dónde se aprecia mejor el soplo

- Borde esternal superior derecho: válvula aórtica
- Borde esternal inferior izquierdo: válvula tricúspide
- Borde esternal superior izquierdo: válvula pulmonar
- Ápice: válvula mitral

Observe si el soplo aumenta con la inspiración

Esto indicaría soplo cardiaco del lado derecho (tricúspide o pulmonar).

Observe si el soplo es crescendo-decrescendo o holosistólico

El crescendo-decrescendo es el sonido de la sangre que es forzada a atravesar una abertura estenótica, lo que involucra a las válvulas pulmonar y aórtica.

Los soplos holosistólicos indican que la sangre regurgita sin resistencia, lo que implica las válvulas mitral y tricúspide, y también los defectos del tabique ventricular.

Observe cualquier chasquido o estallido midsistólico precedente

Se trata de un signo de prolapso de la válvula mitral, que consiste en una degeneración mixomatosa de ésta.

La válvula es competente al comienzo de la sístole, pero la porción central de la valva salta hacia la aurícula en la mitad de la sístole.

Si no hay regurgitación, sólo habrá el clic sin el soplo.

Haga que el paciente realice la maniobra de Valsalva y observe si el soplo cambia

Los soplos de AS disminuyen con esta maniobra y aumentan una vez que se libera.

La maniobra de Valsalva disminuye el flujo sanguíneo hacia el corazón (al aumentar las presiones intratorácicas), decreciendo el volumen de sangre que atraviesa la válvula estenótica.

Observe cualquier cambio que se produzca al ponerse en cuclillas

Tanto los soplos de la AS como los de la regurgitación mitral aumentan con esta maniobra, mientras que los del estenosis subaórtica hipertrófica idiopática (IHSS) (un tipo de cardiomiopatía) disminuirán.

Siga escuchando el corazón del paciente cuando pase de estar en cuclillas a estar de pie

Los soplos IHSS de hecho aumentarán, mientras que los soplos AS disminuirán.

Continúe con la auscultación mientras el paciente realiza un agarre de mano isométrico

La regurgitación mitral aumenta con el agarre de la mano, mientras que la AS y la IHSS disminuyen.

Continúe la auscultación a través del ciclo respiratorio

Los soplos de regurgitación tricuspídea (TR) deben aumentar con la inspiración. Los soplos de estenosis pulmonar y TR deben disminuir con la espiración.

Observe si el soplo se irradia a alguna parte

La AS debe irradiar hacia las arterias carótidas.

Los soplos de regurgitación mitral suelen irradiarse a las axilas.

Observe cualquier cambio con la elevación pasiva de la pierna recta

Los soplos AS y TR tienden a aumentar, mientras que los IHSS en realidad disminuyen.

Palpe la carótida o cualquier otro pulso central

El AS puede tener un pulso central lento y sostenido (*parvus e tardus*).

A

Soplo sistólico

Caracterice el soplo como holosistólico o crescendo-decrescendo.

Diagnóstico diferencial

- Estenosis aórtica
- Estenosis subaórtica hipertrófica idiopática
- Regurgitación tricuspídea
- Miocardiopatía hipertrófica
- Soplo de flujo benigno
- Regurgitación mitral
- Estenosis pulmonar
- Defecto septal ventricular
- Prolapso de la válvula mitral

P

Si sospecha algo más que un soplo de flujo, solicite un ecocardiograma del corazón

Este estudio debe dilucidar definitivamente la etiología del soplo.

Pacientes con estenosis aórtica

Envíe al paciente a que le sea realizado un cateterismo cardiaco para medir el gradiente de presión a través de la válvula.

- Considere el reemplazo de la válvula si el gradiente es >50 mm Hg o el área de la válvula es <1 cm.
- Controle médicamente con diuréticos y restricción de sodio.
- La digoxina y los bloqueadores de los canales de calcio pueden utilizarse si hay fibrilación auricular.

Aconseje al paciente que no realice ejercicios aeróbicos vigorosos porque puede producirse una muerte súbita.

Pacientes con regurgitación mitral

El tratamiento médico incluye diuréticos y reducción de la poscarga.

La digoxina y los bloqueadores de los canales de calcio pueden utilizarse para la fibrilación auricular.

Programe la sustitución de la válvula mitral antes de que se produzca una disfunción ventricular izquierda irreversible.

Estenosis pulmonar y regurgitación tricuspídea

La intervención es menos urgente porque las lesiones del lado derecho causan menos enfermedad.

Remita para su sustitución cuando los síntomas de insuficiencia cardiaca derecha sean significativos.

Defectos septales ventriculares

Si las presiones de la arteria pulmonar son normales en la ecografía, remita a estos pacientes a cirugía.

En pacientes con soplos patológicos, prescriba profilaxis antibiótica para los procedimientos dentales

SOPLO DIASTÓLICO

S **¿Tiene el paciente algún factor de riesgo de regurgitación aórtica (AR)?**

- Historia de abuso de drogas intravenosas ≡ endocarditis infecciosa
- Válvula bicúspide congénita
- Lupus
- Sífilis
- Síndrome de Marfan

Un traumatismo torácico reciente (por ejemplo, un golpe de volante en un accidente automovilístico) también puede ser una causa de AR aguda.

¿Tiene el paciente algún factor de riesgo de estenosis mitral (MS)?

La fiebre reumática es la causa más común. El lupus y el mixoma auricular izquierdo son mucho más raros.

O **Escuche el soplo cardiaco. Observe dónde se aprecia mejor**

Borde esternal superior derecho: válvula aórtica
Borde esternal superior izquierdo: válvula pulmonar
Borde inferior izquierdo del esternón: válvula tricúspide
Línea mediaxilar izquierda: válvula mitral

Observe si el soplo aumenta con la inspiración

Esto indicaría un soplo cardiaco del lado derecho.

Observe si el soplo es agudo o grave

Los soplos agudos tienden a implicar a las válvulas pulmonar y aórtica, mientras que los soplos graves sugieren la válvula mitral.

Observe el cambio al ponerse en cuclillas. El soplo AR debe aumentar

Esto se debe a que la postura en cuclillas aumenta la resistencia vascular sistémica, incrementando así el impulso de la sangre para regurgitar a través de la válvula aórtica.

Observe el cambio con la empuñadura isométrica

Tanto los soplos de la AR como los de MS deberían aumentar.

Observe el cambio con la respiración

Los soplos de estenosis tricuspídea (TS) pueden aumentar con la inspiración y disminuir con la espiración.

Observe el cambio con la elevación pasiva de la pierna recta

Los soplos del TS deberían aumentar. Esto se debe a que la elevación de las piernas aumenta el retorno sanguíneo al corazón, provocando un mayor flujo sanguíneo a través de la válvula tricúspide estenótica.

Busque evidencias de estenosis mitral

- Olas A yugulares prominentes
- Ruido diastólico
- En el ápice en posición lateral izquierda
- Chasquido de apertura
- Se trata de un tono bajo
- Abultamiento palpable del ventrículo derecho

Si es lo suficientemente grave, quizá también haya evidencia de disfunción ventricular derecha con edema bilateral de las extremidades inferiores y ascitis.

Busque evidencias de regurgitación aórtica

Pulsos de rebote: "golpe de ariete" o pulso Corrigan
Pulsaciones capilares del lecho ungueal con una ligera presión (signo de Quincke)
"Cabeza de chorlito" en la sístole (signo de Musset)
Presión ampliada del pulso (gran diferencia entre la sístole y la diástole)
S_3 en el vértice
Punto de impulso máximo desviado hacia la izquierda y hacia abajo

Rx de tórax

La cardiomegalia por hipertrofia ventricular izquierda podría observarse con la AR crónica.

La congestión pulmonar y el edema se observarían con la MS crónica.

Soplo diastólico

Si existen suficientes pruebas clínicas, haga un diagnóstico de trabajo acerca de la probable etiología.

Diagnóstico diferencial

Regurgitación aórtica
Estenosis mitral
Estenosis tricuspídea
Regurgitación pulmonar
Defecto septal auricular (ASD)

Una ASD congénita puede pasar desapercibida durante toda la vida porque su sonido característico, una S_2 partida fija, puede ser difícil de oír, y porque al ser un sistema de baja presión, la derivación de izquierda a derecha tarda mucho tiempo en manifestar síntomas físicos. Sin embargo, cuando se ha derivado suficiente sangre al sistema pulmonar, la válvula tricúspide puede experimentar una estenosis relativa. Este soplo diastólico quizá sea el primer signo de una ASD y tal vez aparezca relativamente tarde en la vida.

Solicite un ecocardiograma del corazón

Este estudio debería responder definitivamente a la etiología del soplo.

Si la ecografía revela regurgitación aórtica, comience con la terapia médica

Trate los síntomas de la insuficiencia cardiaca congestiva (CHF), si están presentes, con inhibidores de la ACE, diuréticos y restricción de sodio.

Si la terapia médica falla, o si el paciente tiene una AR aguda con fallo ventricular izquierdo, ya sea sistólico o diastólico, solicite una consulta de cirugía cardiotorácica

Es necesario efectuar la sustitución quirúrgica de la válvula.

Si la ecografía revela presencia de esclerosis múltiple, comience de nuevo con la terapia médica

Trate la fibrilación auricular con control de la frecuencia y anticoagulación. Si hay CHF (es casi seguro que sería del lado derecho), trate con diuréticos y reducción de sodio.

Solicite una consulta de cirugía cardiotorácica si el área de la válvula mitral es <0.7 cm^2 o si los síntomas persisten con el tratamiento médico máximo

Es posible que la estenosis pueda aliviarse sin la sustitución de la válvula, pero será necesario un ensanchamiento quirúrgico. Si eso falla, debe sustituirse la válvula.

Prescriba profilaxis antibiótica a estos pacientes para todos los procedimientos dentales

Todos los pacientes con lesiones valvulares suficientemente graves para causar un soplo (producido por un flujo sanguíneo turbulento) corren el riesgo de sufrir una endocarditis.

FIBRILACIÓN AURICULAR

S **¿Tiene el paciente un ritmo cardiaco irregular o palpitaciones?**

Son los síntomas más comunes reportados por los pacientes.

La fibrilación auricular asintomática es aún más frecuente.

Si la duración es superior a 48 horas o se desconoce, evalúe un posible trombo auricular.

¿Hay síntomas de falta de aire, dolor en el pecho o alteración del estado mental?

Dichos síntomas sugieren choque, infarto de miocardio o edema pulmonar.

Si están presentes, considere firmemente la posibilidad de realizar una cardioversión urgente.

¿Tiene el paciente antecedentes de hipertensión, enfermedad arterial coronaria, valvulopatía, comunicación interauricular, hipertiroidismo, pericarditis o cirugía torácica?

Son las causas médicas y quirúrgicas habituales de la fibrilación auricular.

¿Toma el paciente algún medicamento? ¿Consume alguna droga o alcohol?

La teofilina y los β agonistas son medicamentos comunes que pueden causar fibrilación auricular.

La ingesta excesiva de alcohol ("corazón de fiesta") es una causa común de fibrilación auricular que suele ser transitoria y autorresolutiva.

¿Tiene el paciente antecedentes de insuficiencia cardiaca congestiva, diabetes, hipertensión, trastornos valvulares o un accidente cerebrovascular previo? ¿Es mayor de 75 años?

Una respuesta afirmativa a cualquiera de estas preguntas identifica a una persona que tiene un riesgo significativamente mayor de sufrir un ictus y que debe ser considerada para la anticoagulación.

O **Realice una exploración física enfocada**

Pulso: Una frecuencia cardiaca en reposo superior a 100 lpm se define como frecuencia ventricular rápida y justifica el control de la frecuencia con medicamentos o con cardioversión.

- Tenga en cuenta que no todos los latidos ventriculares se traducen en un pulso radial palpable. La diferencia entre el pulso ventricular y el radial se conoce como "déficit de pulso".

Presión sanguínea: Sin sístole auricular y con una frecuencia ventricular rápida, el volumen de la carrera puede caer drásticamente. La hipotensión grave es indicación de cardioversión urgente.

Pulmones: El edema pulmonar, caracterizado por estertores y disminución de los ruidos respiratorios bibasales, puede ser otra indicación para la cardioversión urgente.

Corazón: El hallazgo clásico es un latido irregular del corazón.

- Una S_4 que representa una "patada auricular" está, por definición, ausente en estos pacientes.

ECG

La actividad auricular debe ser desorganizada, con una frecuencia auricular entre 400 y 600 lpm. Esto está representado por la "línea de base fibrilante". No habrá ondas P discernibles, y su presencia debería llevarle a otro diagnóstico.

La frecuencia ventricular, representada por los complejos QRS, debe ser irregular. Puede ser rápida o no (>100 lpm).

Si el paciente tiene fibrilación auricular paroxística, el ECG quizá sea normal.

La evidencia de isquemia o infarto en el ECG justifica una preparación rápida para la cardioversión urgente (ver Infarto de miocardio, p. 362 y Angina inestable, p. 368).

Solicite Rx de tórax

La evidencia de congestión o edema pulmonar justifica una cardioversión urgente.

A

Fibrilación auricular con o sin respuesta ventricular rápida

Un corazón que funciona normalmente debería latir aproximadamente entre 60 y 100 veces por minuto (lpm). En la fibrilación auricular, los focos descargan en todas las aurículas e impiden la contracción auricular coordinada.

En general, un nodo auriculoventricular adulto no transmite más que 160-170 lpm, por lo que la frecuencia en la fibrilación auricular suele ser de 160-170 lpm.

Diagnóstico diferencial

Aleteo auricular: Muy similar a la fibrilación auricular y se trata igual (se caracteriza por un patrón de "dientes de sierra" en el electrocardiograma).

Taquicardia supraventricular paroxística: Una frecuencia rápida que requiere una vía de reentrada alrededor del nodo auriculoventricular. Aunque no hay ondas P, debe ser regular.

Taquicardias sinusales o de la unión: Ritmos rápidos monofocales. Las ondas P estarán presentes.

Ritmos sinusales con latidos prematuros: Latidos auriculares o ventriculares prematuros; si son lo suficientemente frecuentes, pueden hacer que el ritmo parezca irregular.

Si el paciente es hemodinámicamente inestable o tiene un edema pulmonar, debe ser ingresado y cardiovertido urgentemente, primero eléctricamente, y luego químicamente si no tiene éxito

La cardioversión eléctrica incluye una descarga inicial sincronizada a 100 o 200 J, seguida de otra descarga a 360 J si no tiene éxito.

La cardioversión química consiste en la carga e infusión de ibutilida o procainamida.

Si el paciente está estable y tiene una respuesta ventricular rápida, utilice medicamentos para controlar la frecuencia

Los β bloqueadores, los bloqueadores de los canales de calcio con propiedades cronotrópicas (por ejemplo, el diltiazem y el verapamilo) y la digoxina son agentes de control de la velocidad que se utilizan habitualmente.

- Los β bloqueadores son más adecuados para aquellos pacientes con isquemia o infarto.
- El diltiazem y el verapamilo serán más adecuados para los pacientes con hipertensión o con contraindicaciones para los ß bloqueadores.

Estas dos clases se prefieren como agentes iniciales porque pueden iniciarse por vía intravenosa y cambiarse por agentes orales. Los siguientes fármacos deben ser considerados como terapia adyuvante:

- La digoxina tiene un inicio lento, incluso con carga.
- La amiodarona es útil como complemento, pero de nuevo tiene un inicio lento.

Pueden ser necesarios dos o tres agentes para alcanzar una frecuencia objetivo de 50-100 lpm en reposo.

Anticoagular a los pacientes con riesgo de tromboembolismo

Los pacientes con "fibrilación auricular solitaria" (<60 años y sin ningún factor de riesgo de ictus) pueden ser tratados sin anticoagulación o sólo con aspirina.

Otros pacientes deben ser anticoagulados durante un periodo mínimo de 3 semanas con warfarina, con un objetivo de ratio internacional normalizado de 2.0-3.0 antes de la cardioversión electiva, y continuar durante al menos 1 mes después de la cardioversión exitosa.

De lo contrario, la anticoagulación debe ser crónica debido al mayor riesgo de accidente cerebrovascular por tromboembolismo.

PERICARDITIS

S

Pida al paciente que describa el dolor torácico

Las características clásicas son un dolor torácico agudo que empeora con la inspiración profunda y se alivia al sentarse. A veces hay disnea e irradiación a la espalda, al epigastrio o al hombro.

¿Tiene el paciente algún historial médico asociado con la pericarditis?

Infarto de miocardio reciente: puede presentarse tan pronto como 2-3 días después de un infarto de miocardio.

- La pericarditis que se presenta mucho más tarde (de varias semanas a meses) se conoce como síndrome de Dressler.

Infección (a menudo se presenta inicialmente como una infección respiratoria):

- *Virales:* gripe, varicela, virus de Epstein-Barr, coxsackie, echovirus
- *Bacterianas:* neumococos, estreptococos, estafilococos y gonorrea
- Tuberculosis
- *Hongos:* coccidioides, cándidos

Insuficiencia renal: la pericarditis urémica es una complicación común en los pacientes dependientes de diálisis.

Malignidad: los carcinomas de pulmón, de mama y renal y el linfoma son causas comunes. Además, la radioterapia para tratar algunos de estos tumores malignos también puede provocar pericarditis.

Autoinmune: artritis reumatoide y lupus eritematoso sistémico

O

Revisión de los signos vitales

> La presión arterial baja, el pulso paradójico y la frecuencia cardiaca rápida pueden ser los primeros signos de un derrame pericárdico que provoque taponamiento, una complicación peligrosa de la pericarditis.

El taponamiento se produce cuando la presión ejercida por el líquido pericárdico supera las presiones dentro de las cámaras del corazón. Las aurículas se colapsan primero, lo que provoca una falta de sangre que debe ser expulsada por los ventrículos. Es una emergencia médica y debe tratarse con una pericardiocentesis inmediata.

Aunque en ocasiones hay fiebre, no es un dato específico.

Observe las venas del cuello

La congestión de las venas del cuello quizá sugiera un derrame pericárdico o una fisiología de taponamiento.

Ausculte el corazón

Frote por fricción: el clásico hallazgo en la exploración física es un frote por fricción de tres partes. En realidad, suena como si se frotaran dos piezas de cuero con cada golpe.

Ruidos cardiacos apagados: dicho hallazgo auscultatorio es el más común con el derrame pericárdico.

ECG

Son frecuentes los cambios inespecíficos de la onda ST-T.

Los hallazgos clásicos incluyen la elevación del segmento ST en todas las derivaciones (poco común en un infarto de miocardio), que suele provocar la elevación del segmento ST sólo en las derivaciones contiguas.

El bajo voltaje del QRS y las alternancias eléctricas pueden ser un signo de derrame.

Obtenga una Rx de tórax de estado

En ocasiones hay cardiomegalia por derrame pericárdico.

Pericarditis

El pericardio, como su nombre indica, es la cubierta del corazón. Consta de dos partes: 1) el pericardio visceral, que se asienta directamente sobre el corazón; y 2) el pericardio parietal, que es un saco fibroso. En circunstancias normales, hay entre 15 y 50 mL de líquido pericárdico en el saco. En el caso de la pericarditis, esta cantidad de líquido se expande y contiene células inflamatorias.

Observe la etiología de la pericarditis.

Registre si hay derrame pericárdico, y, si es así, identifique si se aprecia alguna fisiología de taponamiento.

Diagnóstico diferencial

Infarto de miocardio: dolor torácico subesternal y cambios en el ECG

Neumonía: dolor torácico pleurítico

El neumotórax a tensión, la miocardiopatía restrictiva y el infarto de miocardio del ventrículo derecho pueden provocar la fisiología del taponamiento.

El neumotórax a tensión se caracterizará por la disminución de los ruidos respiratorios en un lado del tórax.

P

Debe solicitarse urgentemente un ecocardiograma si hay cualquier indicio de derrame pericárdico, para evaluar la posibilidad de un taponamiento pericárdico.

Si hay taponamiento, el derrame debe ser drenado por pericardiocentesis o quirúrgicamente, por ventana pericárdica.

De lo contrario, trate el problema subyacente

En caso de sospecha de pericarditis vírica, inicie los AINE

Después de que el paciente haya estado afebril durante 7 días, comience a disminuir la dosis de AINE.

Precaución con la pericarditis post-IM: los AINE pueden interferir con la curación o remodelación ventricular.

Si se producen recidivas durante más de 2 años, remita a la pericardiectomía.

Si sospecha de una pericarditis tuberculosa, realice una prueba de derivados proteicos purificados. Si es positiva, drene el líquido pericárdico. Si no hay bacilos acidorresistentes y persiste la sospecha de tuberculosis, haga una biopsia del pericardio en busca de granulomas

Si es positivo, inicie la terapia cuádruple antituberculosa (INH, rifampicina, etambutol y pirazinamida).

Si ocurre pericarditis urémica, comience la diálisis diaria durante 2 semanas. Vuelva a revisar y realice un ecocardiograma en ese momento

Los AINE ayudarán a aliviar los síntomas.

Si el derrame persiste después de 2 semanas, considere el drenaje.

Si el paciente tiene una neoplasia conocida y persiste la sospecha de un derrame pericárdico neoplásico, drene el líquido y realice un estudio citológico.

Considere una pericardectomía parcial

Desafortunadamente, el pronóstico de esta enfermedad es malo.

LIMPIEZA CARDIACA PREOPERATORIA

S **¿Se ha sometido el paciente a una revascularización cardiaca reciente (ya sea angioplastia o injerto de derivación arterial coronaria) en los últimos 5 años?**

Si es así, y el paciente no presenta nuevos signos o síntomas de isquemia, no es necesario realizar más pruebas cardiacas antes de trasladarlo al quirófano.

¿Se ha sometido el paciente a una angiografía coronaria o a una prueba de esfuerzo en los últimos 2 años?

Si es así, y los resultados fueron sin evidencia de isquemia o infarto, y el paciente no tiene nuevos signos o síntomas de isquemia, no es necesario realizar más pruebas cardiacas antes de trasladarlo al quirófano.

¿Existen antecedentes de factores clínicos de riesgo perioperatorio importantes?

- Infarto de miocardio en el último mes
- Angina inestable
- Insuficiencia cardiaca descompensada
- Cardiopatía valvular severa

¿Existen predictores clínicos intermedios de riesgo perioperatorio?

- Infarto de miocardio en los últimos 30 días
- Angina estable
- Insuficiencia cardiaca congestiva estable
- Diabetes mellitus
- Insuficiencia renal

¿Existe algún predictor clínico menor?

Los antecedentes de ictus o la escasa capacidad funcional (véase más adelante) serían predictores clínicos menores.

¿Cuál es la capacidad funcional del paciente?

Asegúrese de preguntar acerca de la capacidad de las pacientes para subir una colina o un tramo de escaleras, lavar los platos o realizar tareas ligeras de limpieza del hogar sin disnea ni dolor en el pecho. Esta pregunta es **crucial** porque esto representa al menos 4 equivalentes metabólicos (MET) de actividad.

La capacidad funcional baja es <4 MET.

- Los pacientes que no pueden alcanzar al menos 4 MET por razones no cardiacas (como la artritis severa) también deben ser etiquetados como de baja capacidad funcional.

¿A qué tipo de cirugía electiva se somete el paciente?

Alto riesgo cardiaco:

- Operaciones mayores urgentes en los ancianos
- Cirugía aórtica u otra cirugía vascular mayor (excepto la endarterectomía carotídea)
- Cirugías prolongadas con pérdida de sangre o desplazamientos de líquidos previstos

Riesgo cardiaco intermedio (cirugías):

- Endarterectomía carotídea
- Cabeza y cuello
- Ortopedia
- Intratorácica
- Intraperitoneal
- Próstata

Riesgo cardiaco bajo: mama, cataratas, endoscopia y procedimientos superficiales

O **Obtenga ECG, glucosa en ayunas, Hgb A1C y creatinina. Anote la edad y la presión arterial**

Las arritmias significativas, como el bloqueo auriculoventricular de alto grado, las arritmias supraventriculares con ritmo incontrolado y las arritmias ventriculares sintomáticas en el entorno de la enfermedad arterial coronaria, son *importantes* predictores clínicos de riesgo cardiovascular.

La evidencia de un infarto de miocardio previo en el ECG o la diabetes o la insuficiencia renal (Cr >2.0) representan predictores clínicos *intermedios* de riesgo.

La edad avanzada, la hipertrofia ventricular izquierda, el bloqueo de rama izquierda, los ritmos distintos al sinusal y la hipertensión son predictores menores del riesgo.

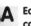

Edad del paciente con predictores (mayores/intermedios/menores) de eventos cardiacos perioperatorios programados para una cirugía de (alto/intermedio/bajo) riesgo

Designe al paciente con el mayor predictor clínico que haya descubierto en su evaluación. Por ejemplo, un paciente con tres predictores clínicos menores y un predictor clínico intermedio es etiquetado como con un predictor clínico intermedio para el riesgo perioperatorio de eventos cardiovasculares.

P

Remitir a todos los pacientes con predictores clínicos importantes para una angiografía coronaria antes de la cirugía

Estos pacientes quizá requieran una angioplastia o incluso un injerto de derivación de la arteria coronaria antes de su cirugía electiva.

Si el paciente rechaza el angiograma, debe considerar retrasar o cancelar la cirugía con un tratamiento médico y la modificación de los factores de riesgo.

Recomiende que los pacientes sin mayor pero con predictores clínicos intermedios con una capacidad funcional al menos MODERADA (>4 MET) se sometan a cirugías de riesgo bajo a intermedio sin más pruebas

Su capacidad funcional indica que, a pesar de sus predictores clínicos, es probable que tengan una función cardiaca suficiente para tolerar uno de estos procedimientos quirúrgicos.

Remita a los pacientes sin mayores pero con predictores intermedios con al menos una capacidad funcional MODERADA que vayan a someterse a cirugías de alto riesgo para que se sometan primero a pruebas no invasivas, como pruebas de esfuerzo o farmacológicas

Si las pruebas no invasivas revelan un alto riesgo de isquemia, es necesario realizar una angiografía coronaria, y los cuidados posteriores vendrán dictados por los hallazgos y los resultados del tratamiento.

Si las pruebas no invasivas revelan un riesgo bajo, el paciente puede pasar al quirófano.

Remita también a los pacientes sin mayores pero con predictores clínicos intermedios con una capacidad funcional BAJA (<4 MET) para que se les realicen pruebas no invasivas

Si estas pruebas revelan un bajo riesgo de isquemia, el paciente puede pasar al quirófano.

Si los resultados muestran un alto riesgo, es necesario realizar una angiografía coronaria, y los cuidados posteriores vendrán dictados por los hallazgos y los resultados del tratamiento.

Los pacientes sin predictores mayores o intermedios con al menos una capacidad funcional MODERADA pueden pasar al quirófano sin más pruebas

Los pacientes sin predictores mayores o intermedios con capacidad funcional BAJA que se sometan a cirugías de alto riesgo deben someterse primero a pruebas no invasivas; para las cirugías de riesgo bajo o intermedio, el paciente puede pasar al quirófano sin más pruebas

GASTROENTEROLOGÍA

DOLOR EPIGÁSTRICO

S

Obtenga una historia detallada acerca de la calidad y el momento del dolor

Grave, instantáneo: úlcera perforada, rotura de aneurisma, infarto de miocardio
Dolor intenso y constante: pancreatitis aguda
Dolor agudo, ardiente, roedor y parecido al hambre: enfermedad de úlcera péptica (PUD
Dolor que despierta al paciente del sueño o de 1 a 3 horas después de comer: PUD del duodeno

¿Cuál es la relación entre la comida y el dolor, si es que existe?
Úlcera gástrica, enfermedad por reflujo gastroesofágico ERGE: empeora después de comer
Úlcera duodenal: tiende a empeorar antes de las comidas

¿Hay algún alivio con el uso de antiácidos?
Las úlceras duodenales suelen mejorar sintomáticamente después de que el paciente toma antiácidos.

¿El paciente experimenta ardor de estómago o un dolor agudo y ascendente en el pecho?
Este tipo de dolor sería típico de la ERGE.

¿Qué medicamentos está tomando el paciente? ¿Incluyen algún AINE?
Los AINE pueden causar tanto úlceras duodenales como gástricas.
Los antibióticos, especialmente las ciclinas, pueden causar esofagitis erosiva.

Pregunte por cualquier síntoma asociado que pueda hacer sonar las alarmas para descartar algún tipo de cáncer

- Antecedentes familiares de cáncer
- Antecedentes de anemia
- Pérdida de peso involuntaria
- Hematoquecia (heces con sangre)
- Sensación de plenitud epigástrica
- Odinofagia (dolor al tragar)
- Hematemesis
- Disfagia (dificultad para tragar)
- Mayores de 45 años

¿Hay diarrea, pérdida de peso o masa abdominal asociada con los síntomas de PUD?
Esto sería coherente con el síndrome de Zollinger-Ellison, un tumor que segrega gastrina.

¿Hay náuseas o vómitos asociados?
Considere la posibilidad de una obstrucción de la salida gástrica, que puede producirse con el cáncer o con la PUD crónica.

¿Tiene el paciente problemas para tragar? ¿Los líquidos son más fáciles que los sólidos, o representan la misma dificultad?
Además de ser síntomas de malignidad, la odinofagia y la disfagia pueden indicar una constricción esofágica, un anillo, una telaraña o una acalasia.

- La disfagia mecánica temprana será peor con los sólidos que con los líquidos.
- La disfagia mecánica o motora avanzada crea problemas para tragar ambos.

¿Se ha sometido el paciente a una radioterapia previa en el tórax?
La radiación puede causar esofagitis.

O

Realice una exploración física enfocada

Signos vitales: compruebe siempre la presión arterial, la frecuencia cardiaca, el ortostatismo y la temperatura.

- La úlcera perforada y la pancreatitis pueden presentarse con taquicardia y signos vitales inestables

Cardiaca: Compruebe si hay taquicardia.

Abdomen: Asegúrese de que el paciente no tiene un abdomen quirúrgico con rigidez, sensibilidad de rebote, sensibilidad a la percusión y disminución o ausencia de ruidos intestinales.

- Esto puede indicar una úlcera perforada o una pancreatitis.
- La PUD puede presentar una vaga sensibilidad en el epigastrio o en el cuadrante superior izquierdo.

Examen rectal: para descartar una hemorragia

Verifique los datos de laboratorio

Un hematocrito bajo o sangre oculta en las heces positiva podrían ser signos de PUD.

Si sospecha de un síndrome de Zollinger-Ellison, compruebe el nivel de gastrina en ayunas (normal en la PUD).

Rx vertical

A fin de descartar que haya aire libre bajo el diafragma, lo que es indicativo de una úlcera perforada.

ECG

A fin de descartar el síndrome coronario agudo

Si el diagnóstico no está claro, realice un estudio de deglución de bario

Esto ayudará a diagnosticar la presencia de PUD hasta en 80% de los casos.

Dolor epigástrico

El diagnóstico diferencial incluye

Enfermedad de úlcera péptica: úlcera gástrica, úlcera duodenal, cáncer/linfoma gástrico, síndrome de Zollinger-Ellison (raro), perforación ERGE

Esofagitis: en pacientes inmunocomprometidos con dificultad para tragar, debe descartarse HSV, CMV, HIV o *Candida*. También puede haber esofagitis inducida por radiación o por pastillas.

Estrechez esofágica, telarañas, anillos, acalasia o espasmos esofágicos difusos

Pancreatitis: la inflamación del páncreas puede producirse por varias razones.

Síndrome coronario agudo: los síntomas en ocasiones se confunden con afecciones epigástricas.

Los pacientes con los síntomas de alarma ya mencionados deben someterse inmediatamente a una esofagogastroduodenoscopia (EGD)

La mejor prueba de malignidad; se realizan biopsias y se diagnostican otras afecciones visualmente.

Llame a una consulta de cirugía inmediata para los pacientes con sospecha de úlcera perforada. Para todos los demás pacientes con úlceras en la EGD o con sospecha de úlceras por H&P, inicie un curso de 8 semanas de un inhibidor de la bomba de protones

Si después de 8 semanas los síntomas persisten, el paciente debe someterse a una EGD.

Compruebe si los pacientes están infectados por *Helicobacter pylori*

La infección por *H. pylori* es la causa número uno de la PUD y es extremadamente común.

El estándar de oro para el diagnóstico es el examen histológico de la mucosa antral mediante biopsia en la EGD.

Si no se planifica una EGD, puede realizar un ensayo inmunoabsorbente ligado a enzimas para determinar la IgG sérica contra la bacteria.

- Si es negativo, descarta la enfermedad. Si es positivo, indica una exposición pasada, no necesariamente una enfermedad activa.

Prueba de la ureasa: *H. pylori* es un organismo que desdobla la urea. La prueba de la ureasa consiste en que el paciente ingiere urea radiomarcada y luego se toma una muestra del aliento para detectar el material radiactivo.

- Sensible y específico.
- El paciente quizá no esté tomando un inhibidor de la bomba de protones (PPI) antes de la prueba.

Trate el *H. pylori,* si está presente

El tratamiento es de 2 semanas con omeprazol, bismuto y dos antibióticos (varía según el régimen).

Si se sospecha de estenosis esofágica, el paciente necesitará una EGD

Quizá sea necesaria la dilatación con balón.

Trate a todos los pacientes con sospecha de ERGE con un PPI o un bloqueador H_2

Los síntomas deberían mejorar con esta terapia.

DOLOR EN EL CUADRANTE SUPERIOR DERECHO

S **Pida al paciente que describa el dolor**

Un dolor agudo y cólico en el cuadrante superior derecho, a menudo intermitente, que hace que el paciente se doble de dolor; irradiado al hombro debería hacer pensar en una enfermedad de la vesícula biliar.

¿Hay algún síntoma asociado?

Fiebre: considere si hay un proceso infeccioso o inflamatorio agudo

- Hepatitis
- Colecistitis
- Colangitis ascendente

Vómitos: obstrucción como cálculos biliares o malignidad

Diarrea: más común con el absceso hepático

¿Existe alguna relación del dolor con la comida?

Considere cálculos biliares si el dolor empeora después de las comidas grasas.

¿El paciente consume alcohol y ha ingerido alcohol recientemente?

La hepatitis alcohólica aguda se presenta con dolor en el cuadrante superior derecho (RUQ).

¿Qué medicamentos está tomando el paciente?

Tanto los fármacos prescritos como los productos de herbolaria pueden provocar colestasis inducida por medicamentos.

¿Ha tenido el paciente alguna cirugía previa?

Anote el motivo de la operación y la fecha en que ocurrió; esto ayudará a descartar una colecistitis aguda si ha habido una colecistectomía y, en su caso, sugiere una coledocolitiasis (presencia de un cálculo en el conducto biliar común, retenido después de la cirugía).

Las cicatrices abdominales en ocasiones provocan dolor u obstrucción intestinal secundaria a las adherencias.

¿Ha viajado recientemente a una nación en vías de desarrollo?

Existe la posibilidad de que se trate de hepatitis A

¿Ha tenido el paciente alguna pérdida de peso involuntaria?

Dicho factor siempre remite a una posible neoplasia.

¿Hay heces de color arcilla u orina de color té?

Esto ocurre en presencias de un defecto de excreción de bilirrubina

Si es mujer, ¿cuál es el historial menstrual?

- Torsión ovárica
- Embarazo ectópico
- Enfermedad inflamatoria pélvica
- Endometriosis

¿Ha habido algún antecedente de enfermedad cardiaca?

En raras ocasiones el dolor cardiaco es referido como dolor RUQ.

¿Tos, dolor en el pecho, falta de aliento?

Estos síntomas indican una causa pulmonar o cardiaca como:

- Neumonía
- Insuficiencia cardiaca derecha
- Embolia pulmonar

O **Realice una exploración física enfocada**

Signos vitales: la fiebre suele indicar infección.

- Taquicardia/ortoestática (como evaluación indirecta del estado de los fluidos)

Aspecto general: ictericia/obstrucción de la vesícula biliar, hepatitis aguda

Abdomen: ausencia de ruidos intestinales-obstrucción; comprobar si hay ascitis

- *Signo de Murphy* paro inspiratorio durante la palpación ligera del hipocondrio derecho (se considera patología de la vesícula biliar)
- Masas palpadas, hepatomegalia, esplenomegalia
- Ictericia, fiebre y dolor RUQ: tríada que indica colangitis ascendente

Examen pélvico si se sospecha que puede ser de origen ovárico

Examen rectal para la prueba de guayacol

Pruebas de laboratorio

Biometría hemática completa: la presencia de un recuento elevado de leucocitos sugiere infección

Panel hepático para evaluar las causas hepatobiliares: nivel de bilirrubina, transaminasas, albúmina, PT/PTT. AST, ALT >1000, considere una posible hepatitis aguda

Compruebe el HBsAg, el Ab anti-HCV, el IgM anti-HAV; si alguno es positivo, indica hepatitis viral

La elevación de amilasa >500 UI sugiere pancreatitis, no es tan específica como la elevación del nivel de lipasa

Cultivos de sangre: si se sospecha de colangitis ascendente

Prueba de embarazo

Títulos séricos de *Entamoeba histolytica* para descartar un absceso hepático amebiano, si hay alta sospecha

Estudios radiológicos

Ecografía de la vesícula biliar: ayuda a determinar la presencia de cálculos biliares, obstrucción de la vesícula biliar, lodo biliar, así como el tamaño del hígado, abscesos o tumores

Película simple KUB o película abdominal para descartar la obstrucción

Rx de tórax: para descartar causas pulmonares

Puede ser necesaria una TC de abdomen para evaluar el páncreas, los abscesos hepáticos

Gammagrafía HIDA: si sospecha de colecistitis aguda, obstrucción del conducto cístico

A

Dolor en el cuadrante superior derecho

El diagnóstico diferencial incluye

Enfermedades de la vesícula biliar: colecistitis aguda, colangitis ascendente, cálculo del conducto biliar común, cáncer de la vesícula biliar (colangiocarcinoma)

Enfermedades hepáticas: hepatitis (alcohólica/viral), abscesos, tumores

Pancreático: pancreatitis por cálculos biliares, pseudoquiste pancreático, carcinoma pancreático

Pulmonar: neumonía, embolia pulmonar

Cardiaco: insuficiencia derecha con congestión hepática pasiva (hígado de nuez moscada en la patología)

Obstrucción intestinal

Pélvico: torsión ovárica, embarazo ectópico, PID, endometriosis

P

Inicie los cuidados de apoyo

Narcóticos para el control del dolor

Hidratación intravenosa con solución salina normal

Llame a cirugía si el paciente tiene un abdomen agudo o signos de obstrucción.

Entre ellas se encuentran la disminución de los ruidos intestinales, la rigidez, la vigilancia y la sensibilidad a la percusión.

Tratar en función del trastorno subyacente

La colecistectomía es el tratamiento para la colecistitis/coledocolitiasis aguda y la pancreatitis biliar. Considere el uso de antibióticos profilácticos. Quizá se requiera estabilización médica antes del tratamiento con aspiración nasogástrica y reanimación de volumen.

Hepatitis aguda: cuidados de apoyo; tal vez sea necesario el control en la ICU

Absceso hepático (piógeno o amebiano): antibióticos. Considere el drenaje si el paciente tiene fiebre persistente o un diagnóstico poco claro.

Colangitis ascendente: antibióticos; quizá se requiera colangiopancreatografía retrógrada endoscópica o drenaje percutáneo. La enfermedad de cálculos biliares asintomática o intermitentemente dolorosa no requiere cirugía.

PRUEBAS HEPÁTICAS ANORMALES

S

¿Tiene el paciente otros síntomas de enfermedad biliar?

- Ojos amarillos
- Prurito
- Orina oscura y heces de color claro

¿Existen factores de riesgo para la hepatitis?

- Abuso de drogas intravenosas
- Intercambio de agujas
- Sexo sin protección
- Tatuajes
- Transfusiones de sangre (cirugías previas, especialmente antes de 1982)

¿Qué medicamentos toma el paciente?

- Acetaminofeno
- Antiepilépticos
- Medicamentos para reducir los lípidos

¿El paciente consume alcohol?

Es preciso indagar acerca de la duración y la cantidad del consumo.

¿Ha viajado el paciente a una nación en vías de desarrollo o ha emigrado desde ahí?

- Hepatías virales
- Fiebre amarilla
- Paludismo
- Enfermedades por entamoebas

¿Ha habido algún cambio de peso reciente e inexplicable?

La pérdida de peso involuntaria podría sugerir cáncer.

El rápido aumento de peso quizá indique el desarrollo de ascitis.

¿Tiene el paciente diabetes, colesterol alto u obesidad?

Estas condiciones son factores de riesgo para la enfermedad del hígado graso no alcohólico (NAFLD).

¿Existen antecedentes familiares de enfermedades hepáticas?

Tanto la hemocromatosis (enfermedad por sobrecarga de hierro) como la enfermedad de Wilson (sobrecarga de cobre) son causas genéticas de pruebas hepáticas anormales.

¿Tiene el paciente antecedentes de alguna enfermedad autoinmune?

Las enfermedades autoinmunes pueden causar hepatitis autoinmune o cirrosis biliar primaria.

O

Compruebe los signos vitales

Fiebre, hipotensión, taquicardia: proceso hepático infeccioso o enfermedad hepática terminal

La evidencia física de la enfermedad hepática en el examen general incluye

- Ictericia
- Telangiectasias
- Lechos ungueales blancos
- Ginecomastia

Los signos de enfermedad hepática en el examen abdominal incluyen

- Matidez de los flancos
- Ascitis
- Hepatomegalia
- Esplenomegalia
- Hipersensibilidad en el cuadrante superior derecho

Efectuar pruebas en sangre de la función hepática, panel de hepatitis virales, anticuerpo antinuclear (ANA) y anticuerpo antimúsculo liso (ASMA), estudios de hierro, nivel de α_1 antitripsina y nivel de ceruloplasmina

Albúmina: muchas enfermedades pueden afectar la producción de albúmina del hígado, pero en presencia de una enfermedad hepática conocida, esto es prueba de que la función se ha visto afectada.

Tiempo de protrombina (PT): el hígado produce muchos de los factores de coagulación. Cuando la producción se ve afectada, el PT aumenta.

Bilirrubina: la enfermedad colestática se presenta con elevación de la bilirrubina directa y total.

Alanina aminotransferasa (ALT): específica para el hígado, el músculo
Aspartato aminotransferasa (AST): presente en hígado, músculo cardiaco, riñón, cerebro y eritrocitos
- Enzimas moderadamente elevadas, AST > ALT en >2:1, considere hepatitis alcohólica
- De lo contrario, la ALT será normalmente > la AST.

Fosfatasa alcalina (AP): se produce en conductos biliares, huesos, placenta e intestinos
- Las fuentes extrahepáticas de AP elevado se diferencian de las hepáticas por un nivel normal de 5' nucleosidasa, que se eleva en la enfermedad hepática.

Panel de hepatitis viral: considere la posibilidad de realizar pruebas de IgM anti-HAV, HbsAg, anti-HBc y anti-HCV como pruebas primarias para detectar una enfermedad hepática activa y descartar la hepatitis A, B y C (véase Hepatitis, p. 394).
ANA y ASMA: uno u otro deben ser positivos en la hepatitis autoinmune.
La ferritina, el hierro y la saturación de hierro estarán notablemente elevados en presencia de la hemocromatosis, que suele presentarse en la quinta década de vida.
La ceruloplasmina está elevada en la enfermedad de Wilson, que suele presentarse a finales de la segunda o a principios de la tercera década de vida.
La α_1 antitripsina es baja si hay deficiencia; otra causa hereditaria de enfermedad hepática.

Obtenga ecografía del cuadrante superior derecho

Permite diagnosticar la presencia de cálculos biliares, masas, obstrucción, abscesos o cirrosis.

A

Enfermedad hepática

Decida si se trata de una lesión hepatocelular frente a un cuadro colestásico.
- ↑↑↑ AST/ALT con ↑ AP y bilirrubina total, sugiere una lesión hepatocelular.
- ↑↑↑ bilirrubina total, elevación de AP con ± elevación de AST/ALT, indica colestasis.

Diagnóstico diferencial de la lesión hepatocelular

Hepatitis virales: A, B, C, D, E, CMV, EBV, HSV, VZV
Hepatitis autoinmune
NAFLD: la degeneración grasa de los hepatocitos se produce con el síndrome metabólico, como se ha señalado anteriormente
Hepatitis tóxica: acetaminofeno, alcohol, otros medicamentos y toxinas
Causas vasculares: Budd-Chiari (trombosis de la vena hepática), insuficiencia cardiaca congestiva, choque hepático
Causas hereditarias: hemocromatosis, deficiencia de α_1 antitripsina, enfermedad de Wilson

Diagnóstico diferencial de las lesiones colestásicas

Obstructiva: coledocolitiasis, colangiocarcinoma, cáncer de páncreas, colangitis esclerosante
No obstructivo: cirrosis, sepsis, postoperatorio, cirrosis biliar primaria

P

En la mayoría de las enfermedades hepáticas, los pacientes requerirán cuidados de apoyo y una estrecha observación

Las hepatitis virales en ocasiones mejoran de manera espontánea. Si se convierten en crónicas, debe remitirse al paciente a hepatología.
Si ocurrió hepatitis autoinmune, administre esteroides y otros agentes inmunosupresores según lo indicado.
En el caso de la NAFLD, anime al paciente a perder peso, lo que quizá revierta parte del daño.
Ante lesiones obstructivas, remita al paciente a un cirujano o a un gastroenterólogo para aliviar las lesiones.

Para los pacientes con cirrosis o lesiones genéticas que causen cirrosis, considere el trasplante

Desafortunadamente, incluir a un paciente en la lista de trasplantes en ocasiones es todo lo que está al alcance del médico.

Administre vitamina K a pacientes con PT/PTT elevados

Esto puede mejorar la producción de factores de coagulación.

Todos los pacientes con enzimas hepáticas elevadas deben ser instruidos para abstenerse del alcohol

Repita las pruebas hepáticas anormales cada 6 meses. Si no es evidente el diagnóstico, el paciente quizá requiera una biopsia

CIRROSIS

S

¿Tiene el paciente antecedentes de consumo de alcohol?

Pregunte por la cantidad de consumo de alcohol: cuánto y durante cuántos años.

¿Hay antecedentes familiares de cirrosis hepática?

Causas genéticas: hemocromatosis, enfermedad de Wilson, deficiencia de α_1 antitripsina

¿Ha tenido el paciente un aumento del prurito?

El aumento de la bilirrubina suele generar prurito, pero también es un signo de presentación de la cirrosis biliar primaria.

¿Toma el paciente anticonceptivos orales o hay antecedentes de un estado de hipercoagulación?

La hipercoagulabilidad y el uso de anticonceptivos orales son factores de riesgo de Budd-Chiari, una trombosis venosa hepática.

Pregunte por los posibles diagnósticos más inusuales

Hemocromatosis: cabe sospechar su presencia en pacientes con diabetes, piel bronceada e hipogonadismo.

Enfermedad de Wilson: cabe sospechar su presencia en una paciente joven con enfermedad neurológica o psiquiátrica.

O

Realice una exploración física general

Signos vitales:

- *Presión arterial baja:* aumento del tercer espacio del líquido
- *Fiebre:* peritonitis bacteriana espontánea

General: ginecomastia, hedor hepático y agrandamiento bilateral de la parótida.

Neurológico: evalúe el estado mental para determinar si hay encefalopatía hepática. Si el paciente parece alterado, haga que mantenga los brazos delante del cuerpo, hiperextendidos en las muñecas. Si la encefalopatía hepática está presente, las manos se agitarán hacia abajo y de nuevo hacia arriba; esto se conoce como asterixis.

Piel: busque angiomas en forma de araña, ictericia y eritema palmar, todos ellos signos de cirrosis.

Ojos: la ictericia conjuntival es el primer signo de ictericia. Si sospecha de la enfermedad de Wilson, busque un anillo de Kayser-Fleischer en el iris.

Abdomen:

- *Ascitis:* matidez en el flanco, plenitud, distensión; compruebe si hay una ola de líquido o una matidez cambiante.
- *Cabeza de medusa:* venas visibles en la superficie del abdomen, rodeando el ombligo.
- *Hepatoesplenomegalia:* la esplenomegalia es más frecuente debido a la congestión venosa portal. Los hígados cirróticos suelen ser pequeños/estrechos. La hepatomegalia puede indicar malignidad.

Testículos: compruebe si hay atrofia.

Análisis de laboratorio para ayudar al diagnóstico

Transaminasas (AST/ALT): la elevación implica una destrucción hepatocelular en curso.

Antígeno de superficie de la hepatitis B: si es positivo, indica una infección activa por hepatitis B.

Anticuerpos de la hepatitis C: si es positivo, asuma que el paciente tiene hepatitis C crónica en curso.

Ceruloplasmina: si está elevada, el paciente tiene la enfermedad de Wilson.

Panel de hierro: la ferritina y la saturación de hierro elevadas pueden indicar hemocromatosis.

α_1 antitripsina*:* un nivel bajo indica un síndrome de deficiencia.

Anticuerpo antimitocondrial: indica cirrosis biliar primaria.

Proteína alfa fetal: si está elevada, puede indicar un carcinoma hepatocelular (HCC) oculto.

Pruebas de laboratorio para ayudar en el manejo clínico

Biometría hemática completa: La cirrosis se asocia con anemia, leucopenia y trombocitopenia.

Química: ↓ Na^+ secundario a la ascitis; el NH_3 elevado puede indicar encefalopatía.

Ecografía del cuadrante superior derecho (RUQ)

Detecta ascitis, cirrosis, masas hepáticas, permeabilidad de las venas hepáticas/portales y dilatación biliar.

Si no está seguro del diagnóstico, obtenga una biopsia de hígado

Es el estándar de oro para el diagnóstico de la cirrosis, que suele realizarse de forma percutánea.

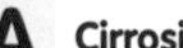

Cirrosis

Evalúe la puntuación de Child-Pugh: A = 5-6; B = 7-9; C = 10-15. Número más bajo: mejor resultado (tabla 3-1).

TABLA 3-1 Puntuación de Child-Pugh

	1	2	3
Ascitis	Ninguno	Ligeramente	Moderado/grave
Encefalopatía	Ninguno	Ligeramente	Moderado/grave
Bilirrubina (mg/dL)	<2	2-3	>3
Albúmina (mg/L)	>3.5	2.8-3.5	<2.8
PT (aumento de segundos)	1-3	4-6	>6

Todos los pacientes con cirrosis deben evitar el alcohol. Si se conoce la etiología, trate el trastorno subyacente

Flebotomía para la hemocromatosis; d-penicilamina para la enfermedad de Wilson. Administre agentes antivirales como el interferón α y la ribavirina para la hepatitis viral.

Si hay ascitis, realice una paracentesis para descartar una peritonitis bacteriana espontánea (SBP)

Envíe líquido para recuento de células y diferencial, albúmina; considere la proteína total, LDH y glucosa.

Trate con cefepime IV para la SBP si los PMN >250 células/mm o si los neutrófilos >50% de las células.

Obtener un gradiente de albúmina de ascitis en suero

Reste la albúmina ascítica de la albúmina sérica. Si es >1.1, el paciente tiene hipertensión portal.

Restrinja el sodio en la dieta a menos de 2 g por día

A fin de disminuir el desarrollo de ascitis.

La restricción de líquidos no es necesaria a menos que el paciente esté gravemente hiponatrémico.

Administre diuréticos orales si hay ascitis

Furosemida 40 mg vía oral qd y espironolactona 100 mg qd, siempre en una proporción de 5:2.

Administre lactulosa, titulando a tres deposiciones por día

El aumento de la eliminación de la microbiota colónica debería reducir el nivel de encefalopatía/amoniaco.

Coloque al paciente en la lista para ser evaluado para un trasplante de hígado cribado de HCC q 6 meses con ecografía RUQ y α feto proteína en suero

DIARREA

S

¿Qué tamaño tienen las deposiciones? ¿Cuál es la consistencia de las heces?

Voluminoso/acuoso: implica una fuente de intestino delgado/colon proximal, diarrea osmótica. Es más probable que el paciente tenga desequilibrios electrolíticos.

Pequeño: considere que la fuente probable es el colon izquierdo o el recto.

¿Cuáles son los síntomas asociados?

Inflamación: dolor, tenesmo, fiebre

Osmótico: calambres, hinchazón, flatulencia

¿Qué ha comido el paciente recientemente? ¿Qué come por lo regular?

Las toxicidades bacterianas preformadas en ocasiones provienen del consumo de productos lácteos caducados, mayonesa o arroz frito viejo. Entre ellas se encuentran *Staphylococcus aureus* y *Bacillus cereus.*

La fruta o los productos lácteos pueden agravar la diarrea. La intolerancia a la fructosa o a la lactosa es frecuente.

¿El ayuno mejora la diarrea?

La diarrea osmótica cesa con el ayuno, mientras que la diarrea secretora continuará.

¿Hay sangre en las heces?

Si la diarrea es sanguinolenta, cabe considerar colitis infecciosa o inflamatoria.

Otras etiologías de las heces sanguinolentas (aunque por lo general no incluye diarrea) son las hemorroides, la neoplasia colónica, las malformaciones arteriales y la trombosis venosa mesentérica.

¿Las heces tienen mal olor o aspecto grasiento?

Si hay aceite visible, esto se conoce como esteatorrea, y es causada por malabsorción.

¿Qué medicamentos ha estado tomando el paciente?

El uso de antibióticos pone al paciente en riesgo de sufrir diarrea o incluso colitis por *Clostridium difficile.*

¿Ha viajado el paciente recientemente al extranjero o ha ido a acampar?

Viajar al extranjero pone al paciente en riesgo de contraer infecciones parasitarias.

Beber agua de arroyos es un riesgo para contraer *Giardia lamblia,* un pequeño parásito intestinal.

O

Realice una exploración física enfocada

Signos vitales: la presencia de fiebre podría apuntar a causas infecciosas o inflamatorias. Un paciente con presión arterial o pulso ortostático positivo es hipovolémico.

Aspecto general: busque sarpullidos, úlceras en la boca, enrojecimiento o cualquier otro signo sistémico.

Abdomen: suele haber sensibilidad inespecífica, pero compruebe si hay ruidos intestinales.

Rectal: compruebe el tono, la presencia de fístulas/abscesos perianales.

Análisis de heces

– Leucocitos	– Sangre oculta	– Grasa	– Cultivos
– pH	– Laxantes	– Huevos y parásitos	– Toxina de *C. difficile*

Compruebe los electrólitos de las heces y calcule su brecha osmótica.

- La brecha osmótica es de 290-2(Na fecal + K fecal) mOsmol/kg.
- En la diarrea osmótica pura la diferencia es superior a 125.

Realice otras pruebas de laboratorio si hay un diagnóstico sospechoso

La orina para el ácido 5-hidroxindol, el metabolito de la serotonina, es la prueba para el carcinoide. Si hay malabsorción, envíe suero para antigliadina y antiendomisio (pruebas para el esprúe celiaco).

A

Diarrea

Se define como más de 200 g/d de heces; la producción media diaria es de 150-180 g/d.

La diarrea aguda es de menos de 2 semanas, mientras que la crónica es de más de 2-3 semanas.

Diagnóstico diferencial de la diarrea aguda –la mayoría son infecciosas

Enterotóxicas: son diarreas secretoras del intestino delgado. La sangre oculta/leucocitos son negativos.

- Bacterianas: *Vibrio cholera* y la mayoría de los tipos de *Escherichia coli*
- Viral: rotavirus, Norovirus (antes llamado agente Norwalk)
- Parasitario: *G. lamblia*

Invasivas: diarreas inflamatorias. La sangre oculta/leucocitos son positivos.

- Bacterianas: *Campylobacter jejuni, Salmonella, Shigella, E. coli* O157:H7, *C. difficile*
- Parasitaria: *E. histolytica,* infecciones por lombriz solitaria

Los pacientes con sida quizá no tengan fiebre. Los microorganismos incluyen *Cryptosporidium, E. histolytica, Giardia, Isospora, Strongyloides, Mycobacterium,* citomegalovirus, etc. Es probable si el recuento de CD4 es inferior a 200.

Las enfermedades inflamatorias del intestino (IBD), la colitis ulcerosa y la enfermedad de Crohn pueden presentarse de forma aguda.

Diagnóstico diferencial de la diarrea crónica

Diarreas osmóticas: aquellas en las que las moléculas crean una carga osmótica, arrastrando agua hacia las heces

- Esprúe celiaco (celiaquía)
- Linfoma intestinal
- Sobrecrecimiento bacteriano
- Inducido por fármacos
- Insuficiencia pancreática
- Intolerancia a la lactosa
- Síndrome del intestino corto

Diarreas secretoras: el agua y los electrólitos son secretados en las heces.

- Carcinoides
- Zollinger-Ellison
- VIP-oma

Diarreas inflamatorias: las causas no infecciosas se limitan bastante a la IBD. El movimiento de la pared intestinal también puede estar alterado; esto incluye el feocromocitoma, el hipertiroidismo y el síndrome del intestino irritable.

La enteropatía del sida debe considerarse siempre en el diferencial de la diarrea crónica.

P

Si el paciente está deshidratado, ingrese y comience la reposición de líquidos/electrólitos por vía intravenosa

A continuación determine la causa de la diarrea y trátela en consecuencia

Aguda: para la mayoría de las formas agudas de diarrea, la espera vigilante es lo único indicado. Si los factores de riesgo lo indican, los pacientes quizá requieran una sigmoidoscopia para descartar isquemia o úlceras.

En el caso de las diarreas crónicas, inicie la loperamida oral mientras se investiga la causa

La loperamida disminuye la motilidad intestinal. Para la investigación, considere la posibilidad de realizar una colonoscopia.

Para las diarreas osmóticas, los cambios en la dieta y la terapia enzimática oral pueden mejorar los síntomas

En el caso de la IBD, los inmunosupresores y los AINE, por vía oral y en forma de enemas, deberían disminuir las úlceras

Si se detecta infección parasitaria en el estudio de huevos y parásitos en heces, implemente terapia específica

NEFROLOGÍA

INSUFICIENCIA RENAL CRÓNICA

S

¿Tiene el paciente antecedentes personales o familiares de enfermedad renal?

- Diabetes mellitus
- Hipertensión
- Lupus eritematoso sistémico (SLE)
- Glomerulonefritis
- Enfermedad renal poliquística
- Síndrome de Alport
- Uropatía obstructiva
- Nefritis intersticial
- Glomeruloesclerosis segmentaria focal
- Glomerulonefritis postinfecciosa
- Nefropatía por IgA

¿Tiene el paciente algún síntoma de uremia?

- Prurito
- Anorexia
- Náusea
- Vómito
- Hipo
- Nocturia
- Impotencia
- Tremor
- Calambres en las piernas

¿Tiene el paciente algún historial de pérdida de volumen?

La depleción de volumen del tracto gastrointestinal o de los riñones puede causar una insuficiencia renal aguda.

O

Signos vitales

Busque la presión arterial alta.
Compruebe la hipotensión ortostática.
La taquicardia y la hipotensión sugieren depleción de volumen.

Exploración física

General: tez cetrina
Piel: equimosis, epistaxis (resultante de las toxinas urémicas que provocan disfunción plaquetaria)
Neurología: estupor, asterixis, mioclonía
Ojos: examen fundoscópico; una conjuntiva pálida sugiere anemia
Cardio: roces (pericarditis), soplo, S_3, S_4 sugieren sobrecarga de líquidos
Pulmones: las crepitaciones y la disminución de los ruidos respiratorios sugieren sobrecarga de líquidos
Abdomen: palpar los riñones agrandados
Extremidades: edema

Compruebe el BUN y la creatinina

Confirme el diagnóstico y compare con los valores anteriores, si se dispone de ellos. Esta es una de las mejores maneras de diferenciar la insuficiencia renal crónica de la aguda.

Compruebe el Mg^{2+} y el fósforo

Suelen ser elevados en la insuficiencia renal debido a la disminución de la excreción.

Compruebe el Ca^{2+}

Suele ser baja debido a la disminución de la absorción gastrointestinal, a la resistencia a la hormona paratiroidea y a la disminución de la 1.25 $(OH)_2D_3$, que es producida por los riñones.

Biometría hemática completa

La analítica muestra anemia normocítica causada por la disminución de la eritropoyetina.

Estimación de la tasa de filtración glomerular (GFR) con la creatinina en orina de 24 horas y el aclaramiento de creatinina (función renal)

$$\text{Cr Cl(mL/min)} = \frac{\text{Cr de orina(mg/dL)} \times \text{Vol. de orina(mL/min)}}{\text{Cr plasmática (mg/dL)}}$$

Rango normal de aclaramiento de creatinina: 95-105 mL/min

Ecografía renal

El tamaño suele ser <10 cm en la insuficiencia renal crónica (CRF).

La diabetes, la amiloidosis y el mieloma múltiple producen riñones de tamaño normal a grande.

Análisis de orina

La densidad específica típica es de 1.010, y la sangre y las proteínas son comunes en la CRF.

Los cilindros de cera indican una enfermedad renal crónica.

Compruebe el ECG

Para evaluar una posible pericarditis o cambios causados por la hiperpotasemia

A

Insuficiencia renal crónica

Empeoramiento de la función renal hasta un GFR <60 mL/min durante más de 3 meses.

Etiologías

- Diabetes mellitus
- Hipertensión
- Glomerulonefritis crónica
- Enfermedad renal quística
- Nefritis intersticial
- Lupus eritematoso sistémico
- HIV
- Uropatía obstructiva

P

Tratamiento de las causas reversibles de la insuficiencia renal crónica

- Infección
- Obstrucción
- Agotamiento del volumen
- Hipertensión
- Insuficiencia cardiaca congestiva

Vigilancia de las entradas/salidas

Muchos pacientes no serán oligúricos hasta más tarde en la enfermedad, pero es importante vigilar e iniciar la diálisis a tiempo.

Prevención de la hiperpotasemia evitando alimentos ricos en potasio y tomando kayexalato cuando sea necesario

Los riñones normalmente excretan el exceso de potasio, pero en la insuficiencia renal son menos eficaces. En consecuencia, es necesario reducir la ingesta de potasio.

Evitación y tratamiento de la hiperfosfatemia para prevenir la osteodistrofia renal

Utilice 648 mg de carbonato de calcio po tid con las comidas cuando la PO^{3-} sea inferior a 6.

Utilice aglutinantes de fósforo si el PO^{3-} es superior a 6.

Restrinja los alimentos ricos en fósforo como los huevos, los productos lácteos y las carnes.

Restrinja los alimentos ricos en potasio, como las judías pintas, los plátanos, los tomates y el zumo de naranja.

Control de la hipertensión y la diabetes mellitus para frenar la progresión de la insuficiencia renal

Control glucémico estricto

Recomiende el uso de un inhibidor de la ACE para la diabetes mellitus. Evitar el inhibidor de la ACE cuando la Cr >2.0.

Evite las nefrotoxinas y el contraste intravenoso si es posible.

La diálisis después del contraste radioactivo no previene el daño renal.

Restricción de la ingesta de sodio y nutrición adecuada

Tratamiento de la hiperlipidemia

Las enfermedades cardiovasculares son la causa más común de muerte en los pacientes con CFR.

Tratamiento de la anemia con inyecciones de eritropoyetina (Epogen), 10 000 U SQ tres veces por semana

Remisión a diálisis de urgencia en caso de refractariedad grave

- Hiperpotasemia
- Acidosis
- Sobrecarga de volumen

Uremia (encefalopatía, pericarditis o disfunción plaquetaria)

Prevención y tratamiento de las hemorragias urémicas

DDAVP (desmopresina): provoca la liberación del factor VIII

- Crioprecipitado
- Estrógenos conjugados

Tratamiento del prurito urémico con antihistamínicos

Pronta remisión al nefrólogo para evaluar la diálisis

SÍNDROME NEFRÓTICO

S

¿Cuál es la presentación clínica?

Edema asociado a insuficiencia renal

Estos pacientes son hipercoagulables debido a la excreción de anticoagulantes en la orina.

- Embolia pulmonar
- Trombosis venosa renal

¿Tiene el paciente alguna enfermedad que cause glomerulonefropatía membranosa?

- Diabetes
- Hepatitis B
- Hepatitis C
- Sífilis
- Amiloidosis
- SLE
- Antecedentes de cáncer: pulmón, mama, leucemia, linfoma

¿Está el paciente tomando alguna medicamento que pueda causar proteinuria?

- Captopril
- AINE
- Probenecid
- D-penicilamina
- Heroína
- Oro

O

Revisión de signos vitales

Busque la hipertensión como signo de posible afectación renal (considere la glomerulonefritis en el diagnóstico diferencial).

Busque la hipotensión como signo de disminución del volumen intravascular.

Exploración física

General: linfadenopatía, erupción malar (SLE), palidez

HEENT: edema periorbital, lóbulos de las orejas pastosos

Pulmonar: disminución de los ruidos respiratorios, crepitaciones (apuntan a una sobrecarga de líquidos y a derrame pleural)

Espalda: compruebe si hay sensibilidad en el flanco o en la espalda (esto puede sugerir trombosis de la vena renal, y ocurre más con la glomerulonefropatía membranosa)

Abdomen: ascitis

Extremidades: edema con fóvea

Repetición de urianálisis para confirmar la proteinuria en la varilla

La proteinuria puede estar presente durante las fiebres altas o después de actividades vigorosas.

Las proteínas >300 mg/dL y los cuerpos grasos ovalados son patognomónicos del síndrome nefrótico.

Comprobación de una proteína en orina de 24 horas

Indique al paciente que vacíe y deseche la primera muestra de orina de la mañana.

Recolectar la orina, inclusive hasta la primera micción de la mañana siguiente.

La creatinina en orina de 24 horas se utiliza para garantizar una recolección adecuada y para calcular la tasa de filtración glomerular.

- En las mujeres la creatinina debe ser de 10-15 mg/kg.
- En los hombres, 15-20 mg/kg.

Compruebe el BUN y la creatinina para buscar insuficiencia renal; compruebe la glucosa sérica

En los adultos, el síndrome nefrótico está muy asociado a la diabetes.

La proteinuria abundante suele ser el antecedente de la enfermedad renal terminal en estos pacientes.

Panel de lípidos

Busque la hiperlipidemia

Comprobación de la albúmina sérica

Busque la hipoalbuminemia

Solicitud de pruebas basadas en la sospecha clínica

- Reagina plasmática rápida (RPR)
- Hepatitis B/C
- Anticuerpos antinucleares (ANA)
- dsDNA

Considere la posibilidad de realizar pruebas de imagen y de trabajo si sospecha la existencia de secuelas de hipercoagulabilidad como la trombosis venosa profunda, la embolia pulmonar y la trombosis de la vena renal

El síndrome nefrótico es un estado hipercoagulable causado por la pérdida urinaria de proteínas C, S y antitrombina III.

A

Síndrome nefrótico

Una entidad clínica, de aumento de la permeabilidad de las membranas basales capilares de los glomérulos, caracterizada por

- Proteinuria (>3.5 g/1.73 m³/24 h)
- Hipoalbuminemia y albuminuria
- Hipercolesterolemia
- Edema

Etiología

Glomerulonefritis membranosa (más común en adultos):

- Idiopática
- Secundaria:
  - Hepatitis B
  - Sífilis
  - Linfoma
  - Leucemia
  - Cáncer pulmonar
  - Cáncer de mama

Nefropatía IgA (10% presenta síndrome nefrótico)
Enfermedad de cambios mínimos (más común en los niños)
Glomerulonefritis membranoproliferativa
Glomeruloesclerosis segmentaria focal:

- Abusadores de heroína
- HIV
- Uropatía por reflujo
- Obsesidad mórbida

SLE
Diabetes mellitus

Diagnóstico diferencial

- Insuficiencia cardiaca congestiva
- Cirrosis
- Insuficiencia renal
- Malnutrición severa
- Vasculitis
- HIV

P

Reduzca el edema con diuresis cuidadosa y restricción de sal

También vigile cuidadosamente los signos de hipovolemia intravascular, hipotensión.

Reducción de la proteinuria con inhibidores de la ACE, si la creatinina lo permite

Si tienen Cr >2.0, no utilice un inhibidor de la ACE (alto riesgo de hiperpotasemia en la insuficiencia renal).

Tratamiento de la hiperlipidemia con agentes hipolipemiantes para reducir el riesgo de enfermedad cardiovascular

Consulte a Nefrología para realizar una biopsia renal y un estudio más detallado

La biopsia se realiza cuando la etiología no está clara.

El tratamiento del síndrome nefrótico depende de la causa subyacente

Glomerulonefropatía membranosa primaria con prednisona y ciclofosfamida
Glomeruloesclerosis segmentaria focal con prednisona
Hepatitis B con interferón
Sífilis con penicilina
Lupus con esteroides

Si sospecha de una trombosis de la vena renal, pida una ecografía dúplex de los riñones. Una vez confirmada, hospitalice al paciente y comience la administración de heparina.

HEMATURIA

S

¿La hematuria se produce al principio, al final o durante toda la micción?

La hematuria observada al comienzo de la micción indica hemorragia uretral.

La hematuria terminal es señal de un problema del cuello de la vejiga o de la próstata.

La hematuria durante la micción apunta a un problema del tracto urinario superior.

¿Cuáles son los síntomas asociados?

La disuria, la frecuencia y la urgencia sugieren cistitis.

El dolor en el costado que se irradia a la ingle indica un cálculo renal (raramente indoloro).

Síntomas como la fiebre y la pérdida de peso pueden sugerir cáncer de células renales o una vasculitis.

¿Está menstruando la paciente?

La menstruación es una causa común de hematuria aparente en las mujeres.

¿Tiene el paciente una sonda Foley?

La colocación del catéter provoca un traumatismo en el tracto urinario inferior.

¿Hay antecedentes familiares de enfermedad renal?

Antecedentes familiares de enfermedad renal poliquística, síndrome de Alport, SLE, anemia falciforme

Antecedentes de hemoptisis asociados a vasculitis (granulomatosis de Wegener)

Una infección reciente de las vías respiratorias superiores sugiere una nefropatía IgA.

¿El paciente ha tenido recientemente dolor de garganta?

La GN postestreptocócica puede aparecer entre 10 y 21 días después de una infección de garganta por estreptococos.

La nefropatía IgA provoca hematuria una semana después de una infección viral o con el ejercicio.

¿Qué medicamento está tomando el paciente?

Los AINE y la aspirina pueden aumentar el riesgo de hemorragia.

La ciclofosfamida provoca cistitis hemorrágica.

La rifampicina cambia el color de la orina.

O

Signos vitales

La presión arterial alta sugiere GN.

La fiebre sugiere infección o malignidad.

Exploración física

Piel: La erupción malar y el dolor articular sugieren SLE; la púrpura y la petequia sugieren vasculitis.

Cardio: La fibrilación auricular puede provocar embolia renal arterial.

Abdomen: Palpe en busca de cualquier masa, organomegalia.

Espalda: Compruebe la sensibilidad del ángulo costovertebral (pielonefritis).

Genitourinario: Compruebe si hay algún traumatismo y realice un examen de próstata en los varones.

Comprobación del BUN y la creatinina para evaluar la función renal

Obtención de orina de 24 horas con proteínas y creatinina

La proteinuria es común con la hematuria glomerular causada por la fuga a través de los capilares glomerulares rotos.

Compruebe la PT y la PTT para descartar cualquier coagulopatía

Solicite biometría hemática completa en busca de anemia, recuento de plaquetas, células falciformes

Compruebe los electrólitos, incluidos calcio, fósforo y magnesio

Busque cualquier anomalía, como hipercalcemia, que sugiera la presencia de cálculos renales.

Análisis de orina

Los eritrocitos dismórficos o los cilindros de eritrocitos sugieren enfermedad glomerular.

Los cristales indican cálculo renal.

Los eritrocitos de tamaño y forma normales son signo de hemorragia del tracto urinario.

Un coágulo de sangre indica enfermedad del tracto inferior en general.

La sangre grande en la varilla con pocos eritrocitos sugiere rabdomiólisis.

La hematuria y la piuria sin organismos sugieren enfermedad de transmisión sexual.

Tinción de Hansel para detectar eosinófilos en la orina para descartar una nefritis intersticial aguda.

Revisión del cultivo de orina y la sensibilidad
Si se sospecha de infección

Revisión de la ecografía renal para evaluar el tamaño y la forma del riñón
Busque cálculos, hidronefrosis o quistes múltiples.

Revisión del nivel de complemento C4 y C3
Los niveles bajos de complemento se dan en algunas enfermedades.

- SLE
- Membranoproliferativa
- Crioglobulinemia
- Nefritis por derivación
- GN estreptocócica
- Endocarditis bacteriana aguda

Solicite antiestreptolisina O o antiDNA si se sospecha de GN postestreptocócica

Hematuria

Orina con sangre (eritrocitos)

Etiologías
Tracto urinario superior (presencia de eritrocitos):

- Glomerulonefritis por diversas causas: glomerulonefritis postestreptocócica
  - Nefropatía IgA
  - Glomerulonefritis membranoproliferativa
  - Glomerulonefritis rápidamente progresiva
  - Vasculitis: poliarteritis nodosa, poliangeítis microscópica, granulomatosis de Wegener, púrpura de Henoch-Schönlein
- Carcinoma de células renales

Vías urinarias bajas:

- Piedras renales
- Infección de la vejiga
- Cáncer de vejiga
- Traumatismo local de la uretra o inferior

Otras causas de la orina roja/naranja

- Rifampicina
- Oxacilina
- Piridio
- Mioglobinuria

P

Si hay infección, trátela y luego repita el análisis de orina
La sangre puede estar presente durante una infección del tracto urinario y desaparecer después del tratamiento.

Considere c-ANCA si se sospecha de enfermedad de Wegener

Considere la crioglobulina cuando la hepatitis C es positiva

Considere el anticuerpo antimembrana basal glomerular si se sospecha síndrome de Goodpasture

Ordene una pielografía intravenosa (IVP) si las pruebas anteriores son negativas
El IVP muestra la anatomía del tracto urinario superior e inferior.

Obtenga un TAC abdominal si la masa está presente en la ecografía
El TAC espiral de los riñones y los uréteres es una buena forma de identificar la patología.

Envíe una citología de orina y ordene una cistoscopia en pacientes >40 años con un cultivo de orina negativo, para buscar cáncer de vejiga
Los factores de riesgo para el cáncer de vejiga incluyen:

- Fumar cigarrillos
- Ciclofosfamida
- Irradiación pélvica

Por último, si sospecha de una enfermedad glomerular, considere la posibilidad de realizar una biopsia renal. Si todas las pruebas anteriores son negativas, considere una angiografía para descartar una malformación arteriovenosa

HIPONATREMIA

S

¿Tiene el paciente antecedentes de agotamiento de volumen?

Los vómitos y la diarrea provocan una depleción de volumen (disminución del volumen intravascular), así como depleción de sodio.

Uso excesivo de diuréticos como la furosemida o la hidroclorotiazida

¿Está el paciente tomando algún medicamento que aumente la liberación de la hormona antidiurética (ADH)?

Agentes antipsicóticos, narcóticos, antidepresivos tricíclicos

¿Está el paciente tomando algún medicamento que pueda potenciar la acción de la ADH?

- AINE
- Clorpropamida

¿Está el paciente utilizando alguno de los análogos de la vasopresina?

- DDAVP
- Oxitocina

¿El paciente ha sido operado recientemente?

La mayoría de las veces, los pacientes reciben NS, por lo regular con dolor y narcóticos, todo lo cual puede estimular la liberación de ADH.

¿Tiene el paciente antecedentes de insuficiencia cardiaca congestiva, síndrome nefrótico o cirrosis?

Estas pacientes retienen más agua que sodio.

Pregunte por antecedentes de:

- Infarto de miocardio
- Hepatitis
- Alcoholismo
- Edema bilateral de LE
- Dolor en el RUQ
- ↑ circunferencia abdominal

¿Tiene el paciente síntomas de insuficiencia suprarrenal o hipotiroidismo?

Estas dos condiciones endocrinas pueden causar hiponatremia.

¿Está el paciente en riesgo de padecer el síndrome de ADH inapropiada (SIADH)?

Procesos pulmonares: cáncer, neumonía

Procesos del sistema nervioso central: meningitis, tumor, traumatismo craneal

O

Compruebe el estado del volumen buscando signos de hipovolemia

- Hipotensión
- Taquicardia
- Ortostasis
- Venas planas del cuello
- Piel con poca turgencia
- Sequedad de la mucosa

Busque signos de hipervolemia

- Distensión venosa yugular
- Reflejo hepatoyugular
- Ascitis
- Edema con fóvea bilateral en extremidades inferiores
- Edema escrotal

Busque cualquier evidencia de cirrosis

- Angioma de araña
- Ginecomastia
- Eritema palmar
- Ampliación de la parótida (abuso de alcohol)

Verifique el Na^+ sérico. Si es <135 mEq/L, compruebe la osmolalidad de la orina y los electrolitos

Un nivel bajo de sodio en orina (<10 mEq/L) indica una causa no renal de depleción de volumen.

Un nivel de sodio en orina elevado (>20 mEq/L) sugiere una pérdida renal de solutos.

La osmolalidad de la orina en el SIADH es >100 mOsm/kg H_2O.

Compuebe la glucosa sérica

Esto descarta de manera efectiva la pseudohiponatremia por hiperglucemia:

$$Na^+_{corregido} = Na^+_{suero} + 1.6[(Glucosa - 100)/100]$$

Compruebe el BUN y la creatinina para evaluar la función renal

Un BUN elevado se correlaciona con disminución del líquido extracelular.

Compruebe la osmolalidad del suero

Si la osmolalidad es normal, se trata de una pseudohiponatremia causada por:

- Hiperlipidemia (triglicéridos >1000)
- Hiperproteinemia (proteína >10)
- Hiperglucemia (ver fórmula anterior)

Calcule el déficit de sodio

Déficit de Na = 0.6 × peso corporal total × (Na^+ sérico actual - Na^+ normal)

Compruebe la TSH y el cortisol sérico para descartar hipotiroidismo y hipoaldosteronismo

El SIADH es un diagnóstico de exclusión.

Hiponatremia hipoosmolar

El sodio sérico es bajo en ausencia de agentes osmóticos elevados como los triglicéridos, las proteínas o la glucosa.

La hiponatremia normoosmolar/hiperosmolar representa una condición como la hiperglucemia, en la que el sodio corporal total no se modifica, sino que sólo se redistribuye o diluye.

Recuerde que el volumen extracelular está determinado por el sodio corporal total, y la concentración de sodio está determinada por el agua corporal total.

- Por tanto, los cambios en la ECV indican variaciones en el sodio corporal total.
- Y los cambios en la concentración sérica de Na^+ indican modificaciones en el agua corporal total.

Etiología

Hipovolemia:

- Vómito
- Diarrea
- Insuficiencia suprarrenal
- Diuréticos
- Depleción de sal

Euvolemia:

- SIADH
- Intoxicación por agua

Hipervolemia:

- Insuficiencia renal
- Síndrome nefrótico
- Cirrosis
- Insuficiencia cardiaca congestiva

P

Si hay hiponatremia hipovolémica, sustituya los líquidos por solución salina normal

Si la causa es diuresis, suspenda su uso y sustituya el volumen.

Si hay hiponatremia hipervolémica, restrinja la ingesta de Na^+ y agua

Añada diuréticos para aumentar la excreción de sodio, si es necesario.

Si hay hiponatremia euvolémica, restrinja la ingesta de líquidos a 800-1000 mL al día

Recuerde suspender todos los medicamentos que puedan causar hiponatremia.

Si el paciente tiene hiponatremia con síntomas como dolor de cabeza, desorientación, confusión o convulsiones, trate con solución salina al 3% hasta que los síntomas se resuelvan

La hiponatremia sintomática es una emergencia, pero nunca se debe aumentar a una tasa superior a 1 mEq/h para evitar la mielinolisis central pontina:

- Parálisis flácida
- Disartria
- Disfagia

El objetivo apremiante es revertir los síntomas, no normalizar el sodio.

Si el paciente es asintomático, corríjase lentamente mediante restricción de líquidos

Si la restricción de líquidos no funciona, utilice solución salina normal, litio o demeclociclina.

HIPERNATREMIA

S

¿Tiene el paciente algún historial de pérdida de volumen?

- Diarrea
- Succión nasogástrica
- Fiebre
- Quemaduras excesivas

¿Tiene el paciente acceso al agua y una sensación normal de sed?

- Anciano, postrado en cama
- Apoplejía
- Demencia
- Delirio

¿Está el paciente tomando algún medicamento que pueda causar hipernatremia?

- Litio
- Demeclociclina
- NaCl hipertónico o $NaHCO_3$

¿Tiene el paciente condiciones que puedan causar diabetes insípida central?

- Traumatismo de cráneo
- Neurocirugía
- Meningitis/encefalitis
- Neoplasma

¿Tiene el paciente diabetes insípida (DI) nefrogénica?

- Hipocalemia
- Hipercalcemia
- Anfotericina B

¿Ha estado el paciente bebiendo agua salada o ingiriendo pastillas de sal?

La intoxicación por sal provoca hipervolemia. Si el examen reporta hipervolemia (edema, hipertensión), y el paciente no está recibiendo suero intravenoso, este es el único diagnóstico.

O

Compruebe la PA, la frecuencia cardiaca, el ortostatismo y las entradas/salidas

La hipotensión y la taquicardia indican hipovolemia

La poliuria puede ser causada por diabetes insípida o polidipsia primaria.

Exploración física

Neurológico: déficit neurológico focal, estado mental alterado, coma

Piel: poca turgencia

Extremidades: edema

Si el Na^+ >145 mEq/L, compruebe el Ca^{2+} y el K^+ séricos

La hipercalcemia y la hipopotasemia pueden causar DI nefrogénica.

La hipocalcemia y la hipertensión se asocian con el hiperaldosteronismo, que puede causar aumentos limítrofes en la concentración de sodio sérico.

Compruebe la osmolalidad de la orina

La osmolalidad de la orina <200 mOsm/L indica una DI central.

Una osmolalidad de la orina entre 200 y 500 mOsm/L indica una DI nefrogénica.

Compruebe el sodio en la orina

El sodio en orina aleatorio puede ayudar a evaluar el volumen extracelular (ECV). El Na^+ en orina <10 mEq/L sugiere un volumen extracelular bajo.

Considere administrar una prueba de privación de agua si sospecha DI

Administre 10 µg de DDAVP intranasal después de la restricción de agua para diferenciar la DI central (la osmolalidad de la orina aumenta al menos 50%) de la DI nefrogénica (sin cambios).

Administre esta prueba bajo estrecha supervisión, ya que la pérdida de líquidos puede ser excesiva.

A

Hipernatremia

Aumento del sodio sérico

Recuerde que el ECV está determinado por el sodio corporal total, y la concentración de sodio está determinada por el agua corporal total.

- Por tanto, los cambios en la ECV indican cambios en el sodio corporal total.
- Y los cambios en la concentración sérica de Na^+ indican cambios en el agua corporal total.

Etiologías

ECV baja: pérdida de agua superior a la pérdida de Na^+

- Diarrea
- Vómito
- Sudoración
- Secreciones de GI

ECV normal: pérdida de agua libre sin cambios en el Na^+
- Diabetes insípida: central o nefrogénica

ECV alto: ganancia de Na^+ superior a la de agua
- Normalmente iatrogénico por infusión de solución salina hipertónica

P

Si hay hipernatremia hipovolémica, corrija la hipovolemia con solución salina normal (NS)

Administre un bolo de 500 mL-1 L de NS y vuelva a comprobarlo. Repita hasta que la hipovolemia se resuelva

Tras la administración de los bolos iniciales, calcule el déficit de agua libre.

$$\text{Déficit de agua: } \frac{(Na^+ \text{ plasmático} - Na^+ \text{ deseado})}{Na^+ \text{ deseado}} \times 0.6 \times \text{peso corporal en kg}$$

Reemplace por una solución hipotónica (por ejemplo, 1/2 NS o NS).

Considere las pérdidas continuas de agua (por ejemplo, fiebre, diarrea, diaforesis, diuresis) al calcular el déficit de agua.

Ejemplo: Usted tiene un paciente de 70 kg con un Na^+ sérico de 165 mEq/L, y desea calcular el déficit de agua con un Na^+ corregido deseado para que sea de 155 mEq/L en las próximas 10 horas.
- Déficit de agua = $(165\text{-}155)/155 \times 0.6 \times 70 = 2.7$ L
- Tenga en cuenta ahora la pérdida insensible (de 0.5 a 1 L/24 h).

El ritmo de corrección depende de los síntomas y de la agudeza de la hipernatremia.
- Si la hipernatremia ha estado presente durante semanas, corrija más lentamente que si la hipernatremia se hubiera producido en horas.
- Por lo general, administre la mitad del volumen en las primeras 8 horas y luego la mitad en las siguientes 16 horas.
- Si el ritmo de corrección es demasiado rápido, puede provocar edema cerebral.

Si el paciente tiene hipernatremia isovolémica, evalúe la DI central frente a la nefrogénica

Véase antes.

Trate la DI central con DDAVP intranasal

Asegúrese de sustituir el agua libre.

Trate la DI nefrogénica eliminando la toxina o la medicación culpable

Prescriba una dieta baja en sodio, un diurético tiazídico y sustituya el agua libre.

Si el paciente tiene hipernatremia hipertónica, identifique causas como la solución salina hipertónica y suspéndala

A veces es necesario utilizar diuréticos para excretar el exceso de Na^+, en cuyo caso es necesario reponer la pérdida de agua durante dicha terapia.

HIPOPOTASEMIA

S

¿Tiene el paciente un historial de pérdida de potasio gastrointestinal?

- Diarrea
- Vómito
- Laxantes
- Succión gástrica

¿Está el paciente tomando algún medicamento que pueda causar pérdida de potasio renal?

- Hidroclorotiazida
- Lasix
- Aminoglucósidos
- Anfotericina B
- Cisplatino
- Penicilinas

¿Tiene el paciente algún factor de riesgo de desplazamiento transcelular de potasio?

- Insulina
- Alcalosis
- Realimantación
- Fármacos β adrenérgicos como albuterol, epinefrina
- Parálisis periódica hipopotasémica con tirotoxicosis

¿El paciente está perdiendo el potasio por los riñones?

- Acidosis tubular renal tipo I
- Cetoacidosis diabética
- Fase de recuperación de insuficiencia renal aguda
- Diuresis postobstructiva
- Síndrome de Barter
- Diuresis osmótica

¿Podría este paciente tener hiperaldosteronismo?

Considere este diagnóstico en pacientes con hipertensión, hipernatremia e hipopotasemia.

La hipopotasemia sin ninguna provocación sugiere hiperaldosteronismo. Recuerde que la aldosterona provoca la secreción de potasio en los túbulos renales distales.

¿Está el paciente en riesgo de perder magnesio?

La hipomagnesemia provoca hipopotasemia. El tratamiento de la hipopotasemia sin la reposición de magnesio no puede llevarse a cabo. Además de las pérdidas gastrointestinales, pueden producirse pérdidas renales por los diuréticos, el cisplatino y los aminoglucósidos.

O

Revise ls signos vitales y realice una exploración física

Compruebe si hay parálisis flácida e hiporreflexia (puede ocurrir con potasio <2.5).

Compruebe si hay asterixis porque la hipopotasemia puede precipitar encefalopatía hepática.

Examen abdominal: Puede haber disminución o ausencia de ruidos intestinales secundarios a un íleo funcional.

Busque cambios en el ECG

- Olas T aplanadas
- Olas U prominentes
- Depresión del segmento ST
- Prolongación del QT

Repita el potasio para verificar la anormalidad; compruebe el panel metabólico básico, el Mg^{2+}, el Ca^{2+} y el fósforo

La hipomagnesemia prolongada puede causar hipocalcemia por la disminución de la secreción de la hormona paratiroidea (PTH), así como resistencia a la PTH.

El Mg^{2+} bajo disminuye la reabsorción de K^+ a través de los túbulos renales.

Biometría hemática completa

Una cifra elevada de leucocitos puede provocar pseudohipopotasemia.

Compruebe el potasio en orina

Para diferenciar las pérdidas renales (>40 mEq/24 h) de las gastrointestinales de potasio (<20 mEq/24 h)

Considere la posibilidad de realizar más exámenes

Si sospecha de hiperaldosteronismo, extraiga los niveles de renina plasmática (baja) y de aldosterona.

Si hay indicios de acidosis (bicarbonato bajo), considere acidosis tubular renal de tipo I (RTA).

El Cl^- en orina <15 mEq/L indica pérdidas gastrointestinales (aspiración por sonda nasogástrica, vómitos).

El Cl^- en orina >25 mEq/L sugiere pérdidas renales.

Hipopotasemia

Potasio sérico bajo

Etiologías

Pérdida del tracto gastrointestinal:

- Diarrea
- Laxantes
- Vómito
- Succión gástrica

Pérdida renal:

- RTA tipo I
- Cetoacidosis diabética
- Fase de recuperación de la insuficiencia renal aguda
- Diuresis postobstructiva
- Síndrome del trueque
- Diuresis osmótica
- Medicamentos que pueden provocar pérdida de potasio renal:
  - Diuréticos tiazídicos
  - Aminoglucósidos
  - Cisplatino
  - Furosemida
  - Anfotericina B
  - Penicilinas

Desplazamiento transcelular del potasio

- Insulina
- Alcalosis
- Refinanciación

Fármacos β adrenérgicos: albuterol, epinefrina

Parálisis periódica hipopotasémica con tirotoxicosis

P

Elimine y trate las condiciones que pueden causar desplazamientos transcelulares de potasio

Sustituya el potasio.

- Se prefiere la reposición oral, pues es mucho más segura que la vía intravenosa.
- En caso de hipopotasemia sintomática y grave, KCl intravenoso (10 mEq/L/hora).

Trate el Mg^{2+} bajo con $MgSO_4$ IV o MgO po, dependiendo de la gravedad

Es casi imposible sustituir el K^+ si no se sustituye el Mg^{2+}.

Además de reponer el potasio, la causa subyacente de la hipocalemia debe abordarse y corregirse de la siguiente manera:

Controle la diarrea y los vómitos.

Suspenda los diuréticos.

Utilice una dosis de potasio en pie en pacientes con cisplatino o aminoglucósidos.

Trate la hipopotasemia crónica (como el síndrome de Barter) con un suplemento de KCl o con diuréticos ahorradores de potasio (espironolactona, triamtereno o amilorida)

Si la hipopotasemia es causada por hiperaldosteronismo, se debe solicitar tomografía computarizada del abdomen para evaluar la presencia de una masa suprarrenal

Trate el hiperaldosteronismo con espironolactona.

Considere consultar a Endocrinología.

HIPERPOTASEMIA

S

¿Tiene el paciente antecedentes personales o familiares de enfermedad renal?

La insuficiencia renal disminuye la excreción de K^+ (potasio).

Revise brevemente la dieta del paciente

Algunos sustitutos de la sal (KCl) son ricos en potasio.

Los alimentos que contienen K^+ son los frijoles (judías), los plátanos, los tomates y las naranjas.

¿Está el paciente tomando algún medicamento que pueda causar hiperpotasemia?

La espironolactona es un inhibidor competitivo de la aldosterona, que provoca aumento de la absorción de sodio e incremento de la secreción de potasio.

Los inhibidores de la ACE también disminuyen la excreción renal de potasio.

Los AINE inhiben la producción de renina y la síntesis de aldosterona.

¿Usa albuterol el paciente?

Los β agonistas como el albuterol pueden hacer que el potasio salga de las células.

¿Tiene el paciente alguna condición que pueda causar hiperpotasemia?

Rabdomiólisis: traumatismos, estatinas, cocaína, alcohol

Contracción del volumen: Con la rehidratación, el K^+ caerá a niveles normales o incluso bajos.

- Cetoacidosis diabética (DKA)
- Sepsis
- Deshidratación severa

¿Tiene el paciente antecedentes de malignidad?

Puede causar el síndrome de lisis tumoral con la muerte y la fuga del contenido interno de las células cancerosas que se vuelcan rápidamente en el torrente sanguíneo

¿Es diabético el paciente?

La diabetes mellitus puede provocar una RTA tipo IV debido al defecto de la bomba H^+-ATPasa en los túbulos colectores.

Otras causas de RTA tipo IV son la uropatía obstructiva y la nefritis intersticial.

¿Está el paciente en ayuno?

En los pacientes que dependen de la diálisis, el ayuno prolongado disminuye la secreción de insulina, lo que favorece el desplazamiento del potasio del espacio intracelular al extracelular.

En un individuo normal, esta cantidad de potasio se excreta. En un paciente dependiente de la diálisis, el potasio no puede ser excretado, lo que puede causar una arritmia potencialmente mortal.

¿Fue una extracción difícil de sangre?

Una muestra de sangre hemolizada puede causar K^+ falsamente elevado.

Este es un diagnóstico que usted debe confirmar con la repetición de la prueba que muestra un K^+ normal.

O

Revise los signos vitales y realice una exploración física general

Busque evidencias de debilidad muscular, parálisis o arritmia.

Pida un ECG

El ECG muestra un pico de ondas T, aplanamiento o ausencia de ondas P, QRS ensanchado e intervalo PR prolongado. Esto da lugar a un ECG con apariencia de una onda sinusoidal.

No confíe en los resultados del ECG.

A medida que aumenta el K^+, las ondas T se incrementan y luego comienzan a disminuir de nuevo.

Por tanto, aunque la ausencia de ondas T máximas no excluye una hiperpotasemia significativa, su presencia es casi diagnóstica.

La arritmia incluye fibrilación ventricular y asistolia.

Repita el potasio para verificar el resultado o el efecto del tratamiento agudo

La venopunción traumática puede causar hemólisis. Busque un dato de hemólisis.

Compruebe el BUN y la creatinina para evaluar la función renal

La disminución de la función renal aumenta el riesgo de hiperpotasemia causada por mala excreción.

Verifique el nivel de Ca^{2+}

Suele ser baja en la insuficiencia renal, pero alta en afecciones como el mieloma múltiple.

Solicite el hemograma en busca de anemia, leucocitosis y trombocitosis

Tanto la leucocitosis como la trombocitosis pueden causar una pseudohiperpotasemia por la fuga de K^+ de estas células.

Pida un U/A

Rabdomiólisis: La mioglobina aparece como abundante sangre en la tira reactiva sin que haya eritrocitos en la microscopía.

Compruebe el potasio en orina

La hiperpotasemia con K^+ en orina >30 mEq/L sugiere desplazamientos transcelulares.
La hiperpotasemia con K^+ en orina <30 mEq/L indica excreción alterada.

Considere pedir una gasometría

Esta es una forma rápida de comprobar el potasio sérico. La química del suero puede tardar hasta 1 hora en llegar. La química de los gases en sangre suele volver en 5 minutos.

Hiperpotasemia

Potasio sérico elevado

Etiologías

Disminución de la captación de potasio celular
Aumento de la liberación de potasio celular

- Deficiencia de insulina
- Rabdomiólisis
- Síndrome de lisis tumoral
- Deficiencia de aldosterona
- Hiperosmolalidad
- Bloqueadores β adrenérgicos
- Contracción del volumen

Disminución del aclaramiento renal
Insuficiencia renal aguda o crónica

Diagnóstico diferencial

Muestra de sangre hemolizada: la lisis de los glóbulos rojos libera el contenido interno de las células, que es alto en potasio.

P

Cuantifique el nivel de potasio sérico y compruebe si hay cambios en el ECG; si hay cambios en éste, administre 10 mL de gluconato de calcio IV durante 1 minuto

Estabiliza el miocardio (no afecta al nivel de potasio).
Funciona en <5 minutos y dura 30-60 minutos. Repita prn q 3 a 5 minutos.

Si K^+ >7, coloque un monitor cardiaco y administre medicamentos para mover el K^+ intracelularmente

10 U de insulina VI con una ampolleta de D50 W (controlar el K^+ y la glucosa séricos)
$NaHCO_3$ 2 mEq/kg VI durante 5 a 10 minutos (controlar el K^+)

Si K^+ >6, coloque un monitor cardiaco y administre medicamentos para aumentar la excreción de K^+

Administre kayexalato con sorbitol para mejorar la eliminación a través del tracto gastrointestinal.
Utilice diuréticos intravenosos como furosemida.

Si el K^+ no mejora con el manejo anterior, consulte con Nefrología para la diálisis

Evite los medicamentos que pueden causar hiperpotasemia, como los AINE y los inhibidores de ACE

Evite los alimentos que contengan alto contenido de K^+, como los frijoles (judías), los plátanos, los tomates y el zumo de naranja

INFECCIÓN DEL TRACTO URINARIO

S

¿Tiene el paciente algún síntoma de infección del tracto urinario (UTI) inferior?

- Urgencia
- Frecuencia
- Disuria
- Dolor suprapúbico

¿Tiene el paciente alguna evidencia de UTI superior?

Pielonefritis: dolor en el costado, fiebre/escalofríos, náuseas/vómitos

¿Tiene el paciente algún factor de riesgo de UTI?

- Relaciones sexuales recientes
- Diabetes
- Embarazo
- Catéter de Foley
- Sexo anal
- Anormalidad anatómica

O

Compruebe los signos vitales y la ortostática

Busque cuidadosamente cualquier evidencia de urosepsis:

- Hipotensión
- Taquicardia
- Fiebre

Realice una exploración física general

Examen abdominal: sensibilidad suprapúbica
Espalda: Compruebe la sensibilidad del ángulo costovertebral (sugiere pielonefritis).

Compruebe un análisis de orina

La esterasa leucocitaria positiva sugiere infección.
El nitrito positivo también sugiere infección, pero algunas bacterias no producen nitrato.
Leucocitos >5 = piuria
Los eritrocitos están presentes a menudo, pero no siempre, en la UTI.

Ordene una tinción de Gram en orina y un cultivo y sensibilidad

Escherichia coli es una de las causas más comunes de las UTI.

Otros organismos comunes son los siguientes:

Klebsiella | *Proteus* | *Enterobacter*
Pseudomonas | *Serratia* | *Citrobacter*

Busque 10^2 colonias en las mujeres sintomáticas o 10^3 en los hombres sintomáticos.
Staphylococcus aureus es una causa poco frecuente de UTI, y si se aísla de la orina, suele ser resultado de una propagación hematógena.
Aislar *Streptococcus bovis* de la orina es indicio de que el paciente tenga una malignidad colónica.

Si hay fiebre, taquicardia, hipotensión, dolor en el costado, vómitos u otros signos de UTI sistémica o superior, considere la posibilidad de realizar hemocultivos

Intente obtenerlos antes de administrar el antibiótico

Biometría hemática completa

Busque la leucocitosis y la bandemia, que sugieren una infección sistémica.

A

Infección del tracto urinario

Por lo general, infección bacteriana (pero también otros agentes infecciosos como hongos y virus) del sistema urinario superior (riñones) o inferior (vejiga)

Diagnóstico diferencial

UTI inferior:

- Prostatitis
- Epididimitis
- Cistitis intersticial
- Uretritis

UTI superior:

- Apendicitis
- Meningitis
- Neumonía
- Endocarditis
- Lito renal
- Sepsis

P

Si se trata de una ITU inferior no complicada, trátela con TMP/SMX durante tres días

En mujeres embarazadas, evitar TMP/SMX (en el tercer trimestre) y quinolonas. Sugiera un curso de 7 días de nitrofurantoína o cefalosporina de primera generación.

En el caso de una mujer con ITU simple recurrente, deben considerarse medidas profilácticas:

- Antibiótico postcoital; TMP/SMX, un comprimido de una sola dosis.
- Tratamiento autoadministrado por el paciente.
- Antibiótico continuo de baja dosis.
- Vacío después del coito.
- Beber zumo de arándanos.
- Evitar el uso del diafragma con espermicida.

No trate la bacteriuria asintomática excepto en pacientes con diabetes mellitus o embarazo.

Si existe evidencia de que el paciente tiene pielonefritis, trate con quinolona durante siete días, o con TMP/SMX por 14 días, o amoxicilina-clavulanato. Admita y trate con antibióticos intravenosos durante uno o dos días si la paciente tiene náuseas, vómitos y no puede retener ningún líquido

Si el paciente no tolera líquidos orales, es posible que no sobreviva en casa. Una vez que esté afebril, cambie al antibiótico oral.

Si el paciente continúa con fiebre después de 48 horas de haber iniciado tratamiento con antibióticos IV, considere la posibilidad de realizar TC abdominal para descartar absceso renal

Considere también la pielonefritis enfisematosa, una enfermedad rara pero mortal si no se detecta a tiempo, en especial en los diabéticos mal controlados. Esta enfermedad es causada por un organismo productor de gas, generalmente *E. coli*. Una KUB suele ser diagnóstica. Su manejo es con antibióticos y nefrectomía.

Si el paciente es un hombre con UTI, trátelo con antibióticos durante siete días, y si no hay factores de riesgo (por ejemplo, relaciones sexuales anales sin protección), realice un estudio urológico.

Las UTI son claramente raras en los hombres, por lo que cuando se producen hay que investigar la causa, siendo la más habitual el agrandamiento de la próstata.

Si se cultiva *Candida* de la orina en un paciente con un catéter Foley, retire este dispositivo

Si la funguria persiste, se recomienda fluconazol 100-400 mg/día durante siete días. Como alternativa, puede solicitarse un lavado de vejiga con anfotericina B (50 mg/L continuamente durante cinco días).

Si hay piuria sin bacteriuria o hematuria, ordene un cultivo para clamidia y gonorrea. Considere también la tuberculosis

HEMATOLOGÍA/ONCOLOGÍA

ANEMIA

S

¿Tiene el paciente algún síntoma de anemia?

- Fatiga/debilidad
- Mareos
- Disminución de la capacidad de trabajo
- Dolor de cabeza
- Disnea
- Palpitaciones o anorexia

¿Informa el paciente pérdida de sangre?

- Hematemesis
- Melena
- Hemoptisis
- Traumatismo
- Hematoquecia
- Posoperatorio
- Hematuria
- Menorragia

¿Tiene el paciente antojos inusuales (pica) como el almidón, la arcilla o el hielo?

Un signo común de anemia subyacente son los antojos extraños de comida.

¿Informa una paciente de un ciclo menstrual anormal?

Pregunte por el último periodo menstrual, la duración, el flujo y el número de toallas.

¿Tiene el paciente condiciones asociadas a la anemia?

Factores de riesgo del HIV
Exposición ambiental (plomo)
Consumo de alcohol o abuso de drogas intravenosas
Infección parasitaria (paludismo)
Enfermedad crónica (autoinmune, infección, tiroidea, hepática o renal)
Cirugía gastrointestinal (hierro absorbido por el duodeno distal)

¿Hay antecedentes familiares de trastornos sanguíneos?

- Células falciformes
- Talasemia
- Enfermedad renal
- Enfermedad autoinmune

Revise los medicamentos (algunos pueden causar supresión de la médula ósea)

- Quimioterapia
- Antibióticos
- Medicamentos anticonvulsivos

O

¿Presenta el paciente signos vitales asociados con inestabilidad hemodinámica?

La taquicardia, la hipotensión y el ortostatismo positivo sugieren una pérdida de sangre aguda.

Realice una exploración física

General: Evaluar la nutrición y el estado de los fluidos, la caquexia, la emaciación temporal y la turgencia de la piel.

HEENT: palidez conjuntival
Corazón: soplo
Abdomen: esplenomegalia
Examen rectal: prueba de guayacol en heces, hemorroides
Cambios en la piel: uñas quebradizas, ictericia
Ganglios linfáticos

Evaluar los resultados de un hemograma con diferencial

La Hb y la Hct normales son 13.5 y 42, respectivamente, para las mujeres; 15 y 45 para los hombres.

Volumen corpuscular medio (MCV) = (Hct × 10)/eritrocitos; lo normal es alrededor de 90.

- Si se trata de una anemia microcítica (MCV <80), compruebe un panel microcítico (hierro).
- Si se trata de una anemia macrocítica (MCV >100), compruebe un panel macrocítico.

Concentración media de hemoglobina corpuscular (MCHC) = Hb × 100/Hct

- Hipocrómico (MCHC <30): deficiencia de hierro, talasemia
- Hipercrómica (MCHC >37): esferocitosis, recién nacidos

El rango normal del RDW es de 11.5 a 14.5. Es útil para distinguir la talasemia y la anemia de la enfermedad crónica de las siguientes condiciones con aumento del RDW (>14.5):

- Deficiencia de hierro
- Anemia megaloblástica
- Hemoglobinopatías
- Anemia hemolítica inmune

Recuento de reticulocitos para evaluar la función de la médula ósea; se presenta en forma de porcentaje.

- El recuento de reticulocitos suele indicarse como porcentaje de reticulocitos (lo normal es 0.5% a 1.5%)
- Calcule el índice reticulocitario (RI) para interpretarlo:
  - RI = Porcentaje de reticulocitos × (Hct del paciente/45) = (lo normal es aproximadamente 1). Por ejemplo, anemia grave 1 × 21/45 = 0.467 (recuento de reticulocitos

inadecuadamente normal). Para tener un RI normal con este nivel de anemia se requiere un porcentaje de reticulocitos de aproximadamente 2.2 → 2.2 × 21/45 = 1 = Normal

- Un RI alto sugiere un aumento de la producción; un RI bajo sugiere una disminución de la producción.

Observe la morfología de los eritrocitos (tamaños, formas e inclusiones) (véase el Apéndice A).

Busque marcadores de hemólisis

- Aumento de la lactato deshidrogenasa
- Aumento de la bilirrubina
- Esquistocitos

Anemia

Nivel bajo de eritrocitos circulantes (Hb <12 en las mujeres o 13.5 en los hombres). Las etiologías de la anemia pueden resumirse en pérdida de sangre no compensada, destrucción y falta de producción. El curso temporal puede ser de crónico a agudo.

Diagnóstico diferencial/etiología

Compruebe el MCV y decida si es microcítico, normocítico o macrocítico.

- Microcítica (MCV <80):
  - Metabolismo del hierro: deficiencia de hierro, enfermedad crónica
  - Síntesis de globina: talasemia, hemoglobinopatía
- Normocítico (80 a100)
  - Aumento de la pérdida/destrucción: posthemorrágica, hemolítica
  - Infiltración de médula ósea: maligna, mielofibrosis, enfermedad de almacenamiento
  - Disminución de la producción de eritropoyetina: renal, hepática, endocrina
- Macrocítica (MCV >100): Deficiencia de vitamina B_{12} o de folato

Tras identificar el tipo de anemia, investigue la causa. No basta con señalar anemia por falta de hierro o anemia por enfermedad crónica. En el caso de la carencia de hierro, asegúrese al menos de que no está causada por pérdidas crónicas por cáncer gastrointestinal. Una forma de investigar es comprobar los estudios de hierro si la anemia es microcítica.

- Hierro sérico: normal 70 a 170
  - Incremento: hemólisis (talasemia, leucemia aguda), intoxicación por hierro, transfusión, enfermedad hepática, nefritis, hemocromatosis
  - Disminución: deficiencia de hierro, pérdida crónica de sangre, enfermedad crónica (lupus eritematoso sistémico, artritis reumatoide, infección), disminución de la absorción de hierro
- Capacidad total de fijación del hierro (TIBC): normal 250 a 450
  - Incremento: deficiencia de hierro, pérdida de sangre, embarazo, enfermedad hepática
  - Disminución: anemia de enfermedad crónica (infección, renal, hepática), quemaduras, desnutrición, sobrecarga de hierro
- Saturación de hierro = (hierro sérico × 100)/TIBC → normal 10 a 50%.
  - Incremento: terapia de hierro, talasemia, hemocromatosis
  - Disminución: deficiencia de hierro, cáncer, enfermedades crónicas

P

Si el paciente es hemodinámicamente inestable, asígnele una cama monitorizada

Si hay signos de pérdida aguda de sangre, el paciente debe ser vigilado de cerca. Si el paciente está sangrando y se le reanima con fluidos, debe haber una respuesta en el pulso y la presión sanguínea (corrección de la taquicardia y la hipotensión).

Coloque dos vías intravenosas de gran calibre, proporcione reanimación agresiva con líquidos, determine tipo y prueba cruzada y controle los hemogramas seriados

Se necesitan dos vías intravenosas para asegurar que no se pierda el acceso intravenoso si una de ellas falla. Son de gran calibre para poder administrar bolos de fluidos intravenosos rápidamente y para que los eritrocitos pasen sin problema. Después de tres bolos de líquidos intravenosos, considere la posibilidad de transfundir sangre, en especialmente si el hematocrito es bajo.

Si está hemodinámicamente estable, trabaje la causa subyacente y trátela

Transfundir sólo si el paciente está sintomático y no hay evidencia de hemólisis.

TROMBOCITOPENIA

S

¿Tiene el paciente una hemorragia con fiebre o un estado mental alterado?

Sospecha de púrpura trombocitopénica trombótica (TTP)/síndrome urémico hemolítico (HUS), que requiere atención inmediata

¿Informa el paciente de alguna hemorragia mucocutánea?

Lo siguiente sugiere que las plaquetas son bajas:
- Sangrado espontáneo de las encías
- Epistaxis
- Hemorragia gastrointestinal o genitourinaria
- Menorragia
- Fácil aparición de moretones o sarpullido

Verifique los medicamentos

Muchos medicamentos provocan disminución de las plaquetas
- Sulfonamidas
- Tiazidas
- Quinina
- Heparina
- Isoniazida

¿Cuándo fue el último consumo de alcohol del paciente?

El alcohol provoca toxicidad directa en la médula ósea.

El abuso crónico puede causar enfermedad hepática y esplenomegalia (secuestro).

¿Tiene el paciente problemas médicos asociados con las plaquetas bajas?

Antecedentes de HIV: Considere la etiología autoinmune.

Antecedentes de enfermedad hepática crónica o hepatitis: Considere el secuestro esplénico.

¿Informa el paciente de transfusiones de sangre o sustitución de líquidos recientes?

Después de transfusiones masivas o de reanimación con líquidos, el recuento de plaquetas puede ser bajo debido a dilución.

O

Revise los signos vitales y realice una exploración física

General: Evaluar el nivel de conciencia

Piel: petequias, púrpura, equimosis, erupción, palidez, ictericia, ganglios linfáticos

Corazón: válvula protésica

Abdomen: esplenomegalia, hepatomegalia

Biometría hemática completa

La trombocitopenia se define como plaquetas <150 000.

La afectación de múltiples líneas celulares (anemia, leucopenia) sugiere un problema de disminución de la producción.

Considere realizar una aspiración/biopsia de médula ósea. Un número bajo de megacariocitos indica disminución de la producción de plaquetas. Un número elevado indica un probable aumento de la destrucción.

Revise el frotis periférico

En un paciente con enfermedad asociada a la destrucción acelerada, busque lo siguiente:
- Los eritrocitos fragmentados (esquistocitos) sugieren TTP o MAHA.
- Plaquetas grandes sugieren una púrpura trombocitopénica idiopática (ITP).

Considere realizar más pruebas de laboratorio

Incluya el panel de PT, PTT y coagulación intravascular diseminada (DIC) para descartarla.

Cuantifique la lactato deshidrogenasa y la bilirrubina como marcadores de hemólisis.

Considere realizar un panel metabólico completo para descartar insuficiencia renal.

Revise los anticuerpos antinucleares y la prueba de Coombs si sospecha autoinmunidad.

Solicite el panel de HIV hepatitis si el paciente tiene factores de riesgo.

Considere la obtención de más imágenes

El tamaño del bazo suele ser difícil de interpretar; valore realizar una ecografía abdominal.

Considere la posibilidad de una TC craneal en un paciente con alteración del nivel de conciencia.

A

Trombocitopenia

El recuento bajo de plaquetas suele definirse como un recuento de plaquetas <150 000.

Etiologías

Secuestro esplénico

Aumento de la destrucción

- Causas inmunológicas: ITP, AIHA (síndrome de Evan), medicamentos, lupus eritematoso sistémico (SLE), HIV
- Causas no inmunitarias: TTP/HUS, sepsis, DIC, válvula cardiaca protésica

Disminución de la producción

- Infiltración de la médula ósea: linfoma, leucemia, otra neoplasia, mielofibrosis
- Toxicidad de la médula ósea: alcohol, deficiencia de vitamina B_{12} y de folato

Diagnóstico diferencial

- DIC
- Preeclampsia severa
- Hipertensión maligna
- HUS
- Vasculitis
- Colitis infecciosa

P

Identifique y trate inmediatamente las urgencias hematológicas. Admita al paciente en una cama monitorizada si sospecha alguno de los siguientes puntos

- TTP
- ITP
- DIC

Considere la siguiente pentada para diagnosticar la TTP. No se necesitan los cinco para hacer un diagnóstico

- Fiebre
- MAHA
- Estado mental alterado
- Insuficiencia renal
- Trombocitopenia

Si hay alta sospecha de TTP, trate con plasmaféresis, prednisona 1 mg/kg, pero NO realice transfusión de plaquetas a menos que haya peligro de muerte

La administración de plaquetas en la TTP puede empeorar la enfermedad.

Si hay alta sospecha de ITP, trate con prednisona 1 mg/kg; puede utilizar IGIV o WinRho (si es Rh positivo) si las plaquetas son <10 000 o <20 000 con hemorragia

De ser posible, no prescriba prednisona en caso de HIV o linfoma/leucemia.

Si sospecha de DIC, identifique y trate la etiología subyacente

La DIC puede estar asociada a la sepsis.

Considere la transfusión de plaquetas si el recuento de éstas es <10 000 o <20 000 con evidencia de hemorragia. Implemente medidas conservadoras en pacientes hemodinámicamente estables

Aplique todas las medidas siguientes para minimizar el riesgo de hemorragia:

- Reposo en cama, ablandador de heces, supresores de la tos, barandillas acolchadas
- Evite los AINE y la aspirina.

Suspenda cualquier medicamento que pueda estar causando el problema (ver antes).

Los suplementos vitamínicos para pacientes con producción disminuida incluyen:

- Tiamina 100 mg bid, folato 1 mg qd, y multivitaminas

POLITICEMIA

S

¿Informa el paciente hemorragia?

Una de las razones más comunes por las que los pacientes buscan tratamiento médico es por una hemorragia espontánea (por ejemplo, hemorragias nasales, hematemesis, melena).
Esta hemorragia suele representar una disfunción plaquetaria.

¿Tiene el paciente síntomas relacionados con la hiperviscosidad?

El aumento del volumen sanguíneo y las células pegajosas provocan estasis.

- Vértigo
- Tinnitus
- Dolores de cabeza
- Cambios visuales
- Trombosis recurrente

¿Tiene el paciente prurito, especialmente después de una ducha caliente?

El prurito es una queja común y a menudo es causado por una mayor liberación de histamina.

¿Informa el paciente de cambios en la piel?

La eritromelalgia, definida como ardor doloroso y eritema de las manos, es frecuente.

¿Tiene el paciente un historial médico que sugiera una causa secundaria?

Un paciente con cualquiera de los siguientes factores corre el riesgo de sufrir una policitemia secundaria:

- Fumador
- Enfermedad pulmonar crónica
- Enfermedades cardiacas congénitas
- Enfermedad renal
- Recién trasladado a una región de gran altitud

¿Está el paciente tomando algún medicamento?

Los diuréticos provocan la contracción del volumen plasmático y el aumento del hematocrito.

O

Busque signos vitales que sugieran causas secundarias de policitemia

Los pacientes obesos con presión arterial alta y cuello grande corren riesgo de padecer apnea obstructiva del sueño (OSA). Oximetría de pulso:

- <92% sugiere enfermedad pulmonar o cardiaca.
- La medición normal es típica de la policitemia del fumador.

Realice exploración física

HEENT: examen funduscópico (venas retinianas congestionadas)

Abdomen: esplenomegalia

- La ausencia de esplenomegalia sugiere una causa secundaria.
- *Piel*: tez rubicunda, plétora o cianosis

Revisar el hemograma con el diferencial

Las anomalías más comunes incluyen la sobreproducción de líneas celulares.

- Leucocitosis (basofilia, eosinofilia)
- Eritrocitos
  - Hombres: Hgb >17; Hct >50%
  - Mujeres: Hgb >15; Hct >45%
- Trombocitosis

¿Cuáles son los resultados de la masa de eritrocitos y los niveles de eritropoyetina (EPO)?

A una persona con Hct elevado debe medírsele la masa de eritrocitos.

- Masa normal de eritrocitos: hombres, 26 a 34; mujeres, 21 a 29.
- Una masa de eritrocitos normal elevada sugiere policitemia espuria.

Si la masa de eritrocitos es elevada, compruebe el nivel de EPO para diferenciar entre causas primarias y secundarias:

- La EPO baja o ausente sugiere policitemia vera.
- La EPO alta sugiere una causa secundaria.

Considere comprobar la gasometría venosa

El tabaquismo provoca aumento de carboxihemoglobina.

Considere la fosfatasa alcalina, el ácido úrico y la vitamina B_{12}

Estos marcadores suelen estar elevados en la policitemia vera.

Considere una ecografía renal o una TC de abdomen/pelvis

Un paciente en quien se sospecha una masa secretora de EPO debe someterse a más pruebas de imagen en búsqueda de un hepatoma o una masa renal.

Considere la prueba de función pulmonar y/o el estudio del sueño

Un paciente con factores de riesgo de enfermedad pulmonar obstructiva crónica (EPOC) u OSA debe someterse a más estudios diagnósticos para descartar enfermedad pulmonar subyacente.

Policitemia

Aumento del número de eritrocitos en la sangre

Etiologías

Policitemia vera

Policitemia por causas secundarias

- Fumar (oximetría de pulso normal, EPO alta, COHb alta)
- La oximetría de pulso de hipoxia <92% sugiere enfermedad coronaria, derivación de derecha a izquierda, enfermedad pulmonar crónica
- Masa secretora de EPO

Hepatoma, leiomioma uterino, quiste renal, angioma cerebeloso

Enfermedad renal (poliquistosis renal)

P

Identifique a los pacientes con causas secundarias de policitemia

Trate la causa subyacente

- Dejar de fumar
- Oxígeno a domicilio (EPOC)
- Presión positiva continua en las vías respiratorias o
- BiPAP (OSA)
- Resección quirúrgica (masa secretora de EPO)

Trate la policitemia vera mediante instruir al paciente y minimice los riesgos de hiperviscosidad

La flebotomía es el tratamiento de elección.

- Una unidad eliminada por semana para el objetivo de Hct <45
- Dieta baja en hierro
- Alopurinol para la hiperuricemia
- Benadryl, H_1 bloqueador para el prurito
- Anagrelide para la trombocitosis

Considere el uso de hidroxiurea (agente mielosupresor)

Si aumenta el requerimiento de flebotomía, trombocitosis, prurito intratable.

COAGULOPATÍA

S

¿Informa el paciente que sangra con facilidad?

Los pacientes con trastornos congénitos de la coagulación sangran con facilidad, en especial después de traumatismo, cirugía, extracción dental o cualquier procedimiento invasivo.

Las hemorragias en las articulaciones y los músculos son comunes en los hemofílicos con traumatismos menores.

¿Tiene el paciente antecedentes familiares de trastornos hemorrágicos?

Las hemofilias A y B son trastornos ligados al cromosoma X.

¿Informa el paciente de una hemorragia reciente?

- Hemoptisis
- Melena
- Hematoquecia
- Hematemesis
- Menorragia
- Hematuria
- Moretones
- Epistaxis
- Sangrado de encías

¿Tiene el paciente dolor en las articulaciones?

Los pacientes con hemofilia pueden tener hemartrosis con dolor en las articulaciones que soportan peso.

Revise los medicamentos

- Pregunte específicamente por medicamentos como warfarina o heparina.

¿Tiene el paciente factores de riesgo para desarrollar coagulopatía adquirida?

Coagulación intravascular diseminada (DIC). Fiebre/escalofríos, fatiga o pérdida de peso sugieren infección o enfermedad maligna; considere también una complicación del embarazo/aborto retenido.

Antecedentes de enfermedad hepática o renal.

Deficiencia de vitamina K: Evaluar el estado nutricional (anorexia, pérdida de peso, malabsorción, sin hogar).

O

¿Tiene el paciente síntomas sugestivos de infección o sepsis?

- Fiebre
- Taquicardia
- Hipotensión

Realice una buena exploración física general, buscando específicamente lo siguiente

Abdomen: esplenomegalia
Articulaciones: hemartrosis
Piel:

- Equimosis
- Petequias/púrpura
- Evidencia de enfermedad hepática crónica (angiomas de araña, ictericia)
- Hemorragia en las zonas de venopunción o de catéteres

Revise el hemograma del paciente

La leucocitosis, especialmente con desplazamiento hacia la izquierda, indica infección.

- Cultivos de sangre, orina, esputo y Rx de tórax para investigar la fuente

Trombocitopenia (común en la DIC y la sepsis)

- Compruebe el nivel de fibrinógeno (bajo o inadecuadamente normal en la DIC). Los pacientes con anemia deben someterse a un examen más exhaustivo (véase Anemia, p. 56).

Evalúe los resultados de tiempo de protrombina (PT) y tiempo parcial de protrombina (PTT)

Revise la cascada de la coagulación: PT (Warfarina: Extrínseca) → 7\10-2(5)-1-Clot/PTT (Heparina: Intrínseca) → 12-11-9(8)

- El factor 8 es un cofactor del factor 9, y el factor 5 es un cofactor del factor 2.
- La figura demuestra que la PT y la PTT tienen los factores 10, 5, 2 y 1 en común (cuando estos factores están implicados, ambos estarán elevados).

PT prolongado, PTT normal = Factor 7 bajo

- Terapia con coumadina
- Enfermedad hepática leve
- Deficiencia temprana de vitamina K

PTT prolongado, PT normal = Factor bajo 12, 11, 9 u 8.

- Terapia con heparina
- Anticoagulante lúpico
- Hemofilia A o B
- Enfermedad de von Willebrand

PT y PTT prolongados = Factor bajo 10, 5, 2 o 1.

- DIC
- La fibrinolisis primaria
- Enfermedad hepática o renal
- Deficiencia de vitamina K (los factores dependientes de la vitamina K son 2, 7, 9, 10)

¿Qué revelan las pruebas de función hepática y renal?

Las enfermedades hepáticas y renales son causas comunes de coagulopatía que son resultado de la disminución de la síntesis o la retención de los factores de coagulación.

Considere el nivel del factor VIII, IX

Los varones con antecedentes familiares de hemorragia fácil deben ser evaluados para detectar hemofilia.

Coagulopatía

Condición en la que una anormalidad de la cascada de coagulación conduce a un mayor riesgo de hemorragia y se refleja en un PT y/o PTT anormales

Diagnóstico diferencial

Trastornos congénitos

- Deficiencia del factor VIII (hemofilia A)
- Deficiencia del factor IX (hemofilia B)
- Enfermedad de von Willebrand
- Trastornos de disfunción plaquetaria

Trastornos adquiridos.

- DIC
- Enfermedad del hígado
- Enfermedad renal
- Deficiencia de vitamina K
- Terapia con coumadina o heparina
- ITP
- Leucemia
- Fibrinólisis primaria
- TTP/HUS

P

Si sospecha una condición que pone en peligro la vida, asigne al paciente una cama monitorizada

Revise cuidadosamente los signos vitales en busca de hipovolemia.

Observe un frotis periférico en busca de erotrocitos fragmentados para decidir si se trata de hemólisis o de pérdida de sangre

La transfusión no es siempre la respuesta. En los casos de anemia hemolítica, en realidad puede agravar el problema.

Si sospecha de DIC, trate la causa subyacente y administre los cuidados de apoyo necesarios

Las causas subyacentes más comunes son la sepsis; el parto.

Puede administrar plasma fresco congelado (FFP), crioprecipitado y plaquetas en caso de hemorragia.

Utilice heparina intravenosa para los eventos trombóticos.

Después de descartar la DIC, considere la fibrinólisis primaria y la hemorragia incontrolada

Puede utilizar ácido aminocaproico para optimizar la acción de las plaquetas y favorecer la coagulación.

Evite el ASA y otros factores antiplaquetarios. La hemofilia A implica la sustitución del factor VIII y el ddAVP

Infusiones profilácticas de factor VIII antes de procedimientos dentales y reemplazos articulares

La hemofilia B se trata con FFP

El FFP contiene, entre otras cosas, el factor IX.

Optimice el tratamiento de la enfermedad hepática o renal o trate la deficiencia de vitamina K con 10 mg SQ

TROMBOSIS VENOSA PROFUNDA

S

¿Hay falta de aliento o dolor en el pecho?

La mayor complicación de la trombosis venosa profunda (DVT) es la embolia pulmonar (PE), que justifica una actuación rápida.

¿Ha habido recientemente reposo prolongado en cama o inmovilidad?

Los factores de riesgo de la DVT incluyen:

- Cirugías recientes (especialmente ortopédicas)
- Apoplejía
- Infarto de miocardio
- Viajes en avión o autobús de larga duración

¿Existen factores de riesgo para los estados hipercoagulables?

Tumores malignos: próstata, pulmón, ovario, cuello uterino, colon, estómago, páncreas
Síndrome nefrótico
Uso de anticonceptivos orales

¿Existen antecedentes familiares conocidos de DVT?

Las causas hereditarias de los estados hipercoagulables incluyen:

- La mutación del factor V de Leiden. El factor V se degrada normalmente por la proteína C activada. Esta mutación también se conoce como resistencia a la proteína C activada (APCR), un rasgo autosómico-dominante que porta 5% de la población. Es más común en personas caucásicas.
- Hiperhomocisteinemia: La mutación puede dar lugar a una cantidad excesiva de este metabolito aminoácido, lo que provoca episodios trombóticos tanto arteriales como venosos. Se presenta en aproximadamente 5 a 7% de la población, y suele ocurrir en la tercera o cuarta décadas de vida.
- Las deficiencias de la antitrombina III, la proteína C y la proteína S se producen, pero son mucho más raras que las dos condiciones anteriores.

¿Hay algún episodio anterior de una DVT?

Incluya información acerca de la confirmación del diagnóstico y el tratamiento previo con anticoagulación y su duración.

La recurrencia de la DVT tras una anticoagulación adecuada obliga a una anticoagulación de por vida o a la colocación de un filtro para prevenir nuevas DVT y PE.

O

Compruebe signos vitales

Presión arterial baja ≡ considere una embolia pulmonar.

- Taquipnea
- Taquicardia
- Baja saturación de O_2

Revise la(s) pierna(s) del paciente en busca de signos de DVT. Los hallazgos físicos suelen ser inespecíficos.

- Dolor de piernas
- Opresión
- Edema
- Eritema
- Cordón palpable
- Signo de Homans (dolor con la dorsiflexión del tobillo); la sensibilidad es sólo de 50%.

Realice una ecografía dúplex de la pierna afectada, buscando evidencias de DVT

Altamente específico y sensible para la DVT.

Los signos incluyen falta de flujo espontáneo en la vena, ausencia de aumento de la velocidad del flujo con la compresión de las venas más distales e incapacidad de colapsar la vena con compresión.

Compruebe si una o ambas piernas están implicadas

La afectación bilateral de las piernas sugiere una etiología cardiaca (insuficiencia cardiaca), hepática o renal (síndrome nefrótico) más que una DVT.

A

Trombosis venosa profunda

La tríada de Virchow para el riesgo de DVT es la inmovilidad, el daño vascular y la hipercoagulabilidad.

Aunque suele producirse en las piernas, debe considerarse en cualquier extremidad.

La utilización de la ecografía dúplex es diagnóstica. La historia clínica ayuda más a descubrir la etiología. La exploración física no siempre es útil en estos pacientes.

Diagnóstico diferencial

- Linfedema
- Tensión muscular
- Mixedema
- Rotura del quiste de Baker
- Celulitis

P

En primer lugar, decida si debe anticoagular a este paciente

Las contraindicaciones de la anticoagulación incluyen:

- Sangrado gastrointestinal reciente
- Apoplejía
- Craneotomía reciente

En caso contrario, inicie la anticoagulación con heparina

Heparina no fraccionada comenzando con un bolo intravenoso de 100 U/kg (máximo 5000 U) y continuar a un ritmo de 10 U/kg/hora. Compruebe la PTT después de 6 horas y ajuste para una PTT meta de 1.5 a 2.0.

O

Heparina de bajo peso molecular, como la enoxaparina, a 1 mg/kg SQ bid. Este método es cada vez más popular debido a la menor necesidad de monitorizar el PTT.

Controle las plaqutas diariamente. Si disminuyen, considere trombocitopenia inducida por la heparina.

A continuación, administre warfarina oral

Inicie con warfarina 5 mg po qd. Monitoree el índice internacional normalizado (INR) y ajuste para un índice objetivo de 2.0 a 3.0.

La warfarina es un fármaco difícil de mantener en el rango terapéutico porque los efectos no se observan hasta dos días después de cada dosis, tiene múltiples interacciones farmacológicas e incluso interactúa con ciertos alimentos. Por tanto, el INR debe controlarse con frecuencia.

Continúe con la heparina (en cualquiera de sus formas) hasta que la warfarina alcance los niveles terapéuticos, y luego descontinúe.

Haga una cita ambulatoria con una clínica de anticoagulación antes del alta para seguir controlando el INR y, en consecuencia, ajustar la dosis de warfarina.

Continúe el tratamiento durante 3 a 6 meses en el episodio inicial de DVT; si no es el primer evento, prescriba warfarina de por vida.

Si está indicado, los inhibidores del factor Xa quizá sean una opción

Si la anticoagulación está contraindicada, considere la colocación de un filtro de vena cava para prevenir una PE.

Envíe análisis de sangre para evaluar los estados genéticos hipercoagulables señalados anteriormente.

LINFOMA

S

¿Tiene el paciente algún síntoma "B"?
La presencia de cualquiera de los siguientes factores se asocia a un peor pronóstico:
- Las fiebres conocidas como Pel-Ebstein se producen en un patrón cíclico
- Sudores nocturnos empapados hasta el punto de tener que cambiar las sábanas
- Pérdida de peso involuntaria, 10% o más del peso corporal en 6 meses

¿Informa el paciente de alguna linfadenopatía indolora?
Común en el linfoma de Hodgkin (HL) y en el linfoma no Hodgkin (NHL)

¿Tiene el paciente algún síntoma sistémico?
- Malestar
- Debilidad
- Fatiga marcada

¿Informa prurito el paciente?
Común con el HL (especialmente el esclerosante nodular), por lo general peor después de bañarse/ducharse

¿Informa el paciente algún síntoma respiratorio?
El paciente puede presentar una tos seca o dificultad para respirar.

¿El paciente tiene dolor abdominal?
La saciedad precoz o el dolor abdominal pueden sugerir esplenomegalia.

¿Informa el paciente de dolor corporal difuso con la ingestión de alcohol?
Se cree que está causada por la infiltración de eosinófilos en las zonas tumorales (HL).

¿Tiene el paciente algún factor de riesgo para el HVI?
El sida es común en los linfomas de células B.

¿Tiene el paciente antecedentes de una infección anterior?
Los antecedentes de cualquiera de las siguientes infecciones aumentan la probabilidad de padecer un linfoma:
- Virus de Epstein-Barr: HL y NHL (linfoma de Burkitt africano)
- Virus linfotrópico T humano: Linfomas de células T
- Hepatitis C: NHL
- *Helicobacter pylori:* linfoma gástrico

¿Hay antecedentes de trastornos autoinmunes?
Los pacientes con RA, SLE y síndrome de Sjögren tienen mayor riesgo de desarrollar linfoma.

O

Revise los signos vitales y realice una exploración física
Abdomen: esplenomegalia, hepatomegalia

Piel: ganglios linfáticos (tamaño, consistencia, sensibilidad)

Solicite un hemograma con diferencial
La malignidad de las líneas celulares varía en su presentación.
- Linfopenia
- Leucocitosis
- Trombocitosis
- Eosinofilia
- Si hay invasión de la médula ósea, espere una pancitopenia

Busque pruebas de función hepática y renal anormales
Los valores anormales sugieren afectación de un órgano.

Compruebe el nivel de lactato deshidrogenasa (LDH) y de ácido úrico
La LDH sirve como marcador de la masa tumoral.

Un nivel elevado de ácido úrico sugiere alto recambio celular y riesgo de lisis tumoral (véase más adelante).

Evalúe el panel químico, el fósforo y el calcio
Las anomalías más comunes con la lisis tumoral son el K alto, el P alto y el Ca bajo.

Considere la posibilidad de una Rx de tórax
Busque derrames pleurales y linfadenopatía hiliar o mediastínica.

Considere la posibilidad de realizar un TC de tórax, abdomen y pelvis
Para evaluar la extensión de la enfermedad

Considere la biopsia de ganglios por escisión

Se necesita todo el ganglio para evaluar la arquitectura y el tipo de linfoma.
La aspiración con aguja fina no es suficiente para el diagnóstico.

Considere la biopsia de médula ósea bilateral

Para evaluar si la médula ósea está implicada

Considere la punción lumbar en pacientes de HIV, o si sospecha de linfoma de Burkitt, considere la exploración MUGA para evaluar la fracción de eyección (prequimioterapia)

A

Linfoma

El cáncer de tejido linfoide suele dividirse en NHL y HL (tabla 5-1).

TABLA 5-1 Tipos de linfoma

Linfoma no Hodgkin	Linfoma de Hodgkin
Grado bajo	Predominio de linfocitos
Linfocítica pequeña/CLL	Celularidad mixta
Folicular, pequeño o mixto	Esclerosis nodular
Intermedio	Reducción de los linfocitos
Folicular, de células grandes o pequeñas hendidas	
Difuso, mixto o grande	
Alto grado	
Inmunoblástica o linfoblástica	
Pequeño linfoma no hendido (linfoma de Burkitt y no de Burkitt)	

P

Identifique las complicaciones que amenazan la vida

– Leucemia aguda (ver Leucemia, p. 68)
– Síndrome de lisis tumoral

Identifique y trate con rapidez el síndrome de lisis tumoral

El síndrome de lisis tumoral es resultado de la muerte rápida de las células tumorales.
Reanimación con fluidos intravenosos, alopurinol, alcalinizar la orina (añadir HCO_3 a los fluidos), diuréticos de asa según sea necesario, gestión de las anomalías electrolíticas.

Trate el NHL en función del grado histológico

NHL de grado bajo:
- Observar y esperar, o quimioterapia con o sin radiación

NHL de grado medio o alto:
- Quimioterapia (CHOP) más radiación o quimioterapia sola (a veces se puede añadir el anticuerpo monoclonal rituximab)
- Trasplante de médula ósea con aloinjerto compatible con HLA

Etapas HL

Estadio I: un solo ganglio linfático
Estadio II: dos o más ganglios linfáticos del mismo lado del diafragma
- "B" indica síntomas "B".
- "A" indica ausencia de síntomas "B".

Estadio III: más de una localización extraganglionar (hígado, médula ósea, cerebro y pulmón)
Estadio IV: afectación difusa

Trate el HL con base en la estadificación

Estadios I y IIA: sólo radiación
- Con una gran masa mediastínica, radiación más quimioterapia

Estadio IIB o IIIA: radiación +/– quimioterapia
Estadio IIIB o IV: quimioterapia (MOPP, ABVD)
- Considere la posibilidad de trasplante autólogo de médula ósea.

LEUCEMIA

S

¿Tiene el paciente algún factor de riesgo de leucemia?

El tratamiento previo de una neoplasia es uno de los mayores factores de riesgo de leucemia.
- Uso de agentes alquilantes (ciclofosfamida, melfalán)
- Irradiación

Otros factores de riesgo son la exposición a la radiación (Hiroshima, Chernóbil) y el tabaquismo.

El síndrome de Down (trisomía 21), la neurofibromatosis y el síndrome de Fanconi también aumentan el riesgo.

¿Tiene el paciente algún síntoma sistémico?

El malestar, la debilidad, la fiebre, la pérdida de peso y los sudores nocturnos son síntomas "B" comunes. A menudo confieren un peor pronóstico.

Pregunte al paciente por hematomas, epistaxis, sangrado de encías, hematoquecia o menorragia

A medida que las células malignas se infiltran en la médula ósea, la producción celular disminuye. A menudo los síntomas de trombocitopenia serán el primer signo de malignidad.

Pregunte al paciente acerca de las infecciones recurrentes

Esto sería un signo de deterioro del sistema inmunológico, también común en la leucemia.

O

Revise los signos vitales

Las fiebres bajas son comunes en la leucemia. En la neutropenia, la fiebre indica infección.

La hipotensión, la taquicardia y el ortostatismo indican un paciente inestable; traslado a la ICU.

La taquipnea y la hipoxia son signos de leucostasis pulmonar.

Realice una exploración física

General: Evalúe el nivel de conciencia; los pacientes no deben ser alterados.

HEENT: Busque palidez conjuntival y de las mucosas. Las hemorragias retinales y la hiperplasia gingival indican AML.

Cuello: La linfadenopatía cervical puede indicar una leucemia linfocítica crónica (CLL).

Pulmones: Los estertores pueden indicar leucostasis o neumonía.

Corazón: La taquicardia y el soplo sistólico de eyección son comunes en los pacientes anémicos.

Abdomen: La hepatoesplenomegalia indica probablemente leucemias mieloides agudas o crónicas.

Piel: Las petequias y equimosis son hallazgos comunes de la trombocitopenia. Asegúrese de revisar las axilas, las ingles y la epitroclea en busca de linfadenopatías.

Compruebe el hemograma con diferencial con un frotis periférico

Aunque la leucemia puede observarse con cualquier hemograma, la pancitopenia o la anemia/trombocitopenia con leucocitosis son los hallazgos más comunes.

La presencia de blastos circulantes en el frotis es prácticamente diagnóstica de leucemia.

Solicite un panel químico completo

El potasio sérico, el fósforo, la deshidrogenasa láctica y el ácido úrico pueden estar elevados, a veces de forma marcada, como indicadores del recambio del volumen celular grande.

Cuando el fósforo sérico aumenta, el calcio sérico tiende a disminuir.

Compruebe los estudios de PT/PTT, fibrinógeno y dímero D

La coagulación intravascular diseminada (DIC) es frecuente en la APL.

Solicite una Rx de tórax

Esto descartará la afectación del mediastino y la leucostasis pulmonar.

Realice una biopsia de médula ósea

La biopsia es necesaria para el diagnóstico de la leucemia. Debe ser hipercelular con más de 30% de blastos. Pueden realizarse tinciones inmunohistoquímicas para completar el diagnóstico.

Leucemia (tabla 5-2)

TABLA 5-2 Tipos de leucemia

Linfocítica	Mieloide
Leucemia linfocítica aguda (ALL)	**Leucemia mielógena aguda (AML)**
Célula pre-B infantil (L1)	Indiferenciada (M0)
Célula pre-B adulta (L2)	Mieloblástica (M1)
Células B (tipo Burkitt) (L3)	Mieloblástica con diferenciación (M2)
Célula T (L1, L2)	Promielocítica (M3); t(15:17)
Leucemia linfocítica crónica (CLL)	Mielomonocítica (M4)
Células B	Monoblástica (M5)
Células T	Eritroleucemia (M6)
Linfocítica granular grande	Megacarioblástica (M7)
Célula pilosa	**Leucemia mielógena crónica (CML)**
	Casi siempre cromosoma Filadelfia (t(9; 22) positivo

Literalmente significa "sangre blanca", término antiguo que se da a aquellas enfermedades que pueden aumentar los leucocitos circulantes. Puede ser aguda o crónica y linfocítica o mieloide.

Tanto la ITP como la anemia aplásica pueden parecerse a la leucemia en el hemograma inicial.

Identifique y trate las emergencias hematológicas; asigne al paciente una cama monitorizada

Crisis de blastos: blastos sanguíneos >100 000; provoca leucostasis (pulmonar, cerebral o GI).

- Realice una irradiación craneal para la afectación cerebral.
- Realice una leucaféresis e inicie la hidroxiurea y el alopurinol; alcalinice la orina.
- Evite la transfusión de sangre porque puede aumentar la viscosidad.

DIC (leucemia promielocítica aguda). Administre crioprecipitado IV, plasma fresco congelado y plaquetas para detener la hemorragia.

Considere Amicar, un agente que estimula la producción del factor von Willebrand.

Síndrome de lisis tumoral (ver Linfoma)

En caso de sospecha de sepsis, panculture al paciente, inicie los antibióticos de amplio espectro y administre los presores necesarios.

Remita a todos los pacientes a Hematología, pero la quimioterapia para la ALL suele incluir daunorrubicina, prednisona, vincristina y asparaginasa. La mayoría de las terapias para la AML incluyen Ara-C + daunorubicina. Hay un caso especial

APL (M3): Ara-C + ácido transretinoide (ATRA): ¡conduce a una alta tasa de remisión/curación!

Para los pacientes con CML, el BMT alogénico o un trasplante de células madre alogénico son la única esperanza de curación

Sin el BMT, la CML acabará provocando una crisis blástica y la muerte.

En el caso de la CLL, el tratamiento sintomático está indicado para la linfadenopatía, la afectación de órganos, las citopenias o los síntomas sistémicos

Se puede utilizar fludarabina, ciclofosfamida y rituximab.

Existen nuevas terapias inmunológicas dirigidas en todas las leucemias.

EVALUACIÓN DE LA MASA MAMARIA

S

La mayoría de las lesiones mamarias se detectan por primera vez mediante autoexploraciones (>90%).

Los detalles de la masa deben incluir:

- Cuándo se detectó la masa por primera vez
- Cambios de tamaño, consistencia, sensibilidad, piel
- Antecedentes de masa mamaria anormal en el pasado (aspiración con aguja fina [FNA], biopsia, cirugía)

¿Tiene la paciente factores de riesgo de cáncer de mama?

Antecedentes familiares de cáncer de mama (BRCA-1 o BRCA-2), síndrome de Li-Fraumeni
Género femenino (150:1 M:H)
Edad temprana de la menarquia, edad tardía del primer embarazo, edad tardía de la menopausia
La dieta puede representar un factor, pero esto es actualmente controvertido
Consumo moderado de alcohol (mecanismo poco claro)
Uso de anticonceptivos orales (OCP) o terapia de sustitución hormonal (HRT)
Exposición previa a la radiación

¿Está la paciente amamantando actualmente?

La lactancia predispone a infecciones que pueden causar masa mamaria.

¿Proporciona la paciente un historial de traumatismos recientes en la mama?

La necrosis grasa es común después de un traumatismo; puede presentarse como cambios en la piel y masa mamaria.

¿Se ha sometido la paciente a una cirugía mamaria?

Si es así, considere complicaciones como cicatrización o rotura del implante.

¿La paciente ha tenido menopausia o se le han extirpado los ovarios?

Si la paciente tiene ovarios funcionales, entonces muchas de las masas benignas siguen estando en el diferencial: cambio fibroquístico, fibroadenoma y tumor filoide.

O

¿Tiene la paciente síntomas sugestivos de infección, como fiebre?

Un absceso mamario es una causa común de masa mamaria.

Realice una exploración física

Mamas (examine a la paciente sentada y en posición supina): cambios en la piel (indura ción, hoyuelos, eritema), secreción del pezón, masa palpable (observe el tamaño, la consistencia, la sensibilidad)
Ganglios linfáticos: ganglios linfáticos axilares o supraclaviculares.

Masa mamaria

Hallazgo común en mujeres de todas las edades. El objetivo del examen es diferenciar las masas mamarias benignas del cáncer de mama.

Diagnóstico diferencial de la masa mamaria

Carcinoma de mama: una causa muy común de cáncer en las mujeres.
Enfermedad mamaria fibroquística: se presenta como una masa/masa intermitente y dolorosa durante el ciclo premenstrual. Suele ocurrir en mujeres que reciben alguna forma de estrógeno, ya sea por los ovarios, los OCP o la HRT.
Fibroadenoma: Masa benigna de la mama de 1 a 5 cm, no sensible, redonda, gomosa y móvil, que no cambia durante la menstruación y que por lo general se resuelve después de la menopausia. Al igual que la enfermedad fibroquística, suele aparecer en mujeres que toman estrógenos.
Tumor filoide: masa de rápido crecimiento similar a un fibroadenoma, que puede ser benigna o maligna, tratada por lo general con escisión local y sin disección de los ganglios linfáticos en ambos casos (la forma maligna hace metástasis en los pulmones, no en los ganglios linfáticos). Reaparecerá si no se extirpa por completo.

Necrosis grasa: causa poco frecuente de masa mamaria, con hoyuelos o induración de la piel suprayacente, por lo general causada por un traumatismo; importante porque es clínicamente muy similar al carcinoma de mama.

Absceso mamario/celulitis: infección que provoca una zona eritematosa y sensible con o sin induración, masa subyacente o fluctuación. Suele estar causada por *Staphylococcus aureus*. Es más frecuente en las mujeres que amamantan.

Linfadenopatía: debe trabajarse cuidadosamente para diferenciar las causas benignas de las malignas: infección, metástasis de tumores sólidos, linfoma.

Complicación de la cirugía mamaria: cicatriz, queloide, rotura del implante mamario.

P

Si se encuentra una masa sospechosa, realice primero una ecografía en mujeres jóvenes o una mamografía en mujeres posmenopáusicas

La ecografía es más eficaz para evaluar a las mujeres más jóvenes debido a la mayor cantidad de tejido conectivo en sus mamas.

Si se encuentra una masa sospechosa en las imágenes o en el examen, realice una biopsia

Para las masas quísticas utilice la FNA, pero para las masas más sospechosas remita a cirugía.
- Quiste simple: lleno de líquido, no requiere más exámenes
- Todo lo demás: requiere FNA, aguja gruesa o biopsia por escisión

Lesión quística sin masa residual: examinar el color del líquido.
- Color claro o verde, repita el examen de mama en 4-6 semanas
- Líquido sanguinolento o citología anormal: proceder a una biopsia por escisión
- Células malignas (ver Cáncer de mama, p. 72)

Si la masa es sugestiva de enfermedad fibroquística, considere la realización de una FNA y recomiende un sujetador de apoyo y evitar la cafeína. Prescriba danazol si el dolor es intenso

Considere la posibilidad de realizar una biopsia si la FNA tiene sangre, la masa persiste o reaparece.

El danazol suprime la FSH y la LH y también se utiliza en la endometriosis.

Si la lesión es compatible con un fibroadenoma, espere

En caso de un diagnóstico poco claro, se justifica la escisión.

Si se diagnostica un tumor filoide, debe ser extirpado

Si se diagnostica una necrosis grasa o un abceso mamario, debe realizarse igualmente una biopsia para confirmar el diagnóstico

Tratamiento con antibióticos que cubren *S. aureus* (oxacilina o dicloxacilina)

Instruya a todas las pacientes acerca del cáncer de mama y las masas mamarias benignas. Tranquilice cuando sea apropiado y explique cómo realizar los exámenes de mama

Explique que el examen de las mamas debe realizarse una vez al mes, aproximadamente una semana después de la menstruación (cuando las mamas suelen estar menos sensibles).
- Examine toda la mama desde el esternón hasta la línea axilar media, desde las costillas hasta la clavícula, prestando especial atención a no pasar por alto la "cola de la mama", el cuadrante superior externo (que se extiende hasta la axila), porque es donde se producen más de la mitad de los cánceres de mama.
- Los pechos también deben examinarse en el espejo, buscando los hoyuelos de la piel que los recubre.

CÁNCER DE MAMA

S

¿Qué edad tiene la paciente?

Dos tercios de las pacientes con cáncer de mama son mayores de 50 años.

¿Cuál fue la edad de la menarquia y la menopausia de la paciente (si es posmenopáusica)?

La menarquia temprana y la menopausia tardía se asocian con mayor riesgo de cáncer de mama.

¿Ha tenido la paciente cáncer de mama en el pasado?

Si hay antecedentes personales de cáncer de mama, existe riesgo de recidiva.

¿Se ha sometido la paciente a una biopsia de mama anteriormente, y si es así, cuáles fueron los resultados?

El hallazgo de hiperplasia atípica en una biopsia previa también supone mayor riesgo de cáncer.

¿Ha tenido algún familiar de primer grado un cáncer de mama, y si es así, qué edad tenía?

La presencia de cáncer de mama en un familiar de primer grado aumenta el riesgo entre 300 y 400%.

Un diagnóstico de cáncer de mama a una edad temprana (<60 años) podría indicar una mutación genética en los genes BRCA-1 o BRCA-2. Las portadoras de estos genes tienen un riesgo extremadamente alto.

¿Ha notado la paciente una masa en alguna de las mamas, o fruncimiento u hoyuelos en la piel?

Éstos pueden ser signos físicos de malignidad activa.

¿Ha tenido la paciente alguna secreción del pezón, y si es así, de qué tipo?

La secreción sanguinolenta del pezón tiene alta concordancia con el carcinoma ductal infiltrante. Otros tipos de secreción del pezón en algunos casos están asociados a la malignidad.

O

Realice un examen de las mamas: visualice las mamas con los brazos por encima de la cabeza y sobre las caderas, con los hombros hacia adelante, para examinar las axilas, y luego palpar las mamas

Hallazgos tempranos: nódulo irregular firme palpable o masa mamaria, o a veces ningún hallazgo

Hallazgos tardíos: linfadenopatía axilar, edema, masa mamaria inmóvil, dolor óseo, retracción de la piel o del pezón

Solicite una mamografía

Detección rutinaria cada año a partir de los 40 años de edad, y antes con aquellas personas con mayores factores de riesgo.

Los hallazgos anormales se producen con mayor frecuencia (60%) en el cuadrante lateral superior de la masa mamaria.

Ordene y haga un seguimiento de los resultados de la biopsia con aguja guiada por ecografía

Los carcinomas ductales infiltrantes son los más comunes (85%), pero otros posibles tipos histológicos incluyen el lobular invasivo (6% a 8%) y el intraductal o lobular *in situ* no invasivo (5%).

Considere pedir los siguientes análisis de laboratorio

Hemograma: Puede presentar anemia.

Prueba de función hepática: Una elevación podría significar metástasis hepáticas.

Receptor de estrógeno, receptor de progesterona en el tumor. Si es positivo: cáncer menos agresivo; puede ser más susceptible de tratamiento hormonal.

Estado del receptor del factor de crecimiento epidérmico humano-2 (her-2) en el tumor. Si es positivo, la paciente puede responder a herceptin, una terapia de anticuerpos monoclonales.

Cuando esté clínicamente indicado, continúe con los estudios para buscar metástasis

Radiografía de tórax para detectar metástasis pulmonares

TC de cerebro o hígado si hay indicios de metástasis

Gammagrafía ósea para evaluar las metástasis óseas o la elevación de la fosfatasa alcalina o del calcio

Carcinoma de mama

Asegúrese de clasificar el estadio del cáncer, porque esto tiene implicaciones en el tratamiento y el pronóstico, así como en la supervivencia. Asimismo, determine el tipo de carcinoma (por ejemplo, ductal, lobular).

Clasificación TNM para el cáncer de mama

Tumor
- T1: tumor ≤2 cm
- T2: tumor de 2 a 5 cm
- T3: tumor >5 cm
- T4: tumor de cualquier tamaño que se extiende a la pared torácica o a la piel

Ganglios linfáticos
- N0: sin metástasis en los ganglios linfáticos
- N1: los ganglios linfáticos axilares son (+) en la biopsia, pero son móviles a la palpación
- N2: los ganglios linfáticos axilares son (–) en la biopsia, fijos a la palpación
- N3: los ganglios linfáticos mamarios internos son (+)

Metástasis
- M0: no hay metástasis a distancia
- M1: (+) presencia de metástasis a distancia

Confirme la sospecha de metástasis con una biopsia; muchas enfermedades pueden simular una mama metastásica en una exploración

Estadificación del cáncer de mama según la clasificación TNM

Estadio I: T1,N0,M0

Estadio IIA: T0,N1,M0; T1,N1,M0; T2,N0,M0

Estadio IIB: T2,N1,M0; T3,N0,M0; T2,N2,M0; T3,N1/2,M0

Estadio IIIA: T0,N2,M0; T1,N2,M0

Estadio IIIB: T4, cualquier N,M0; cualquier T,N3,M0

Estadio IV: M1, cualquier T/N

Espere la histología del tumor para otras variables pronósticas

Tumores con receptores de estrógeno/progesterona (+): menos agresivos, con probabilidad de responder a las hormonas.

Receptor *Her-2-neu* (+): tumor más agresivo, probablemente responderá a herceptin.

Los tumores de alto grado tienen un peor pronóstico que los de bajo grado.

Carcinoma lobular *in situ*: cáncer probable en la mama contralateral; realice una mastectomía bilateral.

P **Trate con base en la estadificación**

Para las etapas I, II o III, la paciente requerirá:
- Lumpectomía con disección de ganglios linfáticos axilares y radiación postoperatoria

O
- Mastectomía radical modificada con quimioterapia adyuvante y terapia hormonal como anastrozol, letrozol o tamoxifeno (para tumor con receptor hormonal (+))

Los regímenes de quimioterapia varían, pero probablemente incluirán doxorrubicina, ciclofosfamida con +/– docetaxel frente a ciclofosfamida, metotrexato y fluorouracilo.

Se puede utilizar el trastuzumab, un anticuerpo monoclonal contra el HER2.

Las pacientes con enfermedad en estadio IV se consideran incurables. La remisión puede producirse con radioterapia paliativa y terapia hormonal.

CÁNCER DE PULMÓN

S

¿Hay antecedentes de tabaquismo?

El carcinoma de pulmón está fuertemente asociado al tabaquismo y puede depender de la dosis.

Multiplique el número de paquetes de cigarrillos fumados al día por el número de años que ha fumado para obtener los "paquetes-año" de tabaco, una forma útil de cuantificar el tabaquismo.

¿Ha estado expuesto en el pasado a amianto, gas radón, arsénico, cromo o níquel?

Todos estos son factores de riesgo ambientales para desarrollar cáncer de pulmón.

¿Hay antecedentes de fibrosis pulmonar, sarcoidosis o enfermedad pulmonar obstructiva crónica?

Existe un mayor riesgo asociado de cáncer de pulmón con estas enfermedades.

¿Tiene el paciente algún síntoma general o específico asociado al cáncer de pulmón?

Además de la pérdida de peso y la anorexia, a menudo se observa tos crónica y hemoptisis.

El dolor óseo en el pecho, la espalda o la pelvis es un signo ominoso de una posible metástasis.

Los dolores de cabeza, las náuseas, los vómitos, la alteración del estado mental o las convulsiones sugieren una metástasis cerebral.

O

Realice una exploración física

Caquexia: La caquexia muscular que es más notable en la zona temporal de la cara (caquexia temporal) es más probable que se observe con una historia avanzada o de larga duración del carcinoma.

Síndrome de la vena cava superior: La ingurgitación/eritema de la cabeza y las extremidades superiores, causada por la obstrucción de la vena cava superior, requiere una atención rápida.

Síndrome de Horner: La tríada ptosis, miosis y anhidrosis de un ojo se debe a la afectación del ganglio cervical inferior y de la cadena simpática del lado ipsilateral. El cáncer de pulmón que causa el síndrome de Horner suele denominarse tumor de Pancoast.

En ocasiones se observa acropaquia (dedos en palillo de tambor).

El derrame pleural, caracterizado por la disminución de los ruidos respiratorios y la matidez a la percusión, puede observarse en el cáncer de pulmón avanzado, al igual que los hallazgos de neumonía obstructiva.

Obtenga una Rx de tórax

El cáncer de pulmón suele representarse como una masa blanca en la radiografía.

Obtenga y revise la TC de tórax e hígado, la PET, la resonancia magnética del cerebro y la gammagrafía ósea

Entre los elementos a destacar están el tamaño del tumor, el número de nódulos, la presencia o ausencia de derrame y la localización de la linfadenopatía afectada.

Una vez confirmada la malignidad del tejido, la PET puede identificar los lugares metabólicamente activos de las metástasis en los ganglios mediastínicos.

La resonancia magnética del cerebro y una gammagrafía ósea permiten identificar zonas de metástasis a distancia.

Obtenga pruebas de tejido patológico del carcinoma

Es factible obtener una biopsia mediante broncoscopia de las lesiones localizadas en el centro, mientras que la biopsia con aguja transtorácica asistida por TC será más apropiada en una lesión localizada más periféricamente.

Si hay derrame pleural, considere la posibilidad de realizar una toracocentesis para obtener posibles células malignas.

A

Carcinoma de pulmón

Si se dispone de la patología, asegúrese de caracterizar el carcinoma como de células pequeñas o de células no pequeñas. El de células pequeñas se asocia a un curso agresivo y a un mal pronóstico.

Clasificación TNM para el carcinoma de células no pequeñas de pulmón

El tumor:

- T1: <3 cm de tamaño
- T2: >3 cm, o en el bronquio principal pero a >2 cm de la carina o invade la pleura visceral
- T3: en la pared torácica, el diafragma o el pericardio o en el bronquio principal a ≤2 cm de la carina
- T4: afectación del mediastino, el corazón, la tráquea, el esófago, el cuerpo vertebral; derrame pleural o pericárdico maligno

Ganglios linfáticos:

- N0: No hay evidencia de ganglios linfáticos regionales
- N1: Metástasis en los ganglios linfáticos de la región peribronquial o hiliar ipsilateral
- N2: Metástasis en los ganglios linfáticos mediastínicos ipsilaterales o los ganglios linfáticos subcarinales
- N3: Metástasis en cualquier grupo de ganglios linfáticos contralaterales

Metástasis:

- M0: Sin evidencia de metástasis a distancia
- M1: Metástasis distante presente

Estadificación del carcinoma de células no pequeñas, basada en la clasificación TNM

Estadio IA: T1,N0,M0
Estadio IB: T2,N0,M0
Estadio IIA: T1,N1,M0
Estadio IIB: T2,N1,M0 o T3,N0,M0
Estadio IIIA: T3,N1,M0 o T1-3,N2,M0
Estadio IIIB: cualquier T,N3,M0 o T4, cualquier N,M0
Estadio IV: cualquier T, cualquier N, M1

Clasificación del carcinoma de células pequeñas de pulmón

Enfermedad limitada: El tumor está confinado en el hemitórax unilateral.
Enfermedad extendida: El tumor se extiende más allá del hemitórax o hay derrame pleural.

Diagnóstico diferencial

Incluye metástasis no pulmonares (colon, próstata, cuello uterino), tuberculosis o nódulo pulmonar benigno. La biopsia ayudará a resolver estos posibles diagnósticos alternativos.

P

Para el carcinoma de células no pequeñas, trate en función del estadio. Para los estadios I o II de malignidad, pida pruebas de función pulmonar (PFT) para decidir si el paciente es capaz de vivir con un solo pulmón. Si las PFT indican una posibilidad, organice la resección quirúrgica

Este estadio del cáncer de pulmón es curable. Aunque puede ser necesario resecar sólo un lóbulo, los pacientes deben ser capaces de vivir con un solo pulmón, en caso de que las complicaciones quirúrgicas requieran una resección completa.

Todos los pacientes en estadio III requerirán quimioterapia y radiación. El estadio IIIA puede ser susceptible de resección quirúrgica, mientras que el estadio IIIB no lo será. Los pacientes en estadio IV son incurables y deben recibir sólo tratamiento paliativo.

Para el carcinoma de células pequeñas, todos los pacientes requieren quimioterapia con un régimen basado en cisplatino/etopósido

Utilice la radiación para las metástasis cerebrales, y la cirugía puede ser eficaz para la enfermedad muy limitada. Actualmente se dispone de nuevas terapias inmunológicas dirigidas.

CÁNCER DE COLON

S

¿Tiene el paciente algún síntoma gastrointestinal?

Aunque los pacientes pueden presentarse con síntomas inespecíficos (por ejemplo, pérdida de peso, anorexia y fatiga) o sin ningún síntoma, algunos pueden sugerir en qué lado del colon se localiza el cáncer:

- La anemia y el dolor abdominal vago y sordo se asocian más a los cánceres de colon del lado derecho que del izquierdo.
- Los cánceres de colon del lado izquierdo presentan más típicamente estreñimiento, diarrea, cambio en el calibre de las heces, hemorragia rectal y obstrucción intestinal.

¿Tiene el paciente un mayor riesgo de desarrollar cáncer de colon?

Edad: La incidencia aumenta después de los 45 años.

Etnia: La incidencia es mayor entre los afroamericanos que entre los blancos.

Antecedentes personales o familiares de neoplasias, incluyendo pólipos benignos: Considere la posibilidad de un cribado más periódico en estos pacientes.

Enfermedad inflamatoria intestinal: El riesgo acumulado puede alcanzar hasta 20% después de los 30 años.

O

Realice una exploración física

General: La caquexia puede observarse en pacientes con antecedentes avanzados o de larga duración de carcinoma.

Abdomen: La enfermedad avanzada puede presentarse con una masa abdominal palpable o hepatomegalia.

Rectal: Un examen rectal digital puede revelar una masa en aproximadamente 50% de los casos de cáncer rectal. Las heces suelen ser positivas para sangre oculta en una tarjeta de guayacol.

Por lo demás, la mayoría de los pacientes tendrán una exploración física normal.

Considere la posibilidad de solicitar los siguientes estudios de laboratorio

Hemograma: Puede presentar anemia.

Prueba de la función hepática: Una elevación podría significar metástasis hepática.

Antígeno carcinoembrionario (CEA): A menudo elevado en pacientes con cáncer de colon. Se mide en todos los pacientes con cáncer de colon confirmado para monitorizar el tratamiento.

Obtenga una Rx de tórax

Aunque una Rx de tórax negativa no descarta la enfermedad metastásica, es probable que los nódulos en la Rx de tórax representen metástasis.

Obtenga una colonoscopia y considere un estudio de imagen

La colonoscopia es el procedimiento de diagnóstico de elección.

- Permite la biopsia de la lesión al mismo tiempo que la visualización directa.
- Si el paciente rechaza la colonoscopia, o por alguna razón no tolera el procedimiento, se puede utilizar el enema de bario y la colonografía por TC en lugar de la colonoscopia para detectar los cánceres con gran fiabilidad.

Si la biopsia de la colonoscopia revela la existencia de cáncer de colon, debe solicitarse una TC del tórax, el abdomen y la pelvis para evaluar si hay metástasis.

A

Carcinoma de colon

Asegúrese de clasificar el estadio del cáncer, porque esto tiene implicaciones en el tratamiento y el pronóstico, así como en la supervivencia.

Clasificación de TNM para cáncer de colon

El tumor:

- Tis: Carcinoma *in situ*, confinado en el epitelio o en la lámina propia
- T1: Invasión de la submucosa
- T2: Invasión de la muscularis propria
- T3: Invasión en la subserosa o en el tejido pericólico o perirrectal
- T4: Invasión de otros órganos o estructuras

Ganglios linfáticos:

- N0: Sin evidencia de metástasis en los ganglios linfáticos regionales
- N1: Metástasis en 1 a 3 ganglios linfáticos pericólicos o perirectales
- N2: Metástasis en ≥4 ganglios linfáticos pericólicos o perirectales
- N3: Metástasis en cualquier ganglio linfático a lo largo del curso de un tronco vascular

Metástasis:

- M0: Sin evidencia de metástasis a distancia
- M1: Presencia de metástasis a distancia (el hígado es el más común, seguido del pulmón)

Estadificación del cáncer de colon según la clasificación TNM

Estadio I: T1,N0,M0; T2,N0,M0
Estadio II: T3,N0,M0; T4,N0,M0
Estadio III: cualquier T,N1-3,M0
Fase IV: M1, cualquier T/N

Los diagnósticos diferenciales para la sintomatología incluyen

- Enfermedad inflamatoria del intestino
- Síndrome del intestino irritable
- Colitis infecciosa
- Diverticulosis/diverticulitis

P

El tratamiento se basa en la etapa dada

Estadio I: Resección quirúrgica del tumor con anastomosis de extremo a extremo.
Estadio II: Resección-anastomosis con quimioterapia adyuvante posoperatoria (5-fluorouracilo y leucovorina), radioterapia O inmunoterapia.
Estadio III: Resección-anastomosis con quimioterapia adyuvante posoperatoria, radioterapia E inmunoterapia.
Estadio IV: Quimioterapia para el tratamiento paliativo (fluorouracilo, leucovorina e irinotecán). No se conoce ninguna cura para la enfermedad en estadio IV.

Como se ha señalado anteriormente, después del tratamiento, los pacientes deben tener controlados los niveles de CEA para descartar recidiva. Las elevaciones de los niveles probablemente signifiquen enfermedad metastásica

CÁNCER DE PRÓSTATA

S

¿Cuál es la edad y el origen étnico del paciente?

Casi todos los pacientes con cáncer de próstata tienen 65 años o más. *Los afroamericanos tienden a tener mayor riesgo de padecer cáncer de próstata que otras etnias.*

¿Tiene el paciente un padre o un hermano que haya padecido cáncer de próstata?

Las personas con antecedentes familiares de cáncer de próstata también tienen un mayor riesgo asociado.

¿Hay algún síntoma de enfermedad avanzada?

Amplio compromiso local:

- Disuria
- Retención urinaria
- Aumento de la frecuencia
- Dolor de espalda
- Hematuria
- Obstrucción del flujo de salida

Enfermedad metastásica:

- Dolor de huesos
- Fracturas
- Trombosis venosa profunda
- Debilidad en las extremidades inferiores (compresión de la médula)
- Émbolos pulmonares

Más de 80% de los pacientes con cáncer de próstata son asintomáticos en el momento del diagnóstico.

O

Realice una exploración física

La caquexia puede observarse en pacientes con antecedentes de carcinoma avanzado o de larga duración.

El tacto rectal (DRE) puede revelar una próstata agrandada e indurada con nódulos focales.

Un examen de próstata normal no es un argumento sólido a favor o en contra del cáncer de próstata porque los pacientes con esta enfermedad pueden tener un antígeno prostático específico (PSA) elevado y un DRE normal.

Realice un examen neurológico completo de las extremidades inferiores para descartar compresión de la médula.

Obtenga una prueba de marcador tumoral PSA

Un PSA normal es inferior a 4 ng/mL; un valor superior a 10 ng/mL tiene una probabilidad aproximada de dos sobre tres de estar asociado a un cáncer de próstata.

Obtenga una ecografía transrectal de la próstata con o sin MRI

Los resultados de la ecografía ayudarán a clasificar el tumor.

Se puede realizar una biopsia sistemática durante la ecografía si se sospecha de malignidad.

Si las biopsias de tejido confirman la existencia de cáncer de próstata, la resonancia magnética es la forma más precisa de visualizar tanto la próstata como la afectación de los ganglios linfáticos regionales.

Solicite una gammagrafía ósea con radionúclidos para detectar cualquier metástasis ósea

El cáncer de próstata tiene una gran propensión a hacer metástasis en el hueso. Provoca lo que se conoce como lesiones blásticas, llamadas así porque se estimula la actividad osteoblástica. Los osteoblastos aumentan la formación de hueso nuevo y, por tanto, provocan mayor captación de radionúclidos.

La TC es poco útil para la estadificación del cáncer de próstata

A

Carcinoma de próstata

La puntuación de Gleason debe estar disponible por patología

En el adenocarcinoma de próstata, la parte del tumor con mayor grado histológico determina su actividad biológica. Puntuaciones más altas = mayor probabilidad de enfermedad metastásica.

Para determinar la puntuación de Gleason, el patólogo asigna un número al grado histológico de dos zonas del tumor, y cada una de ellas se puntúa del 1 al 5 (el 1 es la mejor diferenciada y el 5 la peor). Las dos puntuaciones se suman para dar una puntuación de Gleason de 2 a 10.

Clasificación TNM para el cáncer de próstata

Estadio T1: cáncer no detectable por DRE
- T1a: con cáncer en ≤5% del tejido resecado, por lo general encontrado en la autopsia o en la resección por hiperplasia prostática
- T1b: con cáncer en >5% del tejido resecado, por lo general encontrado en la autopsia o en la resección por hiperplasia prostática
- T1c: cáncer encontrado en la biopsia indicado por un PSA elevado

Estadio T2: cáncer palpable en el DRE pero confinado en la próstata
- T2a: nódulo único en un solo lóbulo, rodeado de tejido normal
- T2b: tumor en la mayor parte de un lóbulo
- T2c: el tumor afecta a ambos lóbulos de la próstata

Estadio T3: el tumor palpable se extiende más allá de la próstata sin metástasis a distancia
- T3a: extensión extracapsular unilateral
- T3b: extensión extracapsular bilateral
- T3c: el tumor invade las vesículas seminales

Para todos los estadios TM (metástasis) son (+) o (–).
- M1-2: sólo están implicados los ganglios pélvicos
- M2+: metástasis a distancia

Cualquier estadio T puede tener M+. Las metástasis sólo pueden diagnosticarse mediante linfadenectomía pélvica.

Aproximadamente 10% de todos los tumores con una puntuación de Gleason <5 presentan metástasis linfáticas, mientras que éstas existen en 70% de todos los tumores con puntuaciones ≥9. Sin embargo, un PSA de <10 ng/mL conlleva sólo 10% de posibilidades de diseminación linfática. Con base en estas cifras, el paciente y su médico deben tomar la decisión de realizar una linfadenectomía pélvica.

P Remita al paciente a un urólogo

La prostatectomía simple puede ser curativa en la enfermedad T1a y T1c.

La prostatectomía radical (extirpación de la próstata y las vesículas seminales) mejora la supervivencia en los estadios T1b y en todos los T2.

La prostatectomía radical puede ser útil en los estadios T3 con o sin M+, ya que probablemente se reducirá la morbilidad del tumor. Sin embargo, el beneficio sobre la mortalidad es incierto.

Si el paciente rechaza la cirugía o no es candidato, la radiación es una opción viable

La radiación de haz externo puede causar impotencia (60% de los pacientes siguen siendo sexualmente funcionales después de la cirugía).

La implantación de semillas radiactivas (braquirradioterapia) parece ser la opción más adecuada para la enfermedad T2a.

Útil en pacientes con neoplasias de alto grado y en aquéllos con márgenes quirúrgicos positivos.

En el caso de pacientes con tumor M+, la privación de andrógenos tiende a reducir el ritmo de crecimiento

La privación de andrógenos puede llevarse a cabo de forma quirúrgica (castración) o médica. Los antagonistas de la hormona liberadora de gonadotropina para impedir la secreción de la hormona luteinizante parecen ser el método preferido.

La quimioterapia es el último recurso para la paliación

Sólo 10% de los pacientes M+ tienen una respuesta parcial objetiva.

ENFERMEDADES INFECCIOSAS

FIEBRE DE ORIGEN DESCONOCIDO

S **¿Tiene el paciente síntomas que se ajustan a los criterios de la fiebre de origen desconocido (FUO)?**

Para recordar los criterios, recuerde el número 3. La fiebre debe ser superior a 38.3 °C (101.0 °F) durante ≥3 semanas, seguida de 3 días consecutivos de hospitalización O 3 visitas ambulatorias sin un diagnóstico confirmado.

Las 3 semanas no son necesarias para el diagnóstico de FUO si la fiebre comienza en un paciente ya hospitalizado por un problema no infeccioso (FUO nosocomial), si es neutropénico (FUO neutropénico) o si es HIV positivo (FUO asociado al HIV).

¿Tiene el paciente un historial de enfermedades autoinmunes?
Cualquier enfermedad autoinmune puede asociarse a otras, y éstas pueden presentarse con fiebres.

¿Ha tenido el paciente alguna exposición a la tuberculosis?
La tuberculosis es una causa común de FUO.

¿Practica el paciente relaciones sexuales de riesgo o utiliza drogas inyectables?
El HIV también puede causar un FUO.
El uso de medicamentos por vía intravenosa es también un factor de riesgo de endocarditis, otra causa común de FUO.

¿Tiene el paciente antecedentes de viajes recientes?
Los países en vías de desarrollo conllevan un riesgo de infecciones parasitarias (por ejemplo, malaria) o bacterianas crónicas (por ejemplo, brucelosis).

¿Ha notado el paciente alguna masa o bulto en el cuerpo?
La malignidad es una causa común de FUO. Los bultos pueden representar ganglios linfáticos o tumores.

¿Está el paciente tomando alguna medicación?
Muchos medicamentos pueden producir fiebre.

¿Tiene el paciente algún otro síntoma físico que pueda llevarle a un diagnóstico?

- Cefaleas
- Anorexia
- Tos/hemoptisis
- Sudores nocturnos
- Eccema
- Diarrea
- Pérdida de peso
- Artritis
- Edema

Pregunte si el paciente está bajo inmunosupresión crónica
Si es así, considere organismos como el citomegalovirus, los hongos o *el Pneumocystis carinii*.

O **Documente la gravedad y la frecuencia reales de las fiebres**
Esto permite descartar el trastorno facticio/simulación y puede mostrar un patrón consistente con ciertas enfermedades:

- *Dos picos diarios:* consistentes con la enfermedad de Still (la forma sistémica de la artritis reumatoide juvenil [JRA], que también puede darse en adultos)
- *Fiebre cada tercer o cuarto día:* compatible con la malaria

Realice una exploración exhaustiva para buscar cualquier causa potencial de la fiebre
Erupción: erupción malar de lupus eritematoso sistémico, celulitis, JRA o poliarteritis nodosa (PAN)
Petequias: leucemia, endocarditis
Linfadenopatía: HIV, linfoma, otra malignidad
Soplo sistólico: endocarditis
Disminución de los ruidos respiratorios: neumonía, empiema, tuberculosis
Sensibilidad del RUQ: absceso hepático
Tromegalia: tiroiditis, enfermedad de Grave (con tirotoxicosis)

A

Fiebre de origen desconocido

Con los criterios señalados, ahora es tarea del profesional averiguar la causa real.

- En el caso de las FUO nosocomiales, hay que tener en cuenta que el tromboembolismo séptico es un acontecimiento común y que los medicamentos pueden causar fiebre por sí mismos o al permitir las infecciones oportunistas.
- En el caso de la FUO asociada al HIV, busque las infecciones oportunistas.
- En el caso de la FUO neutropénica, averiguar la causa es menos importante que mantener al paciente con vida hasta que se recupere el recuento de neutrófilos.

Para un diagnóstico diferencial de todas las demás FUO (también conocidas como FUO clásicas), ¡recuerde el ABC! Las enfermedades **a**utoinmunes, los **b**ichos (infecciones) y el **c**áncer representan entre 60 y 80% de todas las causas de FUO. A continuación se mencionan algunas enfermedades comunes que causan fiebre:

Autoinmunes: lupus, JRA, PAN, crioglobulinemia, polimialgia reumática, enfermedad de Still

- *Bichos* (infecciones): neumonía; infección del tracto urinario; celulitis; sinusitis; meningitis; endocarditis; absceso de hígado, bazo, riñón o hueso; tuberculosis; hongos; HIV; malaria; infecciones virales
- *Cáncer:* Considere los tumores sólidos así como las neoplasias humorales
- *Medicamentos:* esteroides, anfetaminas, antibióticos, atropina, isoniazida, procainamida, quinidina
- *Endocrino:* hipertiroidismo, tiroiditis
- *Embolia:* trombosis venosa profunda o émbolo pulmonar
- *Facticia o familiar:* fiebre del Mediterráneo
- *Granulomatosas:* sarcoidosis, enfermedad de Crohn, colitis ulcerosa

P

Realice cultivos en el paciente en todos los sitios

Los hemocultivos dos veces. Los cultivos de esputo y orina están indicados en todos los pacientes con FUO.

Cultivos de líquido cefalorraquídeo y peritoneal, si son relevantes.

Asegúrese de enviar sangre y esputo en medios especiales para buscar especies fúngicas y de tuberculosis si la sospecha clínica surge durante la historia y la exploración física.

Solicite estudios radiográficos según lo justifique la sospecha clínica

Se debe realizar una Rx en todos los pacientes con FUO como parte del estudio inicial. Sin embargo, los siguientes estudios sólo deben realizarse con base en la sospecha clínica:

- KUB
- TC tórax/abdomen/pelvis
- Ecografía RUQ
- Ecocardiografía
- Serie GI superior

Administre antibióticos empíricos si el paciente parece enfermo o inestable

Los antibióticos de amplio espectro para las infecciones bacterianas son una buena opción inicial. Si el paciente no mejora después de unos días, considere el uso empírico de medicamentos antifúngicos.

Los esteroides no han demostrado ser de beneficio empírico en pacientes con FUO, y de hecho pueden empeorar la condición de aquellos con infecciones ocultas.

Ordene otros estudios de suero

Hemograma con diferencial, anticuerpos antinucleares, factor reumatoide

Tenga en cuenta que hasta 15% de los casos de FUO se resuelven o persisten sin un diagnóstico confirmado

ENDOCARDITIS BACTERIANA AGUDA

S

¿Tiene el paciente fiebre, fatiga, dolor muscular o malestar?
Estas son quejas muy generales, pero son comunes en la endocarditis.

¿Tiene el paciente antecedentes de cardiopatía valvular o fiebre reumática?
Cualquier anomalía de las válvulas del corazón aumenta el riesgo de endocarditis.
La fiebre reumática (RF) es una de las principales causas de estenosis de la válvula mitral.

¿Tiene el paciente una válvula cardiaca protésica?
El tratamiento difiere considerablemente si se trata de una válvula nativa o protésica (véase más adelante).

¿Ha utilizado el paciente alguna vez drogas intravenosas?
El uso de drogas por vía intravenosa es un enorme factor de riesgo de endocarditis. También cambia el enfoque del tratamiento (véase más adelante).

¿Informa el paciente de una nueva disnea de esfuerzo o de una disminución de la tolerancia al ejercicio?
La insuficiencia cardiaca congestiva resultante de la enfermedad valvular es una de las secuelas de la endocarditis, así como una razón para considerar la cirugía como opción de tratamiento.

O

Revise los signos vitales y realice una exploración física
Averigüe si hay fiebre (temperatura >100.4 °F = 38 °C)
Neurología: defectos como signo de un posible derrame cerebral por embolia séptica
Cardiología: soplo, especialmente uno consistente con regurgitación valvular
HEENT: Manchas de Roth (manchas blancas redondas rodeadas de una hemorragia retiniana)
Piel:

- *Lesiones de Janeway:* máculas/nódulos hemorrágicos indoloros en las palmas de las manos y las plantas de los pies
- *Nódulos de Osler:* nódulos subcutáneos dolorosos del tamaño de un guisante en los dedos de las manos, los pies, las palmas de las manos y las plantas de los pies

Obtenga cultivos de sangre en serie
Son necesarias no sólo para ayudar a hacer el diagnóstico sino también para decidir el tratamiento.

Revise la biometría hemática completa con el diferencial
Busque indicios que sugieran una infección bacteriana, como un recuento de leucocitos elevado con desplazamiento hacia la izquierda.

Compruebe la U/A en busca de signos de hematuria o de cilindros de eritrocitos
La glomerulonefritis es un efecto inmunológico bien conocido de la endocarditis.

Solicite el factor reumatoide
Ayuda a hacer el diagnóstico porque es uno de los criterios menores.

Revise el ecocardiograma
Busque signos de masa intracardiaca, abscesos u otras anomalías, en especial alrededor de una válvula.

Si el ecograma transtorácico es negativo o no es concluyente, considere el transesofágico
A menudo puede obtenerse una mejor visión del corazón mediante ecograma transesofágico, pero es más invasivo y requiere sedación, por lo que sólo debe utilizarse si el ecograma transtorácico no es concluyente y la sospecha clínica de endocarditis sigue siendo alta.

A

Endocarditis bacteriana aguda
Infección bacteriana de la pared interna (endocardio) del corazón
El diagnóstico suele hacerse con los criterios de Duke:

- Criterios principales
  - Dos o más hemocultivos positivos
  - Nuevo soplo o ecocardiograma que muestre afectación del endocardio

- Criterios menores
  - Historia de anormalidad valvular previa, cirugía cardiaca o uso de drogas intravenosas
  - Fiebre
  - Evidencia de embolia séptica
  - Signos inmunológicos: glomerulonefritis, RF positivo, nódulos de Osler, manchas de Roth
  - Hemocultivo positivo único

Para el diagnóstico se necesitan dos mayores, una mayor y tres menores, o cinco menores

Para una posible endocarditis se necesita una mayor y una menor, o tres menores

Diagnóstico diferencial

Vasculitis: PAN, MPA, enfermedad de Wegener, HSP

Infecciosas: meningitis, sepsis, neumonía, miocarditis, pericarditis, paludismo, HIV, sífilis, EBV, CMV

Oncológico: síndrome paraneoplásico, metástasis

Endocrino: hipertiroidismo, hipotiroidismo, DKA

Reumático: SLE, RA, MCTD, JRA

Esta enfermedad puede ser sutil, por lo que utilizar los criterios de Duke es útil para determinar la probabilidad de que se trate de una endocarditis

P

Obtenga hemocultivos y trate primero empíricamente y luego en función de las sensibilidades

La vancomicina o la ampicilina con aminoglucósido (más rifampicina si hay válvula prostática) es una buena opción para el tratamiento empírico.

La duración del tratamiento suele ser de unas seis semanas.

Consulte a Cirugía cardiotorácica para una posible cirugía si el paciente tiene insuficiencia cardiaca congestiva, absceso o fracaso de los antibióticos

En estos casos, la cirugía puede ser la única opción.

Considere la posibilidad de consultar a Cardiología y enfermedades infecciosas para obtener más asesoramiento

El asesoramiento de los expertos es un componente importante del cuidado. Esta puede ser una enfermedad difícil de tratar, e incluso si se trata correctamente, más de 50% de estos pacientes requieren eventualmente reemplazo de la válvula.

Indique profilaxis con amoxicilina o clindamicina 1 hora antes de procedimientos invasivos como los dentales

Si el paciente es de alto riesgo y va a ser sometido a cirugía gastrointestinal o genitourinaria, administre ampicilina IV/IM y aminoglucósido.

HIV CON FIEBRE

S **¿Cuál es el último recuento de CD4 y la carga viral del paciente?**

Las infecciones como la neumonía por *P. carinii* (PCP), los cocos y el citomegalovirus son más comunes con recuentos de CD4 más bajos.

¿Tiene el paciente antecedentes de infecciones oportunistas?

Una infección previa de PCP aumenta el riesgo de recurrencia.

Los ejemplos de organismos que causan infecciones oportunistas son los siguientes:

- Hongos (cándida, histoplasma, criptococo, coccidioides, aspergillus)
- Protozoos/hongos (*P. carinii*), protozoos (criptosporidios, microsporidios, isospora) y esporozoos (toxoplasma).

¿Tiene el paciente factores de riesgo de exposición a una infección conocida?

Contactos con enfermos: exposición a la tuberculosis, falta de vivienda, encarcelamiento, abuso de drogas intravenosas

Viajes recientes: Suroeste de Estados Unidos, Arizona (cocos); valles del río Ohio/ Mississippi (histo)

Empleo: agricultores: aspergillus; cazadores: blastomicosis

Contactos con animales: excrementos de aves (cripto); gatos (toxo); excrementos de murciélagos (histo)

¿Qué medicamentos está tomando el paciente? ¿Está tomando HAART o profilaxis?

Si el paciente está en profilaxis con TMP/SMX o azitromicina, por ejemplo, es menos probable que tenga PCP o complejo de ataque de membrana (MAC), respectivamente.

¿Tiene el paciente síntomas que sugieran una infección?

CNS: cambios del estado mental, dolor de cabeza, rigidez de cuello y fiebre (meningitis). Los pacientes de HIV no tienen síntomas típicos, sino que pueden ser sutiles (fatiga y fiebre).

Los síntomas respiratorios como la tos, la disnea de esfuerzo, el dolor torácico pleurítico, los sudores nocturnos y la fiebre pueden sugerir afecciones como sinusitis, bronquitis y neumonía. A medida que disminuyen los recuentos de CD4, la PCP, la tuberculosis, los hongos, el linfoma o el sarcoma de Kaposi (KS).

Los síntomas gastrointestinales incluyen odinofagia o disfagia que sugieren esofagitis; dolor abdominal, diarrea y fiebre sugieren una etiología infecciosa.

O **Revise los signos vitales en busca de signos de inestabilidad hemodinámica**

Sepsis: fiebre, hipotensión, taquicardia

Deshidratación: ortostatismo positivo

Neumonía: aumento de la frecuencia respiratoria, oximetría de pulso baja

Realice una exploración física

General: evaluar el nivel de conciencia, el estado nutricional

HEENT: funduscópico, úlceras, aftas, meningismo, ganglios linfáticos

Abdomen: hepatomegalia, esplenomegalia (histo, tuberculosis)

Piel: nódulos subcutáneos, úlceras

Evalúe la biometría hemática completa con diferencial

La leucocitosis con desviación a la izquierda sugiere infección; considere los cultivos de orina, sangre, esputo y heces, la punción lumbar (LP) y la Rx (los cultivos deben incluir bacterias, hongos y bacilos acidorresistentes [BAAR]).

También es frecuente la anemia (enfermedad crónica, parvovirus B-19).

Trombocitopenia: común en el HIV

Obtenga un recuento de CD4

Algunas infecciones son más comunes en los recuentos de CD4 más bajos:

- CD4 >500 células/mm^3: sinusitis, bronquitis, aftas orales
- CD4 200-500 células/mm^3: neumonía (bacteriana)
- CD4 100-200 células/mm^3: PCP, histo, cocos, tuberculosis miliar, linfoma
- CD4 <100 células/mm^3: toxo, cripto, MAC, KS
- CD4 <50 células/mm^3: Infecciones por CMV

Considere otros estudios de diagnóstico

Si predominan los síntomas del SNC, considere:

- TC de la cabeza: Las lesiones que realzan el anillo sugieren toxoplasma o linfoma
- LP: presión de apertura, recuento de células, proteínas, glucosa, tinción de Gram, cultivo, BAAR, prueba VDRL, Ag criptocócico
- Cripto Ag en suero, Ab de toxoplasma

Si predominan los síntomas pulmonares, considere:

- Tinción de Gram del esputo, cx: hongos, BAAR, PCP (expectorado o inducido)
- Colocar el derivado proteico purificado (PPD)
- LDH: aumenta con la PCP, la tuberculosis y el linfoma
- Gasometría: hipoxemia y gradiente A-a elevado común con la PCP
- Rx de tórax: Una Rx de tórax normal no indica ausencia de enfermedad
  - Bilaterales infiltrados intersticiales comunes con PCP, histo, cocos
  - Lesión cavitaria del lóbulo superior con tuberculosis o PCP tratada con pentamidina
  - Efusiones pleurales comunes con la tuberculosis o el KS
- Considere la posibilidad de realizar un TC de tórax o una broncoscopia

Si predominan los síntomas gastrointestinales, considere:

- Enviar recuento de leucocitos en heces, cultivo, óvulos y parásitos, *Isospora* y *Cryptospora*. Si hay lesiones cutáneas sospechosas, biopsia.

A HIV y fiebre

La infección en pacientes seropositivos requiere una consideración especial porque están inmunodeprimidos y, por tanto, corren mayor riesgo no sólo de los patógenos normales, sino también de una amplia gama de infecciones oportunistas.

Etiologías

Infecciones del CNS (*Streptococcus pneumoniae, cripto*, HSV, VSV, toxo)
Infecciones pulmonares (*S. pneumoniae, Haemophilus influenzae*, tuberculosis, PCP, *Rhodococcus equi*)
Infecciones gastrointestinales (*cándida*, HSV, CMV, cripto-/iso-/microspora, MAC)
Malignidad (linfoma, sarcoma de Kaposi, cáncer cervical o anal)

P Asegúrese de que el paciente recibe la profilaxis adecuada

Si el recuento de CD4 es <200, inicie la profilaxis de la PCP con TMP/SMX.
Si el recuento de CD4 es <100, inicie la profilaxis de MAC con azitromicina.

Dé tratamiento en función de la fuente de infección

Esofagitis: fluconazol (*Candida*)
Sinusitis o bronquitis: amoxicilina o augmentin
Tuberculosis: vea antes
MAC: claritromicina 500 mg dos veces al día
PCP: TMP/SMZ DS (o pentamidina si es alérgico) durante 21 días

- Si la PaO_2 <70, el gradiente a-A >35, administrar esteroides
- Terapia profiláctica de por vida con TMP/SMZ DS o dapsona si es alérgico; meningitis criptocócica: anfotericina B

Histoplasmosis: enfermedad leve-moderada: itraconazol; enfermedad grave: anfotericina B; terapia de mantenimiento: itraconazol
Coccidioidomicosis o aspergilosis: anfotericina B
Toxoplasmosis: pirimetamina y sulfadiazina

CELULITIS

S

¿Informa el paciente alguna rotura reciente en la piel?

Muchos factores pueden causar rotura en la piel y constituir un portal de entrada para infecciones:

- Abrasiones
- Mordeduras (de insectos, perros, gatos)
- Abuso de drogas IV (IVDA)
- Cortes
- Herida quirúrgica
- Afecciones cutáneas preexistentes
- Quemaduras
- Uso de agujas

¿Tiene el paciente algún problema cutáneo preexistente?

Estas afecciones también pueden causar rotura en la piel y provocar celulitis:

- Eczema
- Pie de atleta
- Psoriasis
- Estasis venosa
- Pénfigo
- Úlcera de presión

¿El paciente tiene diabetes?

Mayor riesgo, en especial en la diabetes mellitus mal controlada:

- Poca actividad del sistema inmunitario, especialmente con hiperglucemia
- Disminución de la sensibilidad periférica, puede no notar lesiones en los pies como pisar un trozo de vidrio

¿Está el paciente utilizando medicamentos intravenosos u opioides cutáneos?

El uso intravenoso o subcutáneo de medicamentos u otras sustancias es otro factor de riesgo de infección.

¿Es persona sin hogar o alcohólica?

Estos pacientes suelen tener mayor riesgo de infección de la piel como consecuencia de una mala higiene.

¿Tiene el paciente otros problemas médicos?

La insuficiencia renal, en especial la terminal, también provoca una mala cicatrización y un mayor riesgo de celulitis y otras infecciones.

Asimismo, la insuficiencia hepática/cirrosis puede causar una mala cicatrización.

La desnutrición por cualquier causa puede provocar una mala cicatrización.

Los pacientes con cáncer tienen mayor riesgo por eventos como la quimioterapia, que puede debilitar el sistema inmunitario, o los catéteres venosos, que pueden constituirse en puertas de entrada para la infección.

Revise los medicamentos que toma el paciente

Es importante considerar medicamentos inmunosupresores como la prednisona.

¿Tiene el paciente alguna otra inmunodeficiencia preexistente?

Los defectos de los neutrófilos (tanto adquiridos como congénitos), como la neutropenia y la enfermedad granulomatosa crónica (CGD), sitúan al paciente en un riesgo especialmente elevado.

El HIV también puede provocar inmunodeficiencia y diversas infecciones oportunistas.

O

Revise los signos vitales y realice una exploración física

Examine en busca de fiebre, que puede indicar una infección por *Staphylococcus pyogenes* o algo más que una celulitis: absceso, síndrome de choque tóxico, endocarditis.

Piel:

- Observe específicamente la lesión en busca de enrojecimiento, calor, hinchazón y dolor.
- Observe si la celulitis recubre algún hueso o articulación.
- Palpe cuidadosamente para detectar cualquier crepitación o fluctuación.
- Busque signos de traumatismos subyacentes, como:
  - Abrasión
  - Mordiscos
  - Quemaduras
  - Cortes
- Busque signos de enfermedad cutánea subyacente como:
  - Tinea
  - Foliculitis
  - Herpes
  - Estasis venosa
  - Eccema
  - Úlceras por presión

Revise los oídos, especialmente en los diabéticos, ya que son propensos a infecciones como la otitis externa.

Examine la parte inferior de las piernas (uno de los lugares más comunes).

Pida a los adictos que consumen drogas por vía intravenosa que le muestren dónde se inyectan.

Palpe los ganglios linfáticos de la zona

Considere la biopsia/cultivo de la piel inflamada

Esto puede proporcionarle el diagnóstico y el mejor tratamiento si puede obtener la sensibilidad en el cultivo.

Considere la posibilidad de obtener una radiografía o una resonancia magnética si la lesión recubre el hueso superficial

Busque signos de elevación del periostio que sugieran una osteomielitis.

Celulitis

Inflamación aguda de la piel causada por una infección bacteriana que provoca calor, enrojecimiento, hinchazón y dolor local

Etiologías

Staphylococcus aureus: suele propagarse a partir de una infección local como un absceso causado por un cuerpo extraño. Se asocia con IVDA. Considere una posible endocarditis.

Streptococcus pyogenes: suele ser difusa y de rápida propagación, asociada a la linfangitis, así como a la fiebre

Estreptocócica (grupos A, B, C o G): asociada a la estasis venosa/enfermedad vascular periférica y a pacientes diabéticos

H. influenzae: se asocia a infecciones arriba del cuello (sinusitis, otitis) y a personas diabéticas

Pseudomonas aeruginosa: diabéticos, foliculitis de la bañera de hidromasaje y personas que han pisado un clavo

Pasteurella multocida: asociada a mordeduras de gatos y perros

Vibrio vulnificus: asociado a consume de mariscos/océano

Mycobacterium marinum: asociado a peceras y piscinas

Diagnóstico diferencial

- Fascitis necrosante
- Osteomielitis
- Foliculitis
- Abuso de ancianos
- Síndrome de choque tóxico
- Mucormicosis
- Gangrena
- Eczema
- Acceso
- Quemaduras
- Enfermedad de Lyme
- *Cryptococcus*
- Herpes
- Exantema viral
- Tiña
- Endocarditis
- HIV
- CGD

En general, comience la terapia empírica con Keflex u oxacilina

Estos medicamentos cubrirán la mayoría de las causas comunes de celulitis (estreptococo del grupo A y *Staphylococcus aureus*).

Si la terapia empírica fracasa o el paciente tiene una inmunodeficiencia subyacente, considere el ingreso para antibióticos IV

Si el paciente fracasa en la terapia empírica ambulatoria, entonces puede tener

- Inmunodeficiencia no identificada (HIV, ESRD, cáncer).
- MRSA u otros organismos resistentes: ingrese para vancomicina intravenosa.
- Osteomielitis, endocarditis u otras infecciones/condiciones subyacentes.
- Diabetes: asegúrese de que haya buena cobertura anaeróbica debido al mayor riesgo de coinfección anaeróbica.

Identifique cuidadosamente a los pacientes que necesitan intervención quirúrgica

Algunos pacientes pueden requerir desbridamiento quirúrgico:

- Fascitis necrosante
- Acceso—Piomiositis

Los pacientes con osteomielitis necesitarán una consulta ortopédica.

Consulte a Dermatología en los casos que no estén claros

ENDOCRINOLOGÍA

DIABETES

S

¿Tiene el paciente algún factor de riesgo de diabetes?

– Obesidad – Síndrome de ovario poliquístico – Diabetes gestacional

Múltiples familiares de primer grado con diabetes
- DM tipo 1 asociada a HLA-DR3 o HLA-DR4

Etnia
- DM de tipo 1: los escandinavos presentan el mayor riesgo
- DM tipo 2: afroamericanos, mexicanos, nativos americanos

¿Cuál es la edad del paciente?

La DM tipo 1 es común en niños de 10 a 14 años, o en pacientes mayores no obesos.

La DM de tipo 2 es común en los mayores de 40 años.

¿Experimenta el paciente las tres P (poliuria, polidipsia, polifagia)?

La DM de tipo 1 suele presentarse con poliuria y pérdida de peso.

O

Revisión de los signos vitales

Obesidad (BMI >30), calcule utilizando: BMI = (Peso en kg)/(Estatura en m)^2
- Así, una persona de 100 kg (220 lb) que mide 1.83 m (72 pulg o 6 pies) tiene un BMI de 100/(1.83)^2 = 29.8.

Presión arterial alta (riesgo de complicaciones microvasculares y macrovasculares)

Ortostatismo (evaluar el estado del volumen)

Realice una exploración física completa, buscando específicamente

General: Evalúe el estado mental.

HEENT: Realice un examen funduscópico; inspeccione la dentición.

Extremidades: Documente la integridad de la piel, el edema o las deformidades, la fuerza de los pulsos.

Neurología: Evalúe la sensibilidad utilizando un monofilamento, si es posible.

Revise las pruebas de función renal

Obtenga la creatinina para evaluar la insuficiencia renal. Algunos medicamentos como la metformina (si la Cr >1.6 en hombres, o >1.5 en mujeres) están contraindicados en este caso.

Realice una prueba de diagnóstico

Los criterios para diagnosticar la DM incluyen:
- Glucemia aleatoria (BS) >200 mg/dL (en dos ocasiones distintas)
  - 110-200 mg/dL = tolerancia alterada a la glucosa
- Glucosa en sangre en ayunas (FBS) >126 mg/dL (en dos ocasiones distintas)
  - 110-126 mg/dL = tolerancia alterada a la glucosa
- Glucosa en plasma pospandrial de 2 horas >200 mg/dL (prueba de tolerancia a la glucosa oral, OGTT)
  - 140-200 mg/dL = tolerancia alterada a la glucosa

Compruebe la HbA1c

Por lo general, los eritrocitos viven aproximadamente 110 días en el torrente sanguíneo, tiempo en el que pueden glicarse. Por ello, esta prueba puede utilizarse para estimar el nivel de control glucémico aproximado en los últimos tres meses. La HbA1c normal es 6.

Puede calcular la BS correspondiente utilizando la HbA1c:
- BS media = ([HbA1c - 4]35) + 65
- Así que HbA1c de 7 = BS media de = ([7 - 4]35) + 65 = 170

Revise los resultados de un panel de lípidos en ayunas

Los pacientes suelen tener triglicéridos >200 mg/dL y HDL <35 mg/dL.

Compruebe el análisis de orina

La glucosuria se produce cuando se supera el umbral de reabsorción de la glucosa.

La cetonuria sugiere cetoacidosis diabética (DKA) o inanición.

Envíe la orina específicamente para la microalbúmina.

Busque pruebas de síndrome metabólico

Los pacientes con síndrome metabólico tienen mayor prevalencia de enfermedad arterial coronaria.

El síndrome metabólico se define por la presencia de tres o más de los siguientes factores:

- Obesidad: circunferencia de la cintura >40 pulgadas en los hombres, >35 pulgadas en las mujeres
- Dislipidemia:
  - Triglicéridos en ayunas >150 mg/dL
  - Colesterol HDL <40 mg/dL en hombres, <50 mg/dL en mujeres
- Hipertensión: presión arterial >130/85 mm Hg
- Diabetes: glucosa plasmática en ayunas >110 mg/dL

A

Diabetes mellitus

Diabetes tipo 2: mal control glucémico resultante de la resistencia a la insulina y la disminución de la secreción de insulina en respuesta a la hiperglucemia

Diabetes tipo 1: mal control glucémico resultante de la ausencia de secreción endógena de insulina (>90% autoinmune)

Diabetes secundaria:

- Trastornos pancreáticos
- Síndrome de Cushing
- Genética (hemocromatosis)
- Medicamentos (esteroides)

P

Identifique y trate a los pacientes con DKA/HONK (véase p. 90). Brinde instrucción a todos los pacientes antes de iniciar la medicación

Enseñanza de la diabetes (por ejemplo, fisiopatología, complicaciones, estilo de vida)

Glucómetro para el control de la glucosa en casa

Registro de efectos adversos, en especial de síntomas como sudoración, temblor y confusión, ya que pueden ser signo de sobremedicación

Nutrición, ejercicio, abstinencia de tabaco, vacunas (neumococo, gripe)

Considere los objetivos del tratamiento en cada visita

- HbA1c <7.0%
- LDL <70 mg/Dl
- Presión arterial <130/80 mm Hg
- HDL >40 mg/dL
- Triglicéridos <150 mg/dL

Comience con medicamentos orales como las biguanidas o la sulfonilurea

Empiece con una monoterapia y luego con una combinación de agentes orales antes de la insulina.

- Sulfonilureas
- Biguanidas
- Inhibidor de la dipeptidil peptidasa-4
- Inhibidor del cotransportador de sodio-glucosa-2
- Tiazolidinedionas
- Inhibidores de la α glucosidasa
- Péptido similar al glucagón-1

Comience con insulina si el paciente no logra alcanzar los objetivos con la medicación oral

En general, la cantidad de insulina puede estimarse en función del peso del paciente. Utilice alrededor de 0.6 por kg para estimar las unidades necesarias, y luego utilice dos tercios por la mañana y un tercio por la noche. De la dosis de la mañana, dos tercios deben ser de acción intermedia y un tercio de acción corta. Por la noche, utilice la mitad de acción intermedia y la mitad de acción corta.

- Acción ultracorta (lispro, aspart)
- De acción corta (Novolin, Humulin, regular)
- Combinaciones mixtas (70/30, 50/50)
- Intermedio (NPH, lente)
- Acción prolongada (glargina, detemir)

Remita al paciente anualmente a oftalmología, odontología y podología

Estas derivaciones ayudarán a reducir el número de complicaciones, como ceguera, pérdida de dientes y amputación.

CETOACIDOSIS DIABÉTICA Y COMA HIPEROSMOLAR NO CETÓSICO

S

¿Cuál es la edad del paciente?

Ciertos grupos de edad son más propensos a presentar cetoacidosis en lugar de HONK.

- La cetoacidosis es común en la DM de tipo 1 joven; también se observa en la tipo 2.
- El HONK es común en pacientes de mayor edad, visto en el tipo 2.

¿Informa el paciente de alguna de las tres P (poliuria, polidipsia, polifagia)?

Manifestaciones clínicas comunes de la hiperglucemia no controlada:

- Poliuria: micción frecuente causada por la glucosuria
- Polidipsia: beber con frecuencia debido a deshidratación e hiperosmolaridad
- Polifagia: aumento de la ingesta de alimentos a menudo con pérdida de peso

¿Informa el paciente una enfermedad reciente?

El control glucémico descompensado es consecuencia de infecciones subyacentes

- Infección del tracto urinario
- Neumonía
- Pancreatitis

Otros factores que pueden precipitar la hiperglucemia son:

- Infarto de miocardio
- Accidente cerebrovascular
- Consumo excesivo de alcohol
- Embarazo
- Traumatismo

¿Tiene el paciente un historial de falta de apego a la prescripción de los medicamentos o a la nutrición?

La falta de apego es una de las causas más comunes de la diabetes mal controlada.

Revise los medicamentos

Los diuréticos y los esteroides pueden aumentar los niveles de glucosa en sangre.

O

¿Tiene el paciente signos vitales que sugieran inestabilidad hemodinámica?

Considere lo siguiente en un paciente que presenta hiperglucemia grave:

- *Sepsis:* fiebre, hipotensión, taquicardia
- *Dificultad respiratoria:* taquipnea (respiraciones de Kussmaul)
- *Contracción severa del volumen:* ortostatismo

Realice una exploración física

General: Evaluar el nivel de conciencia (obnubilado); evaluar el aliento a acetona. Busque signos de infección.

Realice pruebas de diagnóstico para diferenciar la DKA de la HONK

Verifique los niveles de glucosa mediante la prueba de sangre tras pinchar un dedo.

Compruebe la gasometría arterial.

- pH bajo en la DKA, normal en la HONK

Compruebe los electrólitos séricos, incluyendo calcio, magnesio y fósforo.

- Calcule la brecha aniónica.
  - Alta en la DKA, normal en la HONK.
- Compruebe las cetonas séricas.
  - Alta en la DKA, nula/disminuida en la HONK.
- Calcular la osmolalidad del suero: aumentada en HONK.
  - $2 \times (Na^+ + K^+$ observado$) +$ glucosa$/18 +$ BUN$/2.8$

¿Cuál es el resultado del hemograma con diferencial?

La leucocitosis con desviación a la izquierda indica infección.

Considere realizar U/A, cultivos de sangre, orina y esputo, y Rx de tórax.

¿Cuáles son los resultados de las pruebas de función renal y hepática del paciente?

Los pacientes que tienen contracción severa de volumen suelen tener aumento del BUN y la creatinina.

Las pruebas de función hepática anormales sugieren infección o que son inducidas por alcohol.

Considere el ECG

El infarto de miocardio es un precipitante común de un estado hiperglucémico grave.

Las arritmias son comunes con las anomalías electrolíticas.

A

Hiperglucemia severa

Cetoacidosis diabética

- *DM:* hiperglucemia (glucosa >300 mg/dL)
- Cetonuria, cetonemia o ambas
- Acidosis pH <7.35, bicarbonato <15

Coma hiperosmolar no cetónico (HONK)

- Hiperglucemia (glucosa >400 mg/dL)
- Deterioro del estado mental
- Osmolalidad plasmática elevada (>340 mOsm)
- Falta de cetosis significativa

P

Asigne al paciente una cama monitorizada

La DKA y el HONK son condiciones que amenazan la vida.

Trate los factores precipitantes

Como se ha mencionado, muchos factores pueden causar o precipitar la DKA/HONK; averigüe estas causas y trátelas, o el paciente no mejorará.

Proporcione una reanimación intensa de fluidos de inmediato, incluso antes de la insulina

El volumen de estos pacientes (HONK > DKA) está muy mermado.

Déficit de agua libre calculado = 0.5 × peso corporal (kg) × (Na^+–140/140 corregido).

Reposición inicial de volumen con solución salina normal (NS). Reemplace 1 L en la primera hora, el segundo litro en las siguientes 1-2 horas, y luego continúe con 1/2NS 500 mL/h.

Añada D5 al líquido intravenoso cuando los niveles de glucosa se acerquen a 250 mg/dL

Para evitar la hipoglucemia de rebote

Terapia de insulina IV: carga 0.1-0.2 U/kg IV, y luego infusión continua 0.1 U/kg/hora

Esto disminuirá la concentración de glucosa en suero.

Continúe hasta que se cierre la brecha aniónica (AG = Na-[Cl + HCO_3]) (AG <15).

Dosis SQ de insulina regular 30 minutos antes de detener la infusión.

Haga una hoja de flujo de los electrólitos y la glucosa importantes para seguir cuidadosamente y reemplazar los electrólitos

En los estados hiperosmolares, los electrólitos K, Ca, Mg y P estarán artificialmente altos en el suero debido a la falta de insulina. Por tanto, es importante vigilarlos de manera cuidadosa para evitar las secuelas peligrosas de los electrólitos séricos bajos (como la arritmia) a medida que se repone la insulina.

Prueba de sangre tras pinchar un dedo cada hora inicialmente

Evite cuidadosamente la hipoglucemia (recuerde añadir D5 cuando el nivel de glucosa en sangre se acerque a 250) y asegúrese de que sus intervenciones están funcionando.

Electrólitos, brecha aniónica q2 horas inicialmente. P, Mg q6 horas inicialmente

Como ya se mencionó, el tratamiento no termina hasta que el AG <15, y estos pacientes casi siempre requerirán un reemplazo de electrólitos.

Repita la gasometría después de 4 horas

Esta es otra manera de verificar que sus intervenciones están funcionando.

HIPOTIROIDISMO

S

¿Experimenta el paciente síntomas relacionados con un estado de hipotiroidismo?

- Fatiga
- Debilidad
- Intolerancia al frío
- Aumento de peso
- Estreñimiento
- Disnea
- Cabello/uñas frágiles
- Piel seca
- Calambres musculares
- Depresión
- Dificultad para concentrarse
- Pérdida de audición (acumulación de líquido en el oído medio)

¿Informa la paciente de cambios en su ciclo menstrual?

Evaluar la función tiroidea con cualquier irregularidad menstrual o historia de infertilidad.

¿Tiene el paciente antecedentes de enfermedad de Graves?

La radioablación y la tiroidectomía previas son riesgos para el hipotiroidismo primario.

¿Tiene el paciente factores de riesgo de hipotiroidismo central?

Los pacientes con lesiones del sistema nervioso central corren el riesgo de sufrir un estado de hipotiroidismo.

- Traumatismo craneal
- Tumores hipofisarios
- Radiación del sistema nervioso central

¿Tiene el paciente síntomas asociados a otras hormonas hipofisarias?

Considere que otras hormonas de la glándula pituitaria están afectadas:

- Retraso en el crecimiento (hormona del crecimiento)
- Hipogonadismo, dismenorrea (FSH/LH)
- Disminución de la libido/lactación (prolactina)

¿Tiene el paciente antecedentes de enfermedades autoinmunes?

- Anemia perniciosa
- Diabetes mellitus tipo 1
- Miastenia grave
- Vitiligo

¿Tiene el paciente antecedentes de enfermedad infiltrativa?

Pone al paciente en riesgo de desarrollar hipotiroidismo:

- Hemocromatosis
- Sarcoidosis
- Amiloidosis

Revise los medicamentos

Los medicamentos pueden afectar la secreción o el metabolismo de la hormona tiroidea.

- Propiltiouracilo
- Metimazol
- Litio
- Amiodarona

O

Revise los signos vitales del paciente para verificar si hay signos de hipotiroidismo

- Bradicardia
- Hipertensión diastólica
- Hipotermia

Realice una exploración física

General: evalé el nivel de conciencia
HEENT: alopecia, edema periorbital, adelgazamiento de la ceja exterior, bocio, ronquera
Piel: edema sin focos (mixedema), sequedad, palidez
Extremidades: frío al tacto
Neurología: relajación retardada de los reflejos tendinosos profundos

Revise la biometría hemática completa y la función renal

Los lípidos anormales pueden afectar la morfología de los eritrocitos, provocando una anemia macrocítica.

Los pacientes con BUN y creatinina elevados sugieren una contracción del volumen.

Evalúe el patrón de TSH y la hormona tiroidea

TSH elevada, T4 libre disminuida (hipotiroidismo primario)
TSH disminuida o normal, T4 libre disminuida (hipotiroidismo central)
TSH elevada, T4 libre y T3 normales (hipotiroidismo subclínico)

Considere la peroxidasa antitiroidea o la antitiroglobulina

Obtenga anticuerpos en un paciente en quien se sospeche enfermedad autoinmune: el hipotiroidismo subclínico con anticuerpos positivos tiene un riesgo de 4% de hipotiroidismo.

A

Hipotiroidismo

Secreción inadecuada de la hormona tiroidea

Etiologías

Primaria (tiroides):

- Tiroiditis de Hashimoto
- Radiación
- Tiroidectomía
- Tiroiditis aguda
- Fármacos
- Exceso de yodo
- Deficiencia de yodo
- Congénito

Secundaria (hipófisis):

- Tumor
- Enfermedad infiltrante
- Sheehan (posparto)

Terciario (hipotálamo):

- Tumor
- Radiación
- Infección

Identifique a los pacientes con coma mixedematoso

Un paciente que presenta un nivel de conciencia alterado, hipotermia, hipoxia, bradicardia e hipotensión con hipotiroidismo conocido debe ser tratado rápidamente.

P

El coma mixedematoso es una emergencia médica. Admita al paciente en una cama monitorizada

Administre L-tiroxina 400 µg IV, luego 100 µg IV qd.

Evite el recalentamiento agresivo

Provoca una vasodilatación que empeora la hipertensión.

Quizá sea necesaria la asistencia respiratoria debido a la descompensación con choque y coma.

Apoye el estado respiratorio según sea necesario. Busque la causa precipitante:

- Infección
- Sangrado GI
- Insuficiencia cardiaca congestiva
- Infarto de miocardio
- Accidente vascular cerebral
- Traumatismo

Tenga un umbral bajo para iniciar los antibióticos intravenosos. Compruebe el nivel de cortisol y ajuste cuando sea necesario. Identifique a los pacientes con tiroiditis y trate sus síntomas

Los pacientes con tiroiditis no suelen requerir reemplazo hormonal. La vigilancia y los cuidados sintomáticos son suficientes debido a que esta afección suele ser autolimitada.

Identifique el hipotiroidismo primario y trate con L-tiroxina 1.7 µg/kg/d

- Los pacientes de edad avanzada y aquellos con enfermedad arterial coronaria deben empezar con dosis más bajas.
- Valore lentamente hasta que la TSH sea normal, y luego vuelva a evaluar en seis a ocho semanas.
- Aumente la dosis con el embarazo.
- Muchas interacciones entre medicamentos requieren dosis más altas.

Identifique el hipotiroidismo central y controle los niveles de T4 libre

Esto tiene la finalidad de evaluar la función suprarrenal debido a que la terapia de reemplazo puede precipitar una crisis suprarrenal.

El hipotiroidismo subclínico se suele controlar y no se trata

El tratamiento es controvertido; algunas indicaciones incluyen la dislipidemia o el embarazo.

HIPERTIROIDISMO

S

¿Tiene el paciente algún síntoma de hipertiroidismo?

La mayoría de los pacientes con hipertiroidismo son sintomáticos. Los síntomas más comunes son:

– Temblores	– Intolerancia al calor	– Diaforesis
– Ansiedad	– Pérdida de peso	– Diarrea

Los pacientes mayores de 70 años pueden no manifestar los mismos síntomas característicos que los pacientes más jóvenes; las manifestaciones clínicas comunes en los mayores de 70 años incluyen:

– Fibrilación auricular	– Insuficiencia cardiaca congestiva (CHF)	– Debilidad
– Anorexia	– Fatiga	

¿Ha tenido el paciente fiebre?

En raras ocasiones, pueden producirse fiebres bajas.

Pregunte a las mujeres acerca de los cambios en sus ciclos menstruales

Las manifestaciones más comunes son oligomenorrea y amenorrea.

¿Ha notado el paciente alguna debilidad?

A menudo, a pesar de tener mayor energía, los pacientes podrían tener problemas para subir escaleras, secundarios a la debilidad muscular proximal.

Aparte de pérdida de peso, ¿ha notado el paciente algún cambio físico?

El bocio podría ser el cambio físico más común.

Los pacientes pueden quejarse de agrandamiento de los ojos o de un aspecto de "ojos saltones". Esto se conoce como exoftalmos o proptosis, y es común en la enfermedad de Graves.

Algunos pacientes pueden quejarse de cambios en la piel de sus espinillas. Puede estar engrosada, hiperpigmentada y con prurito. Se trata de una dermopatía, un mixedema asociado con la enfermedad de Graves.

¿Existen antecedentes familiares de enfermedad tiroidea?

Los antecedentes familiares de hipotiroidismo e hipertiroidismo son comunes.

O

Revise de signos vitales

Quizá haya fiebre de bajo grado. La temperatura >41 °C es signo de tormenta tiroidea.

Son frecuentes la taquicardia y el aumento de la presión del pulso (sistólica alta y diastólica baja).

Realice una exploración física

General: Son frecuentes la efervescencia, la inquietud y la presión al hablar. Observe si el paciente tiene un estado mental alterado; esto es signo de tormenta tiroidea.

Ojos: Pueden producirse muchos hallazgos comunes.

- Exoftalmos: Es común, pero sólo se produce en la enfermedad de Graves.
- La mirada fija, el retraso del párpado y la retracción de éste pueden ocurrir en todos los tipos de hipertiroidismo.

Cuello: Estos pacientes probablemente tendrán bocio.

- Difusamente agrandada, lisa, no sensible: piense en la enfermedad de Graves.
- Nodular: Piense en el bocio multinodular tóxico frente a la malignidad.
  - Ausculte sobre un bocio en busca de un soplo; también es común en la enfermedad de Graves.

Cardiaca: La fibrilación auricular es extremadamente común; soplos sistólicos, signos de CHF.

Neurología: Un temblor fino es extremadamente común.

Piel: Comúnmente, la piel estará caliente, suave y húmeda. Busque un mixedema pretibial con aspecto de piel de naranja. Los pacientes también pueden tener vitiligo.

Solicite los niveles séricos de la hormona estimulante de la tiroides (TSH), T4 libre y T3

La TSH es la prueba más sensible para la detección. Es baja en presencia de hipertiroidismo.

T4 libre alta clásica, pero algunos pacientes tendrán toxicosis de T3.

Ordene la captación de radioyodo en la tiroides si no puede delinear la etiología mediante interrogatorio y exploración

Captación alta y distribución homogénea sugieren enfermedad de Graves.

Captación baja sugiere tiroiditis.

Áreas irregulares de captación aumentada y disminuida sugieren bocio multinodular.

Obtenga un ECG

Esto descartará la fibrilación auricular.

Hipertiroidismo (tirotoxicosis)

Síndrome de aumento de la tasa metabólica secundario a la sobreproducción de la hormona tiroidea.

Diagnóstico diferencial

Enfermedad de Graves (la más común): afección autoinmune que da origen a un anticuerpo que, en lugar de destruir el tejido tiroideo, se une al receptor de la TSH y lo estimula.

Bocio multinodular tóxico: ocurre en pacientes que han tenido bocio simple de larga duración. Es más frecuente en los ancianos.

Tiroiditis (subaguda, indolora): enfermedad autoinmune en la que se destruye el tejido tiroideo. Quizá sea un precursor de la tiroiditis de Hashimoto o ser autolimitada.

Hiperfunción tiroidea maligna: El cáncer debe descartarse siempre mediante una biopsia.

P

Identifique a los pacientes con tormenta tiroidea

Los pacientes tienen una alta tasa de mortalidad. Admita en un entorno monitorizado inmediatamente. Identifique y trate los factores precipitantes (normalmente infección o deshidratación):

- Metimazol o propiltiouracilo
- Yoduro (solución de Lugol)
- Propranolol IV
- Hidrocortisona

Identifique a los pacientes con tiroiditis

En estos pacientes no se recomiendan los medicamentos antitiroideos o el yodo radiactivo (RAI) porque el hipertiroidismo es causado por la liberación de la hormona tiroidea preformada y no por la sobreproducción.

Generalmente se resuelve espontáneamente después de 2-4 meses.

Los síntomas hiperadrenérgicos pueden tratarse con β bloqueadores

El propranolol oral es el fármaco de elección.

La secreción excesiva de tiroides puede tratarse con fármacos antitiroideos

Metimazol o propiltiouracilo.

Vigile los posibles efectos secundarios: agranulocitosis, hepatitis, síndrome similar al lupus.

Indicaciones para la terapia de ablación con radioyodo

Reacción adversa a los medicamentos orales

Manifestaciones cardiacas graves

Bocio multinodular tóxico

Contraindicaciones: embarazo, lactancia

Indicaciones para la tiroidectomía subtotal

Pacientes embarazadas o niños con reacción adversa a los medicamentos orales

Bocios grandes con complicaciones de compresión

Controle el tratamiento mediante el seguimiento de los niveles de T4 libre

Si el paciente tiene fibrilación auricular o CHF, trátelo como se indica en los SOAP acerca de estas enfermedades

Remita a los pacientes con exoftalmos a Oftalmología. La radiación orbital puede ser necesaria

HIPERPARATIROIDISMO

S

¿Tiene el paciente síntomas asociados a la hipercalcemia?

- Fatiga
- Debilidad
- Aletargamiento
- Poliuria (AMS)
- Náusea
- Vómito
- Estreñimiento
- Polidipsia

Revise los medicamentos

Los diuréticos tiazídicos pueden exacerbar el hiperparatiroidismo subyacente.

El litio a largo plazo también puede causar hiperparatiroidismo.

¿Tiene el paciente una infección del tracto urinario (UTI) recurrente o cálculos renales?

El hiperparatiroidismo aumenta el riesgo de padecer cálculos de calcio debido a la mayor carga filtrada de calcio por el riñón.

¿Tiene el paciente dolor en las articulaciones?

El dolor oligoarticular o poliarticular puede sugerir pseudogota o gota subyacente.

¿Existen antecedentes familiares de síntomas similares?

MEN tipo I: hiperparatiroidismo primario, adenoma hipofisario, síndrome de Zollinger-Ellison

MEN tipo IIa: hiperparatiroidismo primario, carcinoma medular de tiroides y feocromocitoma

Hipercalcemia hipocalciúrica familiar (FHH)

Revisión de signos vitales

La hipertensión está comúnmente asociada al hiperparatiroidismo.

Realice una exploración física

- *General:* evalúe el nivel de conciencia.
- *HEENT:* lámpara de hendidura (calcificaciones corneales)
- *Neurología:* debilidad muscular proximal
- *Piel:* vitiligo
- *Extremidades:* derrames articulares

Revise el hemograma y el BUN/Cr

La leucocitosis sugiere infección (UTI).

Evaluar si hay FRA (aumento de BUN/Cr) causado por UTI, deshidratación o cálculos.

- Considere el análisis de orina para evaluar la presencia de hematuria o piuria.
- Considere la posibilidad de realizar una placa abdominal y luego una ecografía renal para descartar cálculos.

Compruebe el calcio total, la albúmina o el calcio ionizado en suero

La mayor parte del calcio se une a la albúmina y corrige los cambios en la albúmina sérica

- Calcio corregido = ([4.0 - Alb] × 0.8) + Calcio medido

Para descartar un posible error de laboratorio, compruebe la presencia de calcio ionizado en una gasometría arterial

Los niveles de calcio ionizado en suero son los más indicativos de los niveles reales de calcio en suero.

Compruebe el nivel de la hormona paratiroidea (PTH) para evaluar la función de la glándula

PTH alta y calcio alto indican hiperparatiroidismo primario.

PTH normal y calcio alto sugieren hiperparatiroidismo primario.

PTH alta y calcio bajo sugieren hiperparatiroidismo secundario.

PTH baja, indetectable, busque otra causa de hipercalcemia.

Compruebe el fosfato y la fosfatasa alcalina

La PTH aumenta la excreción renal de fosfato, provocando un bajo nivel de fosfato sérico.

La PTH aumenta la actividad de los osteoblastos, provocando una fosfatasa alcalina elevada.

Considere la recolección de orina de 24 horas para el calcio

Aumento con hiperparatiroidismo primario

- Hombres >300 mg/24 h; mujeres >250 mg/24 h
- La disminución de la excreción indica FHH (<150 mg/24 h)

Considere la posibilidad de realizar un escáner DEXA (véase Osteoporosis, p. 102) para descartar la osteoporosis

Considere el ECG

La hipercalcemia aumenta el riesgo de arritmia o muerte súbita; busque el QT corto.

Hiperparatiroidismo

En esta condición hay aumento de la secreción de PTH o PTHrP, que conduce a aumento del calcio sérico, disminución del fósforo sérico y aumento de la excreción de ambos en la orina. Esto puede causar la formación de cálculos de calcio en la orina, así como la desmineralización de los huesos.

Etiologías

Hiperparatiroidismo primario

- Adenoma de la paratiroides
- Hiperplasia de la tiroides
- Carcinoma de tiroides
- Neoplasia endocrina múltiple de tipo I o IIa

Hiperparatiroidismo secundario

- Insuficiencia renal crónica

Hiperparatiroidismo terciario

- FHH
- Trasplante de próstata

Diagnóstico diferencial

Malignidad (PTHrP), mieloma múltiple, iatrogenia, insuficiencia renal

P

Admita pacientes con hipercalcemia sintomática

Los pacientes con hiperparatiroidismo corren el riesgo de sufrir aumentos graves de calcio (>12 mg/dL).

Ante una hipercalcemia grave, los pacientes corren el riesgo de sufrir convulsiones, arritmias y muerte súbita.

Administre una reanimación intensa con fluidos IV si el paciente tiene hipercalcemia sintomática

Tenga precaución con pacientes de edad avanzada, cardiacos o con padecimientos renales.

El aumento del calcio sérico suele provocar diuresis, y al ingresar, muchos de estos pacientes están agotados intravascularmente.

La hidratación agresiva de líquidos también ayuda a reducir el calcio sérico por dilución.

Administre diuréticos de asa una vez que el paciente esté euvolémico

El diurético de asa, como la furosemida, aumentará la excreción de calcio.

Administre calcitonina y bisfosfonatos si los fluidos intravenosos agresivos o los diuréticos de asa están contraindicados o no funcionan

Actúa a nivel del hueso y no de los riñones para reducir el calcio sérico

Instruya a los pacientes para que eviten la deshidratación, los diuréticos y el exceso de calcio. Vigile de cerca a los pacientes asintomáticos

Cada 6 a 12 meses se realizan mediciones de calcio, PTH, función renal y DEXA. Las indicaciones quirúrgicas incluyen:

- Calcio >11.5 mg/dL o episodio de hipercalcemia con riesgo de muerte
- El aclaramiento de creatinina disminuyó 30%
- Evidencia de cálculos renales o nefrocalcinosis
- Excreción de calcio en orina de 24 horas >400 mg
- Densidad ósea disminuida: Puntuación T inferior a –2.0

Para pacientes que rechazan la cirugía o tienen contraindicaciones, el tratamiento médico incluye:

- Bisfosfonatos
- Calcitonina
- Sustitución de fosfatos

Hiperparatiroidismo secundario causado por insuficiencia renal crónica

Suplementos de vitamina D y sales de calcio.

Algunos pacientes requieren paratiroidectomía.

INSUFICIENCIA SUPRARRENAL

S

¿Ha tenido el paciente debilidad, fatiga, mareos, poliuria o sed excesiva?
Estos síntomas se asocian con deficiencia de cortisol y aldosterona.

¿Ha tenido el paciente algún otro síntoma que sugiera insuficiencia suprarrenal?

- Náuseas o vómitos
- Dolor abdominal
- Anorexia
- Diarrea
- Pérdida de peso
- Deseo de consumir sal

¿Ha notado el paciente algún cambio en el color de la piel?
La hiperpigmentación de la piel (clásica en la insuficiencia suprarrenal (IA) primaria y ausente en la secundaria) se produce en las cicatrices, las areolas y los pliegues, como en las palmas de las manos y la zona de las ingles.

¿Cuándo comenzaron estos síntomas?
La duración de los síntomas puede ser aguda o crónica.

- Los síntomas agudos sugieren hemorragia, trombosis o necrosis.
- Los síntomas crónicos sugieren enfermedad autoinmune, tuberculosis o adrenoleucodistrofia.

¿Tiene el paciente o alguien de su familia problemas autoinmunes como enfermedad de la tiroides, diabetes tipo 1, vitiligo o lupus?
Aumenta la probabilidad de que el paciente tenga una IA autoinmune

Si el paciente es mujer, ¿ha notado algún cambio en la menstruación?
La amenorrea puede sugerir una IA secundaria.

¿Tiene el paciente dolores de cabeza o cambios visuales?
Estos son síntomas asociados a otras hormonas hipofisarias:

- Poliuria, polidipsia (diabetes insípida)
- Dolores de cabeza, cambios visuales (lesiones que ocupan espacio)

Pregunte al paciente sobre los factores de riesgo del HIV
Busque antecedentes de sida o factores de riesgo de VIH. Los pacientes con sida corren el riesgo de padecer IA, en especial debido a las infecciones (tuberculosis, hongos).

¿Ha desarrollado el paciente un coágulo en alguna de las piernas?
El síndrome antifosfolípido se asocia con la IA, así como con la trombosis.

¿Qué medicamentos utiliza el paciente?
Cualquiera de los siguientes medicamentos supone un riesgo para la IA:

- Terapia con warfarina
- Esteroides a largo plazo
- Cetoconazol
- Fenitoína

¿Tiene el paciente cáncer o antecedentes de cáncer?
Los tumores metastásicos (pulmón, mama, riñón) o el linfoma causan IA (corteza suprarrenal).

O

Revisión de signos vitales
Sepsis, hemorragia: fiebre, taquicardia, hipotensión.
Deficiencia de aldosterona: hipotensión ortostática.

Realice una exploración física
Es frecuente observar alteración del estado mental.
Busque signos de afectación hipofisaria.

- Retraso en el crecimiento (hormona del crecimiento)
- Retraso en la pubertad o depresión, aumento de peso (hipotiroidismo)

Busque también signos de IA y sus enfermedades asociadas:

- Hiperpigmentación
- Vitiligo
- Adelgazamiento del vello axilar o púbico
- Ampliación de la tiroides

¿Cuáles son los resultados de la biometría hemática completa y el panel químico?
Anomalías comunes: anemia normocítica, sodio bajo, potasio alto, BUN/creatinina elevados, glucosa baja

Realice pruebas de diagnóstico

Compruebe el cortisol, la hormona adrenocorticotrópica (ACTH)
- IA primaria = cortisol bajo, ACTH alta (>100 pg/mL)
- IA secundaria/terciaria = cortisol bajo, ACTH baja

Prueba de cosintropina = estimulación de ACTH para evaluar la respuesta suprarrenal:

Comprobar el cortisol AM, administre 250 µg de cosintropina IV, y repita el cortisol 60 minutos después.
- Normal = cortisol posestimulación al menos 18 µg/dL más que el inicial
- AI primaria = no hay aumento de cortisol

Si sospecha de una IA secundaria, considere la posibilidad de realizar una prueba de metirapona, hipoglucemia inducida por la insulina.

Considere los estudios de imagen

Rx de tórax para buscar evidencia de tuberculosis o masa pulmonar.

Resonancia magnética de la cabeza para descartar un tumor hipofisario.

TC abdominal para buscar glándulas suprarrenales agrandadas o calcificaciones.

Considere la biopsia de la masa suprarrenal para el diagnóstico definitivo

A

Insuficiencia suprarrenal (AI)

Puede ser primaria (suprarrenal) o secundaria (central: CNS). El factor liberador de corticotropina se libera desde el hipotálamo, estimulando la liberación de ACTH desde la hipófisis, lo que estimula a las suprarrenales a liberar cortisol. Las suprarrenales también producen aldosterona y andrógenos.

Las causas *primarias de AI* incluyen:		*AI secundaria*
– Autoinmunidad	– Linfoma	– Tumores hipofisarios
– Tuberculosis	– Hemorragia	– Craneofaringioma
– Sida	– Necrosis	– Uso de esteroides a largo plazo
– Infecciones por hongos	– Trombosis	– Posparto (Sheehan)
– Tumor metastásico	– Adrenoleucodistrofia	– Traumatismo de cráneo

AI terciaria: tumores hipotalámicos

Diagnóstico diferencial y posibles comorbilidades

Aguda: demencia, insuficiencia hepática, insuficiencia renal aguda, choque séptico, cetoacidosis diabética

Crónico: delirio, síndrome de fatiga crónica, depresión, piel oscura, *acantosis nigricans*, síndrome paraneoplásico

P

Determinar si la AI es aguda o crónica

La dosis de hidrocortisona depende de esto.

Si se trata de una AI aguda, inicie los estudios pero no espere a los resultados, ya que esta condición pone en peligro la vida. Administre hidrocortisona 100 mg en bolo, luego 100-200 mg IV durante 24 horas y reanimación con fluidos IV

Sin la reposición de cortisol (hidrocortisona) es menos probable que el paciente responda adecuadamente a los factores de estrés (cirugía, sepsis). Un escenario en que los pacientes responden mal es la vasodilatación, que puede tratarse tanto con hidrocortisona como con fluidos intravenosos.

Si se trata de AI crónica, administre hidrocortisona 20-30 mg/día

La AI crónica sólo requiere una reposición (<30 mg) en lugar de una dosis de estrés (100 mg).

Determine si se trata de una AI primaria, secundaria o terciaria

Si se trata de una AI primaria, administre fludrocortisona (sustitución de mineralocorticoides) 0.05-1.0 mg/día.

Independientemente del tipo de IA, atienda la causa subyacente y trátela

SÍNDROME DE CUSHING

S

¿Se queja el paciente de debilidad muscular proximal?

El paciente puede informar que tiene dificultad para levantarse de una silla o subir escaleras.

¿Informa el paciente aumento de peso?

El aumento de cortisol provoca un aumento de peso distribuido.

- Facies lunar
- Abdomen inclinado
- Almohadilla de grasa cervical

¿Hay pruebas de exceso de andrógenos?

- Hirsutismo
- Acné
- Oligomenorrea/amenorrea
- Disminución de la libido

¿Tiene el paciente antecedentes de enfermedades asociadas con exceso de cortisol?

- Hipertensión
- Cálculos renales
- Diabetes mellitus
- Osteoporosis

Revise los medicamentos

Glucocorticoides a largo plazo: los sistémicos son los más comunes, pero los tópicos, los inhalados y los intraarticulares siguen presentando cierto riesgo.

O

Examine los signos vitales en busca de signos de exceso de cortisol

Hipertensión

Realice una exploración física completa, buscando especialmente

General: obesidad central, extremidades delgadas

Piel: fina, seca, equimosis, estrías violáceas en el abdomen o en las extremidades proximales, hirsuta, acné, desgaste muscular

HEENT: cataratas, facies lunar, plétora facial, plenitud supraclavicular, joroba de búfalo (almohadilla de grasa cervical)

Abdomen: masa

Revise el panel metabólico básico

El K y el Cl tenderán a ser bajos, mientras que el bicarbonato y la glucosa serán altos.

Realice una prueba de detección

Prueba de supresión de dexametasona durante la noche

- Administre 1 g de dexametasona a las 11 de la noche y mida el cortisol a las 8 de la mañana.
- Cortisol <5 µg/dL descarta el síndrome de Cushing.

Considere la recolección de orina de 24 horas para cortisol.

- El aumento de cortisol sérico se traduce en aumento de cortisol filtrado.
- El cortisol en orina >40 µg/dL en una mujer o >80 µg/dL en un hombre sugiere un síndrome de Cushing.

Solicite las pruebas necesarias para determinar la etiología

Distinga entre la hormona adrenocorticotrópica (ACTH) dependiente y la independiente de la ACTH.

Compruebe el cortisol y la ACTH entre la medianoche y las 2 de la madrugada. Si el cortisol es alto (>15 µg/dL), observe la ACTH:

- La ACTH (<5 pg/mL) sugiere tumor suprarrenal.
- La ACTH de 5-24 pg/mL requiere prueba de estimulación de CRH.
- La ACTH de 25-150 pg/mL sugiere enfermedad de Cushing.
- La ACTH >150 pg/mL (normalmente ~500) sugiere producción ectópica.

Ordene las imágenes adecuadas

Considere la posibilidad de realizar una resonancia magnética de la silla turca para descartar adenoma hipofisario.

Considere la posibilidad de realizar resonancia magnética de las glándulas suprarrenale para descartar tumores suprarrenales, y si es positiva para tumor suprarrenal, considere la medición de los cetosteroides en orina de 24 horas.

- >30 mg/24 h indica carcinoma.
- Excreción baja indica adenoma.

Considere la posibilidad de realizar TC de tórax/abdomen/pelvis para descartar malignidad.

Considere la cateterización del seno venoso petroso y la medición de la ACTH

Si las imágenes anteriores son negativas, la medición distingue la ACTH hipofisaria de la ectópica.

A

Síndrome de Cushing

Enfermedad caracterizada por facies redonda, almohadilla de grasa cervical, estrías abdominales de color púrpura, obesidad troncal y desgaste muscular, causados por exceso de glucocorticoides endógenos (de la corteza suprarrenal) o exógenos.

Enfermedad de Cushing

Es lo mismo que el síndrome, salvo que el exceso de glucocorticoides está causado por un exceso de ACTH de la hipófisis. A manera de un repaso rápido, el hipotálamo produce la hormona liberadora de cortisol (CRH), que estimula la liberación de ACTH de la hipófisis. La ACTH estimula la liberación de glucocorticoides de la corteza suprarrenal.

Diagnóstico diferencial

Adenoma hipofisario
Secreción ectópica de CRH
Tumores o hiperplasia suprarrenal
Terapia de esteroides a largo plazo
Producción ectópica de ACTH
- Carcinoma de pulmón de células pequeñas
- Feocromocitoma
- Carcinoides bronquiales
- Carcinoma medular de tiroides

Pseudo-Cushing
- Obesidad
- Hipotiroidismo
- Alcoholismo crónico
- Insulinoma

P

Vigile estrechamente la glucosa y los lípidos y trátelos como se indica

La diabetes y la hiperlipidemia son efectos bien conocidos del exceso de glucocorticoides.

Reconozca y trate la osteoporosis con calcio, vitamina D y terapia de bifosfonatos, de ser necesario

Se debe reconocer que el Cushing pone al paciente en mayor riesgo de osteoporosis.

Considere la posibilidad de que el paciente inicie tratamiento a base de inhibidores de la bomba de protones

Los pacientes con Cushing también tienen mayor riesgo de padecer úlcera péptica.

Trate la enfermedad de Cushing (adenoma hipofisario) con cirugía, sustitución de glucocorticoides y, de ser necesario, irradiación

La resección transesfenoidal del microadenoma es curativa en más de 80% de los pacientes.

Administre diariamente glucocorticoides de sustitución durante 6 a 12 meses en el posoperatorio.

Si no hay curación tras la resección, la terapia debe incluir irradiación hipofisaria.

Algunos pacientes pueden necesitar adrenalectomía bilateral en su tratamiento.

Trate los tumores ectópicos productores de ACTH o CRH con cirugía o manejo de los síntomas

Si es posible, resecar el tumor subyacente.

Trate el cortisol elevado con inhibidores de las enzimas suprarrenales (ketoconazol o metirapona)

Trate la hipocalemia con espironolactona

Reseque los tumores suprarrenales quirúrgicamente cuando sea posible y proporcione glucocorticoides de sustitución

Adrenalectomía bilateral (hiperplasia bilateral)
Adrenalectomía unilateral (adenoma o carcinoma unilateral)

OSTEOPOROSIS

S

¿Tiene el paciente factores de riesgo de osteoporosis?

Cualquiera de los siguientes elementos supone un riesgo para la osteoporosis:

- Delgada (bajo peso corporal)
- Anciana (edad >65)
- Caucásica
- Mujer
- Fumadora
- Fracturas anteriores
- Historia familiar de fracturas
- Posmenopausia
- Alcohol
- Ingesta de cafeína
- Trastorno alimentario (bulimia, anorexia nerviosa)

¿Informa el paciente dolor de huesos?

Una fractura ósea quizá sea la primera presentación de la osteoporosis subyacente.

¿Informa el paciente reducción de estatura?

Por lo regular, el paciente tiene una reducción de estatura de 2 a 4 cm.

¿Tiene el paciente antecedentes de inmovilización prolongada?

Los pacientes que están paralizados o postrados en cama pueden sufrir una pérdida ósea importante.

¿Tiene el paciente antecedentes de endocrinopatía?

Un paciente con cualquiera de los siguientes trastornos corre riesgo de desarrollar osteoporosis:

- Hipertiroidismo
- Hiperparatiroidismo
- Síndrome de Cushing
- Diabetes mellitus

¿Existen antecedentes familiares de trastornos asociados a osteoporosis?

- Síndrome de Ehlers-Danlos
- Síndrome de Marfan
- Hemocromatosis

Revise los medicamentos

Cualquiera de los siguientes medicamentos supone un riesgo para osteoporosis:

- Terapia crónica con esteroides
- Benzodiazepinas
- Fenobarbital
- Fenitoína
- Altas dosis de hormona tiroidea
- Moduladores selectivos de estrógenos

O

Revise signos vitales y realice una exploración física

Registre la estatura y el peso y observe hábitos.
Busque la tiromegalia o masa tiroidea.
Observe la columna vertebral en busca de cifosis (curvatura anterior de la columna torácica).
Palpe las costillas en busca de fracturas ocultas y realice un examen esquelético completo.

Revise los resultados del hemograma y del panel metabólico completo del paciente

No hay anomalías de laboratorio de diagnóstico en la osteoporosis.
En raras ocasiones, la fosfatasa alcalina y el calcio pueden aumentar.

Realice una absorciometría de rayos X de doble energía (DEXA)

Las indicaciones incluyen:

- Todas las mujeres >60 años
- Mujeres posmenopáusicas con factores de riesgo
- Hiperparatiroidismo
- Rayos X anormales (osteopenia, fractura)
- Terapia de esteroides a largo plazo

Criterios de diagnóstico:

- Puntuación T <–2,5, osteoporosis
- Puntuación T <–1,0, mayor riesgo de osteoporosis

Los pacientes con sospecha de causas secundarias requieren más pruebas de laboratorio

Compruebe la TSH y, si es anormal, la T4 libre.
Compruebe la PTH, aumentada en el hiperparatiroidismo, disminuida en la malignidad.
Compruebe la excreción de calcio en la orina durante 24 h.

- Disminución (<50 mg/24 h) en caso de malabsorción o desnutrición
- Aumento (>300 mg/24 h) en estados de alto recambio óseo

Compruebe la glucosa en ayunas.
Compruebe el cortisol libre en orina.

Considere la radiografía de la columna vertebral

Especialmente en pacientes con pérdida de estatura documentada de 1 a 1.5 pulg.

A

Osteoporosis

Debilidad ósea resultante de pérdida de masa ósea, que provoca mayor riesgo de fracturas
Existen tres tipos principales de osteoporosis primaria:

- Tipo I: Suele ocurrir en mujeres posmenopáusicas de más de 50 años
  - La falta de estrógenos provoca mayor pérdida de hueso trabecular.
  - Se asocia con fracturas distales del antebrazo y del cuerpo vertebral.
- Tipo II: Hombres y mujeres >70 años
  - Aumento de la pérdida de hueso cortical y trabecular.
  - Se asocia con fracturas de pelvis, y de húmero proximal, tibia y cuello.
- Idiopática: Ocurre en los grupos de edad más jóvenes, probablemente provocado por causa secundaria no identificada

Etiologías

- Idiopatía
- Malabsorción (osteomalacia)
- Hiperparatiroidismo
- Enfermedad/insuficiencia renal
- Síndrome de Cushing
- Atrofia por desuso
- Menopausia (sin HRT)
- Uso prolongado de esteroides

Diagnóstico diferencial

- Abuso físico
- Causas secundarias (ver Etiologías)
- Metástasis
- Tumor óseo
- Leucemia/linfoma
- Enfermedad de Paget
- Mieloma múltiple
- Osteomielitis
- Traumatismo accidental
- Osteogénesis imperfecta
- Talasemia avanzada no tratada

P

Identifique las fracturas y consulte a los ortopedistas para su gestión

Si el paciente tiene fractura de cadera o de columna, evalúe si hay signos de pérdida de sangre interna o de compresión de la médula espinal. Si observa éstos, ingrese al paciente y tramite consulta urgente.

Obtenga una puntuación del dolor y localización/control del mismo

En casos leves, los analgésicos como los AINE deberían ser suficientes, pero en los casos que implican fracturas, como los ya mencionados, es probable que se necesiten narcóticos.
También se ha descubierto que el espray de calcitonina es benéfico en algunos casos.

Instruya a todos los pacientes acerca de cómo prevenir la osteoporosis

La clave para reducir la osteoporosis es la prevención primaria. Es mucho más eficaz prevenirla que intentar tratarla cuando el paciente la ha desarrollado.

Exponga los cambios que el paciente puede hacer en casa para evitar fracturas

- Dejar de fumar
- Abstinencia de alcohol
- Ajustes de la medicación
- Ejercicios de levantamiento de peso
- Seguridad en el hogar para prevenir caídas
- El terapeuta ocupacional puede visitar el hogar

Prescriba suplementos para mejorar la fuerza de los huesos

Calcio (1000 a 1200 mg al día)
Vitamina D (200 a 600 UI al día)

Considere el tratamiento con terapia médica

- Estrógenos
- Bisfosfonatos (alendronato, risedronato)
- PTH (teriparatida)
- SERMS (raloxifeno), o calcitonina nasal
- Cuerpo monoclonal (denosumab)

DISLIPIDEMIA

S

¿Tiene el paciente factores de riesgo de enfermedad arterial coronaria (CAD)?

Los principales factores de riesgo son:

- Fumadores
- Hipertensión
- Diabetes
- Edad (hombres >45 años, mujeres >55 años)
- Pariente de primer grado con CAD temprana (hombres <55 años, mujeres <40 años)

Otros factores de riesgo (no considerados importantes) son:

- Obesidad
- Inactividad física

¿Tiene el paciente equivalentes CAD?

Los siguientes se consideran equivalentes a CAD:

- Enfermedad arterial periférica
- Estenosis de la arteria carótida
- Aneurisma aórtico abdominal
- Diabetes mellitus

¿Tiene el paciente problemas médicos que causen secundariamente dislipidemia?

Cualquiera de los siguientes estados de enfermedad suponen un riesgo de lípidos anormales:

- Hipotiroidismo
- Diabetes mellitus
- Insuficiencia renal crónica
- Uso de esteroides a largo plazo

O

Revise signos vitales y realice una exploración física

Algunos hallazgos que deben tenerse en cuenta son obesidad, pliegues del lóbulo de la oreja, tiromegalia, arco senil y xantomas.

¿Cuáles son los resultados de las pruebas de función renal y hepática?

Aumento del BUN/Cr; si es crónico, sugiere una causa secundaria.
LFT anormales: contraindicación para los agentes hipolipemiantes.

Compruebe el panel de lípidos

Todos los pacientes de 20 años o más deben hacerse un panel de lípidos en ayunas cada 5 años.
Según la clasificación ATP III:

Lipoproteína de baja densidad

Colesterol LDL		Colesterol total	
<100	Normal	<200	Deseable
101-129	Casi o > óptimo	200-239	Límite
130-159	Límite alto	>240	Alto
160-190	Alto	>190	Muy alto

Lipoproteína de alta densidad

Colesterol HDL			
>60	Óptimo	<40	Bajo

Busque el síndrome metabólico

Los pacientes con cualquiera de los tres criterios siguientes tienen síndrome metabólico:

- Circunferencia de la cintura: >40 pulgadas en los hombres, >35 pulgadas en las mujeres
- Triglicéridos en ayunas: >150 mg/dL
- Colesterol HDL: <40 mg/dL en hombres, <50 mg/dL en mujeres
- Presión arterial: >130/85 mm Hg
- Glucosa plasmática en ayunas: >110 mg/dL

A

Dislipidemia

Niveles anormales de lipoproteínas: colesterol alto (>200), triglicéridos (>150), LDL (>130) o HDL bajo (<40 en hombres, <50 en mujeres)

Etiología

Primaria (genética)

Secundaria:

- Hipotiroidismo
- Enfermedad hepática obstructiva
- Diabetes mellitus
- Uso de esteroides a largo plazo
- Insuficiencia renal crónica

P

Instruye a los pacientes acerca de los riesgos de la enfermedad y la importancia del estilo de vida

Las modificaciones del estilo de vida, como el ejercicio, la nutrición (dieta baja en grasas) y la pérdida de peso, son el tratamiento de primera línea de las dislipidemias.

Para estar motivado a realizar estos cambios, el paciente debe comprender las consecuencias (ictus, infarto de miocardio, enfermedad vascular periférica) de la enfermedad.

Optimizar el tratamiento de cualquier causa secundaria

Esto no sólo mejora la dislipidemia, sino que aborda dos problemas o factores de riesgo a la vez. Si un diabético tiene un mejor control glucémico, será más fácil controlar los lípidos, y ambos aspectos son mejoras importantes.

Contar el número de factores de riesgo para determinar los objetivos de la terapia médica

Pacientes con CAD o su equivalente (objetivo de LDL <100 mg/dL):

- LDL >130 mg/dL: iniciar tratamiento farmacológico
- LDL 100 a 129 mg/dL:
  - Modificación del estilo de vida durante tres meses
  - Inicie el tratamiento farmacológico si no mejora después de tres meses

Pacientes con más de dos factores de riesgo (objetivo LDL <130 mg/dL):

- LDL >130 mg/dL:
  - Iniciar la modificación del estilo de vida durante tres meses. Repita el panel de lípidos. Si no mejora en seis semanas, intensifique los cambios en el estilo de vida.
- Inicie la terapia farmacológica si es > 130, después de tres meses, y repita el panel de lípidos en seis semanas.

Pacientes con cero a uno factores de riesgo (objetivo LDL <160 mg/dL):

- Inicie la modificación del estilo de vida durante tres meses. Si persisten 160 a 189 mg/dL, inicie la terapia farmacológica.

Tratamiento con agentes hipolipemiantes

Los medicamentos para reducir el colesterol se enumeran en la tabla 7-1, con los más comunes y fácilmente tolerados en la parte superior y los menos utilizados y menos tolerados en la parte inferior.

TABLA 7-1 Agentes reductores de lípidos

Fármacos	Disminuir el LDL	Disminuir los TG	Aumentar el HDL
Estatinas	++	+	+
Ácidos fíbricos	+	++	+
Ácido nicotínicos	+	++	++
Resinas de ácidos biliares	+	−−	−

REUMATOLOGÍA

DOLOR DE ESPALDA

S

¿Tiene el paciente más de 50 años, es fumador, experimenta pérdida de peso o tiene algún antecedente de cáncer?

La mayor preocupación del clínico es descartar los peores diagnósticos posibles, en este caso, las metástasis vertebrales.

¿Hay antecedentes de uso de drogas intravenosas o el paciente es diabético?

Considere la posibilidad de una osteomielitis en estos pacientes.

¿Hay antecedentes de infecciones urinarias recurrentes o de cálculos renales?

La pielonefritis y el cólico renal pueden confundirse con dolor lumbar.

¿Hay antecedentes de reflujo gastroesofágico?

Si es así, puede tratarse de una úlcera perforada.

¿El dolor se irradia hacia la nalga y por debajo de la rodilla?

Este es un síntoma común de irritación de la raíz nerviosa. Las etiologías incluyen las siguientes:

- Disco herniado
- Estenosis espinal
- Ciática
- Sacroilitis

¿Cómo afecta el descanso al dolor?

La mayoría de las enfermedades articulares degenerativas de la espalda mejoran con el reposo y empeoran con la actividad.

El dolor que no se alivia con el reposo o la posición supina y que continúa por la noche es preocupante si se trata de un tumor, una infección o una afectación de la cauda equina.

La espondilitis anquilosante (AS, *ankylosing spondylitis*) puede mejorar con la actividad y empeorar con el reposo.

¿Hay síntomas de un proceso de cauda equina?

- Afectación de múltiples raíces nerviosas
- Disminución de la sensación perineal
- Debilidad bilateral en las piernas
- Síntomas de rápida evolución
- Incontinencia

O

Realice un examen neurológico de la espalda, la cadera y las extremidades inferiores

Esto ayudará a descartar los diagnósticos más graves. Observe si hay signos de afectación de múltiples raíces nerviosas, ya que esto sugiere un proceso de cauda equina (tumor, absceso).

La sensibilidad puntual sobre un cuerpo vertebral puede sugerir osteomielitis o metástasis vertebral.

Realice la prueba de Schober:

- Comience midiendo 5 cm y 10 cm por encima del nivel de S1, primero mientras está de pie y erguido, y luego de nuevo tras inclinarse hacia delante con flexión en la cadera.
- Normalmente debe haber un aumento de ≥5 cm entre estos dos puntos con la flexión.
- Si la distancia aumenta sólo 4 cm o menos con la flexión, considere la posibilidad de una AS u otra de las espondiloartropatías seronegativas.

La prueba de la pierna recta (dolor que se irradia hacia la pierna con menos de 60 grados de elevación) sugiere irritación de la raíz nerviosa en L4-L5 o L5-S1.

La disminución de la sensibilidad sobre la pantorrilla medial, la disminución de la dorsiflexión del pie y el aumento de la sacudida del tendón de la rodilla sugieren afectación de la raíz nerviosa L4.

La disminución de la sensibilidad en la cara medial del pie y la disminución de la dorsiflexión del dedo gordo sugieren afectación de la raíz nerviosa L5.

La disminución de la sensibilidad en la cara lateral del pie, la disminución de la eversión del pie y el aumento de la sacudida del tobillo sugieren afectación de la raíz nerviosa S1.

Busque cualquier otra causa no reumatológica del dolor lumbar

La caquexia, un tumor mamario, la linfadenopatía, la retención urinaria y el aumento de tamaño de la próstata son ejemplos de signos de diferentes enfermedades malignas.

Una masa abdominal o un soplo podrían significar la presencia de un aneurisma.

Dolor de espalda

Los cinco diagnósticos siguientes son las causas más graves de dolor de espalda y deben descartarse con el examen inicial cuando sea posible:

- Cáncer: metástasis vertebrales, tumor de cauda equina
- Infección: osteomielitis, absceso de cauda equina
- Fractura
- Espondilitis anquilosante
- Afecciones no reumatológicas: pancreatitis, aneurisma aórtico o úlcera perforada

Si sospecha alguno de estos diagnósticos, es necesario realizar un estudio urgente y agresivo.

Con estos diagnósticos más graves ya descartados, los restantes pueden ser tratados de forma más conservadora:

- Hernia de disco
- Tensión muscular
- Ciática
- Sacroilitis
- Enfermedad articular degenerativa

Estas son las causas más comunes del dolor lumbar, y cualquiera de ellas puede ser extremadamente debilitante para el paciente.

Para los pacientes en quienes sospeche uno de los cinco primeros diagnósticos, solicite de inmediato una radiografía simple de la zona lumbar de la columna

Si no sospecha de estos diagnósticos, proceda a un tratamiento conservador durante 2-4 semanas, ya que la mayoría de los problemas lumbares se resuelven completamente en este tiempo.

Si los síntomas aún persisten después de 2 a 4 semanas, deberá pedir una película simple en ese momento.

Solicite urgentemente una resonancia magnética en cualquier paciente que muestre signos de cauda equina

Si la resonancia magnética es positiva, busque una consulta neuroquirúrgica inmediatamente.

De lo contrario, instituya medidas conservadoras tales como

Tranquilizar y educar (cómo levantarse correctamente): Estas son las bases que necesita el paciente, sobre todo porque el dolor puede tardar hasta 4-6 semanas en resolverse.

Reposo en cama: Muchos pacientes desean el reposo en cama o creen que es importante. El reposo en cama no debe prolongarse más de dos días.

Fisioterapia: Después de un máximo de dos días de reposo en cama, los pacientes deben realizar ejercicios suaves de movilización de la espalda.

Analgesia: El dolor puede tratarse normalmente con antiinflamatorios no esteroideos (AINE) y relajantes musculares. Reserve los opiáceos para el dolor intenso, e incluso entonces, durante no más de dos semanas.

Remita a cirugía ortopédica si una hernia documentada no responde a seis semanas de terapia conservadora para que se considere una discectomía lumbar.

POLIARTRITIS

S **¿Informa el paciente calor, hinchazón o dolor agudo en la articulación?**

Descarte una articulación séptica, pues de no hacerlo puede provocar discapacidad permanente.
Los factores de riesgo de la articulación séptica incluyen el abuso de drogas intravenosas y las articulaciones dañadas.
Las personas sexualmente activas (especialmente las mujeres durante la menstruación y el embarazo) corren riesgo de contraer infección gonocócica.

¿Cuántas articulaciones están implicadas?

La monoarticular implica una sola articulación (artritis séptica, enfermedad de Lyme).
La oligoarticular o pauciarticular implica de dos a cuatro articulaciones.
La poliartritis afecta a más de cinco articulaciones (lupus eritematoso sistémico [SLE, *systemic lupus erythematosus*], artritis reumatoide [RA, *rheumatoid arthritis*]).

¿Cuándo comenzaron los síntomas?

La duración aguda es inferior a seis semanas.
Crónica es más de seis semanas.
Los siguientes virus pueden causar poliartritis que cede en seis semanas:

- Rubéola
- Paperas
- Parvovirus humano B19
- Enterovirus

¿Qué articulaciones están implicadas?

RA: metacarpofalángica, interfalángica proximal (PIP, *proximal interphalangeal*), muñecas y metatarsofalángica (MTP)
Osteoartritis (OA): interfalángica distal (DIP, *distal interphalangeal*), PIP y carpometacarpiana, articulaciones que soportan peso
Gota: primer MTP

¿Informa el paciente alguna rigidez matutina?

Ayuda a distinguir la artropatía inflamatoria (RA) de la no inflamatoria (OA).
La rigidez matinal (>1 hora en la RA, <1 hora en la OA) es un síntoma inflamatorio.
La hinchazón, la sensibilidad, el calor y la fiebre son también síntomas inflamatorios.

¿El dolor se precipita con el movimiento o el levantamiento de peso, y se alivia con el descanso?

Se trata de síntomas no inflamatorios asociados a la OA y no a la RA.

¿Informa el paciente de fiebre, escalofríos o malestar general?

Si es así, piense en la artritis séptica, SLE, gota o la RA.

Centrar la revisión de los sistemas en una enfermedad reumatológica sistémica

- Alopecia
- Úlceras orales
- Disfagia
- Erupción (hematuria)
- Sequedad en boca/ojos
- Miopatía
- Fotosensibilidad
- Síndrome de Raynaud

O **Revise los signos vitales para ver si hay signos de enfermedad sistémica**

La fiebre indica artritis inflamatoria.
La hipotensión sugiere un choque séptico por una articulación séptica; tratar de forma urgente.

Realice una exploración física

Esto dará información sobre el dolor y la discapacidad de las articulaciones.
Generales: Evaluar la capacidad de soportar peso (en silla de ruedas o con el uso de bastón, muletas).
HEENT: Uveítis, conjuntivitis, epiescleritis
Articulación: Palpe el calor, el edema de los tejidos blandos y la sensibilidad; compruebe la amplitud de movimiento.
Piel: Urticaria, púrpura, psoriasis, nódulos subcutáneos, tofos, nódulos de Heberden (DIP) y Bouchard (PIP).

Realice una artrocentesis para un derrame y revise los resultados

Puede ayudar a excluir o diferenciar entre

- Articulación infectada
- Gota
- Enfermedad por depósito de pirofosfato de calcio (CPDD)

Las contraindicaciones de la artrocentesis incluyen

- Celulitis
- Trastornos hemorrágicos
- Paciente no cooperativo

Compruebe el aspecto general, el recuento de células con diferencial, la tinción de Gram, el cultivo y los cristales.

- No inflamatorio: <3000/μL de leucocitos, <25% de PMN
- Inflamación: >3000/μL de leucocitos, >50% de PMN
- Purulento: >50 000/μL de leucocitos, >90% de PMN
- Gota: cristales negativamente birrefringentes
- CPDD: cristales birrefringentes débilmente positivos

Revise la biometría hemática completa

Leucocitosis, especialmente con desviación a la izquierda indicativa de infección

Revise los resultados de las pruebas de función renal y hepática y los análisis de orina

Las afectaciones renales y hepáticas son comunes en la enfermedad reumatológica.

Compruebe la ESR y la CRP (marcadores inespecíficos de inflamación)

La proteína C reactiva (CRP, *C-reactive protein*) es un marcador más fiable de la respuesta de fase aguda que la velocidad de sedimentación globular (ESR, *erythrocyte sedimentation rate*).

Considere otras pruebas serológicas

Considere los anticuerpos antinucleares si sospecha de enfermedad reumatológica.

Compruebe el factor reumatoide (FR, *rheumatoid factor*) si sospecha de RA.

- Una prueba negativa no descarta la RA; 30% con RA seronegativa.
- Los títulos altos son más diagnósticos e indican un mal pronóstico.

A Poliartritis

Inflamación de varias articulaciones a la vez

Etiologías

No inflamatorio: OA, traumatismos

Inflamación:

- RA
- Gota
- Pseudogota
- SLE
- Esclerodermia
- Hongos
- Tuberculosis
- Artritis reactiva
- Artritis reumatoide juvenil

Purulenta: bacteriana

Diagnóstico diferencial

- Artrogriposis
- Osteomalacia
- Enfermedad de Crohn
- Osteodistrofia renal
- Hemartrosis
- Enfermedad vasooclusiva
- Tendonitis
- Fibromialgia

P Identifique la articulación séptica y consulte al cirujano ortopédico para el drenaje

Si no se identifica la articulación séptica, se producirán daños permanentes.

Pancultivo y comienzo de los antibióticos de amplio espectro

Los organismos más comunes son *S. aureus*, estreptococos, gramnegativos.

Si se sospecha de artritis gonocócica, comience con ceftriaxona 1 g IV qd.

Lyme *(B. burgdorferi)*: doxiciclina 100 mg bid o amoxicilina 500 mg tid durante 3-4 semanas

Tuberculosis: cuatro medicamentos antituberculosos (p. ej., INH, rifampicina, pirazinamida y etambutol).

Cándida: fluconazol 200 mg bid

Identifique la OA y comience el tratamiento con cambios en el estilo de vida y medicamentos antiinflamatorios

Pérdida de peso y fisioterapia

AINE, glucosamina, crema de capsaicina

Gota y pseudogota (véase Artropatía inducida por cristales, p. 111)

RA (véase Artritis reumatoide, p. 112)

SLE (véase Lupus eritematoso sistémico, p. 118)

Esclerodermia (ver Esclerosis sistémica, p. 122)

GOTA

S

¿Cuál es la edad del paciente?

La gota aguda es común en hombres de 30 a 60 años.
En las mujeres, la gota suele aparecer después de la menopausia.
La aparición temprana (<25 años) sugiere un componente genético.

¿Informa el paciente de un historial de consumo de alcohol y/o alimentos ricos en proteínas?

Los alimentos ricos en proteínas y algunos alcoholes empeoran la gota al aumentar la carga de ácido úrico.
El alcohol también puede empeorar la gota al inhibir la eliminación enzimática del ácido úrico.

¿Existen antecedentes familiares de trastornos que predispongan a la artropatía?

Síndrome de Lesch-Nyhan, ligado al X
CPDD, AD
Enfermedad renal poliquística

- Enfermedad por almacenamiento de glucógeno, RA
- Riñón quístico medular
- Células falciformes
- Talasemia B
- Leucemia

¿Desde cuándo se presentan los síntomas?

La duración aguda suele definirse entre días y algunas semanas.

¿Qué articulaciones específicas están implicadas?

La gota es comúnmente monoarticular, metatarsofalángica del dedo gordo del pie, pero también frecuente en el tobillo.
La CPDD afecta más comúnmente a la rodilla, pero puede verse en todas las articulaciones.

¿Informa el paciente de algún factor precipitante?

- Trauma o enfermedad reciente
- Posoperatorio
- Consumo de alcohol

Revise los medicamentos, en especial los que se sabe aumentan el nivel de ácido úrico

- Diuréticos tiazídicos o de asa
- Ciclofosfamida (postrasplante)
- Ácido nicotínico
- Pirazinamida

¿Tiene el paciente antecedentes de cálculos renales?

En ocasiones precede a los síntomas de la gota.

O

Revise los signos vitales

Debido a la inflamación en la gota y la CPDD, puede haber fiebre.
La hipertensión y la obesidad están comúnmente asociadas a la gota.

Realice la exploración física, prestando especial atención a lo siguiente:

Articulaciones: Palpe el calor, la sensibilidad y los derrames en busca de un eritema
Extremidades: Las rodillas en valgo sugieren una CPDD
Piel: Tofos (depósito de cristales de urato), especialmente en las orejas

¿Cuáles son los resultados de la artrocentesis?

Tanto la CPDD como la gota revelan fluidos inflamatorios.
Envíe el recuento de células, la tinción de Gram y los cultivos, ya que la artritis séptica es frecuente.
Busque cuidadosamente los cristales.

- Gota (urato monosódico): en forma de aguja, (–) birrefringencia
- CPDD: romboide, débilmente (+)

¿Cuáles son los resultados de la biometría hemática completa, la ESR y el panel metabólico completo?

No existen anomalías diagnósticas comunes a la gota o a la CPDD.

- La leucocitosis y el aumento de la ESR son causados por la inflamación.
- El aumento del nitrógeno de urea sérico y la creatinina puede sugerir una nefropatía inducida por el ácido úrico.

Considere el nivel de ácido úrico

Esto no es diagnóstico y puede ser normal incluso en un ataque agudo de gota.

El riesgo de desarrollar cálculos renales es superior a 50% si los niveles son superiores a 13 mg/dL.

Considere las siguientes pruebas de laboratorio si sospecha de trastornos asociados a la CPDD

- Hipotiroidismo (TSH)
- Hemocromatosis (ferritina)
- Hiperparatiroidismo (calcio, PTH)
- Amiloidosis (biopsia de grasa)

Considere la radiografía, buscando los hallazgos característicos

CPDD: densidades puntuales o lineales (condrocalcinosis) en el cartílago articular

Gota: varía, puede ver una inflamación de los tejidos blandos o, en etapas crónicas, puede ver erosiones atróficas o hipertróficas (borde sobresaliente)

Considere la recolección de orina de 24 horas para el ácido úrico con el fin de diferenciar los superproductores de los subexcretores en la gota

Más de 800 mg/24 h sugiere sobreproducción.

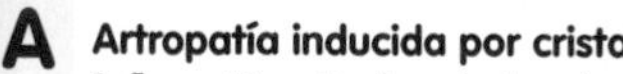

A

Artropatía inducida por cristales

Inflamación articular relacionada con la sobreproducción y posterior cristalización de una molécula, como el urato monosódico en el caso de la gota o el CPDD en la pseudogota.

Diagnóstico diferencial

- Articulación infectada
- Gota
- Pseudogota
- Osteoartritis
- Artritis reumatoide
- Enfermedad de Still de inicio adulto
- Celulitis
- Artritis reactiva
- Artritis psoriásica

P

Descarte una articulación séptica en la artropatía monoarticular aguda mediante la aspiración de la articulación

Envíe el líquido para la tinción de Gram y los cristales.

Si sospecha de una articulación séptica, trate empíricamente con antibióticos de amplio espectro hasta obtener los resultados de la punción.

Trate la gota aguda/CPPD con indometacina 50 mg po q 8 horas hasta que se resuelvan los síntomas

El tratamiento tiene como objetivo aliviar los síntomas de la artritis y disminuir la inflamación.

Considere la posibilidad de administrar también colchicina 0.5 a 0.6 mg po qh hasta el alivio del dolor (máximo 8 mg/día, y ajuste la dosis en caso de enfermedad renal o hepática).

Si los AINE o la colchicina están contraindicados, puede utilizar esteroides

Pueden utilizarse esteroides sistémicos o intraarticulares.

Los pacientes trasplantados pueden ser tratados con esteroides intraarticulares.

No utilice alopurinol o febuxostat porque puede empeorar el ataque

El alopurinol o el febuxostat no deben iniciarse hasta al menos dos semanas después del ataque agudo.

Instruya a los pacientes acerca de la prevención de los ataques de gota

- Pérdida de peso
- Evite el alcohol
- Dieta baja en purinas
- Evite la aspirina

Después de un ataque agudo, compruebe la orina de 24 horas y el ácido úrico en suero para determinar si los pacientes son sobreproductores o subexcretores

Utilice alopurinol o febuxostat si los pacientes son superproductores para disminuir la producción o en pacientes con tofos, nefrolitiasis e insuficiencia renal crónica.

Aunque algunos pacientes son subexcretores de ácido úrico, deben seguir siendo tratados con alopurinol o febuxostat, debido a que los agentes uricosúricos (como el probenecid) requieren que el paciente ingiera más de 1500 mL/d de agua y tenga un aclaramiento de creatinina de >60 mL/min. Los pacientes quizá sean incapaces de cumplir estas expectativas.

ARTRITIS REUMATOIDE

S

¿Desde cuándo están presentes los síntomas?

En general, la RA es una enfermedad crónica (los síntomas están presentes durante más de seis semanas).

Si es aguda (menos de seis semanas), considere las etiologías infecciosas o inducidas por cristales.

¿Informa el paciente rigidez matutina?

Con la RA, los pacientes se quejan de rigidez matutina que dura al menos una hora.

Con la OA, la rigidez matutina dura menos de 30 minutos.

¿Qué articulaciones están implicadas?

Los MTP pueden ser las primeras articulaciones implicadas.

Las muñecas, las MCP, las PIP, la TMJ y las rodillas suelen estar implicadas.

Las DIP, la columna lumbar y las articulaciones SI están generalmente preservadas en la RA.

¿Cuántas articulaciones están implicadas?

La RA se considera generalmente poliarticular y simétrica.

¿Informa el paciente algún síntoma sistémico?

- Fiebre
- Escalofríos
- Pérdida de peso
- Fatiga
- Anorexia

¿Informa el paciente manifestaciones extraarticulares asociadas a la RA?

Ojos secos, boca seca (síndrome de Sjögren)

Disfagia o disfonía (inflamación de la articulación cricoaritenoidea)

Parestesias agudas (mononeuritis múltiple)

Dolor en el pecho, falta de aire, cambio en la tolerancia al ejercicio (pleuritis)

O

Revise los signos vitales

Puede haber fiebre por una inflamación o una infección subyacente.

Realice una exploración física

Generales: Evalúe la capacidad funcional del paciente

HEENT: rigidez de cuello

- La subluxación C1-2 aumenta el riesgo de compresión de la médula espinal.
- Se requiere una evaluación adicional con radiografías de la columna cervical en flexión lateral.

Abdomen: esplenomegalia

- Recuerde la tríada RA, esplenomegalia y neutropenia en el síndrome de Felty.

Articulaciones:

- Palpe si hay calor, sensibilidad, derrames y engrosamiento sinovial.
- Busque eritema, edema y compruebe la amplitud de movimiento.
- Busque deformidades:
  - Contracción por flexión
  - Desviación cubital en la MCP
  - Deformidades del cuello de cisne (flexión DIP, hiperextensión PIP)
  - Deformidad de Boutonnière (flexión PIP, hiperextensión DIP)

Piel: Busque nódulos sobre puntos de presión como las superficies extensoras de las extremidades superiores.

Neurología: Realice las pruebas de Phalen y Tinel. (El síndrome del túnel carpiano es común en la RA).

Revise el resultado de la artrocentesis si hay derrame palpable

Líquido inflamatorio común con leucocitos >20 000 (principalmente PMN), sin cristales

Solicite radiografías

Al principio de la enfermedad, las radiografías son normales.

Las erosiones no se presentan hasta meses o años después del inicio de la enfermedad.

Revise los resultados de la biometría hemática completa, así como las pruebas de función hepática y renal

Obtenga los valores de referencia; algunos medicamentos utilizados para tratar la AR quizá estén contraindicados.

Compruebe el factor reumatoide (RF) del paciente

Se ha encontrado un RF positivo en 85% de los pacientes con RA.

El título de RF se correlaciona con la gravedad; los valores más altos denotan un peor pronóstico, pero no es necesario seguir el título una vez que se ha documentado que es positivo.

El RF también puede ser positivo en estados infecciosos/inflamatorios crónicos (SLE, tuberculosis, carcinoma).

Considere la velocidad de sedimentación globular (ESR)

Se trata de un marcador inflamatorio no específico para seguir el curso de la enfermedad.

Considere la posibilidad de Rx de tórax

Los hallazgos incluyen fibrosis intersticial, nódulos pulmonares (síndrome de Caplan-neumoconiosis intersticial + nódulos), pleuritis y derrames pleurales.

La toracocentesis suele revelar niveles de glucosa muy bajos, y lactato deshidrogenasa elevada.

Considere el ECG

Los hallazgos incluyen pericarditis y anomalías de conducción.

El ecocardiograma puede revelar anomalías valvulares.

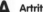

A

Artritis reumatoide

Inflamación autoinmune del cartílago articular de múltiples articulaciones durante más de seis meses. Diagnostique si se cumplen al menos 4 de los 7 criterios siguientes:

1. Rigidez matutina (al menos 1 hora) durante seis semanas
2. Inflamación de las articulaciones de la mano (muñecas, MCP, PIP) durante seis semanas
3. Hinchazón de tres o más articulaciones
4. Hinchazón articular simétrica durante seis semanas
5. Nódulos reumatoides
6. Sinovitis erosiva en la radiografía de las manos
7. RF positivo

Diagnóstico diferencial

- Osteoartritis
- Esclerodermia
- Fiebre reumática
- Gota/pseudogota
- Artritis reumatoide juvenil
- Polimialgia reumática
- SLE
- Espondiloartropatías

P

El diagnóstico de la RA cambia la vida; hable de la progresión de la enfermedad, las opciones de tratamiento, los efectos secundarios y el pronóstico

La educación de los pacientes es crucial para el cumplimiento de la terapia y el posterior control de la enfermedad.

Remita al reumatólogo y al fisioterapeuta al principio de la enfermedad

La experiencia/pericia en el manejo de RA marca una diferencia significativa.

La terapia ocupacional y la fisioterapia son importantes para el mantenimiento y la preservación de la función a medida que la enfermedad progresa.

Trate el dolor y la inflamación de las articulaciones con AINE o inhibidores de la COX-2

Esto ayudará a tratar el dolor y las molestias de la enfermedad.

Utilice medicamentos antirreumáticos modificadores de la enfermedad para limitar el daño articular

Hidroxicloroquina: seguimiento oftalmológico regular (retinopatía)
Sulfasalazina: biometría hemática completa
Metotrexato: vigile el hemograma, la función renal, el suplemento de folato
Inhibidores del factor de necrosis tumoral: infliximab, etanercept
Modulador de las células T: abatacept
Antagonista del receptor de interleucina 1: anakinra
Anticuerpo monoclonal: rituximab, tocilizumab
Dosis bajas de glucocorticoides

Trate las manifestaciones extraarticulares refractarias con esteroides sistémicos

Los esteroides no modificarán la enfermedad, pero pueden hacer que el paciente se sienta mejor.

Remita a cirugía para la sustitución de la articulación o la liberación del túnel carpiano

ESPONDILOARTROPATÍAS SERONEGATIVAS

S

¿Cuál es la edad, el origen racial y el sexo del paciente?

Existen asociaciones entre el tipo de artropatía y la edad, la raza y el sexo:

- Espondilosis anquilosante (AS)
  - Presenta a finales de los 20 años
  - H:M 5:1
  - Estadounidenses > otros
- Artritis reactiva (de Reiter)
  - Hombres jóvenes
  - H:M 9:1
  - Caucásicos > afrodescendientes

¿Tiene el paciente antecedentes de enfermedad inflamatoria intestinal (IBD)?

Los pacientes con IBD (*inflammatory bowel disease*) (enfermedad de Crohn > colitis ulcerosa) corren riesgo de padecer artritis.

¿Tiene el paciente antecedentes de psoriasis, enfermedad cutánea o erupción crónica?

Los pacientes con psoriasis corren riesgo de padecer artritis psoriásica.

¿Informa el paciente de una enfermedad reciente?

Hay varias enfermedades asociadas a la artritis reactiva:

- Se produce entre 2 y 4 semanas después de la diarrea infecciosa: *Salmonella, Shigella, Campylobacter, Clostridium, Yersinia*
- Infecciones genitourinarias: *Chlamydia, Ureaplasma*
- Infecciones respiratorias: *Chlamydia pneumoniae*

¿Informa el paciente de síntomas genitourinarios?

El síndrome reactivo incluye la uretritis:

– Disuria
– Secreción peneana o vaginal

¿Tiene el paciente síntomas oculares?

La artritis reactiva incluye la conjuntivitis:

– Dolor de ojos
– Enrojecimiento
– Costra de los párpados

AS asociado a la uveítis

– Dolor unilateral
– Fotofobia
– Lagrimeo

Pregunte específicamente por el dolor de las articulaciones

Dolor oligoarticular asimétrico.

Afectación de la articulación LE típica de la artritis reactiva.

Las articulaciones DIP de las manos sugieren artritis psoriásica.

El dolor de espalda, si empeora con el reposo y mejora con el ejercicio, es típico de la AS.

El dolor en la nalga que se irradia al muslo, que empeora con el reposo, sugiere sacroilitis.

O

Revise los signos vitales y realice una exploración física

Piel: erupción en las palmas de las manos o en las plantas de los pies

- Queratoderma blenorrágico asociado a artritis reactiva
- Artritis psoriásica: picaduras en las uñas, lesiones escamosas en el codo y las rodillas

Extremidades: dactilitis (dedos de salchicha)

Ojo: conjuntivitis (artritis reactiva), uveítis (AS)

Corazón: escuche si hay un soplo (la AI sugiere aortitis en la AS)

Genitales: lesiones en el cuerpo del pene (balanitis circinada), úlcera cervical

Conjunto:

- Palpe el calor, la sensibilidad y el edema; compruebe la amplitud de movimiento.
- Sensibilidad en las zonas de los tendones (entesitis)
- Presione el sacro mientras el paciente está en decúbito prono (sacroilitis)

Revise el análisis de orina

En caso de que se sospeche artritis reactiva, hay que descartar uretritis.

- La piuria estéril sugiere una infección venérea subyacente.
- Envíe el antígeno de *Chlamydia*.

Envíe cultivos uretrales y cervicales para *Chlamydia* y *N. gonorrea*.

Revise el resultado de la artrocentesis

El líquido sinovial del paciente es más consistente con un proceso inflamatorio.

- Envíe la tinción de Gram, las bacterias y los cultivos de *N. gonorrhea*.

Considere las radiografías

Solicite radiografías de los pies para los pacientes con dolor de talón: puede tener erosiones en el calcáneo.

Revise la radiografía de columna vertebral en pacientes con AS: columna de bambú y fusión de articulación sacroilíaca.

Considere la prueba de HLA-B27

La incidencia del HLA-B27 es común, la más alta es con AS –más de 90%.

Espondiloartropatía seronegativa

Las espondiloartropatías seronegativas son un grupo bastante heterogéneo de afecciones negativas al RF que implican la inflamación de las articulaciones intervertebrales.

Etiologías

- AS
- Artritis reactiva (de Reiter)
- Artritis psoriásica
- Asociado a la IBD

Identifique y trate la artritis séptica

La artropatía monoarticular aguda debe descartarse por una articulación séptica.

Trate al paciente empíricamente con antibióticos de amplio espectro hasta que se obtengan los resultados de la punción

Trate la AS con medidas conservadoras y alivio del dolor

Fisioterapia para una postura adecuada

Estiramientos regulares y ejercicios para la columna vertebral

AINE (indometacina o diclofenaco)

Trate la artritis reactiva abordando la uveítis, la uretritis y la artritis si el cultivo es positivo para *Chlamydia*. Administre azitromicina 1 g po una vez

Una alternativa es la doxiciclina 100 mg po bid durante siete días.

Recuerde que también debe tratar a la pareja.

Trate la artritis con AINE (indometacina o diclofenaco)

Utilice inhibidores de la COX-2 si el paciente no tolera los AINE.

Utilice metotrexato o sulfasalazina en los casos refractarios.

Para la artritis psoriásica, trate la psoriasis y aborde la artritis

Tratamiento de la artritis con AINE (indometacina) como en el caso anterior, pero también puede utilizar metotrexato u oro para los casos refractarios.

No utilice hidroxicloroquina ni β bloqueadores porque pueden exacerbar la enfermedad de la piel.

Trate la artritis asociada a la IBD abordando la enfermedad subyacente; esto es vital porque la artritis está relacionada con los brotes de IBD

MIOPATÍAS INFLAMATORIAS

S

¿Cuál es la edad del paciente?

En general, la miositis tiene una distribución bimodal por edades: 10-15 años y 50-60 años de edad.

La miositis asociada a la malignidad y la miositis por cuerpos de inclusión (IBM) son frecuentes a partir de los 50 años.

¿Cuál es el origen racial y el género del paciente?

Los afroamericanos se ven más afectados que los caucásicos.

Las mujeres están más afectadas que los hombres (2:1), excepto en el caso de IBM, en el que los hombres están más afectados que las mujeres.

Pregunte por el dolor muscular

El inicio es generalmente insidioso.

Afecta a los músculos proximales simétricos (cuello y extremidades proximales). El paciente suele referir que le cuesta levantarse de una silla o lavarse el pelo.

La IBM es generalmente asimétrica, con debilidad muscular distal.

Los músculos faciales y oculares no se ven afectados.

Disfagia (especialmente al iniciar la deglución) y disfonía

Revise los medicamentos

Muchos medicamentos causan debilidad muscular proximal:

- Esteroides
- Colchicina
- Alcohol
- Antirretrovirales
- Estatinas

O

Revise los signos vitales del paciente y realice una exploración física

Piel: erupción de heliotropo, pápulas de Gottron, signo del chal (eritema en hombros y cuello), signo de la V (pecho, cuello), manos mecánicas

Pulmón: crepitaciones inspiratorias tardías secas (fibrosis intersticial)

Revise los análisis y las pruebas de función hepática y renal

Las miopatías a menudo se asocian con la malignidad oculta.

Busque marcadores serológicos de daño muscular

Con la miositis, las enzimas musculares como la creatinina cinasa, la aldolasa, la AST, la ALT y la LDH deben estar elevadas.

Considere la posibilidad de comprobar los anticuerpos para intentar delimitar mejor el tipo de miositis

El Ab anti-Jo-1 se asocia con polimiositis más que con dermatomiositis.

- Asociada a la enfermedad pulmonar intersticial (ILD).
- Asociado al síndrome antisintetasa: miopatía, ILD, artritis, fenómeno de Raynaud y manos mecánicas.

El anti-Mi-2 es específico para la dermatomiositis.

El anti-SRP (partícula de reconocimiento de señales) implica un mal pronóstico. Se asocia con cardiomiopatía y con afectación muscular distal.

Considere el EMG

No se trata de una prueba diagnóstica porque algunos pacientes tienen una electromiografía (EMG) normal, pero los hallazgos comunes incluyen fibrilaciones, descargas de alta frecuencia y baja amplitud.

Solicite una Rx de tórax

Esto puede ser normal, pero busque signos de fibrosis.

Obtenga una biopsia muscular

La necrosis y la inflamación se observan en la polimiositis y la dermatomiositis.

En el IBM se observan vacuolas intracelulares y cuerpos mieloides.

Miopatía inflamatoria crónica

Grupo de trastornos idiopáticos en los que el daño muscular es causado por la actividad del sistema inmunitario (inflamación)

Etiologías

Polimiositis: debilidad muscular proximal, enzimas musculares elevadas, EMG característico

Dermatomiositis: debilidad muscular proximal, erupción heliotropa, pápulas de Gottron

IBM: debilidad muscular proximal y distal, enzimas musculares elevadas, generalmente después de los 50 años de edad

Diagnóstico diferencial

- Miositis asociada a la malignidad
- Enfermedad de la tiroides
- Fibromialgia
- SLE
- Distrofia muscular
- Síndrome de Guillain-Barré
- Síndrome de Eaton-Lambert
- Miastenia grave
- Botulismo
- Paralización por mordedura de garrapata
- Miopatía inducida por fármacos
- Sarcoidosis/HIV (asociado a la polimiositis)

Identifique las posibles complicaciones que ponen en peligro la vida, como la insuficiencia respiratoria aguda causada por debilidad de los músculos respiratorios, e ingrese al paciente en una cama monitorizada si está indicado

Obtenga la gasometría, si hay evidencia de retención de CO_2, monitorice de cerca y prepare la intubación.

Detecte malignidad subyacente

La dermatomiositis se asocia a un mayor riesgo de malignidad.

Instruya al paciente acerca de la enfermedad y el pronóstico

Como con cualquier enfermedad, el apego al tratamiento se propicia con una buena educación de los pacientes.

Remita a terapia física u ocupacional

Para ayudar a la recuperación, así como a las adaptaciones a la debilidad muscular

Obtenga una evaluación de la deglución

Para controlar la disfunción esofágica causada por la polimiositis

Trate las miopatías inflamatorias con medicamentos para reducir la inflamación

Esteroides (prednisona 40-60 mg qd)

Puede utilizar metotrexato o azatioprina si el paciente no responde a los esteroides.

Vigile la actividad de la enfermedad por los cambios en las enzimas musculares del suero

Véase antes.

LUPUS ERITEMATOSO SISTÉMICO

S

¿Cuál es el origen racial y el género del paciente?

Las mujeres, especialmente en su edad reproductiva, resultan más afectadas que los hombres (9:1).

Los individuos afroamericanos y los hispanos presentan mayor riesgo.

¿Tiene el paciente antecedentes familiares de SLE?

Se observa alta frecuencia entre los familiares de primer grado.

Comúnmente asociado con HLA-DR2, HLA-DR3

¿Tiene el paciente enfermedades autoinmunes coexistentes?

Las enfermedades autoinmunes anteriores/actuales suponen un mayor riesgo para otro.

- Tiroiditis autoinmune
- Anemia hemolítica autoinmune
- ITP
- Síndrome de Sjögren

¿Ha tenido la paciente abortos espontáneos recurrentes o trombosis?

Existe asociación entre el síndrome antifosfolípido y el SLE.

Revise los medicamentos que pudieran estar asociados con un síndrome similar al lupus

- Procainamida
- Quinidina
- INH
- Hidralazina

¿Tiene el paciente algún síntoma constitucional común en el SLE?

- Fiebre
- Malestar
- Pérdida de peso

¿Existen pruebas de que estén implicados múltiples sistemas orgánicos?

Mucocutáneo:

- Alopecia (en parches)
- Salpullido (malar o discoide)
- Úlceras bucales
- Fotosensibilidad
- Ojos/boca secos (síndrome de Sjögren)

Articulaciones: distribución poliarticular simétrica (interfalángica proximal, metacarpofalángica, muñecas, rodillas) como en la RA.

- Dolor
- Riesgo
- Hinchazón

Pulmonar: hemoptisis, dolor torácico pleurítico, falta de aire

Cardiaco: dolor torácico pleurítico que cambia con la posición (pericarditis)

Sistema nervioso central (CNS): cambios de humor, ansiedad, pérdida de memoria, dolor de cabeza, cambios en la visión

Fenómeno de Raynaud: cambios en la piel al exponerse al frío o al estrés

O

Revise los signos vitales

La fiebre es común y quizá indique una infección subyacente o una enfermedad activa.

La presión arterial alta sugiere enfermedad renal subyacente.

La hipotensión (con ruidos cardiacos distantes y distensión venosa yugular) indica taponamiento cardiaco.

Realice una exploración física

Piel:

Discoide (mancha elevada con escamas superpuestas en cara, cuero cabelludo, orejas y cuello)

- Alopecia
- Eritema malar (evita los pliegues nasolabiales)
- Púrpura palpable

HEENT: úlceras bucales

Articulación: busque un eritema; palpe si hay calor, edema, derrames, sensibilidad

Corazón: escuche si hay soplos, roces pericárdicos

Pulmón: disminución de la entrada de aire; disminución del fremitus táctil

Realice una biometría hemática completa

- Leucopenia
- Anemia
- Trombocitopenia

Revise el análisis de orina

La presencia de proteinuria y de cilindros de eritrocitos sugiere nefritis lúpica.

- Considere la recolección de orina de 24 horas para detectar proteínas y creatinina.
- Considere la posibilidad de realizar una ecografía renal para evaluar el tamaño del riñón.
- La biopsia renal está indicada si va a cambiar el curso del tratamiento.

Compruebe un anticuerpo antinuclear (ANA)

Se encuentra hasta en 95% de los pacientes con SLE, pero es poco específico.

Compruebe el antidsDNA y el anti-Smith

Único para el SLE (100% específico, baja sensibilidad).

El antidsDNA es importante para el seguimiento de la afectación renal.

Compruebe el anti-Ro/La

El anti-Ro tiene una fuerte asociación con el lupus neonatal y el lupus cutáneo subagudo.

Aproximadamente entre 10 y 30% de las madres con anti-Ro darán a luz bebés con bloqueo cardiaco congénito.

Compruebe los niveles de complemento y la ESR

Marcadores serológicos para la actividad de la enfermedad y la inflamación

Lupus eritematoso sistémico

El diagnóstico requiere cuatro de los siguientes 11 criterios:

1. Erupción malar
2. Erupción discoidea
3. Neuro (síntomas de psicosis)
4. Úlceras bucales
5. Fotosensibilidad
6. Artritis (>2 articulaciones)
7. Trastorno renal (proteinuria, cilindros celulares)
8. Marcadores inmunológicos (Ab antidsDNA, anti-Sm o antifosfolípido)
9. Serositis (pleuritis o pericarditis)
10. Hem (anemia/leucopenia/trombocitopenia)
11. **ANA (+)**

Diagnóstico diferencial

Vasculitis: poliarteritis nodosa (PAN), poliangeítis microscópica (MPA), granulomatosis de Wegener

Infecciosas: HIV, sífilis, virus de Epstein-Barr, brucelosis, enfermedad de Lyme

Reumática: RA, enfermedad mixta del tejido conectivo, enfermedad de Crohn

Neoplasia: síndrome perineoplásico, leucemia, linfoma

Identifique cualquier enfermedad que ponga en peligro la vida de un paciente con SLE

Cardiopulmonar: infarto de miocardio, taponamiento cardiaco, embolia pulmonar, serositis

Sistema nervioso central: vasculitis, derrame cerebral

Infecciosas: endocarditis bacteriana subaguda, bacteriemia, miocarditis, pericarditis, meningitis, artritis séptica

Reumatológico: púrpura trombocitopénica trombótica, ITP

Identifique y elimine los factores precipitantes, como los medicamentos (ver antes), que provocan un síndrome similar al lupus

La eliminación de algunos medicamentos, como la quinidina, resuelve los síntomas.

Trate los trastornos autoinmunes coexistentes

Recuerde que estos pacientes tienen mayor riesgo de padecer múltiples trastornos autoinmunes, así que preste atención a los signos de otros problemas en el paciente.

Trate el SLE con agentes antiinflamatorios/inmunosupresores

- AINE, inhibidores de la COX-2
- Hidroxicloroquina
- Ciclofosfamida
- Esteroides (orales, tópicos o intraarticulares)
- Azatioprina
- Metotrexato

VASCULITIS

S

¿Se queja el paciente de malestar, fiebre, pérdida de peso o sudores nocturnos?

La vasculitis suele presentarse con quejas inespecíficas como estas.

¿Se queja el paciente de dolores de cabeza o cambios en la visión?

Si es así, considere la arteritis de células gigantes (GCA), especialmente en pacientes mayores de 60 años con:

- Dolor punzante
- Pérdida de visión sin dolor (amaurosis fugaz)

¿Informa el paciente de síntomas gastrointestinales?

GCA: disfagia, trismo, claudicación mandibular con la masticación

PAN, MPA, púrpura de Henoch-Schönlein (HSP): dolor periumbilical, en especial después de comer, característico de isquemia mesentérica

PAN: colecistitis y apendicitis

HSP: náuseas/vómitos

PAN/HSP: pérdida de sangre GI

¿Informa el paciente de síntomas pulmonares?

Wegener/MPA/HSP: puede observarse hemoptisis con capilaritis pulmonar

Wegener: infecciones recurrentes de los senos nasales, del oído o de las vías respiratorias superiores

Churg-Strauss: asma o rinitis alérgica

¿Informa el paciente de cambios en la piel?

HSP: púrpura palpable que afecta las nalgas y las extremidades inferiores

Crioglobulinemia: púrpura palpable recurrente de las extremidades inferiores

¿Informa el paciente de dolor articular o muscular?

HSP: artritis de rodillas y tobillos

Polimialgia reumática (PMR): dolor/rigidez simétrica en caderas/hombros

PAN: mialgias que afectan las pantorrillas

Pregunte al paciente acerca de la neuropatía

PAN: mononeuritis múltiple

Pregunte por los factores de riesgo de la hepatitis B o C

Hasta 30% de la PAN está asociada a hepatitis B o C.

La crioglobulinemia es común con la hepatitis C.

O

Revise los signos vitales

- Fiebre
- Hipertensión (mediada por la renina en la PAN)

Realice una exploración física

HEENT: arteria temporal sensible o nodular, sensibilidad del cuero cabelludo (GCA); lesiones de la mucosa nasal o deformidad de la nariz en silla de montar (Wegener)

Neurológico: caída del pie (PAN, MPA)

Piel: livedo reticularis, úlceras (PAN), púrpura palpable (MPA, HSP, crioglobulinemia)

Solicite una biometría hemática completa

Eosinofilia (PAN, Churg-Strauss)

Revise las pruebas de función renal y hepática

Compruebe la ESR

Realice U/A

Busque hematuria, cilindros de eritrocitos, proteinuria (PAN, MPA, HSP).

Verifique ANCA

Solicite una Rx de tórax

Realice una biopsia renal

A

Vasculitis

Inflamación de los vasos sanguíneos que suele causar enfermedad multisistémica

- Vaso grande (>150 μm)
  - GCA/Arteritis temporal: la inflamación de las grandes arterias de la cabeza y el cuello puede provocar ceguera.
  - Polimialgia reumática (PMR): rigidez de cadera/hombros
  - Arteritis de Takayasu (enfermedad sin pulso): inflamación del arco aórtico que provoca claudicación del brazo, amaurosis fugaz, dolor de cabeza
- Vaso mediano (diámetro: 50 a 150 μm)
  - PAN: Involucra casi todos los tejidos, menos los pulmones, para una presentación extremadamente variable.
  - Enfermedad de Guerger: tromboflebitis y eventualmente isquemia en las extremidades distales. Exacerbada por el tabaquismo. Raramente afecta a órganos internos.
- Vaso pequeño (<50 μm)
  - HSP: púrpura palpable en las extremidades inferiores, dolor abdominal y afectación renal variable, debido a la deposición de IgA.
  - Crioglobulinemia: púrpura palpable recurrente con oscurecimiento de la piel al resolverse las lesiones. Asociada a hepatitis C.
  - Síndrome de Wegener: afecta las vías respiratorias y los riñones, provocando hemorragias nasales e insuficiencia renal. Asociado a C-ANCA.
  - MPA: causa una presentación pulmonar-renal similar a los síndromes de Wegener y Goodpasture, P-ANCA
  - Síndrome de Churg-Strauss: asma, eosinofilia y P-ANCA

Diagnóstico diferencial

Si un paciente refiere molestias de múltiples sistemas orgánicos, considere la vasculitis junto con los otros padecimientos que imitan a la vasculitis.

Infecciosas: HIV, sífilis, virus de Epstein-Barr

Neoplásico: síndromes perineoplásicos

Autoinmune: SLE, trastorno mixto del tejido conectivo, enfermedad de Crohn, enfermedad celíaca

Identifique las complicaciones potencialmente mortales de la vasculitis y trátelas adecuadamente

- Isquemia intestinal o perforación
- Capilaritis o glomerulonefritis
- Sepsis/infecciones
- Trombosis

Verifique el diagnóstico con análisis de sangre y una biopsia si es necesario. Considere la posibilidad de consultar a reumatología para obtener más orientación. La arteritis de Takayasu y la GCA pueden tratarse con esteroides

Trate la pérdida de visión inmediatamente con altas dosis de esteroides para prevenir la ceguera.

Trate a los pacientes estables con esteroides orales.

Trate la PMR con AINE o con dosis bajas de esteroides

Trate la PAN con altas dosis de esteroides

Utilice bactrim para la profilaxis de la PCP.

La HSP es generalmente autolimitada, pero los síntomas pueden ser tratados con AINE para las artralgias

La crioglobulinemia puede tratarse con INF alfa +/-ribavirina

El síndrome de Wegener en ocasiones se trata con altas dosis de esteroides y ciclofosfamida

La MPA suele manejarse con ciclofosfamida y esteroides

Churg-Strauss quizá requiera prescribir esteroides

ESCLEROSIS SISTÉMICA

S

¿Cuál es el origen racial y el género del paciente?

Los siguientes grupos tienen riesgo de padecer esclerosis sistémica (SS, *systemic sclerosis*):

- - Las mujeres se ven afectadas con más frecuencia que los hombres (7:1).
- - Los nativos americanos son quienes corren mayor riesgo.

¿Informa el paciente de las exposiciones ambientales?

Existe una asociación dudosa con algunas toxinas ambientales:

– Polvo de sílice – Disolventes orgánicos

La esclerodermia secundaria se reporta con lo siguiente:

– Bleomicina – Benceno – Cloruro de vinilo

¿Tiene el paciente prurito?

El prurito quizá sea la manifestación inicial de la afectación cutánea y es autolimitado.

¿Tiene el paciente otros sistemas orgánicos afectados?

Cambios en la piel: engrosamiento o tirantez

Síntomas pulmonares: falta de aire, disnea de esfuerzo, tos

- Los pacientes con SS corren el riesgo de sufrir fibrosis intersticial e hipertensión pulmonar.
- ¡Es la causa número 1 de mortalidad!

Síntomas cardiacos: dolor de pecho, palpitaciones

Síntomas gastrointestinales: disfagia, malabsorción, estreñimiento

Fenómeno de Raynaud: cambios en el color de la piel al exponerse al frío o al estrés

Musculoesquelético: artralgias, mialgias

O

Revise los signos vitales

La hipertensión acelerada sugiere crisis renal (véase más adelante).

Realice una exploración física

Piel:

– Telangiectasia (cara, manos, boca)
– Calcinosis subcutánea
– Capilares del pliegue ungueal, ulceración digital
– Boca pequeña (labio apretado y fruncido)
– Esclerodactilia
– Hiperpigmentación/hipopigmentación

Corazón: distensión venosa yugular, P2 ruidoso; oleaje paraesternal (hipertensión pulmonar).

Articulación: calor, edema, sensibilidad; escuche los roces de los tendones.

Considere la posibilidad de comprobar los anticuerpos antinucleares, anticéntricos, anti-SCL-70

No se encuentran anticuerpos en todos los pacientes con SS.

- El anticuerpo anticentrómero se encuentra en 80% de los pacientes con CREST.
- El anti-SCL-70 (antitopoisomerasa) se encuentra en 20% de los pacientes con SS.

Considere la posibilidad de realizar una Rx y una radiografía de la mano

Existe riesgo de desarrollar enfermedad pulmonar, por lo que hay que realizar una Rx de referencia.

Las anomalías más comunes en las películas de manos incluyen calcinosis articular u osteólisis de las puntas de los dedos

Considere un ECG

Los pacientes corren riesgo de sufrir anomalías en la conducción.

Considere las pruebas de función pulmonar

Los pacientes suelen tener

– Patrón pulmonar restrictivo – Disminución de la DLCO – Volúmenes pulmonares

Considere un ecocardiograma

Los pacientes corren riesgo de

– Hipertensión pulmonar
– Disfunción diastólica
– Aumento de la presión arterial pulmonar
– >35 mm Hg

A

Esclerosis sistémica

Enfermedad del tejido conectivo caracterizada por engrosamiento y fibrosis de la piel y de algunos órganos internos

La SS se divide además en

- CREST:
  - Calcinosis
  - Fenómeno de Raynaud
  - Dismotilidad esofágica
  - Esclerodactilia
  - Telangiectasia

También se asocia a hipertensión pulmonar aislada.

- SS difusa
  - El engrosamiento de la piel afecta a las extremidades y al tronco.
  - Inicio rápido tras el fenómeno de Raynaud
  - Fibrosis pulmonar común

P

Identifique las complicaciones potencialmente mortales del SS

- Insuficiencia cardiaca congestiva (CHF)
- Embolia pulmonar
- Pericarditis
- Taponamiento cardiaco
- Arritmias

Trate los dígitos isquémicos con prostaglandinas intravenosas (prostaciclina)

Es importante abordar este problema con urgencia para evitar o reducir la pérdida de dígitos.

Identifique a los pacientes con crisis renal y trátelos con inhibidores de la ACE/ARB

La crisis renal se define como una insuficiencia renal aguda oligúrica con hipertensión maligna.

Los factores de riesgo son el embarazo, el uso de esteroides y la enfermedad difusa.

Instruya al paciente en las primeras fases de la enfermedad sobre la estrecha vigilancia de la presión arterial y el uso profiláctico de inhibidores de la ACE o ARB para evitar la crisis renal.

Instruya a todos los pacientes sobre la progresión y el pronóstico de la enfermedad

Vacunas como la de la gripe y la neumocócica

Trate los síntomas del SS

Tratamiento dirigido al alivio de los síntomas:

- Hidratación de la piel para la sequedad
- Antihistamínicos para el prurito
- Control de la PA con inhibidores de la ACE
- Inhibidor de la bomba de protones para el reflujo
- Antiinflamatorios como los AINE y los inhibidores de la COX-2 para la artritis
- Bloqueadores de los canales de calcio (nifedipina) para el Raynaud
- Dejar de fumar y evitar las temperaturas frías

Trate la hipertensión pulmonar con oxígeno domiciliario y epoprostenol intravenoso

El manejo de la CHF es también un componente importante de la terapia.

Epoprostenol IV (mejora la capacidad de ejercicio).

Considere el uso de anticoagulantes.

TOXICOLOGÍA

INTOXICACIÓN POR ALCOHOL Y ABSTINENCIA

S

¿Cuánto bebe normalmente el paciente? ¿Cuándo fue la última vez que bebió?

Esta información permite anticipar y manejar los síntomas de abstinencia.

El paciente intoxicado por alcohol por lo general es incapaz de dar información clara.

Se debe llamar a los miembros de la familia, a los amigos y a los contactos cercanos para obtener información centrada en cualquier problema médico coexistente, cualquier historial de traumas, la última bebida conocida, etcétera.

O

Anote los signos vitales y evalúe el nivel de conciencia

La taquicardia y la fiebre quizá sean signos de inicio de *delirium tremens*.

Una puntuación de coma de Glasgow inferior a 8 indica que puede ser necesaria la intubación.

Examine en busca de signos de enfermedad hepática avanzada o crónica

- Angioma de araña
- Cabeza de medusa
- Eritema palmar
- Ascitis
- Hepatomegalia
- Hernia umbilical
- Atrofia testicular
- Hinchazón parotídea bilateral
- Neuropatía periférica
- Prolongación de PT, PTT
- Hipoalbuminemia

Examine si hay evidencia de hemorragia gastrointestinal

Hipotensión, taquicardia, presión sanguínea (BP) y pulso ortostáticos, disminución de la hemoglobina y el hematocrito en los hemogramas seriados y heces hemopositivas

Compruebe el nivel de alcohol en suero

Un nivel bajo quizá indique abstinencia o que otra sustancia es responsable de la intoxicación.

Un nivel de alcohol en suero superior a 400 mg/dL (0.4 g%) supone riesgo de muerte y puede requerir hemodiálisis urgente.

Examine la posibilidad de intoxicación por otras sustancias

Compruebe el análisis toxicológico de la orina y el suero para ver si hay indicios de drogas coexistentes.

Examine si hay evidencia de otros trastornos neurológicos

Trastorno convulsivo, meningitis, lesión en la cabeza

Examine si hay anomalías de glucosa o electrólitos

El paciente tiene mayor riesgo de hipoglucemia si está desnutrido.

También son comunes los niveles bajos de magnesio, potasio y fósforo.

Una acidosis por brecha aniónica o una osmolalidad sérica elevada pueden indicar un intoxicación con metanol, etilenglicol o isopropanol. La ingestión de cualquiera de estas sustancias puede ser mortal.

- La alcohol deshidrogenasa del hígado convierte el etanol en acetaldehído. Cuando este mismo proceso químico se realiza con el metanol, éste se convierte en formaldehído.
- Si se sospecha de la ingestión de alguna de estas sustancias, deben comprobarse directamente los niveles.

A

Intoxicación por alcohol

El alcohol es un depresor del sistema nervioso central (CNS). Los efectos tempranos incluyen depresión de las inhibiciones y los efectos posteriores deterioran la función motora, la conciencia y, en concentraciones máximas, el impulso respiratorio.

Diagnóstico diferencial

Intoxicación por fármacos depresores del CNS como barbitúricos, benzodiazepinas u opiáceos

Las personas probablemente estén intoxicadas por más de una sustancia a la vez.

Considere la posibilidad de intoxicarse con metanol, alcohol isopropílico o etilenglicol porque los alcohólicos crónicos quizá ingieran estas sustancias para intentar intoxicarse

Considere también las etiologías infecciosas, neurológicas o psiquiátricas.

P

Vigile el estado mental

Tome precauciones de aspiración en caso de que el paciente desarrolle ataques de abstinencia. Considere la intubación para proteger las vías respiratorias.

Considere la posibilidad de realizar un TC craneal en caso de cambios en el estado mental o de aparición de déficits neurológicos focales en la exploración

Optimice el estado nutricional sustituyendo el magnesio, el potasio, el fósforo, la tiamina y el folato con un preparado intravenoso conocido como "bolsa de plátano"

Los alcohólicos crónicos tienden a ser deficientes en todos los electrólitos y vitaminas mencionados.

La deficiencia crónica de tiamina (vitamina B_1) puede provocar encefalopatía de Wernicke o Korsakoff.

- La encefalopatía de Wernicke es una tríada de oftalmoplejía, marcha amplia y confusión global.
- Los pacientes de encefalopatía de Korsakoff muestran tal grado de demencia que se confabulan.

Asegúrese de administrar tiamina antes de la glucosa para evitar que se precipite la encefalopatía de Wernicke.

Si se sospecha la ingestión de etilenglicol o metanol

Realice un lavado gástrico.

Administre bicarbonato de sodio por vía intravenosa para contrarrestar los efectos ácidos y alcalinizar la orina para mejorar la eliminación.

Para el etilenglicol, puede administrarse carbón activado.

Una opción es administrar etanol por vía intravenosa para que compita con estos fármacos en el metabolismo de las enzimas.

Para la posible ingestión de isopropanol

Puede realizarse un lavado gástrico.

El carbón vegetal y el etanol serán ineficaces.

Considere la posibilidad de la hemodiálisis.

Observe y trate cualquier signo de abstinencia

Cambios en los signos vitales (fiebre, taquicardia, hipertensión, taquipnea)

Ansiedad

Temblor

Alucinaciones: 48 a 72 horas

Actividad convulsiva: en las 48 horas siguientes a la última bebida

Delirium tremens: de 48 horas a dos semanas

- Trate con una benzodiazepina de acción corta como diazepam, lorazepam o clordiazepóxido; este último es el fármaco de elección para la abstinencia de alcohol siempre que las pacientes tengan una función hepática normal. Si no es así, elija el lorazepam.

Póngase en contacto con los servicios sociales para que remitan al paciente a una rehabilitación adecuada

INTOXICACIÓN POR COCAÍNA Y ABSTINENCIA

S

¿Proporciona el paciente un historial de consumo de drogas?

Si el paciente es coherente, obtenga la siguiente información:

- Hospitalizaciones anteriores
- Duración del consumo de drogas
- Drogas utilizadas y método de consumo (p. ej., fumar, inhalar/aspirar, intravenoso)

Evite agravar a un paciente agudamente intoxicado.

Contacte a familiares o amigos

Los pacientes suelen presentarse alterados y son incapaces de referir una historia clara. Es importante obtener la siguiente información:

- Palpitaciones
- Dolor de pecho
- Dificultad para respirar
- Dolor de cabeza
- Traumatismo
- Actividad convulsiva
- Historia de intentos de suicidio
- Enfermedad reciente
- Cambio de mentalidad

O

¿Tiene el paciente síntomas sugestivos de intoxicación?

- Taquicardia
- Hipertensión
- Fiebre

Realice una exploración física completa, prestando especial atención a lo siguiente:

Generales: nivel de conciencia, ansiedad, diaforesis
HEENT: pupilas dilatadas, mucosas secas, perforación del tabique nasal
Pulmones: si el paciente ha consumido crack-cocaína fumable, busque un neumotórax.
Neurología: mioclonía, temblor, déficit focal, convulsión
Piel: evidencia de traumatismo

Revise los resultados de la biometría hemática con diferencial

Leucocitosis con desviación a la izquierda: considere la posibilidad de una infección. Si se observa, investigue el origen.

Revise el análisis de orina para detectar signos de rabdomiólisis

Busque sangre moderada en la inmersión con un mínimo de eritrocitos en la microscopía.
Si es sugestivo, compruebe el nivel de CK, electrólitos, fósforo y calcio

- Aumento de CK, BUN, creatinina, potasio, brecha aniónica y fósforo
- Disminución del calcio

Compruebe el examen toxicológico de suero y orina

Los metabolitos de la cocaína pueden detectarse hasta 48 horas o más en consumidores crónicos.

Busque otros estimulantes (como las anfetaminas) o depresores (como el alcohol). Su consumo aumenta el riesgo de toxicidad de la cocaína.

¿Tiene el paciente un ECG anormal?

El paciente tiene riesgo de arritmias ventriculares o de isquemia causada por el vasoespasmo inducido por la cocaína. Considere comprobar los niveles de troponina I o CK.

Considere la posibilidad de realizar una Rx

El paciente tiene riesgo de aneurisma aórtico disecante (dolor torácico irradiado a la espalda con mediastino ensanchado en la Rx), cardiomegalia o infiltrados bilaterales.

Considere la posibilidad de realizar una TC craneal

El consumo de cocaína está asociado a los accidentes cerebrovasculares agudos.

Intoxicación por cocaína

La cocaína, derivado de la planta de la coca, es un alcaloide que puede tomarse por vía oral, nasal, intravenosa o fumada. Es un estimulante que produce una amplia gama de síntomas como euforia, temblores, agitación, dolor de cabeza, náuseas, fiebre e hipertensión.

La sobredosis de cocaína produce todos los síntomas anteriores, además de letargo, reflejos tendinosos profundos (DTR) hiperactivos, convulsiones, hipertermia e incontinencia. También provoca vasoconstricción grave, que puede causar eventos vasculares como el infarto de miocardio (MI) y derrame cerebral. Las manifestaciones más graves son coma, pérdida de DTR, parálisis flácida, edema pulmonar y muerte súbita por arritmia, derrame cerebral, MI, etcétera.

El consumo crónico de cocaína puede producir adicción, paranoia y alucinaciones.

El síndrome de abstinencia de la cocaína puede aparecer 15 minutos después del último consumo, y se manifiesta como una incapacidad para mantenerse despierto, hambre excesiva y paranoia.

Diagnóstico diferencial

En primer lugar, considere la ingestión conjunta de cocaína con otras drogas, lo cual es habitual: alcohol, heroína (*speedball*), anfetaminas, marihuana, etcétera.

Considere también otras intoxicaciones:

- Dietilamida de ácido lisérgico
- Éxtasis
- Metanfetaminas

El diagnóstico diferencial depende de las manifestaciones que presente el paciente, que van desde alteración del estado mental hasta dolor torácico, pasando por ansiedad y paranoia.

- Esquizofrenia
- Demencia
- Neblina lúdica
- Neurosífilis
- Trastorno de ansiedad
- Meningitis
- Cetoacidosis diabética
- Trastorno bipolar
- Encefalitis
- Traumatismo craneal
- Delirio
- Uremia
- Accidente vascular cerebral

P

Identifique las complicaciones potencialmente mortal. Asigne al paciente una cama monitorizada y bríndele cuidados de apoyo

La sobredosis de cocaína es una emergencia médica y pueden ser necesarias intervenciones como la intubación, cuya necesidad debe vigilarse estrechamente.

Si el paciente tiene una convulsión aguda, administre benzodiazepina por vía intravenosa

Diazepam intravenoso, aproximadamente 2 a 10 mg/dosis

Si la convulsión persiste (>10 minutos), administre fenobarbital o fenitoína

Las convulsiones que duren más de 10 minutos deben tratarse como estado epiléptico (véase Convulsiones, p. 424).

Si se produce un MI, trátelo adecuadamente pero evite los β bloqueadores

(Ver Infarto de miocardio, p. 362, y Angina inestable, p. 368.)

Los β bloqueadores se evitan porque la cocaína provoca una estimulación simpática que incluye efectos alfa (vasoconstrictores), a los que no se opondrá el β bloqueador, lo que provocará un peor infarto como resultado del vasoespasmo.

Si se produce una arritmia, identifíquela y trátela adecuadamente

Si se produce una hemorragia intracraneal (accidente cerebrovascular o hemorragia subaguda), traslade al paciente a la Unidad de cuidados intensivos y notifique a Neurocirugía

(Véase Accidente cerebrovascular, p. 430)

Busque la rabdomiólisis y trátela con reanimación de líquidos

Compruebe los electrólitos y corrija cualquier anomalía.

Considere la posibilidad de una consulta renal si la función renal no mejora.

Si el paciente está hipertérmico, considere el síndrome neuroléptico maligno

Considere medidas de enfriamiento, cuidados de apoyo, bromocriptina y dantroleno.

El consumo crónico de cocaína requiere un enfoque multidisciplinar

Para la rehabilitación quizá sea necesario involucrar a un trabajador social, un psiquiatra y un médico de cabecera.

No hay medicamentos eficaces para la desintoxicación.

La abstinencia de cocaína requiere cuidados de apoyo

La agitación puede controlarse con benzodiazepinas IV o po.

II
PEDIATRÍA

ENFERMERÍA NEONATAL

EXAMEN DEL RECIÉN NACIDO

S **Obtenga un historial clínico materno**

Importante para determinar la seguridad del neonato

- Infecciones de transmisión sexual (STI) maternas: GC, clamidia, HSV, sífilis, HBV, HIV.
- Ocupación de la madre
- Niños anteriores
- Consumo de drogas ilícitas por parte de la madre
- Dónde vivirá el bebé
- Tipo de sangre ABO/tipo Rh
- Embarazos anteriores, incluyendo anomalías congénitas, nacimientos sin vida, síndromes genéticos

¿Se ha sometido la madre a cuidados prenatales y a análisis? ¿Ha tomado algún medicamento?

Entre la madre y su historial, registre si tiene los siguientes factores de riesgo:

- Cultivo de orina positivo para estreptococo del grupo B
- Diabetes mellitus
- Tuberculosis
- HIV
- Hepatitis
- Preeclampsia, hipertensión

Los medicamentos que pueden tener un efecto adverso en el bebé incluyen:

- Antiepilépticos
- Antibióticos
- Narcóticos
- Antihipertensivos
- Antidepresivos/estabilizadores del ánimo, hormonas, anticoagulantes

O **Examine al bebé bajo un calentador radiante. Revise los signos vitales Las adiciones a una exploración física general incluyen la observación del aspecto general, la posición del cuerpo, el color, el esfuerzo respiratorio**

Medidas: Longitud, peso y circunferencia de la cabeza.

Cabeza: Tamaño y forma de la cabeza, defectos del cuero cabelludo. Palpe el cuero cabelludo, la fontanela anterior y posterior; compruebe que las suturas se mueven.

Ojos: Busque un reflejo rojo con un oftalmoscopio. Compruebe la separación de los ojos y la simetría.

Paladar: Compruebe si hay hendiduras (para ello, a veces puede ser necesario introducir un dedo en la boca del neonato).

Orejas: Busque las marcas y asegúrese de que la inserción superior está a nivel del ojo. Si no lo está, las orejas son de implantación baja, posible signo de un trastorno genético.

Manos y pies: Busque dígitos adicionales, polidactilia/sindactilia.

Musculoesquelético: Busque fracturas claviculares, la columna sacra en busca de hoyos, hoyuelos o mechones de pelo.

Abdomen: Palpe ambos riñones. También deben palparse las masas inusuales.

Pulsos: Coloque un dedo en el pulso femoral y el otro en el pulso braquial derecho. Deben ser iguales y producirse al mismo tiempo, sin retraso.

Caderas: Realice las maniobras de Ortolani (salida) y Barlow (vuelta) (sintiendo los golpes).

- La maniobra de Ortolani se realiza sujetando la parte proximal de los muslos con el dedo índice en el trocánter mayor y el pulgar en el trocánter menor, y abduciendo las caderas 180 grados. Si se siente un golpe seco, se ha reducido una cadera dislocada.
- La maniobra de Barlow se realiza utilizando el mismo agarre en las caderas en aducción y empujando hacia la mesa. Si se siente un ruido seco, se ha dislocado la cadera.

Examen neurológico infantil:

- Moro: Apoye la cabeza y haga que el bebé se sienta como si estuviera cayendo hacia atrás. Los brazos deben salir simétricamente, con los dedos separados, con una pequeña sacudida.
- Galant: Coloque la cara del bebé hacia abajo en la palma de su mano, acaricie la espalda por la izquierda o la derecha; el trasero del bebé se mueve hacia el lado acariciado.
- Agarre palmar y plantar, tono del bebé, succión, nerviosismo y para la tolerancia de la alimentación.

- Reflejo de pisada: Mantenga al bebé en posición vertical con los pies en contacto con una superficie plana. Inicie la acción de pisar alternando la flexión y la extensión de las piernas.

Piel: Busque cualquier lesión normal o anormal o ictericia (ver Lesiones cutáneas benignas, p. 134, e Ictericia, p. 155).

Genitales: Confirme el sexo del recién nacido. Examine el pene, los testículos y el escroto en los varones. En los bebés de sexo femenino debe evaluarse el tamaño y la ubicación de los labios, el clítoris y la abertura vaginal.

El *examen de Ballard* (una escala de madurez neurológica y física) se utiliza para estimar la edad gestacional.

A Recién nacido normal: decida si el neonato requiere estudio de sepsis

Factores de riesgo materno:

- Rotura de membranas >18 horas
- Fiebre en el momento del parto (>38°C)
- Loquios malolientes
- Estreptococo del grupo B (+)
- Corioamnionitis
- Hipersensibilidad uterina

Factores de riesgo neonatales para sugerir el estudio de la sepsis:

- <37 semanas de gestación
- Taquicardia fetal
- Gruñido

El estudio inicial de la sepsis consiste en un hemograma con diferencial, CRP y hemocultivo. Si los resultados son anormales, es necesario trasladar al bebé a la unidad de cuidados intensivos neonatales (NICU) por presunta sepsis. La evaluación de la sepsis también incluye punción lumbar si el bebé está clínicamente estable para tolerar el procedimiento.

Considere el traslado a la Unidad de cuidados intensivos neonatal si:

El peso del bebé es inferior a 2250 g o superior a 4500 g.

La madre es diabética y usa insulina.

La edad gestacional del bebé, según Ballard o las fechas, es inferior a 35 semanas.

El bebé tiene síntomas de disestrés:

- Uso de músculos respiratorios accesorios
- Aleteo nasal
- Gruñido
- Cianosis
- Inestabilidad térmica, irritabilidad, mala alimentación, vómitos, distensión abdominal

P Considere todos los elementos que puedan poner en peligro al neonato antes de dar el alta a las 48 a 72 horas

Descarte hemorragia subgaleal. Realice una biometría hemática completa y vigile los signos vitales si se sospecha

Hemorragia subgaleal: si la hinchazón difusa del cuero cabelludo se extiende a la nuca, observe con atención porque el bebé puede perder todo su volumen de sangre en este espacio.

Para un reflejo rojo anormal, remítase a Oftalmología

Las anomalías de los reflejos rojos quizá indiquen cataratas, estrabismo o retinoblastoma.

Solicite un ecocardiograma si el examen cardiovascular es anormal

Los soplos quizá sean lesiones cardiacas congénitas. Los diferenciales del pulso pueden ser una aorta coartada.

Si el examen de la cadera es anormal, remita a la ecografía de las caderas y luego a Ortopedia

Los golpes de cadera en el Ortolani y el Barlow pueden ser signos de displasia del desarrollo de la cadera. Si el problema no se corrige en la primera infancia, es posible que el niño no camine nunca.

Para un examen neurológico infantil anormal, consulte a un neurólogo pediátrico

Además, si el examen es asimétrico, considere la posibilidad de un traumatismo en el parto, como una lesión del plexo braquial.

Compruebe la bilirrubina total en el segundo día de vida, así como el traslado a la Unidad de cuidados intensivos neonatal si es >25

Un neonato enviado a casa con bilirrubina en rápido ascenso corre el riesgo de sufrir kernícterus.

Explique a los padres los hallazgos cutáneos normales y anormales

Véase Lesiones cutáneas benignas, p. 134.

Utilice la estimación del examen de Ballard para la edad gestacional sólo si difiere en más de dos semanas de la edad gestacional estimada antes del nacimiento

Se trata de una escala pediátrica predeterminada.

Vacune contra hepatitis B. Si la madre es HBsAg (+) o se desconoce su estado, administre HBV IgG

TRAUMATISMO DE NACIMIENTO

S

¿Hubo alguna complicación en el parto?

Los riesgos de traumatismo incluyen:

- Presentación de nalgas
- Extracción por vacío
- Extracción con fórceps
- Electrodo en cuero cabelludo
- Sección por cesárea (laceraciones por bisturí)

¿Cuáles son las características físicas típicas de la madre?

Los riesgos de traumatismo incluyen:

- Primiparidad
- Canal vaginal pequeño
- Obesidad materna, parto vaginal operatorio (uso de fórceps o de vacío)
- Cesárea
- Baja estatura materna
- Anomalías pélvicas

¿Cuánto duró el parto?

Un parto prolongado o rápido también puede ser factor de riesgo para el neonato.

¿Cuáles son las características físicas del neonato o de la bolsa amniótica?

El oligohidramnios (cantidad de líquido amniótico inferior a la normal que rodea al bebé) aumenta el riesgo de traumatismo para el bebé debido a que hay menos líquido que lo protege de las contracciones uterinas iniciales.

Un bebé con cabeza grande (p. ej., hidrocefalia) u hombros (p. ej., macrosómico) puede tener dificultades para pasar por el canal del parto.

O

Los traumatismos se observan con mayor frecuencia en las siguientes áreas

La cabeza (la parte más grande y más comúnmente presentada del feto)

Caput succedaneum (tipo más común y benigno de hemorragia extracraneal): Se produce cuando el líquido serosanguíneo se acumula en la zona subcutánea entre la gale aponeurótica y la piel. Tiene una textura cenagosa con márgenes mal definidos y cruz las líneas de sutura.

Cefalohematoma: Colección subperióstica de sangre causada por la rotura de un vaso sanguíneo en la superficie del hueso que se presenta como una masa firme y discreta que no cruza las líneas de sutura. A veces se presenta una fractura craneal subyacente Rara vez se asocia con una hemorragia importante.

Hemorragia subgaleal (la más peligrosa y menos común de las hemorragias extracraneales): Causada por una hemorragia entre el periostio y la galea aponeurótica. Se trata de un gran espacio, que se extiende desde el reborde orbitario por todo el cráneo hasta las orejas y la nuca, en el que puede perderse todo el volumen sanguíneo del neonato. Examine detenida mente si hay bultos, fluctuaciones o edema con fóvea en toda esta región.

Examen del cuello y los hombros

Tortícolis: La cabeza se mantiene inclinada hacia un lado con una masa esternocleidomastoidea palpable, posiblemente resultante de un traumatismo de nacimiento o de una posición intrauterina.

Fractura clavicular (la lesión ortopédica neonatal más común): Crepitación (crujido/crepitación) o irregularidad ósea a lo largo de la clavícula. A menudo se produce durante el parto de los hombros o la distocia de hombros.

Examen de los brazos

Parálisis de Erb: Lesión de las raíces espinales cervicales quinta y sexta, que provoca que el brazo esté en aducción, en rotación interna, con el codo extendido, el antebrazo en prono y la muñeca flexionada. Como los dedos no están implicados, el reflejo de prensión palmar está presente, pero el Moro está ausente.

Parálisis de Klumpke (rara): Tracción de los nervios cervicales séptimo y octavo, y del primer nervio torácico, que provoca la flexión del codo, la supinación del antebrazo, la extensión de la muñeca y la hiperextensión de las articulaciones MCP. El agarre est ausente. El Moro está presente.

La lesión de todo el plexo provoca un brazo totalmente flácido.

Examen de la piel

Petequias (comunes): Manchas rojas no blanqueantes causadas por hemorragia capilar subcutánea.

Equimosis (hematoma): Zonas más grandes de hemorragia subcutánea que no se desvanecen.

Laceraciones (comunes): Cortes en la piel producidos por bisturíes, fórceps u otros traumatismos.

Necrosis de la grasa subcutánea (suele producirse 1 o 2 días después del nacimiento): Se presenta en forma de nódulos subcutáneos de forma irregular y color púrpura rojizo, duros al tacto. A menudo son resultado de la instrumentación, como los fórceps, en la mejilla del bebé.

Ampollas de succión: Ampollas o ulceraciones en la muñeca, el dedo, el pie, etc., causadas por la succión en el útero.

A **Traumatismo de nacimiento. Un diagnóstico diferencial incluye:**

Las petequias excesivas o las hemorragias subcutáneas deben descartarse en caso de sepsis y diátesis hemorrágica como la hemofilia o los trastornos plaquetarios.

Las fracturas extensas deben descartar la osteogénesis imperfecta u otros trastornos óseos.

Las manchas mongólicas (véase Lesiones cutáneas benignas, p. 134) pueden confundirse con equimosis.

P **Mantenga siempre bien informados a los padres**

Esto evitará que cunda el pánico si encuentran un traumatismo de forma incidental.

Anote y registre todas las lesiones

Esto debería evitar las acciones legales contra el obstetra o el pediatra.

Para el *caput succedaneum* y el cefalohematoma, confirme que no son hemorragias subgaleales en evolución. Compruebe la biometría hemática completa y los niveles de bilirrubinas totales. Solicite una radiografía de cráneo si sospecha una fractura craneal

La descomposición de la sangre en estas lesiones puede elevar la bilirrubina total y provocar ictericia.

Si sospecha una hemorragia subgaleal, vigile los signos de pérdida de volumen, como taquicardia e hipotensión. Compruebe el hemograma. Reponga la sangre y los líquidos según sea necesario.

Esto debería ser suficiente para prevenir choque hipovolémico en estos neonatos de alto riesgo.

Para la tortícolis, observe, masajee, realice estiramientos suaves y coloque una almohada en el lado afectado para mantener la cabeza alejada de los hombros mientras duerme

Se ha demostrado que esta terapia corrige la tortícolis en cuestión de semanas o meses.

Si sospecha que hay fracturas claviculares, ordene una radiografía para confirmar el diagnóstico

No es necesario hacer nada más, salvo un seguimiento con radiografías para verificar la formación de callos y la cicatrización normal.

Para las lesiones del plexo braquial, no es necesario hacer nada

Tales lesiones suelen resolverse en 1 a 2 semanas. El paciente debe tener un seguimiento neurológico. La ausencia de mejora a los seis meses indica un mal pronóstico.

Suture todas las laceraciones amplias o profundas

LESIONES CUTÁNEAS BENIGNAS

S **¿Existe algún trastorno genético en la familia que pueda presentar lesiones cutáneas?**

Neurofibromatosis (enfermedad de von Recklinghausen): Puede presentarse con múltiples y grandes manchas café con leche, pecas axilares. En el neonato, más de tres manchas o cualquier mancha mayor de 3 cm debe hacer sospechar esta enfermedad.

Esclerosis tuberosa: Fibromas múltiples, manchas de hoja de fresno, mancha de Shagreen, nódulos de Lisch.

Síndrome de Waardenburg: Se presenta con piebaldismo, áreas parciales de hipopigmentación.

Síndrome de Peutz-Jeghers: Se presenta en el periodo neonatal con múltiples máculas hiperpigmentadas dispersas que suelen encontrarse en la nariz, la boca, los dedos, las manos y las membranas mucosas de la boca. Suele asociarse a pólipos intestinales.

Síndrome de Albright: En los adultos presenta lesiones óseas y anomalías endocrinas. En los neonatos se presenta con una lesión única, grande (hasta 12 cm), irregular e hiperpigmentada.

O **Las lesiones pueden ser rojas, marrones, blancas o azules, y elevadas o planas**

Lesiones rojas elevadas

Eritema tóxico: Es uno de los hallazgos más comunes en la piel del neonato. Suele tener el aspecto de pequeñas marcas rojas en la piel, con pequeñas pápulas que surgen del centro de cada mácula roja. Puede aparecer en cualquier parte del cuerpo. Es mucho más frecuente en los neonatos sanos y a término.

Infecciones cutáneas estafilocócicas: Asegúrese de diferenciarlas del eritema tóxico. Las pústulas suelen agruparse periumbilmente, en las axilas o las ingles.

Hemangioma superficial: El término antiguo para este tipo de lesión es hemangioma en fresa y es muy descriptivo. Sería raro que en la guardería hubiera un hemangioma en fresa totalmente reconocible, pero de presentarse, aparecería como un nódulo elevado y rojo, o puede aparecer como una mácula pálida con algunos vasos sanguíneos en su interior.

Lesiones planas y rojas

Nevus simplex (mancha de salmón, picadura de cigüeña): Suele ser de color rosa, no rojo, y su tamaño aproximado es de 0.5 a 1 cm. La localización más común es la nuca, pero también puede situarse en la frente, los párpados o el puente de la nariz. Es extremadamente común.

Mancha de vino de Oporto (*Nevus flammeus*): Suele ser unilateral, de color púrpura rojizo y aparecer en la cara. Si afecta la zona de la rama oftálmica del nervio trigémino se conoce como síndrome de Sturge-Weber.

Lesiones marrones elevadas

Nevos: Se forman cuando se agrupan grupos de melanocitos. Los nevos conjuntos son pequeños y benignos. Los nevos compuestos son similares, pero pueden ser vellosos y ligeramente más grandes. El más evidente es el nevo velloso gigante, que puede cubrir entre 20 y 30% de la superficie corporal total.

Lesiones planas de color marrón

Melanosis pustulosa transitoria: Difícil de clasificar porque puede tener lesiones rojas elevadas y lesiones planas marrones en ambos extremos. Es más común en los bebés afroamericanos. Las pústulas no infecciosas se rompen para formar manchas elevadas y luego planas de color marrón en la piel, que se resuelven después.

Lesiones azules elevadas

Hemangioma profundo: Es el nuevo término para el hemangioma cavernoso. Al igual que el hemangioma superficial, consiste en una malformación vascular. Se encuentra en la profundidad de la piel, pero tiende a causar una lesión azulada y elevada. Si es grande, puede secuestrar sangre y plaquetas (síndrome de Kasabach-Merritt).

Lesiones azules planas

Manchas mongólicas: Más comunes en los bebés de ascendencia africana o asiática. Suelen desaparecer a la edad de tres años. A menudo tienen un aspecto azulado, como hematomas. Pueden ser pequeñas o grandes y aparecer en cualquier parte, aunque la región lumbosacra es la más común. Es importante notarlas porque desaparecen lentamente, y más tarde pueden hacer sospechar a alguien por abuso infantil.

Lesiones blancas elevadas

Milia (común): Los quistes epidérmicos aparecen como pequeñas pápulas blancas en nariz, frente y barbilla.

Hiperplasia de las glándulas sebáceas: Es parecida a la milia, pero las pápulas son más pequeñas y están agrupadas.

Lesiones blancas planas

El piebaldismo y las manchas de hoja de fresno, como ya se señaló, son las principales lesiones hipopigmentadas.

Es importante señalar que también hay una lesión de piel ausente

Aplasia de la cutis: Se produce cuando la piel no se forma. Suele producirse en la línea media del cuero cabelludo posterior. Tiene el aspecto de una zona perforada (sin pelo), de 1 a 2 cm de diámetro.

A menudo se encuentra más de una lesión en el mismo paciente

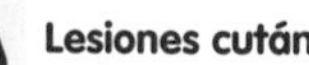

A

Lesiones cutáneas benignas. El diagnóstico diferencial incluye:

Maltrato infantil: Considere esta posibilidad en caso de las manchas mongólicas y la aplasia cutis; sin embargo, es poco probable que ocurra en el hospital.

Erupción por calor: Puede aparecer de forma similar al eritema tóxico.

P

Todas estas lesiones son inicialmente benignas. Algunas quizá requieran intervención posterior

Lesiones que no requieren intervención y que se resolverán por sí solas

- Melanosis pustulosa neonatal transitoria
- Melanocitosis dérmica congénita
- Milia
- Hemangioma superficial
- Eritema tóxico
- Nevos funcionales
- Nevo simple
- Hiperplasia de las glándulas sebáceas
- Pequeño hemangioma profundo

Los nevos vellosos gigantes y los nevos compuestos tienen el potencial de convertirse en malignos en el futuro (riesgo entre 3 y 20 veces mayor de desarrollar un melanoma) y deben ser extirpados quirúrgicamente

Remítase a cirugía o a clínica dermatológica

Las manchas de vino de Oporto son indeseables desde el punto de vista cosmético y requieren una terapia con láser de tinte pulsado

Obtenga una resonancia magnética del cerebro en caso de sospecha de Sturge-Weber en pacientes

Es necesario realizar una resonancia magnética porque las pacientes de Sturge-Webber pueden tener lesiones cerebrales subyacentes.

Los grandes hemangiomas profundos quizá requieran resección quirúrgica

Si son extremadamente grandes, pueden causar anemia, trombocitopenia e insuficiencia cardiaca de alto rendimiento.

Coloque un apósito quirúrgico sobre la aplasia cutánea

Esto evitará lesiones o infecciones.

CLÍNICA PEDIÁTRICA

CUIDADO DEL NIÑO SANO: BEBÉ

S

Haga preguntas sobre el desarrollo correspondientes a la edad en cada visita

1 semana: Fija la vista.

1 mes: Levanta un poco la cabeza desde el decúbito prono, sujeta con fuerza, advierte el sonido, mira a la cara.

2 meses: Levanta el pecho de la mesa, intenta estabilizar la cabeza de manera breve cuando se le coge, sonrisa social (6 semanas), reconoce a sus padres, relaja el agarre.

4 meses: Rueda de adelante a atrás, arrulla/ríe, explora de forma visual, pone sus manos en la línea media, no deja caer la cabeza hacia atrás.

6 meses: Rueda hacia adelante/sentado, sujeta con fuerza, reconoce a un extraño, balbucea.

9 meses: Dice "mamá/papá"/gestos, realiza prensión en pinza, sujeta el biberón/lo lanza, "sale de expedición", imita sonidos.

12 meses: Dice "mamá/papá" (específico), camina, acude cuando se le llama, tiene vocabulario de tres palabras.

¿Qué come el bebé? ¿Con qué frecuencia lo alimenta la madre?

La lactancia materna exclusiva cada 2 a 3 horas es lo mejor para el bebé hasta alrededor de los 6 meses; después, comienza el consumo de alimentos para bebés y agua. La lactancia puede continuar mientras la madre se sienta cómoda.

Para la alimentación con biberón/formula, de 1 semana a 6 meses debe tomar hasta 3 onzas cada 3 horas. De 6 a 12 meses, no más de 4 onzas cada 3 horas para permitir una ingesta adecuada de alimentos sólidos.

¿Cuántos pañales al día? ¿Cuántos con heces?

Heces: En principio, se producen después de cada toma (cada 2 a 3 horas en el caso de la lactancia materna y cada 3 a 4 horas en la alimentación con biberón). A medida que el lactante se acerca al año, las deposiciones serán menos frecuentes (alrededor de 1/d).

Orina: Unos 8 pañales mojados al día. Si la cantidad es mucho menor, considere deshidratación o una infección del tracto urinario.

¿Cómo duerme el bebé?

Los recién nacidos duermen unas 15 horas al día, durmiendo sólo unas pocas horas cada vez.

Hacia los 4 meses, deberían ser capaces de dormir toda la noche (cerca de 5 horas seguidas).

A los 12 meses, tendrían que dormir alrededor de 14 horas al día (10 h/noche y dos siestas durante el día).

O

Realice una exploración física, asegurándose de incluir lo siguiente

Parámetros de crecimiento: Peso, altura y perímetro cefálico deben trazarse en una curva de crecimiento para no pasar por alto la desnutrición, el retraso en el desarrollo o el crecimiento cerebral deficiente.

Signos vitales: Temperatura, frecuencia respiratoria, frecuencia cardiaca.

Fontanelas: La posterior se cierra alrededor de los 2 meses; la anterior, cerca de los 18 meses.

Ojos: Busque leucocoria (reflejo blanco en lugar de rojo). Diagnóstico diferencial: retinoblastoma o cataratas.

Examen neurológico infantil:

- Tono: hipertónico (CP), normal o hipotónico (CP, botulismo, trastorno metabólico).
- Reflejos primitivos: Agarre palmar/plantar, Moro, Gallant = desde el nacimiento hasta los 3 a 6 meses.
- Reflejo tónico asimétrico del cuello (ATNR) = desde el nacimiento hasta los 4 meses.
- Reacciones posturales: Adecuación de la cabeza y Landau a los 3 meses, adecuación derrotacional a los 5 meses, paracaídas a los 6 meses, apuntalamiento ant/lat/post a los 5, 6 y 7 meses, respectivamente.

Golpes de cadera: **O**rtolani (Fuera [***o**ut*]) y Barlow (Atrás [***b**ack*]) (*véase* Examen del recién nacido, p. 130).

Cordón umbilical: Debería haberse desprendido al mes. Si no es así, considere un defecto de leucocitos/neutrófilos.

Testículos descendidos bilateralmente: Los testículos abdominales tienen un mayor riesgo de desarrollar cáncer testicular.

Recién nacido saludable, edad

Evalúe el desarrollo

Algunos diagnósticos que hay que tener en cuenta al evaluar el retraso en el desarrollo son la parálisis cerebral, el déficit auditivo (escaso desarrollo del lenguaje) y el autismo (escaso desarrollo social y del lenguaje).

Evalúe la idoneidad del crecimiento

Los bebés nacidos a término pueden perder hasta 10% de su peso corporal en los primeros días y luego recuperar su peso al nacer a los 10 a 14 días de edad. Los bebés duplican su peso al nacer a los 4 meses de edad y lo triplican al año. Trace la altura, el peso y el perímetro cefálico. Si alguno de ellos está por debajo del percentil 5 o el trazado actual no sigue la curva de crecimiento esperada, investigue más a fondo.

P

Proporcione una orientación anticipada. Recomiende el contacto con el médico, si lo hay

Goteo nasal/congestión que interfiere con la respiración.
Fatiga o irritabilidad prolongada.
Vómitos y disminución de la ingesta oral.
Sibilancias audibles.
Diarrea y deshidratación.
Fiebre en un bebé menor de 1 mes de edad.

Ofrezca una orientación anticipada adecuada relacionada con la seguridad del entorno del bebé

- No hay armas al alcance de la mano en el hogar.
- Todos los posibles venenos fuera del alcance.
- Protectores en las tomas de corriente.
- Los bebés no deben dejarse solos en la bañera (pueden ahogarse y morir en tan solo una pulgada [2.5 cm] de agua).
- Detectores de humo.
- Prevenir las caídas.
- Ajuste el calentador de agua a ~45 ºC.

Administre las vacunas apropiadas

Dado que los regímenes cambian con regularidad y que existen muchas vacunas combinadas con diferentes calendarios de administración, lo mejor es encontrar la versión más reciente del calendario de vacunación en www.cispimmunize.org.

Recomiende la lactancia materna exclusiva (el biberón como segunda opción) hasta los 6 meses, aproximadamente

Apoye la lactancia materna porque no hay mejor alimento para el bebé.
Introduzca los sólidos a los 6 meses de edad. Proporcione alimentos antes aumenta el riesgo de alergias alimentarias.

De los 6 meses, aconseje la introducción de la comida para bebés y el uso de la taza

Los cereales infantiles (cereal de arroz) y los purés de carne deben ofrecerse primero, ya que aportan zinc y hierro. Una vez que se acepten estos alimentos, pueden añadirse frutas y verduras coladas o en puré.
Por lo general, el zumo de frutas no debe ofrecerse a los bebés menores de 12 meses de edad.
Los alimentos muy alergénicos como el huevo, el pescado, los cacahuates/mantequilla de cacahuate y los frutos secos pueden introducirse a los 6 meses de edad.
Con el uso de la taza, el biberón debería desaparecer.

De los 8 a 10 meses de edad, recomiende empezar con alimentos en trozos pequeños como:

Cereales, pasta, plátano, galletas, pollo cocido y verduras.

Converse de los alimentos que deben evitarse antes del año de edad

La miel por el riesgo de botulismo infantil, la leche de vaca, las leches vegetales, el zumo de frutas
Alimentos con los que el bebé puede atragantarse, como frutos secos, semillas, palomitas de maíz, patatas fritas, uvas, pasas, verduras crudas.
Las bebidas azucaradas deben evitarse durante la infancia.

Compruebe el hemograma y el nivel de plomo en la visita del primer año para descartar la anemia o la ingestión de plomo.

CUIDADO DEL NIÑO SANO: LACTANTE

S

Durante una visita de bienestar infantil, siempre debe comenzar preguntando cómo está el niño

Además de cualquier queja, asegúrese de evaluar la alimentación, el sueño, las deposiciones y la micción.

Obtenga un historial de desarrollo

Para la evaluación del desarrollo, utilice las herramientas de cribado del desarrollo recomendadas por la American Academy of Pediatrics (AAP), como los Cuestionarios de Edades y Etapas (ASQ, Ages and Stages Questionnaires), el Inventario de Desarrollo Infantil (CDI, Child Development Inventory), la Prueba de Tamizaje del Desarrollo Denver-II (Denver Developmental Screening Test-II), la Lista de Verificación Modificada para Autismo en Niños Pequeños M-CHAT (Modified Checklist for Autism in Toddlers), etcétera (brightfutures.aap.org).

No alcanzar las metas del desarrollo de forma adecuada es una señal de alarma.

Examine la exposición a plomo, tabaquismo, violencia doméstica y armas de fuego en el hogar (tabla 11-1)

TABLA 11-1 Evaluación del desarrollo

	18 meses	24 meses	36 meses
Motricidad gruesa	Camina rápido; corre; sube escaleras; lanza una pelota	Corre bien; baja las escaleras; patea una pelota	Sube las escaleras de puntillas; utiliza el triciclo (3 años = 3 ruedas); salta sobre un pie
Motricidad fina	Construye una torre de 4 cubos; garabatea de manera espontánea; copia una línea vertical	Construye una torre de 6-7 cubos; copia una línea horizontal; usa una cuchara con menos derrame	Construye una torre de 9-10 cubos; dibuja una cabeza; copia un círculo
Social/ emocional	Se quita la ropa; se alimenta solo (derrama los alimentos); abraza una muñeca	Se refiere a sí mismo por su nombre; avisa cuando necesita ir al baño; juega en paralelo	Muestra preocupación por los demás; juega de forma cooperativa; se viste con ayuda
Lenguaje	Sigue órdenes de dos pasos; mira un libro; nombra un objeto; dice de 10 a 20 palabras	Utiliza frases de 2 a 3 palabras; vocabulario de 150 a 200 palabras; utiliza "yo" "me" "tú"; 25-50% inteligible	75% inteligible; frases de 4 a 5 palabras; cuenta historias
Intelectual	Comprende la causa y el efecto; señala las partes del cuerpo nombradas; entiende la permanencia de los objetos	Resuelve por ensayo y error; entiende el concepto del tiempo	Pregunta "¿por qué?"; recita rimas; sigue la rutina diaria

O

Compruebe la estatura, el peso y la circunferencia de la cabeza del niño

La altura debe incrementar 12.5 cm en el segundo año de vida y 6.25 cm en el tercero.

Los niños aumentan 2 kg por año entre los 2 años de edad y la pubertad.

El perímetro cefálico debe seguirse hasta la edad de 36 meses.

Trace una curva de crecimiento. Si no está en el rango normal o la tasa de crecimiento disminuye, investigue.

Realice una exploración física

Por lo general, un niño menor de 3 años sigue experimentando ansiedad ante los extraños.

Examine primero el pecho para poder auscultar antes de que el niño empiece a llorar.

A continuación, explore el abdomen, las extremidades y los genitales. El abdomen se ablanda y puede palparse cuando el niño inhala para llorar.

El examen de la cabeza, los oídos, los ojos, la nariz y la garganta debe hacerse con el niño sentado en el regazo de la madre, quien debe sujetar las dos manos del niño con una mano y utilizar la otra para sostener la cabeza, lo que evita los movimientos bruscos durante el examen.

Si el niño muerde el abatelenguas, deslícelo de manera lenta y suave hacia adelante. Cuando se active el reflejo nauseoso, el niño abrirá la boca y usted podrá examinar la garganta.

Lactante sano, edad: ____

Considere los siguientes posibles diagnósticos complicados, que pueden presentarse en este periodo

Anomalías motoras gruesas/finas: parálisis cerebral, hipotiroidismo, distrofia muscular.

Fallos sociales/emocionales/del lenguaje: autismo, discapacidad auditiva, discapacidad intelectual.

Fallos intelectuales: considere la discapacidad intelectual.

Obesidad: calcule el índice de masa corporal (BMI) = (peso en kg)/(estatura en m)^2; póngalo en la curva del BMI; y si el niño es obeso o está en riesgo de serlo, aborde este tema con la familia. Sea agresivo porque la obesidad acortará de manera significativa la vida de los niños.

Falta en el crecimiento: si el niño no está ganando peso, esto también debe investigarse. Deben tomarse en cuenta tanto las causas sociales como las médicas.

Evalúe las condiciones médicas relacionadas con la queja de los padres o del niño.

P **Brinde una orientación anticipada. Aconseje a los padres acerca de las siguientes cuestiones de seguridad**

Riesgos al trepar, riesgos de caída, riesgos de ingestión (tanto de productos químicos como de cuerpos extraños).

La piscina o cisterna (si las hay) deben estar cerradas o con acceso restringido.

Los suministros de limpieza deben estar guardados o colocados en zonas inalcanzables.

Todas las armas deben estar bajo llave con las municiones guardadas por separado.

Es indispensable la supervisión de un adulto mientras el niño está cerca de una calle o cuando la cruza (entradas, camiones de helados, salida del coche).

Hable con los padres sobre las directrices de las sillas de auto recomendadas por la AAP.

Aconseje a los padres en cuanto a las técnicas de entrenamiento para ir al baño, incluyendo:

Sistemas de recompensa positiva, una bacinica u orinal especial, y evitar que sea una lucha, que suele acabar en estreñimiento.

Asesore a los padres sobre la disciplina para las rabietas, en particular, el método del tiempo fuera

Los estudios han demostrado que los tiempos fuera son más eficaces para disminuir las rabietas que los castigos corporales. Los azotes, aunque se toleran, ya no se aconsejan (véase Cuidado del niño sano, p. 140).

Recomiende la disminución del uso del biberón y la reducción del consumo de zumos

El biberón es malo para los dientes del niño. El zumo tiene poco valor nutritivo y conduce a la obesidad.

Vacune contra la DTaP a los 15 meses y dos series de dosis de hepatitis A entre los 12 y 23 meses de edad. Compruebe el nivel de plomo (para la toxicidad), hemograma (para la anemia), si no hay ninguno en los últimos 2 años

La anemia es muy común y suele ser secundaria al aumento de la ingesta de leche. Aconseje no más de 20 onzas de leche al día en niños de 1 a 5 años de edad.

Para los fracasos en alcanzar las metas del desarrollo, brinde seguimiento en 3 meses para comprobar su consecución

Revise la audición para todos los fallos del lenguaje. Si éstos persisten, remita a un especialista en desarrollo infantil o a su centro local de Servicios Sociales para que le ayuden.

CUIDADO DEL NIÑO SANO: NIÑO

S

Comience con una típica pregunta abierta en cuanto a si hay algún problema, y luego pase a preguntas referentes al desarrollo que sean apropiadas para la edad del niño

4 años: Se mantiene en equilibrio sobre un pie durante 3 segundos, alterna los pies bajando escalones, hace uso de todos los cubiertos (excepto el cuchillo), puede nombrar los colores, entiende el concepto de pasado, habla 100% inteligible, habla en párrafos, puede dibujar un signo más (+), se abotona.

5 años: Se mantiene en equilibrio sobre un pie durante 10 segundos, puede saltar sobre obstáculos bajos, se ata los zapatos, es capaz de untar (p. ej., mantequilla) con un cuchillo, juega de forma competitiva, pide definiciones, puede dibujar un cuadrado.

6 años: Cuenta hasta 10, distingue la derecha de la izquierda, puede dibujar un triángulo.

8 años: Articula las palabras, escribe su nombre en letra de imprenta, puede dibujar un diamante.

10 años: Dice la hora, hace las tareas domésticas, se adapta a la escuela.

¿Qué come el niño?

Explique que a los padres les compete ofrecer una dieta equilibrada (limitar la comida "chatarra") y al niño, seleccionar entre las opciones. Es muy común que los padres piensen que sus hijos no comen lo suficiente. Mientras el niño crezca de forma normal (confírmelo mediante el trazado de la curva de crecimiento del niño), todo irá bien.

Si el niño es obeso, esta pregunta le ayudará a saber qué alimentos son fáciles de eliminar de su dieta.

Pregunte cómo van las cosas en casa, en la escuela y en las actividades externas del niño

Los problemas en una o todas estas áreas le darán motivos para investigar cosas como la violencia doméstica, la disciplina y los problemas de aprendizaje.

Haga preguntas relacionadas con la seguridad del entorno del hogar

Pregunte en específico sobre las alarmas de humo (y si tienen baterías que funcionen), y si hay armas, violencia, drogas o tabaco en la casa.

O

Revise y trace los parámetros de desarrollo en una tabla de crecimiento

Es importante trazar no sólo la altura y el peso, sino también calcular el índice de masa corporal (BMI: peso en kg/[altura en m]^2) porque muchos niños son obesos y es importante reconocer su gravedad cuando se observa. Un niño con un BMI percentil <5 para su edad y sexo tiene un peso inferior al normal, en tanto que si se sitúa entre el percentil 5 y <85 es normal. Un niño con un BMI entre el percentil 85 y <95 tiene sobrepeso, y aquel que se ubica en el percentil 95 o superior es obeso.

Observe cómo interactúan el niño y los padres

Es posible que vea indicios que le hagan pensar en problemas de disciplina, en TDAH o incluso en maltrato infantil.

Realice una exploración física. Ordene las pruebas apropiadas, según sea necesario

Si evalúa retraso en el desarrollo o problemas escolares, un examen de audición y visión sería un primer paso adecuado.

Si detecta una escoliosis en la exploración física, busque comprobarla con una radiografía de la columna vertebral.

A

Niño saludable (4-10 años)

Evalúe el desarrollo del niño

Si evalúa retraso, compruebe la audición y la visión y considere condiciones como el autismo y el TDAH.

Evalúe la seguridad del entorno del hogar

Si alguna de las respuestas a las preguntas anteriores indica un entorno inseguro, como armas, violencia, drogas o falta de detectores de humo en el hogar, proporcione una orientación anticipada adecuada.

Valore si el paciente es obeso

Como ya se explicó, esto es un problema muy común. En Estados Unidos, la prevalencia de la obesidad entre los niños en edad escolar aumentó entre 1976-1980 y 2013-2014 de 6.5 a 19.6%.

P

Provea una orientación anticipada

Directrices sobre los asientos para automóvil:

- Bebés y niños pequeños: asiento orientado sólo hacia atrás o convertible ubicado hacia atrás hasta los 2 años de edad o hasta que alcancen la altura y el peso máximos para su asiento.
- Niños pequeños y preescolares: asiento convertible u orientado hacia delante con arnés durante el mayor tiempo posible, hasta el peso o altura máximos permitidos por el fabricante del asiento de seguridad.
- Niños en edad escolar: debe ajustarse el elevador de posicionamiento del asiento hasta que el cinturón de seguridad del vehículo se adapte de forma correcta, por lo regular, cuando los niños hayan alcanzado una estatura de 1.5 metros y tengan entre 8 y 12 años de edad.
- Todos los niños menores de 13 años deben viajar en el asiento trasero.

Cascos de seguridad para bicicletas, patines, patinetas, etcétera.

Cruzar la calle con seguridad es muy importante porque los peatones frente a los automóviles constituyen un motivo común de ingreso en centros de salud. Todos los niños deben ser supervisados por un adulto mientras cruzan la calle.

Seguridad en el agua: siempre debe haber una valla o protección alrededor de las piscinas o cisternas, así como un adulto que vigile.

Recomiende el ejercicio o algún tipo de actividad física

Limite la comida "chatarra", los postres, los refrescos y las patatas fritas para prevenir la obesidad.

Restrinja el tiempo de televisión para evitar la inactividad, el consumo de bocadillos fuera del horario de comidas, la obesidad y mejorar la interacción con la familia.

El niño debe cepillarse los dientes dos veces al día y utilizar el hilo dental por la noche, así como consultar al dentista para prevenir la caries.

Converse en cuanto a por qué pegar a los niños para castigarlos está mal

Envía el mensaje equivocado de que pegar y recibir golpes está bien. Un método más eficaz es el tiempo fuera. Cuando el niño se porte mal, diga "Tiempo fuera, rudo" o cualquier frase corta que sea aplicable y retire con calma al niño del entorno, aislándolo (de cara a una pared, a un rincón o a cualquier otro lugar que no le resulte de interés) hasta que haya terminado el tiempo. En razón de la limitada capacidad de atención de los niños, el tiempo fuera debe durar alrededor de 1 minuto por cada año de vida. Los tiempos fuera pueden utilizarse de forma repetida sin que el niño sufra ningún daño.

Comente acerca de la educación sexual

Siempre es mejor que los padres aborden esta cuestión en la edad prepuberal antes de que los amigos del niño, que a menudo se consideran expertos en el tema, lo hagan primero.

Pubertad/menarquia: las niñas prepúberes deben saber qué es la menstruación antes de que ocurra.

Discuta el uso del dinero

Los niños de esta edad deben tener oportunidades supervisadas de utilizar el dinero.

Analice la preparación para el ingreso a la escuela

Si se detecta un problema de aprendizaje, de audición o de visión, debe tratarse antes de que interfiera con la escuela.

Hable de las drogas, el tabaco y el alcohol, y de los peligros de su consumo

Al igual que con la educación sexual, es mejor desmitificar este tema en la consulta del médico que en el patio de la escuela.

Administre las vacunas apropiadas

La DTaP, la IPV, la varicela y la triple viral deben administrarse a los 4 años de edad, antes de comenzar la escuela.

CUIDADO DEL NIÑO SANO: ADOLESCENTE

S

Si el progenitor está presente, comience la entrevista con éste (padre/madre) y el adolescente juntos. Después de considerar las preocupaciones del padre, pídale que aguarde en la sala de espera

Converse con los adolescentes a solas para que puedan hablar de las cosas que no quieren que oigan sus padres.

Explique que la confidencialidad sólo se rompe para evitar un daño grave a alguien.

Recuerde utilizar preguntas abiertas y la nemotecnia HEADDSS:

***H* (hogar): ¿Cómo van las cosas en casa?**
Pregunte sobre: vivir con los padres, amigos, sin hogar; abuso físico, sexual, verbal; disciplina.

***E* (educación): ¿Cómo es la escuela?**
Pregunte sobre: grado educativo, rendimiento, objetivos; castigo mediante la permanencia en la escuela después de clases, ausentismo escolar, expulsión; dificultades de aprendizaje

***A* (actividades): ¿Qué hace cuando no está en la escuela?**
Pregunte sobre: empleos, lo que hace para ganar dinero; deportes, aficiones, clubes; pandillas, arrestos

***D* (dieta): ¿Qué come por lo regular?**
Pregunte sobre: número de comidas al día, comida "chatarra"; uso de laxantes, vómitos

***D* (drogas): ¿Consume alguna droga?**
Pregunte sobre: alcohol (cuánto, qué tipo); fumar (paquetes al día, cuántos años); drogas ilícitas

***S* (sexo): ¿Tiene relaciones sexuales?**
Pregunte sobre: edad en la primera relación sexual; edad y sexo de la pareja; uso de anticonceptivos; tipo de sexo (vaginal, rectal, oral); número de parejas; preservativo, barreras dentales; enfermedades por transmisión sexual, flujo, lesiones genitales; sexo por dinero, vivienda o comida; sexo no deseado

***S* (suicidio): ¿Se siente deprimido? ¿Alguna vez tiene ganas de hacerse daño?**

- Sueño (insomnio o exceso de sueño)
- Interés (menos para las actividades normales)
- Culpa
- Energía (falta de)
- Concentración (falta de)
- Atención (falta de)
- Agitación psicomotriz (actividad nerviosa)

-Pensamientos suicidas

Si han pensado en hacerse daño, pregunte por SLAP (Suicida, Letalidad, Intento/Acceso, Plan):

- Pensamientos suicidas en la actualidad
- Letalidad del plan
- Intentos anteriores
- Acceso a medios letales
- Plan acerca de cómo hacerlo

¿Tiene pensamientos de herir o matar a otra persona? Si es así, ¿tiene planes actuales?

O

Realice una exploración física general

Esto puede hacerse con el progenitor presente o ausente, según la elección del adolescente.

Compruebe el crecimiento y el desarrollo

Observe los aumentos rápidos de peso o las disminuciones de velocidad de la estatura.

Evalúe el desarrollo sexual (senos, vello púbico, genitales) mediante el Tanner Sexual Maturity Rating:

- I: Sin desarrollo mamario ni vello púbico, testículos prepúberes
- II: Diámetro del botón mamario < areolar, vello púbico escaso y fino
- III: Diámetro del botón mamario > areolar, vello púbico escaso y grueso, el pene se alarga. La menarquia para las adolescentes suele ocurrir después del estadio III de Tanner

- IV: Montículo secundario de la areola, vello grueso confinado en el monte, el pene aumenta en anchura
- V: Desarrollo de las mamas adultas, vello púbico que se extiende hasta el muslo, testículos adultos

Si se encuentra agrandamiento de las mamas (ginecomastia) en los varones, asegure que es normal y que se resolverá.

Detecte las infecciones de transmisión sexual (STI) en las personas de alto riesgo

Investigue la presencia de HIV en todos los adolescentes de 13 años de edad o mayores

Los adolescentes también deben ser evaluados en cuanto a:

Retraso puberal o baja estatura: si no hay signos de desarrollo sexual a los 14 años, indague las causas cromosómicas o endocrinas

Problemas en el hogar: del maltrato a la falta de vivienda

Problemas escolares: de las dificultades de aprendizaje a los problemas de conducta

Trastornos alimentarios: anorexia, bulimia u obesidad

Comportamientos de riesgo: como abuso de sustancias, conducción temeraria, relaciones sexuales sin protección, falta de vivienda

Ideación suicida: causada por problemas en el hogar, abuso o depresión clínica

Escoliosis y cualquier otro problema médico general

Orientación y asesoramiento anticipados

Es muy útil para el adolescente escuchar los consejos de una figura de autoridad no paterna.

Problemas en el hogar: investigue los abusos y tome las medidas adecuadas en función de la gravedad

Problemas de aprendizaje: ofrezca canalizar para la evaluación por parte de los servicios escolares adecuados

Problemas de comportamiento: identifique el origen del problema, como el abuso o la influencia de los amigos

Si sospecha que existe apatía, intente aconsejar sobre la importancia de la educación.

Oriente al adolescente acerca de las actividades peligrosas, como las pandillas, que pueden conducir al arresto.

Dieta: Asesore sobre problemas de obesidad, anorexia o bulimia

Todo ello acortará de manera significativala vida del adolescente.

Drogas: Las AAP/Bright Futures Guidelines recomiendan el uso del filtro CRAFT (coche [*car*], relajación [*relax*], soledad [*alone*], olvido [*forget*], amigos [*friends*], problemas [*trouble*]) para identificar el consumo de sustancias

Valore el consumo de alcohol, tabaco y drogas. Ofrezca una canalización a programas como Alcohólicos Anónimos u otros esquemas de rehabilitación. Aconseje en cuanto a los peligros de lo siguiente

Alcohol: cirrosis, várices

Tabaquismo: cáncer, enfermedad pulmonar obstructiva crónica

Drogas: sobredosis, HIV, hepatitis

Sexo: Evalúe los comportamientos de alto riesgo y asesore sobre el riesgo de embarazo, los peligros de las ITS (HIV, herpes, etc.), y ofrezca pruebas, tratamiento, métodos de barrera y anticonceptivos

Administre la DTaP y la vacuna meningocócica a los 11-12 años. Vacuna contra el HPV a los 11-12 años de edad

Pida que el adolescente regrese a la clínica en 1 año, o antes, si lo indican los posibles problemas sociales mencionados.

HIPERACTIVIDAD Y QUEJAS RELACIONADAS CON LA ESCUELA-TDAH

S

¿Qué síntomas tiene su hijo?

Hiperactividad: Abandona su asiento en clase, corre o trepa en momentos inadecuados, se mueve con inquietud, se retuerce, habla de manera excesiva

Déficit de atención: Comete errores frecuentes por descuido, no escucha cuando se le habla directamente, no termina las tareas escolares o los quehaceres domésticos, extravía cosas necesarias para las tareas (como las escolares), se distrae de manera evidente por estímulos extraños

Impulsividad: Responde de forma precipitada antes de que se le formulen las preguntas, no espera su turno, interrumpe a los demás

¿Cuál es el sexo del niño?

El trastorno por déficit de atención e hiperactividad (TDAH) es mucho más frecuente en los niños que en las niñas, en una proporción hasta de 4:1.

¿Qué edad tiene el niño?

El niño debe estar en edad escolar. Los niños pequeños que actúan de la manera mencionada se comportan de forma adecuada para su edad. El hecho de que los padres estén exasperados no significa que el niño tenga TDAH.

Los adolescentes en quienes aparecen estos síntomas pueden estar consumiendo drogas que alteran la mente y que tal vez sean responsables de su comportamiento. También es posible que estén desarrollando un trastorno negativista desafiante. Si los síntomas no estaban presentes a los 7 años de edad, es poco probable que tengan TDAH.

¿Presenta el niño síntomas en más de un entorno?

La hiperactividad sólo en la escuela o sólo en casa no cuenta como TDAH.

El TDAH debe ser dominante en más de un entorno.

¿Cuánto tiempo llevan los síntomas?

Para diagnosticar el TDAH, los síntomas tienen que haber estado presentes durante al menos 6 meses.

Obtenga la historia clínica de nacimiento

Los factores de riesgo del TDAH incluyen:

- Abuso de sustancias por parte de la madre
- Puntuación de APGAR baja
- Prematuridad

¿Toma el niño algún medicamento?

Los siguientes medicamentos pueden causar síntomas que imitan el TDAH:

- Beta-agonistas
- Teofilina
- Fenobarbital

¿Hay antecedentes familiares de TDAH, problemas de aprendizaje, tics, trastorno obsesivo-compulsivo o síndrome de Tourette?

Los *loci* de los genes de estos problemas están muy cerca, y 70-80% de los problemas que causan el TDAH son genéticos. Un ejemplo es el síndrome del cromosoma X frágil, una causa genética común del TDAH.

O

Observe al niño en la clínica mientras obtiene el historial

Como ya se ha señalado, los síntomas de hiperactividad o impulsividad deben estar presentes en más de un entorno; esto podría incluir la clínica.

Realice una exploración física general que incluya un examen neurológico detallado

El niño quizá sea demasiado torpe y obtenga malos resultados en el examen neurológico. Esto abarca una mala maniobra índice-nariz, inadecuada prueba de talón-espinilla, movimientos alternos rápidos e incapacidad para caminar talón-punta. Se trata de "signos blandos" neurológicos, pero en este caso son en extremao significativos.

Compruebe también el sentido cinestésico del niño: la capacidad de reconocer un clip mediante el tacto o de decir la diferencia de tamaño entre dos monedas de diferente tamaño.

En la exploración física, asegúrese de comprobar los signos físicos de un trastorno genético. El síndrome de X frágil se presenta con facies alargada, orejas prominentes y testículos grandes.

Existen múltiples pruebas de atención, como el Test of Variables of Attention (TOVA), el Integrated Visual and Auditory Continuous Performance Test (IVA/CPT), el Stroop Color and Word Test (STROOP) y el Test de Clasificación de Tarjetas de Wisconsin.

Refiera al paciente para un EEG

Quizá haya anormalidades bastante inespecíficas en el TDAH; sin embargo, esto será diagnóstico si usted sospecha que su paciente tiene convulsiones de ausencia. Tales individuos exhiben un patrón de picos y ondas de tres por segundo en el EEG. Esto es característico de las crisis de ausencia o *petit mal.*

Descarte el TDAH

Según el *Manual diagnóstico y estadístico de los trastornos mentales*, 5.ª edición (DSM-5, el cual sirve de referencia), los pacientes pueden tener la presentación donde prevalece la falta de atención, la presentación predominantemente hiperactiva/impulsiva o la presentación combinada.

Los estudios demuestran que el TDAH puede ser en realidad el resultado de deficiencias de dopamina en el córtex prefrontal o en el núcleo caudado, o de deficiencias de norepinefrina en el *locus ceruleus.*

Por tanto, un tratamiento que intente aumentar estos neurotransmisores por lo común activadores debería, en efecto, corregir el problema.

Diagnóstico diferencial

- Convulsiones de ausencia
- Efecto de las drogas callejeras
- Efecto secundario de la medicación
- Autismo
- Retraso en el desarrollo

Utilice una escala de valoración del comportamiento para hacer el diagnóstico y el seguimiento del TDAH

Suelen ser encuestas que rellenan los padres, el profesor y el paciente.

Entre estos instrumentos encontramos las de Conners (Conners Comprehensive Behavior Rating Scales), el Sistema de Evaluación de la Conducta para Niños (BASC, Behavior Assessment System for Children), la Escala de de Evaluación del Trastorno por Déficit de Atención e Hiperactividad (ADHD Rating Scale) y las Escalas de Valoración de Vanderbilt (Vanderbilt Assessment Scales). Debería utilizar el instrumento con el que su institución esté más familiarizada.

Haga que los padres vuelvan con los tres formularios rellenados en 1 o 2 meses. Si las puntuaciones son pertinentes, se puede hacer el diagnóstico de TDAH y comenzar el tratamiento.

Comience el tratamiento con metilfenidato (Ritalin o Concerta) o atomoxetina (Strattera)

Son los agentes de primera línea para el TDAH.

Concerta es de acción más prolongada que Ritalin pero tiene el mismo mecanismo de acción. Empiece con 2.5 mg por vía oral dos veces al día y en el transcurso de 1 semana; aumente la dosis según sea necesario hasta 7.5 mg tres veces al día.

También es posible iniciar el Adderall y la Dexedrina como terapia de primera línea para el TDAH en niños.

Si su primera opción ha sido ineficaz para tratar los síntomas, puede cambiar a la otra.

En las consultas de seguimiento, vigile los efectos secundarios como la irritabilidad, la anorexia, las náuseas, la pérdida de peso, el insomnio, la depresión o el deterioro del crecimiento. Cambie la medicación o ajuste la dosis según sea necesario.

TOS CRÓNICA Y SIBILANCIAS-ASMA

S

¿Ha tenido el niño falta de aliento causada por tos, sibilancias u opresión en el pecho?

La respuesta a esta pregunta puede ayudarle a diagnosticar que el problema es el asma. Muchas personas con esta enfermedad tienen una tos nocturna crónica que pasa desapercibida. En consecuencia, se les trata de forma inadecuada con medicamentos para la tos o antibióticos en vez de con albuterol y corticosteroides inhalados.

¿Con qué frecuencia se producen estos síntomas por la noche? ¿Qué tan a menudo ocurren durante el día?

La respuesta ayuda a clasificar el asma (tabla 11-2).
La categorización es importante porque dirige el tratamiento.

¿Qué hace que los síntomas del asma empeoren o mejoren? ¿Qué desencadena el asma?

Es importante identificar lo que desencadena el asma del niño. Los desencadenantes más comunes son:

- Cambios climáticos
- Ejercicio
- Polen
- Polvo
- Moho
- Cucarachas

Si el paciente ya utiliza albuterol (u otros medicamentos para el asma), ¿con qué frecuencia los usa?

Si los pacientes informan de síntomas leves pero emplean su medicina cinco noches a la semana, esto podría sugerir un asma más grave que no está controlada de forma adecuada.

¿Cuántas veces ha sido el niño intubado, hospitalizado o llevado a urgencias con asma?

Estos son indicadores importantes de la gravedad del asma y de la agresividad necesaria en el tratamiento (tabla 11-2).

TABLA 11-2 Categorizaciones del asma

Categoría	Síntomas	Síntomas nocturnos
Leve intermitente	<2×/semana	<2×/mes
Leve persistente	>2×/semana	3-4×/mes
Moderada persistente	Diario	>1×/semana
Grave persistente	A lo largo del día	7×/semana

O

Observe al paciente en general y evalúe si tiene dificultad respiratoria con base en los siguientes síntomas

- Incapaz de hablar con frases completas
- Uso de los músculos respiratorios accesorios
- Postura del trípode
- Taquipnea
- Taquicardia
- Expresión facial de esfuerzo
- Baja saturación de O_2

Observe con atención la pared torácica y el abdomen en busca de signos de aumento del trabajo respiratorio

A veces, la persona parece estar bastante cómoda hasta que se le quita la camisa y se observa de cerca la pared torácica y el abdomen para percatarse de los signos de dificultad respiratoria. Estos incluyen:

- Retracciones subcostales
- Uso de los músculos accesorios
- Respiración abdominal

Escuche la pared torácica en busca de ruidos respiratorios

Escuche si hay sibilancias (un sonido agudo durante la espiración), una fase espiratoria prolongada y un mal movimiento del aire. Examine los pulmones con cuidado, auscultando y percutiendo los campos pulmonares para identificar signos de otra patología pulmonar como la neumonía.

Vuelva a comprobar siempre los ruidos respiratorios después de un tratamiento respiratorio

A menudo, tras un tratamiento, puede oír mejor las sibilancias porque hay un movimiento más apropiado del aire.

Si los sonidos respiratorios no cambian, es posible que las vías respiratorias no sean reactivas. Deben considerarse otros diagnósticos.

Asma

El asma es la enfermedad inflamatoria crónica más común de las vías respiratorias. Se trata de un estado patológico complejo en el que la inflamación pertinaz de tales vías provoca un aumento de la producción de moco y una broncoconstricción; esta última ocasiona una obstrucción de las vías respiratorias inferiores, la cual es intermitente y reversible con broncodilatadores.

Diagnóstico diferencial

- Cuerpo extraño aspirado
- Cardiopatía
- Disfunción en las cuerdas vocales
- Fibrosis quística
- Infección pulmonar

Evalúe la gravedad de la enfermedad

Clasifique el asma como leve intermitente, leve persistente, moderada persistente o grave persistente, según el sistema indicado en la tabla 11-2.

Si las exacerbaciones se producen más de una vez al día o duran varios días o son en particular graves (requieren intubación), entonces la clasificación debe elevarse.

Explique al paciente cómo, cuándo y por qué utilizar los medicamentos para el asma

Demuestre y explique el uso correcto del medicamento y luego observe al paciente hacerlo de forma correcta. Ponga el espaciador en el inhalador y coloque el otro extremo del espaciador en la boca. Presione el inhalador y respire con lentitud durante 5 segundos. Contenga la respiración durante 10 segundos y luego repita.

Explique la necesidad de usar espaciadores

Asegura que el medicamento tenga partículas lo bastante pequeñas como para llegar a los pulmones.

Sin el espaciador, gran parte del medicamento se deposita en la garganta y no en los pulmones.

Sin el espaciador, tendrá más efectos secundarios y menos beneficios del medicamento.

Explique la diferencia entre los inhaladores de alivio/rescate y los controladores

Los aliviadores son medicamentos de rescate, como el albuterol, que se utilizan para detener una exacerbación.

Los controladores son medicamentos como los corticosteroides inhalados, los antagonistas de los leucotrienos y un agonista β-2 de acción prolongada que se emplean a diario al margen de cómo se sienta el paciente.

Prescriba los medicamentos adecuados en función de la gravedad del asma

Leve intermitente: albuterol según se necesite.

Leve persistente: añada una dosis baja de corticoides inhalados dos veces al día.

Moderada persistente: aumente la dosis de corticosteroides a media, o añada un agonista β-2 de acción prolongada. Éste puede ser sustituido por un antagonista de los leucotrienos o la teofilina a diario.

Grave persistente: corticosteroides inhalados en dosis altas y un agonista beta-2 de acción prolongada dos veces al día. Añada corticosteroides orales según sea necesario. Debe intentar reducir las dosis de corticosteroides en cada visita en la que los síntomas estén bien controlados.

Si el asma es difícil de controlar, busque signos de enfermedades asociadas y trátelas

Las siguientes enfermedades se encuentran a menudo asociadas al asma, y muchos asmáticos difíciles de controlar mejoran cuando se abordan y tratan estas comorbilidades específicas:

- Rinitis alérgica
- Sinusitis
- Reflujo gástrico

GOTEO Y CONGESTIÓN NASAL CRÓNICOS-RINITIS ALÉRGICA

S

¿Tiene el niño tos por la noche o la nariz tapada? Si es así, ¿con qué frecuencia?

Muchas veces, los padres no lo mencionan y sólo surge al azar en una de las visitas rutinarias. Esta pregunta es una buena forma de detectar la rinitis alérgica y otros problemas respiratorios como el asma. Si los padres responden de forma afirmativa, es probable que deba hacer un seguimiento con más preguntas sobre la cronicidad y frecuencia reales del problema.

¿Se le han extirpado al niño las amígdalas y las adenoides?

La hipertrofia de los tejidos linfáticos que forman el anillo de Waldeyer (incluidas las amígdalas y las adenoides) quizá sea responsable de estos síntomas.

¿Qué otros síntomas tiene el niño?

Goteo nasal (rinorrea)

Ojos rojos o con picor

Piel seca y con picores

Las erupciones pueden implicar una dermatitis atópica, que suele estar relacionada con síntomas nasales crónicos

Una tos crónica quizá sea consecuencia de goteo posnasal, asma o enfermedad por reflujo gastroesofágico

¿Cuál es la variación estacional de los síntomas del niño?

Descubrir una variación estacional puede ayudar a descubrir una alergia.

- Invierno: las temperaturas frías pueden provocar la inflamación de los tejidos. Además, es la época del año más común para las infecciones virales.
- Primavera: el polen es un alérgeno muy común.
- Verano: la hierba cortada es otro alérgeno común.
- Otoño: cortar y quitar las hojas con un soplador puede provocar estos síntomas.

Si el niño tiene síntomas durante todo el año, pregunte por algunos antígenos domésticos comunes

– Mascotas – Fumadores – Cucarachas – Polvo

¿Alguien más de la familia tiene problemas similares de alergias, asma o ronquidos?

Los antecedentes familiares de los padres, hermanos u otros miembros de la familia pueden ayudar a sugerir un diagnóstico.

O

Examine los oídos

Derrame seroso: Un líquido claro detrás de la membrana timpánica sugiere una inflamación que obstruye el paso del aire a través de la trompa de Eustaquio.

Examine la nariz

Busque un edema de la mucosa nasal que estreche los conductos. Un eritema sugiere una infección, mientras que un color azulado y cenagoso apunta hacia una alergia. Compruebe también si hay pólipos (estructuras rosas, redondas, llenas de líquido, que sobresalen hacia abajo), lo cual es indicativo de que debe iniciar un estudio para detectar fibrosis quística.

Examine los ojos

Conjuntivitis alérgica: Leve eritema o aumento de los vasos en la conjuntiva de forma bilateral

Ojeras alérgicas: Anillo azulado bajo los ojos

Haga que el niño abra la boca para ver la orofaringe

Granulosis: Las protuberancias orofaríngeas que se asemejan a un camino empedrado sugieren un goteo posnasal.

Hipertrofia amigdalina: Amígdalas visiblemente agrandadas, que se tocan o casi se tocan pero no son rojas o de naturaleza purulenta. Si la amígdala cruza la línea media es 4+, la línea media es 3+, 1+ es apenas visible.

Presione con suavidad la cara del niño sobre cada ceja y en cada pómulo

El dolor en este examen sugiere la posibilidad de una sinusitis.

Escuche los pulmones

El aire debe moverse de manera libre en todas las zonas. Preste atención para ver si hay sibilancias (un ruido agudo en la espiración); haga que el paciente sople fuerte y de forma prolongada para dar cuerpo a una sibilancia (muy sugestiva de asma).

Examine la piel

Dermatitis atópica: Erupción seca, escamosa y no eritematosa, sobre todo en las fosas antecubitales

Rinitis alérgica

La rinitis alérgica es una enfermedad inflamatoria crónica de la mucosa nasal que afecta a los senos, los oídos y la garganta. Puede verse exacerbada por una serie de alérgenos, que quizá sean diferentes en los distintas pacientes.

Diagnóstico diferencial

Infección vírica de las vías respiratorias altas: Es probable que esté asociada a la fiebre, que pique menos y que sea de naturaleza más aguda

Cuerpo extraño nasal: Unilateral, tiempo de aparición discreto, menos picor

Condiciones comórbidas

Como se ha señalado con anterioridad, en el examen se pueden encontrar pruebas de:

- Sinusitis crónica
- Hipertrofia amigdalina
- Asma
- Dermatitis atópica
- Conjuntivitis alérgica
- Fibrosis quística

Si tiene dificultades para controlar la rinitis alérgica, considere que quizá haya un componente de una de estas afecciones e investigue la posibilidad más a fondo o sólo trate de forma empírica.

P

Recomiende evitar cualquier alérgeno conocido

Si el padre o el paciente son capaces de identificar un factor exacerbante claro como el polvo, las cucarachas o el moho, lo mejor es limitar el contacto con estas cosas. Las pruebas de alergia también pueden ser útiles.

Empiece con esteroides nasales inhalados, una vez al día

Tienen una absorción sistémica mínima, por lo que los efectos secundarios son poco comunes. Son muy eficaces para disminuir la respuesta inmunitaria y la inflamación, pero los pacientes deben ser conscientes de que han de utilizarse a diario, no prn para que funcionen. No alivian los síntomas de forma aguda.

Considere un antihistamínico sistémico no sedante como siguiente paso del tratamiento

La cetirizina, la fexofenadina o la loratadina son alternativas útiles.

Tenga en cuenta la posibilidad de obtener un estudio del sueño para la hipertrofia amigdalina. Si (+) para apnea, remita al paciente a un otorrinolaringólogo

No se debe permitir que la apnea del sueño continúe porque puede causar muchos problemas al paciente. El otorrinolaringólogo tal vez extirpará las amígdalas y adenoides del sujeto.

Si se sospecha de una sinusitis crónica, comience con amoxicilina 80 mg/kg/d dividida en tres dosis durante 21 días

Este debería ser un tratamiento eficaz, pero si los síntomas persisten, la terapia de segunda línea es el Augmentin. Si sigue sin dar resultados, el tratamiento de tercera línea es la clindamicina.

Consulte la sección Tos crónica (*véase* la pág. 146) para obtener un análisis detallado del tratamiento del asma

Empiece a aplicar gotas lubricantes para los ojos, como lágrimas artificiales, para los síntomas oculares. Aconseje la aplicación de cremas hidratantes si sospecha de dermatitis atópica

Si, después de todos los tratamientos anteriores, su paciente no mejora, consulte a un alergólogo.

SOPLO CARDIACO

S

¿Se ha dicho a los padres que el niño tiene un soplo? ¿Hay síntomas de insuficiencia cardiaca, dolor en el pecho, intolerancia al ejercicio, cianosis o síncope?

Síntomas de insuficiencia cardiaca: taquipnea, poca tolerancia al ejercicio, sudoración con la alimentación, poco aumento de peso, palidez, edema periorbital, extremidades frías.

Si hay dolor en el pecho, pregunte de modo específico por la localización, la radiación, la frecuencia, la duración, los factores de exacerbación o alivio, las palpitaciones, los mareos, el síncope.

Si la cianosis es intermitente, pregunte por los factores precipitantes, como la contención de la respiración o la alimentación.

Si hay intolerancia al ejercicio, cuestione acerca de la actividad normal, la comparación con los compañeros, la relación con la fatiga.

Para las pacientes con síncope, véase Síncope, p. 366.

¿Ha tenido el niño fiebre reumática o alguno de sus signos o síntomas?

Los criterios principales de Jones para la fiebre reumática (una buena mnemotecnia es J ♥ NES) son:

- *A*rticulaciones (*joints*) (artritis)
- ♥ (carditis)
- *N*ódulos (ganglios)
- *E*ritema marginal
- Corea de *S*ydenham

¿Ha tomado algún fármaco o medicamento durante el embarazo (entre paréntesis, la lesión cardiaca más probable)?

Hidantoína (defecto septal ventricular [VSD], estenosis pulmonar, estenosis aórtica [AS, *aortic stenosis*], conducto arterioso persistente [PDA], coartación)

Valproato (defecto septal auricular [ASD], VSD)

Litio (anomalía de Ebstein)

Alcohol (ASD, PDA, VSD, ToF)

Ácido retinoico (anomalías aórticas y conotruncales)

¿Existen anomalías congénitas o antecedentes familiares de enfermedades cardiacas?

Trisomía 13, 18 y 21 (VSD)

DiGeorge (ToF, tronco arterioso)

Williams (estenosis aórtica supravalvular, estenosis pulmonar periférica)

Turner (coartación, válvula aórtica bicúspide)

Ehlers-Danlos (prolapso de la válvula mitral [MVP], prolapso de la válvula tricúspide, dilatación aórtica)

Marfan (MVP, dilatación/disección aórtica)

Antecedentes familiares de cardiopatía congénita, muerte súbita o infarto de miocardio en <50 años, diabetes mellitus o hipertensión

O

Mire el aspecto general

Considere los síndromes como VACTERL, DiGeorge, Turner, Williams y Marfan.

¿Hay un soplo y, si es así, es sistólico o diastólico?

Para evaluar si un soplo es sistólico o diastólico, escuche con mucha atención el S_1 y el S_2. El S_1 debe coincidir con el pulso y el S_2 debe dividirse con la inspiración. La sístole viene después de la S_1, la diástole tras la S_2.

¿Dónde se escucha mejor el soplo?

Sonidos aórticos: segundo espacio intercostal, borde esternal superior derecho

Ruidos pulmonares: segundo espacio intercostal, borde esternal superior izquierdo

Ruidos tricuspídeos, VSD: cuarto espacio intercostal, borde inferior izquierdo del esternón

Sonidos mitrales: cuarto a quinto espacio intercostal, línea media clavicular con radiación axilar

¿Cómo suena el soplo?

En general, los soplos de estenosis son *crescendo-decrescendo* y los soplos regurgitantes tienen un sonido uniforme, con un inicio que coincide con el cierre de la válvula.

¿Cuál es el grado del soplo?

Grado I (muy difícil de oír), II (fácil de oír), III (fuerte/sin estremecimiento), IV (fuerte/estremecimiento), V (fuerte con el estetoscopio cerca del pecho), VI (sin necesidad de estetoscopio)

Después de examinar el corazón, realice una exploración física focalizada

Busque una región precordial hiperdinámica o desplazada, pulsos y organomegalia.

Escuche de manera atenta los pulmones en busca de estertores o sibilancias.

Compruebe si hay acropaquia (dedos en palillo de tambor), cianosis, retracciones y cicatrices de cirugía torácica.

A Soplo cardiaco

Los soplos cardiacos y los soplos arteriales, que pueden auscultarse y a veces palparse, se producen siempre que hay un flujo sanguíneo turbulento. Cuanto más turbulento sea el flujo, más fuerte será el soplo.

Diagnóstico diferencial

Soplos inofensivos:

- *Soplo de Still:* Con mucho, el más común. Se trata de un sonido sistólico vibratorio o de torsión que puede oírse en el borde inferior izquierdo del esternón y sobre la válvula mitral. Es más frecuente en niños de 4 a 6 años, pero puede darse a cualquier edad.
- *Zumbido venoso:* Un soplo continuo (no asociado a los ruidos cardiacos) que sólo puede oírse en posición sentada. Suele escucharse justo debajo de las clavículas de forma bilateral y es el sonido de la sangre venosa que regresa de la cabeza al corazón. Suena como una cascada.
- *Soplo de flujo:* Puede ser aórtico o pulmonar; en ocasiones, de grado III, pero por lo común, menor; son sonidos susurrantes de media sístole. No suenan con fuerza como los soplos de estenosis.
- *Soplo mamario:* El sonido pulsante del aumento del flujo sanguíneo arterial hacia el pecho; sólo se produce en las mujeres embarazadas.

Si el soplo no es uno de estos, es probable que sea patológico. Los más comunes son:

- *Defecto septal ventricular (VSD):* Un soplo regurgitante en el borde inferior izquierdo del esternón. Puede durar toda la sístole o terminar a mitad de sístole si el defecto se cierra al contraerse el tabique. El soplo es más fuerte a medida que el defecto se hace más pequeño.
- *Estenosis aórtica (AS):* Un soplo sistólico fuerte y áspero, suave al final de la S_1, fuerte en la mitad de la sístole y suave antes de la S_2 sobre la zona aórtica. Observe que en el caso de la válvula aórtica bicúspide congénita, este soplo se asocia a un clic sistólico temprano encima de la zona de la válvula mitral.
- *Conducto arterioso persistente (PDA):* Suele ser un soplo continuo de tipo "lavadora". Se escucha mejor en la línea medioclavicular izquierda en el segundo espacio intercostal.
- *Estenosis mitral:* Ocurre rara vez en pacientes que no han tenido fiebre reumática; se presenta como un estruendo diastólico de tono bajo tras un chasquido de apertura que se irradia a la axila izquierda.
- *Prolapso de la válvula mitral (MVP):* No se oye ningún sonido después del S_1 y luego se escucha un clic o un chasquido medio sistólico, seguido de un suave sonido de soplido sobre la zona mitral, que dura hasta el S_2. Es más frecuente en las mujeres y en los pacientes con síndrome de Marfan.
- *Defecto septal auricular (ASD):* No causa un soplo en sí, pero provoca una división fija en la S_2 (que por lo regular sólo debería dividirse durante la inspiración) y, en años posteriores, puede imitar una estenosis tricuspídea, ya que el aumento del volumen sanguíneo del lado derecho se vierte sobre una válvula tricuspíde de tamaño restringido.

P Realice un ecocardiograma, un ECG, una radiografía de tórax y consulte a cardiología si existe sospecha de un soplo patológico

Todos los soplos patológicos anteriores pueden causar graves problemas al paciente en el futuro. El ECG y la radiografía de tórax serán útiles, pero el ecocardiograma caracterizará en definitiva la lesión y el cardiólogo deberá evaluarla.

HECES DURAS O AUSENCIA DE HECES-ESTREÑIMIENTO

S

¿Cuáles son los síntomas del estreñimiento en este paciente?

El estreñimiento se produce cuando la parte inferior del colon no evacua por completo.

Los síntomas incluyen:

- Defecación involuntaria (encopresis)
- Disminución de la frecuencia de las deposiciones
- Dolor al defecar
- Heces duras

La defecación dolorosa ocasional y la disminución de la frecuencia de las deposiciones no constituyen por sí solas estreñimiento. Un niño que sólo hace dos deposiciones a la semana no está estreñido si estas deposiciones son grandes y blandas, y el niño, al terminar, las ha evacuado por completo.

¿A qué edad se volvió estreñido el niño?

Estreñimiento funcional: Se inicia con una transición en la alimentación o en el patrón de deposición:

- Leche materna a fórmula
- Nuevos baños (preescolar)
- Alimentos para bebés a alimentos comunes
- Entrenamiento para ir al baño
- Comienzo del consumo de leche de vaca

Enfermedad de Hirschsprung: El inicio se produce al nacer; por lo general, el niño permanece en el hospital por un retraso en la primera defecación.

¿El niño ensucia su ropa interior?

La encopresis (incontinencia fecal) representa un estreñimiento grave. El colon sigue absorbiendo el agua de las heces impactadas o retenidas. Pronto una masa grande y seca tapona el colon distal y el recto. Las nuevas heces líquidas se filtran alrededor de la masa dura y se depositan en la ropa interior.

¿Cómo son las heces?

El historial de heces pequeñas y duras como bolas implica una evacuación incompleta de cualquier tipo.

La evacuación poco frecuente de heces grandes y voluminosas indica una retención fecal funcional.

Las heces delgadas como un lápiz y la falta de encopresis son más indicativas de la enfermedad de Hirschsprung.

¿Existen antecedentes familiares de estreñimiento o de una enfermedad estreñidora?

- Enfermedad de Hirschsprung
- Neurofibromatosis
- Fibrosis quística
- Miopatías
- Hipotiroidismo

O

Compruebe las curvas de crecimiento para la altura y el peso

La falta de crecimiento correcto es una señal de alarma para las enfermedades genéticas o metabólicas mencionadas.

Realice un examen neurológico completo, incluyendo la sensibilidad normal del periné

Un mielomeningocele oculto (un trastorno en el que una porción de la médula espinal sobresale a través de la columna vertebral fusionada de manera parcial) puede presentarse con una leve debilidad de las extremidades inferiores o sin más que una anestesia en silla de montar y estreñimiento con encopresis.

Examine el abdomen

Escuche los ruidos intestinales normales.

Palpe el abdomen. Asegúrese de que está blando y palpe si hay bolas de heces retenidas. Una leve sensibilidad difusa es consistente con el estreñimiento crónico.

Examine el ano externamente

Busque fisuras o signos de infección local que puedan producir dolor al defecar.

Un examen rectal es necesario si tiene motivos para sospechar enfermedad de Hirschsprung

Utilice un dedo enguantado y lubricado. Un canal anal normal estará tenso en un principio, pero se relajará en unos momentos. Un canal que permanece tenso debe llevarle a considerar la enfermedad de Hirschsprung o alguna otra causa de obstrucción rectal distal.

Quizá se requiera una radiografía simple del abdomen si la historia y la exploración física no son concluyentes

Las heces impactadas serán muy claras en riñones-uréter-vejiga.

Si aún sospecha que esté presente la enfermedad de Hirschsprung, envíe al paciente a hacerse un enema de bario

El recto debe ser la estructura más grande; en la enfermedad de Hirschsprung, es más pequeño que el sigmoide.

A

Estreñimiento

Confusión rectal infantil: Los bebés no tienen la capacidad de retener de forma voluntaria las heces, pero pueden desarrollar una incapacidad para coordinar la maniobra de Valsalva con la relajación del suelo pélvico.

Retención de las heces o estreñimiento funcional (el más común): Comienza cuando el niño se enfrenta a una situación en la que siente la necesidad de defecar, pero, por alguna razón, desea evitarlo. Esto causa pocos problemas a corto plazo; sin embargo, a largo plazo, el colon distal y el recto empiezan a distenderse. El niño se resiste a expulsar las heces grandes y duras durante el mayor tiempo posible debido al dolor esperado. Cuando las heces pasan, se cumplen sus expectativas. Por unos días, sus síntomas se alivian, pero el ciclo continúa.

Enfermedad de Hirschsprung: Defecto del recto que principia en el ano y que afecta a una distancia variable del recto e incluso del colon. El intestino grueso afectado no desarrolla una inervación normal, por lo que cuando llegan las heces no se dilata. El intestino normal proximal se distiende hasta que se advierte y se corrige de manera quirúrgica.

Diagnóstico diferencial

Falta de heces: Botulismo infantil, síndrome del intestino irritable, atresia/estenosis intestinal

Encopresis: Enfermedad de Crohn, colitis ulcerosa, diarrea con sangre (colitis), fibrosis quística, síndromes de malabsorción

Dolor al defecar: Fisuras/fístulas rectales, herpes

Sangre en las heces: Colitis, fisura/hemorroides, rara vez cáncer

P

Instruya a los padres acerca del triple tratamiento del estreñimiento funcional

El aumento de la fibra dietética es ineficaz hasta que se restablece el tono muscular. El fracaso del tratamiento es común y suele ser el resultado de la reducción demasiado rápida de los medicamentos. Incluso con un tratamiento adecuado, hay recurrencia de hasta 50%.

Comience con la evacuación total, la primera fase del tratamiento

Aceite mineral seguido de enemas. Polietilenglicol por vía oral durante 2 a 5 días.

A continuación, recomiende cambios en la dieta, modificación del comportamiento y medicamentos para mantener la evacuación

Ponga al paciente en una dieta baja en lácteos y fibra, y adminístrele aceite mineral por vía oral, leche de magnesia o lactulosa.

Anime al niño a ir al baño con recompensas positivas y una tabla de incentivos diaria.

Si la evacuación se mantiene después de 3 a 12 meses, reduzca poco a poco la medicación

Disminuya una dosis cada mes hasta que el niño deje de tomar la medicación.

Puede utilizar un supositorio de bisacodilo si el niño pasa 3 días sin defecar.

Si el enema de bario indica la enfermedad de Hirschsprung, remita a un cirujano para que realice una biopsia en busca de un intestino aganglionado

BAJA ESTATURA

S

¿El niño siempre ha sido pequeño o ha dejado de crecer recientemente?

Un niño que siempre ha sido pequeño puede tener una baja estatura genética. Es posible que los padres no sean muy altos o que el niño tenga un síndrome genético.

¿Era el niño pequeño al nacer?

Un niño con restricción del crecimiento intrauterino puede tener una razón genética para ser pequeño.

¿Cuáles son las expectativas de los padres con respecto a la estatura del niño?

En ocasiones, los padres de baja estatura tienen expectativas poco realistas sobre la altura de sus hijos.

Obtenga la estatura de ambos padres y averigüe si alguno de ellos tuvo un retraso en el crecimiento

Con esta información, es posible calcular la altura media de los padres para ver si la familia tiene un retraso en el crecimiento.

¿Tiene el niño alguna enfermedad crónica que los padres conozcan?

Todas las siguientes causas pueden provocar una estatura baja:

- Enfermedad inflamatoria del intestino
- Anemias crónicas
- Enfermedad celíaca
- Tratamiento con esteroides
- Enfermedad renal
- Diabetes
- Fibrosis quística
- Enfermedades cardiacas congénitas
- Enfermedad del hígado
- Asma

¿Cómo está comiendo el niño?

La desnutrición quizá sea una de las causas de la baja estatura (p. ej., alguien renuente para comer, que no consume proteínas).

O

Grafique el crecimiento del niño en una tabla de crecimiento estandarizada

La estatura del niño quizá esté dentro del rango normal para su edad.

Es muy común que los padres piensen que el niño es bajo cuando en realidad es normal.

Si el niño está por debajo del percentil 5 de estatura, es importante volver a comprobarlo para asegurarse de que la medición se ha realizado con precisión.

- Deben efectuarse tres mediciones de estatura con un estadiómetro y luego promediarlas.
- Asegúrese de que el niño tiene la cabeza, los hombros y el trasero contra la pared.

Si no es la primera visita del paciente a la clínica, tendría que haber otros datos disponibles en la tabla de crecimiento. Compruebe la velocidad de desarrolo. El crecimiento normal es el siguiente:

- Los niños pequeños crecen entre 7.5 y 13 cm en el segundo año de vida.
- Desde los 3 años hasta la pubertad, los niños deberían crecer entre 5 y 6.5 cm por año.
- Los adolescentes tienen un ritmo de crecimiento variable, pero el aumento de éste se produce tras el inicio de la pubertad. Por lo general, las mujeres comienzan la pubertad a los 10 años de edad, mientras que los hombres lo hacen más tarde, alrededor de los 12.5 años. Si una niña llega a los 13 años, o un niño a los 15, sin signos de pubertad, debe investigarse este hecho.

Un niño que está por debajo del percentil 5 pero tiene una velocidad de crecimiento normal es probable que se ajuste a la norma.

Si la velocidad de crecimiento es inferior a la normal, debe trabajarse.

Grafique la altura media de los padres en la tabla de crecimiento

Para las niñas es [(la altura del padre – 13 cm) + la altura de la madre]/2.

Para los niños es [(la altura de la madre + 13 cm) + la altura del padre]/2.

La estatura objetivo de un niño es la estatura media de sus padres ± 2 desviaciones estándar (unos 10 cm).

Por tanto, el lugar de percentil actual de un niño debería coincidir con la altura media de los padres ± 10 cm. Si lo hace, la estatura del niño es adecuada, incluso si el niño se halla por debajo del percentil 5.

Ahora, grafique el peso del niño

El peso debe seguir un percentil similar al de la altura.

Si el niño es obeso en comparación con la estatura actual, y sigue por debajo de la estatura media de los padres, considere una endocrinopatía como:

- Hipotiroidismo
- Síndrome de Cushing
- Deficiencia de la hormona del crecimiento

Si el percentil de peso del niño está por debajo de donde se traza la altura, y sigue un curso por debajo de la altura media de los padres, considere una enfermedad crónica como:

- Insuficiencia renal
- Fibrosis quística
- Enfermedad celíaca
- Enfermedad inflamatoria del intestino

Realice una exploración física generalizada, buscando signos de enfermedad crónica

Un niño con hipotiroidismo es posible que tenga la piel áspera, pérdida de cabello y adelgazamiento de las cejas.

El síndrome de Cushing puede presentarse con obesidad centrípeta, desgaste muscular y estrías.

La hepatoesplenomegalia y la ictericia son compatibles con una enfermedad hepática crónica.

Los rasgos anormales tal vez denoten una anomalía genética o cromosómica. El cuello palmeado, el pecho en forma de escudo y los pezones muy espaciados pueden indicar los síndromes de Noonan o Turner.

Si el paciente no se acerca a la estatura media de los padres, compruebe con un hemograma, una velocidad de sedimentación globular (ESR), una química de 7 elementos, una hormona estimulante de la tiroides y pida una radiografía de la edad ósea

Estos análisis le ayudarán a descartar de manera expedita la insuficiencia renal, los trastornos inflamatorios (si la ESR es normal) y el hipotiroidismo.

A

Baja estatura familiar frente a retraso constitucional del crecimiento

Estatura baja familiar: El paciente se halla por debajo del percentil 5 de estatura, tiene una velocidad de crecimiento normal y sigue la estatura media de sus padres. El paciente es genéticamente bajo.

Retraso constitucional del crecimiento: Estos pacientes se ubican por debajo del percentil 5, tienen una velocidad de crecimiento normal y una edad ósea retrasada. Los análisis son normales. El individuo será un "retoño tardío", dará un estirón más adelante y se pondrá al día donde debe estar.

Diagnóstico diferencial de velocidad de crecimiento anormal y de retraso de la edad ósea

- Insuficiencia renal
- Enfermedad gastrointestinal
- Hipotiroidismo
- Síndrome de Cushing
- Síndrome genético
- Deficiencia de la hormona de crecimiento
- Parálisis cerebral
- Fibrosis quística
- Cualquier condición crónica

Velocidad de crecimiento anormal con edad ósea avanzada

Pubertad precoz

P

Si el niño tiene una baja estatura familiar o un retraso constitucional del crecimiento, tranquilícelo

En el caso del retraso constitucional del crecimiento, el niño crecerá con normalidad y alcanzará la estatura media esperada de sus padres. Por lo que toca a la baja estatura familiar, el niño no será alto, pero es apropiado. No es necesario ningún tratamiento.

En caso de sospecha de endocrinopatías o enfermedades crónicas, remita al niño con un endocrinólogo para una posible terapia con hormona de crecimiento

HEMORRAGIAS NASALES

S

¿Con qué frecuencia sangra el niño por la nariz?

La cronicidad puede implicar un problema continuo como:

- Hurgarse la nariz
- Ambiente seco
- Telangiectasia
- Diátesis hemorrágica

¿Cuánto duran las hemorragias nasales?

Si la hemorragia nasal se trata de forma adecuada, no debería durar más de unos minutos.

¿Qué hace el niño para detener la hemorragia cuando se produce?

Para detener una hemorragia nasal es necesario aplicar una fuerte presión justo antes de la parte ósea de la nariz durante unos 2 a 5 minutos sin comprobar si sigue sangrando

Si el niño mantiene la presión sobre el hueso en vez de delante de él o se inclina sobre un cuenco, con hielo en la frente y no se sujeta la nariz, la hemorragia puede durar más de lo esperado.

¿Qué lado de la nariz sangra?

Las hemorragias nasales suelen producirse por una sola fosa nasal.

Cuando el paciente tiene una hemorragia por ambas fosas nasales a la vez, esto debe preocuparle en cuanto a un problema de coagulación (véase Hematomas de fácil aparición o hemorragias en la mucosa: ITP, p. 188).

Pregunte al niño: "¿Qué dedo utilizas para hurgarte la nariz?"

Los traumatismos provocados por hurgarse la nariz son, con mucho, la razón más común de las hemorragias nasales recurrentes, y esta pregunta tiene una forma de sorprender y obtener una respuesta honesta de los niños.

¿Presenta el niño síntomas de resfriado como tos, rinorrea y congestión nasal?

Aunque sería raro que los padres omitieran esta información en el historial, las infecciones de las vías respiratorias superiores están asociadas a las hemorragias nasales.

La congestión nasal puede llevar a los padres a utilizar un espray descongestionante tópico. Este tipo de medicamentos tienden a irritar la mucosa nasal y pueden provocar hemorragias.

¿El niño tose o escupe sangre?

Se trata de un síntoma de terapia inadecuada. Suele ser preocupante para los padres, que a menudo lo sacan a relucir por cuenta propia.

Implica que la cabeza está siendo retenida hacia atrás con el objetivo de parar la hemorragia y la sangre está goteando en la garganta.

¿Se mete el niño cuerpos extraños (pañuelos, canicas, etc.) en la nariz?

Los cuerpos extraños pueden provocar hemorragias nasales por irritación y erosión de la mucosa.

O

¿Está el niño sangrando de forma activa en este momento?

Si el niño está sangrando activamente, detenga la hemorragia mediante la técnica descrita con anterioridad.

¿Cómo aparece el niño?

Aparte de estar un tanto asustado por la hemorragia nasal, el niño debe verse bien, con un nivel de energía normal y por completo interactivo con los padres y con usted. Compruebe si hay palidez o ictericia.

Examine el interior de la nariz mediante un otoscopio con espéculo

Si el niño ha estado sangrando en tiempo reciente, puede ver sangre seca en una de las fosas nasales.

La mucosa debe tener un aspecto rosado y saludable.

Anote cualquier grupo de capilares (telangiectasias) en la mucosa.

La mucosa que ha estado expuesta al uso crónico de descongestionantes puede aparecer enrojecida e hinchada, dejando poco espacio para el paso del aire.

La mucosa azulada y con hinchazón difusa es posible que se encuentre irritada a causa de las alergias.

Si el paciente vive en un clima seco, o ha habido esta condición climática hace poco, la mucosa quizá luzca seca.

Un cuerpo extraño debe ser evidente si está presente.

En un niño mayor o un adolescente, de manera inusual, la mucosa aparecerá negra; esto puede ser un signo de una lesión necrotizante. El diagnóstico diferencial es breve:

- El consumo de cocaína puede causar necrosis del tabique y hemorragias nasales.
- En las personas con diabetes o neutropenia, una infección fúngica llamada *Mucor* puede tener este aspecto. Se trata de una derivación de urgencia a otorrinolaringología.
- Granulomatosis de Wegener

Complete una exploración física rápida

Un soplo cardiaco o una S_3 pueden representar una insuficiencia cardiaca de gasto alto secundaria a una pérdida de sangre extrema o a una anemia.

Observe cualquier hepatoesplenomegalia u otras masas abdominales.

Una erupción petequial (pequeñas manchas rojas que no palidecen al presionarlas) representa una hemorragia bajo la piel. Junto con las hemorragias nasales, es un signo seguro de que el niño tiene una diátesis hemorrágica como la púrpura trombocitopénica idiopática (ITP).

El goteo de sangre hacia la orofaringe representa una hemorragia de la cavidad nasal posterior.

A

Epistaxis (hemorragia nasal)

La epistaxis está por lo común asociada con un conjunto de vasos sanguíneos conocido como plexo de Kiesselbach. Este plexo puede sangrar de manera espontánea, aunque la causa más probable es hurgarse la nariz.

Diagnóstico diferencial

Diátesis hemorrágica: enfermedad de von Willebrand, hemofilia, leucemia, ITP

Otros procesos: granulomatosis de Wegener, esteroides nasales, mucormicosis, deficiencia de vitamina C, deficiencia de vitamina K, tomar aspirina, estar en tratamiento con heparina, inhalar cocaína.

P

En primer lugar, detenga la hemorragia como ya se ha indicado. Instruya a los padres acerca de cómo hacer lo mismo

La educación de los padres también debe incluir la naturaleza benigna de la enfermedad y que la causa puede ser hurgarse la nariz. Los padres de igual modo han de comprender que los descongestionantes nasales no pueden utilizarse de forma crónica sin que se produzcan efectos secundarios graves en la mucosa nasal.

Si no es posible detener la hemorragia, o hay razones para sospechar un trastorno hemorrágico, investigue con un hemograma con diferencial, PT, PTT y un panel químico

Esto debería ayudar a descartar una enfermedad crónica.

Si no es posible detener la hemorragia, llame al otorrinolaringólogo para que tapone o cauterice

Recuerde que los adolescentes varones quizá tengan un tumor benigno de los senos paranasales llamado angiofibroma, el cual en ocasiones provoca hemorragias recurrentes y requerirá también una evaluación en otorrinolaringología.

ACNÉ

S

¿Qué hace el paciente con su acné?

Esa es una forma de plantear el tema. Muchas veces, el acné no es la queja principal. Ni siquiera se mencionará como problema hasta que usted lo saque a colación, pero cuando lo haga, por lo regular verá que el paciente responde con alivio e interés por haber abordado el tema.

También es importante saber qué medicamentos se han utilizado en el pasado o se están usando en la actualidad para intentar tratar el acné, de modo que sea factible adaptar la terapia de manera adecuada.

¿Qué medicamentos se están empleando?

Es importante obtener un historial de medicamentos. Entre los fármacos para otras afecciones que pueden empeorar el acné se encuentran:

- Corticosteroides
- Litio
- Isoniazida
- Rifampicina
- Hidantoína

Las píldoras anticonceptivas orales pueden empeorar o mejorar el acné.

¿Qué productos capilares o cosméticos se utilizan?

El maquillaje con lanolina o aceite o cualquier grasa empleada en el cabello puede exacerbar el acné.

¿Cuántas veces al día se lava la cara el paciente?

Es importante que el paciente entienda que el lavado frecuente con jabones fuertes puede en realidad empeorar el acné. Los adolescentes sólo deben lavarse una o dos veces al día con un jabón suave.

¿En qué tipo de actividades participa el paciente en la escuela o después de ella?

Actividades como el fútbol americano, con cascos, hombreras, etc., pueden agravar el acné.

Si el adolescente hace ejercicio en el gimnasio, puede preguntarle si utiliza esteroides anabólicos, los que sin duda aumentarán el acné.

¿Cuándo fue la última menstruación de la paciente; ha sido regular?

La oligomenorrea puede sugerir otras condiciones comórbidas que empeoran el acné (véase más adelante); sin embargo, cabe destacar que las adolescentes que se encuentran en los dos primeros años de su ciclo menstrual suelen tener periodos irregulares e infrecuentes.

Pregunte al paciente si es sexualmente activo

Algunos de los medicamentos para el acné, como la isotretinoína y la tetraciclina, pueden ser en extremo teratogénicos. Se aconseja utilizar dos formas de anticoncepción de manera simultánea.

O

Observe las lesiones y describa lo que ve

Las lesiones de acné pueden dividirse en tres grupos:

- *Lesiones obstructivas*: Los comedones son pequeñas pápulas blancas (comedones cerrados) o negras (comedones abiertos) que pueden estar rodeadas o no de una zona de eritema. Son los "puntos blancos" y los "puntos negros", respectivamente.
- *Lesiones inflamatorias*: Pápulas eritematosas, pústulas o nódulos. Los pacientes con nódulos son más propensos a desarrollar quistes y cicatrices, por lo que el tratamiento debe aplicarse de forma agresiva.
- *Quistes y cicatrices*: Los quistes son lesiones nodulares sin eritema suprayacente, y las cicatrices tienen el aspecto de fosas. Suelen ser cambios irreversibles, por lo que estos sujetos deben recibir tratamiento agresivo.

Examine con cuidado la cara, el pecho y la espalda del paciente y cuide de documentar el número de cada tipo de lesión de acné en cada zona para poder hacer una evaluación de la mejora en la siguiente visita.

Acné (la clasificación, más adelante)

El acné se genera cuando las glándulas sebáceas que producen la grasa que recubre la piel se obstruyen. Esto se vuelve muy común con los cambios hormonales que se observan en la adolescencia. Los comedones abiertos son negros porque la suciedad ambiental los colorea. Las lesiones inflamatorias se han infectado con *Propionibacterium acnes*, un organismo anaeróbico omnipresente en la piel.

Diagnóstico diferencial

El acné tiene un aspecto bastante típico que no suele confundirse con otras entidades, pero debe tener en cuenta lo siguiente:

- Síndrome de esclerosis tuberosa
- Hiperplasia suprarrenal congénita
- Obesidad
- Enfermedad de ovario poliquístico
- Síndrome de Cushing
- Embarazo

También puede ver lesiones similares al acné en los bebés. Se trata del acné neonatal o de la melanosis pustulosa neonatal, ninguno de los cuales requiere tratamiento.

Considere las actividades o productos que pudieran estar contribuyendo al acné

Actividades como el fútbol o el trabajo en ambientes grasientos, como los restaurantes de comida rápida, pueden exacerbar el acné y, en casos graves con nódulos o cicatrices, los pacientes deberían plantearse evitar estas actividades.

Los productos para el cuidado del cabello y el maquillaje son buenos ejemplos de cosas que es posible cambiar o eliminar de la rutina diaria para mejorar el acné.

Evalúe la gravedad del acné (tabla 11-3)

Cuantas más lesiones y localizaciones y cuantas más cicatrices o nódulos se vean, con más agresividad deberá tratar el acné.

TABLA 11-3 Clasificación del acné

Tipo de acné	Total de lesiones	Comedones	Inflamaciones	Quistes
Leve	<30	<20	<15	0
Moderado	30-125	20-100	15-50	<5
Grave	>125	>100	>50	>5

Recomiende que el paciente se lave con un jabón suave como máximo dos veces al día

Aclare que el acné no mejora y que, de hecho, quizá empeore con los lavados frecuentes.

Señale que el maquillaje o los productos para el cabello que el individuo utiliza pueden estar empeorando su acné.

Para el acné leve, comience con un gel de peróxido de benzoilo al 5% una vez al día

En el caso de pacientes con acné moderado, inicie con un gel de peróxido de benzoilo al 5% más (según el tipo)

Para el acné comedonal: tretinoína al 0.025% en crema por la noche (para evitar el efecto secundario de la sensibilidad al sol)

Para el acné inflamatorio: clindamicina al 1% en crema dos veces al día

Por lo que se refiere a pacientes con acné grave, utilice peróxido de benzoilo, tretinoína y eritromicina o tetraciclina oral

Considere referir al paciente a Dermatología para limitar o prevenir la formación de cicatrices permanentes

Es posible que el dermatólogo quiera iniciar al paciente con isotretinoína.

URGENCIAS PEDIÁTRICAS

ANAFILAXIA

S

¿Existe una constelación de síntomas que sugieran una anafilaxia?

General: Cambio repentino de comportamiento, irritabilidad, cese del juego
Neurología: Sensación de fatalidad, hormigueo en la boca, opresión en el pecho
Respiratorio: Falta de aire
Cardiovascular: Mareos, palpitaciones
FEN/GI: Dolor de estómago, náuseas/vómitos, diarrea
Ginecoobstetricia: Cólicos menstruales
Dermatología: Urticaria, prurito

Pregunte por los episodios anteriores o los antecedentes de alergias o anafilaxia

Un historial de reacciones alérgicas o anafilaxia en el pasado a cosas como los cacahuate (maní), mariscos, antibióticos o las picaduras de insectos aumentará su sospecha clínica.

Pregunte en específico acerca de la exposición a medicamentos, alimentos e insectos o el ejercicio reciente

Fármacos: Sulfonamidas, penicilinas, antiepilépticos, medios de contraste
Alimentos: Cacahuates, frutos secos, crustáceos, huevos
Picaduras: Veneno de himenópteros (es decir, abeja, avispa, hormigas de fuego)
Otras causas menos comunes pero bien conocidas de anafilaxia son el látex, las vacunas las hormonas, la aspirina y el ejercicio
Las alergias al látex suelen tener reacciones cruzadas con las frutas con semilla grande, como el aguacate, la ciruela, el melocotón o la cereza

¿Cuál fue el curso temporal de la reacción?

La mayor parte de la anafilaxia se produce en los 30 minutos siguientes a la exposición (aunque el tiempo puede ser más largo en el caso de las ingestas) y, en algunos casos, ocurre una reaparición entre 1 y 8 horas después. Cuanto más rápido se produzca y progrese la anafilaxia, más probable será que la reacción sea grave y ponga en peligro la vida.

O

Examine al paciente

Signos vitales: La hipotensión y la taquicardia son muy frecuentes. También se espera taquipnea.
Neurología: El paciente quizá tenga un estado mental alterado, un signo tardío de choque.
Ojos: Hinchazón periorbital, eritema, conjuntiva inyectada.
Orofaringe: Tanto la hinchazón de la lengua como la de la faringe (que provoca la amortiguación de la voz) pueden ser síntomas característicos del angioedema.
Pulmones: Las sibilancias y el estridor son comunes en la anafilaxia.
Piel: La sudoración es frecuente, pero el hallazgo más común es el de urticaria (lesiones eritematosas y elevadas en la piel que pueden cambiar de localización), por lo general conocidas como ronchas. Es posible que el paciente se rasque.
La urticaria y el angioedema son los síntomas más comunes de la anafilaxia (>90%).
Las siguientes manifestaciones más ordinarias son la dificultad respiratoria, después los mareos, el síncope y los síntomas gastrointestinales.

Pruebas de laboratorio

Se puede extraer el nivel de β triptasa para confirmar el diagnóstico *a posteriori*. Un nivel superior a 10 ng/mL indica una activación de los mastocitos.

Anafilaxia o, en el peor de los casos, choque anafiláctico

La anafilaxia se produce cuando el sistema inmunitario se expone a un alérgeno, reconocido por un anticuerpo de inmunoglobulina E (IgE) unido a la superficie de un mastocito. Si el alérgeno está presente en cantidad suficiente como para provocar la reticulación de la IgE en la superficie del mastocito, éste se ve estimulado a degranular. Sus citocinas inflamatorias, en especial la histamina, inducen múltiples cambios, incluyendo una vasodilatación masiva y una fuga capilar.

Diagnóstico diferencial

- Choque hipovolémico
- Choque séptico
- Choque cardiogénico
- Trastorno de pánico
- Aspiración de cuerpos extraños
- Intoxicación aguda
- Émbolo pulmonar
- Convulsión
- Reacción vasovagal

La reacción vasovagal se presentará con bradicardia, mientras que la anafilaxia aparece con taquicardia.

Rara vez alguno de los diagnósticos anteriores coincidirá con la urticaria.

P

Compruebe de forma expedita la capacidad de respuesta, evalúe el ABC y, a continuación, coloque un sistema de administración de oxígeno (cánula nasal o máscara facial), asegure una vía IV y conecte un monitor

El choque es una urgencia médica y debe tratarse como tal. Evaluar el ABC es siempre un buen punto de partida.

Coloque al paciente en posición supina con los pies más altos que la cabeza

Esto permitirá un adecuado retorno de la sangre al corazón (y, por tanto, al cerebro) por gravedad.

Administre epinefrina, 1:1000 (1 mg/mL) a una dosis de 0.01 mL/kg (máximo 0.3 mL en niños y 0.5 mL en adultos). Repita la epinefrina según sea necesario cada 15 minutos

El medicamento número 1 para tratar la anafilaxia es la epinefrina.

Puede administrarse por vía intravenosa o por vía intraósea. Si no se ha asegurado el acceso, puede incluso suministrarse por el tubo endotraqueal.

Considere la posibilidad de una intubación endotraqueal si es necesario por edema laríngeo o insuficiencia respiratoria

Los signos de estas condiciones incluyen el empeoramiento del estridor o la hipoxia al paso del tiempo.

Si el individuo está hipotenso, provea bolos de solución salina normal (NS) 10-20 cc/kg y considere presores como la dopamina

Esto puede ser necesario para contrarrestar la vasodilatación masiva.

Si hay obstrucción de las vías respiratorias inferiores, considere el uso de un nebulizador de agonistas β_2

Esto puede ser necesario para abrir las vías respiratorias.

Si el origen es una picadura de insecto, contemple la posibilidad de colocar un torniquete sobre el lugar de la reacción. Asegúrese de soltar el torniquete más o menos cada 3 minutos

Esto evitará que siga circulando la toxina.

También administre

Difenhidramina **o** hidroxizina (bloqueador H_1)

Famotidina, ranitidina **o** cimetidina (bloqueador H_2)

Albuterol

Hidrocortisona

Si el paciente no mejora con estos medicamentos o ha necesitado intubación, ingrese en la unidad de cuidados intensivos pediátricos. De lo contrario, provea instrucciones de alta y una prescripción para un sistema de administración de epinefrina a domicilio

Indique al paciente que evite el alérgeno y que vuelva a la Sala de urgencias (ER) si los síntomas se repiten.

Brinde información en cuanto al uso y almacenamiento adecuados de la epinefrina casera.

Si se trata de un suceso recurrente, y se desconoce el alérgeno, remita a un alergólogo para que haga pruebas

CONVULSIONES

S

¿Cuándo empezaron las convulsiones?

El estado epiléptico se define como más de 30 minutos de actividad convulsiva continua o dos o más convulsiones secuenciales sin recuperación total de la conciencia entre ellas.

Cuanto más dure la crisis, más refractaria será al tratamiento.

Trate las convulsiones que duren más de 10 minutos como si fueran un estado epiléptico.

Especifique también el número de convulsiones en las últimas 24 horas y la duración del periodo postictal.

¿Qué aspecto tuvieron las convulsiones?

Convulsiones tónico-clónicas generalizadas: Se caracterizan por la rigidez de todo el cuerpo seguida por sacudidas de éste

Convulsiones parciales: Manifiestan una parte específica del cuerpo que se agita o tiembla

Crisis de ausencia: Breves episodios de mirada fija

¿Qué estaba haciendo el niño antes de que empezaran las convulsiones?

De forma más concreta, ¿hubo un traumatismo craneal, un ayuno prolongado o un nuevo medicamento antes de la convulsión?

¿Ha tenido el niño convulsiones?

Las convulsiones que se presentan por primera vez o un nuevo patrón de convulsiones suscita más una investigación (tomografía computarizada de la cabeza o resonancia magnética y electroencefalograma) que otra convulsión en un sujeto con un trastorno convulsivo conocido.

¿Tiene el niño un trastorno cerebral conocido?

La parálisis cerebral, el autismo y muchas lesiones genéticas están asociadas a convulsiones. Incluso si el niño nunca ha tenido una convulsión, estas condiciones sugerirían la aparición de un trastorno convulsivo.

¿Tenía el niño fiebre?

Si la convulsión se produce en el momento de la fiebre, considere dos cosas: meningitis y convulsión febril.

¿Algún aspecto focal?

Es decir, movimientos unilaterales, desviación de los ojos, giro de la cabeza hacia un lado.

O

¿Está el paciente estable?

Observe el pulsioxímetro y los signos vitales. Si no están estables, vuelva al ABC (es decir, vía aérea [***a**irway*], respiración [***b**reath*], circulación [***c**irculation*]) del soporte vital avanzado pediátrico y contemple la posibilidad de la intubación si no hay reflejo nauseoso.

¿El paciente todavía convulsiona?

Examen neurológico: Capacidad de respuesta, reacción pupilar, reflejos, postura, tono

Se ha detenido las convulsiones: Responde y sigue las órdenes verbales (si la edad es apropiada)

Convulsión en curso: Taquicardia, desviación de los ojos, aumento del tono o movimientos clónicos

Si es febril y tiene entre 6 meses y 6 años de edad, busque una fuente de infección

Esto se refiere de forma especial a los oídos, la garganta y la orina. Identifique el origen de la fiebre puede evitar que al niño se le realice una punción lumbar si usted sospecha de una convulsión febril.

Revise algunas pruebas de laboratorio para descartar ciertas causas comunes o de fácil modificación de las convulsiones

Glucosa: La hipoglucemia tiene la posibilidad de precipitar una convulsión. Puede comprobarlo rápidamente con una lanceta para muestreo capilar.

Electrólitos: Si la convulsión está en curso. Tanto la hiponatremia como la hipernatremia pueden provocar convulsiones.

Tenga en cuenta la posibilidad de realizar un examen toxicológico de sangre y orina (véase Ingesta de productos químicos, p. 182).

Niveles de medicación antiepiléptica: Compruebe si los niveles son bajos, lo que indicaría la necesidad de aumentar la dosis o el apego al tratamiento.

Convulsión

Las convulsiones representan una descarga neuronal masiva en el cerebro, que produce síntomas físicos.

Diagnóstico diferencial

Convulsión tónico-clónica generalizada (GTC) o *gran mal:* Rigidez y luego sacudidas de todo el cuerpo.

*Ausencia (*petit mal*):* Convulsión generalizada con pérdida de conocimiento. Movimientos sutiles (parpadeo/movimiento de labios); dura segundos. El EEG muestra un patrón de picos y ondas de 3 Hz.

Crisis parcial compleja: Comienza con movimientos anormales restringidos a una parte del cuerpo. Se pierde la conciencia. Por lo común, se produce una generalización secundaria.

Crisis parcial simple: Este raro tipo de convulsión implica movimientos anormales de una sola parte del cuerpo. El "simple" designa el hecho de que no hay pérdida de conocimiento.

Síndrome de West (espasmo infantil) (mal pronóstico): Trastorno neurodegenerativo que se presenta alrededor de los 3 a 6 meses de edad con un ataque único en el que el bebé se dobla por la cintura y lanza los brazos hacia los lados.

Crisis psicógena: Se trata de una convulsión no epiléptica con movimientos de alta frecuencia, EEG negativo, los ojos suelen estar cerrados durante el evento y se asocia con sollozos, gemidos o toses por lo regular cuando hay otras personas alrededor. Suele tratarse de una historia de trauma infantil o de abuso físico/sexual.

Convulsión febril en comparación con meningitis

Convulsiones febriles: Suelen ser de tipo GTC y duran <15 minutos. El periodo postictal por lo regular es corto y leve. Rara vez ocurren en niños antes de los 6 meses de edad y nunca después de los 6 años. Son por completo benignas (no hay daños en el cerebro) y es muy poco probable que se repitan.

Meningitis: Si la convulsión fue focal, duró >15 minutos, el paciente tuvo >1 convulsión, es <6 meses o >6 años, o está embotado, entonces descarte una meningitis. Revise la tomografía axial computarizada, la punción lumbar e ingrese al sujeto para observación.

En el caso de los pacientes con un trastorno convulsivo conocido, la fiebre disminuye el umbral de las convulsiones.

Si no hay resolución en 10 minutos, administre lorazepam IV 0.1 mg/kg o diazepam rectal 0.4 mg/kg. Repita el lorazepam si no se corrige en 5 minutos

Las benzodiazepinas son depresores del sistema nervioso central (CNS) seguros y eficaces para detener las convulsiones.

Si la convulsión continúa, administre fosfenitoína 20 mg de equivalentes de fenitoína/kg IV cada 15 minutos hasta dos veces. Luego comience una dosis de mantenimiento de 4-8 mg PE/kg cada12 horas si la convulsión cesa

La fenitoína estabiliza los canales de sodio y es muy eficaz para detener una convulsión. La fosfenitoína es un preparado que funciona más rápido por vía IV y causa menos daños locales en los tejidos.

Si la convulsión continúa, intube y administre fenobarbital 20 mg/kg de dosis de carga y luego 5 mg/kg/dosis cada 15 minutos hasta controlar la convulsión

Los barbitúricos, al igual que las benzodiazepinas, son eficaces depresores del CNS.

Considere la posibilidad de un goteo de Versed o propofol en caso de una mayor actividad convulsiva activa

Ingrese al paciente

Pacientes intubados que siguen teniendo una convulsión, a la Unidad de cuidados intensivos

Convulsiones de nueva aparición (a menos que sean febriles o de ausencia) para su estudio

Todos los casos en que se sospeche meningitis para su tratamiento

Dé el alta hospitalaria

Sospecha de convulsión febril, pacientes a casa con tranquilización a los padres.

Pacientes con trastornos convulsivos conocidos cuyas convulsiones han cesado. Asegúrese de volver a dosificar sus medicamentos.

Sospecha de crisis de ausencia con un EEG ambulatorio y seguimiento en la clínica de neurología.

SÍNCOPE

S **Haga que el progenitor y el niño (si es lo bastante mayor), así como cualquier testigo estén disponibles para describir el suceso**

A menudo, los padres le dirán que el niño parecía pálido, diaforético y que no respondía.

En raras ocasiones, se habla de movimientos involuntarios "similares a los de un ataque" y de incontinencia urinaria. Estos antecedentes no indican por fuerza una convulsión.

El pródromo sintomático del paciente por lo regular incluye:

- Mareo
- Oscurecimiento del campo visual
- Cambios auditivos
- Dolor de cabeza
- Náusea

La inconsciencia no debe durar más de 1 o 2 minutos.

¿Qué hacía el niño antes de la pérdida de conocimiento?

Síncope durante el ejercicio: Representa una patología cardiaca hasta que se demuestre lo contrario.

Reacción vasovagal: Provocada por actividades que aumentan la presión intratorácica, como toser, orinar, defecar e, incluso, por emociones fuertes como el miedo o la sorpresa.

Postura erguida prolongada: En especial cuando no se flexionan las rodillas y se está en un entorno cálido, puede ocurrir un estancamiento de la sangre en las extremidades inferiores y un mal retorno venoso.

Retención de la respiración: Un síncope benigno en bebés y niños pequeños en el que se ponen tan nerviosos durante una rabieta, que no respiran.

Hiperventilación: Reduce los niveles séricos de dióxido de carbono. Cuando esto sucede, el flujo sanguíneo cerebral disminuye y puede producirse una pérdida de conciencia.

¿Ha ocurrido esto alguna vez?

El síncope reflejo benigno (respuesta vasovagal) suele repetirse a lo largo de 1 a 2 años y luego se resuelve.

Los antecedentes de síncopes previos con el ejercicio hacen sospechar una enfermedad cardiaca.

Pregunte por otros posibles síntomas del síncope cardiaco

Palpitaciones o dolores en el pecho antes de la pérdida de conocimiento

Falta de señales de advertencia, en particular si hubo una lesión con la caída asociada (es probable que un paciente con una respuesta vasovagal se desplome con suavidad hacia el suelo o intente tumbarse)

¿Ha tenido el paciente una historia reciente de aumento de la fatiga o disminución de la tolerancia al ejercicio?

Esto puede ser otro signo de un empeoramiento de la lesión cardiaca.

¿Existen antecedentes familiares de síncopes, muertes prematuras inexplicables o cualquier otro problema cardiaco?

Todo esto debería provocar una vez más una evaluación del corazón.

O **Comience por comprobar los signos vitales del paciente**

Tanto las taquiarritmias como la bradicardia pueden ser causas de síncope.

Compruebe de manera cuidadosa la presión arterial ortostática

Haga que el paciente permanezca en posición supina durante 2 minutos. Registre la frecuencia cardiaca y la presión arterial.

Pida al paciente que se siente durante 3 minutos. Registre de nuevo la frecuencia cardiaca y la presión arterial.

Haga que el paciente permanezca de pie durante 5 minutos. Así se obtiene la frecuencia cardiaca y la presión arterial finales.

Si la frecuencia cardiaca aumenta más de 15 bpm o la presión arterial sistólica desciende más de 20 mm Hg en cualquier cambio de postura o entre la posición supina y la erguida, se dice que el paciente está ortostático.

Esto puede indicar un bajo volumen de sangre circulante o que el sistema nervioso autónomo no está compensando bien los cambios posturales.

Realice un examen cardiaco completo y ausculte tanto en posición supina como en posición vertical

Registre todos los soplos e irregularidades del ritmo. La comprobación en ambas posiciones es importante porque algunos soplos patológicos pueden ser posicionales. La miocardiopatía hipertrófica obstructiva (HOCM) es una causa común de LOC y de muerte súbita cardiaca en estos pacientes. El soplo es sistólico y duro, y disminuye con la elevación pasiva de las piernas.

Obtenga un ECG

Arritmias: Taquicardia ventricular, taquicardia supraventricular, bloqueo cardiaco.

Perturbaciones eléctricas:

- *Anomalía de Wolff-Parkinson-White (WPW):* Una vía accesoria transporta las señales eléctricas alrededor del nodo AV. Intervalo PR acortado y recorrido ascendente del QRS (onda delta).

Síndrome de QT prolongado: Se caracteriza por un intervalo QT corregido por la frecuencia (QTc) superior a 450 ms. Con esa frecuencia, puede producirse un nuevo complejo QRS antes de que haya terminado la repolarización de la onda T, lo que provoca un fenómeno de R en T, y puede producirse una taquicardia ventricular.

A Síncope reflejo benigno (también conocido como respuesta vasovagal)

El paciente desarrolla un tono vagal aumentado, lo cual ocasiona bradicardia e hipotensión, que se resuelven cuando el individuo está en posición horizontal y la gravedad permite la redistribución de la sangre al cerebro.

Es imperativo descartar las causas neurológicas y cardiacas para hacer este diagnóstico.

Aunque hasta una cuarta parte de la población pediátrica (incluidos los adolescentes) desarrollará un síncope en algún momento de su vida, la patología significativa se encuentra en <10% de los pacientes.

Diagnóstico diferencial

Retención de la respiración: La pérdida de conocimiento benigna suele producirse en un bebé o niño pequeño que llora.

ALTE: Véase Bebé que deja de respirar o cambia de color.

Ataques: Sacudidas involuntarias, convulsiones, miradas fijas, parpadeos o chasquidos de labios; quizá no tengan un pródromo. El mareo y la caída al suelo son poco frecuentes. Los pacientes tienden a presentar lesiones menores, incluyendo morderse la lengua. Las lesiones son más comunes en las convulsiones que en los síncopes.

Anomalía cardiaca: WPW, HOCM, síndrome de QT largo, arteria coronaria anómala.

P Si sospecha una causa cardiaca, ingrese al paciente y obtenga un ecocardiograma y una consulta de cardiología

Debido al riesgo de muerte súbita, vigile al paciente hasta que se descarte o se corrija la patología.

En el caso de las respuestas vasovagales, promueva el aumento de hidratación e ingesta de sal en la dieta

Explique que el niño es normal y que, aunque puede repetirse el síncope, es por completo benigno.

Si el síncope benigno es recurrente, puede remitir a su paciente a una prueba de mesa basculante

En esta prueba, se sujeta al paciente a una mesa que se gira hasta una posición de 90 grados y se mantiene así durante 10-60 minutos. Esto puede ayudar a diagnosticar una etiología para el síncope recurrente.

DIFICULTAD PARA RESPIRAR, SIBILANCIAS, TOS: ASMA

S

¿Tiene el niño antecedentes de asma?

El asma previamente identificada en el paciente puede hacer el diagnóstico más probable, pero asegúrese de considerar diagnósticos alternativos si la presentación no es típica.

¿Ha estado el niño en la sala de emergencias (ER) por este problema?

Múltiples visitas anteriores a ER pueden sugerir un asma más grave o mal controlada.

¿Ha estado el niño intubado o en la unidad de cuidados intensivos (ICU) antes?

Los antecedentes de intubaciones previas o ingresos en la ICU por asma justifican un tratamiento más agresivo para evitar la reintubación y el riesgo de muerte.

¿Tiene el niño antecedentes de intubación en la ICU neonatal?

Esto sugiere una posible enfermedad pulmonar como laringotraqueomalacia o displasia broncopulmonar. El curso clínico puede ser más grave como resultado de una menor capacidad de compensación.

¿El niño tiene tos nocturna frecuente?

Esto puede indicar un asma no diagnosticada con anterioridad.

¿Alguien más de la familia tiene asma, eccema o rinitis alérgica?

Los antecedentes familiares de enfermedades alérgicas hacen más probable el diagnóstico de asma.

Revise otros factores de riesgo

Más de dos ingresos al hospital en el último año, más de tres visitas a ER en el último año, más de dos reposiciones de SABA en el último mes.

O

Compruebe la lectura de la oximetría de pulso y realice una exploración física rápida y concentrada

Evalúe de manera expedita el nivel de dificultad respiratoria del paciente:

- Incapaz de hablar con frases completas
- Uso de los músculos respiratorios accesorios
- Taquipnea
- Taquicardia
- Baja saturación de O_2
- Aleteo nasal
- Postura de trípode
- Retracciones subcostales
- Respiración abdominal
- Retracciones supraesternales

Para observar la mayoría de estos síntomas, debe exponer la pared torácica del paciente Un error común es no hacer justo esto. El paciente puede parecer muy cómodo hasta que se le quita la camisa y se ven las retracciones y la respiración abdominal.

Escuche con atención los pulmones

Los pacientes con enfermedad reactiva de las vías respiratorias suelen tener:

- *Sibilancias:* Un sonido agudo en la espiración; indica una obstrucción de las vías respiratorias inferiores.
- *Escaso movimiento del aire (signo preocupante):* Falta de sonido con excursión visible de la pared torácica.

Después de los tratamientos, los pulmones pueden sonar peor, con más sibilancias, crepitaciones y ronquidos porque se han abierto más vías respiratorias y, por tanto, hacen ruido.

Obtenga una Rx de tórax

- Campos pulmonares hiperinsuflados
- Membranas aplanadas
- Falta de infiltrado
- Atelectasia
- Diafragmas aplanados
- Infiltrados lobares o patología unilateral sugieren otras enfermedades

Si los pacientes pueden cooperar, haga que soplen tan fuerte como puedan en un medidor de flujo máximo

El flujo máximo ayudará a evaluar la gravedad de una exacerbación aguda del asma.

Asma (también conocida como enfermedad reactiva de las vías respiratorias), exacerbación aguda

El asma es la enfermedad inflamatoria crónica más común de las vías respiratorias. Se trata de un estado patológico complejo en el que la inflamación pertinaz de tales vías provoca un aumento de la producción de moco y una broncoconstricción; esta última ocasiona una obstrucción de las vías respiratorias inferiores, la cual es intermitente y reversible con broncodilatadores.

Diagnóstico diferencial

El cuerpo extraño en las vías respiratorias si no se ve con facilidad en la Rx de tórax puede aparecer como una hiperexpansión unilateral de un pulmón causada por el atrapamiento de aire. El pulmón derecho es el más común porque el bronquio principal izquierdo sale más inclinado que el derecho.

Virus respiratorio sincitial/bronquiolitis viral: suele presentarse con fiebre y es poco probable que mejore con tratamientos respiratorios.

La laringotraqueomalacia o la displasia broncopulmonar a menudo se acompañan de una historia de un curso prolongado en la ICU neonatal con intubación.

Los anillos y los cabestrillos vasculares son malformaciones congénitas del arco aórtico que constriñen las vías respiratorias y pueden provocar sibilancias o estridor.

Evalúe la gravedad de una exacerbación

Si el flujo máximo es inferior a 30% del valor previsto, esto indica un ataque grave. Más de 60% se considera un ataque leve. Trate los primeros de forma más agresiva.

P

Proporcione oxígeno suplementario

Hasta que el paciente deje de estar hipóxico. Mantenga la saturación de oxígeno >94%.

Administre un agonista β_2 de acción corta, como el albuterol

Comience con un agonista β_2 administrado con nebulizador de mano (2.5 mg en bebés/niños pequeños [<15 kg], 5 mg en niños mayores/adolescentes [>15 kg]) además del oxígeno suplementario. Si el paciente mejora de manera significativa, repita según sea necesario. De no ser así, continúe con el tratamiento hasta que se produzca mejoría.

Suministre ipratropio

0.5 mg nebulizado si el malestar es de moderado a grave

Administre corticosteroides

El equivalente a 2 mg/kg de prednisona al día durante 5 días debería reducir la inflamación. Si sólo se trata durante 5 días, no es necesario disminuir la dosis.

Ingrese para:

Sólo una leve mejoría con dificultad respiratoria continua o hipoxia. El paciente necesitará albuterol cada 4 horas con un control respiratorio cada 2 horas. Si el individuo requiere albuterol continuo, evalúe de manera cuidadosa si tal paciente debe estar en el área general o en un entorno más monitorizado.

Si el paciente no responde o empeora, prepare el traslado a la PICU y considere la posibilidad de intubarlo.

Dé el alta si:

El paciente responde bien al tratamiento con una resolución completa de la hipoxia, las retracciones y otros signos de dificultad respiratoria. Prescriba un curso de 5 días de corticosteroides con un agonista β_2 según sea necesario. Provea instrucciones claras a los cuidadores del paciente para que vuelvan a ER si los síntomas aparecen de nueva cuenta o si se está utilizando de forma regular la medicación de alivio (agonista β_2) sin que se produzca mejoría, y para que el proveedor de atención primaria le dé seguimiento. Asegúrese de brindar un plan de acción contra el asma al momento del alta.

Intente evaluar si se trata de un asma intermitente o persistente

Si evalúa al paciente como persistente, asegúrese de prescribir una medicación de control como un corticoesteroide inhalado para uso diario. Dé instrucciones claras al paciente (si es lo bastante mayor) y a sus cuidadores en cuanto al uso adecuado del espaciador y del inhalador y cerciórese de proporcionar un plan de acción claro contra el asma (véase Tos crónica y sibilancias-asma, p. 146).

BEBÉ QUE DEJA DE RESPIRAR (EVENTO BREVE RESUELTO DE MODO INEXPLICABLE [BRUE])

S

Empiece por tranquilizar a los padres y pida que describan lo sucedido

Los padres quizá acudan al ER con un bebé en buen estado de salud, presas del pánico porque ha dejado de respirar en casa.

Las historias típicas describen a un bebé al que los padres observan que de repente no respira, o bien, profiere gruñidos o se esfuerza demasiado. A menudo habrá una historia de cambio de color facial (en especial perioral) a pálido o azul.

¿Cuánto duró el evento?

Es importante discernir durante cuánto tiempo pareció que el bebé no respiraba. El BRUE alude a los eventos que duran <1 minuto en un bebé <1 año y que se asocian a una de las siguientes características: ausencia, disminución o irregularidad de la respiración; cianosis o palidez; alteración del nivel de respuesta; o cambio marcado del tono muscular (hipertonía o hipotonía).

¿Cómo se produjo la recuperación?

Es preciso averiguar si se intentó la reanimación cardiopulmonar (CPR), o si se hicieron otras tentativas de estimulación (sacudidas o palmadas en la espalda) o si el bebé sólo se recuperó de forma espontánea.

¿Ha ocurrido algo así antes o desde ese episodio?

Para tener una idea general de si este bebé padece una enfermedad crónica, sería conveniente conocer el historial de acontecimientos similares. La recurrencia reciente, por otro lado, daría una indicación de un proceso agudo que el niño está sufriendo en el presente.

¿El bebé es prematuro?

Los bebés prematuros tienen centros de impulso respiratorio y pulmones poco desarrollados. Las apneas son más frecuentes.

¿El niño lloraba con fuerza inmediatamente antes del episodio?

Si es así, piense en un espasmo del sollozo, un síncope benigno en bebés y niños pequeños en el que éstos se ponen tan nerviosos que, de manera literal, dejan de respirar. Quizá ocurra una pérdida de conciencia. Es posible que le sigan movimientos espasmódicos y palidez circunvalar o cianosis, pero siempre se resuelve de forma espontánea.

O

Coloque al bebé un monitor para comprobar los signos vitales y los niveles de saturación de oxígeno

La saturación de oxígeno tiene que ser de 100%. El bebé debe estar afebril, con una frecuencia cardiaca entre 120 y 160, y una frecuencia respiratoria entre 30 y 40.

Compruebe los parámetros de crecimiento

Un peso o una longitud inferior al percentil 5 podría apuntar hacia un retraso en el desarrollo.

Un perímetro cefálico inferior al percentil 5 indica microcefalia. Estos bebés quizá tengan el cerebro poco desarrollado, lo que es posible que ocasione apneas.

Los bebés de gran tamaño (superior al percentil 95) quizá nacieron de madres con diabetes. Suelen ser inmaduros para su tamaño y hay probabilidad de que tengan apneas.

¿Hay alguna evidencia de que el bebé está angustiado?

- Uso de los músculos respiratorios accesorios
- Baja saturación de O_2
- Retracciones subcostales
- Taquipnea
- Aleteo nasal
- Gruñidos
- Taquicardia
- Retracciones supraesternales
- Jadeo

Realice una exploración física completa, empezando por el corazón y los pulmones, proceda a comprobar el tiempo de llenado capilar y complete el resto del examen habitual

Pulmones: Deben sonar claros sin sibilancias, ronquidos o estertores.
Corazón: No debe haber soplos cardiacos.
Relleno capilar: Debe ser de 1 a 2 segundos.
Rasgos faciales: El dismorfismo puede indicar un niño sindrómico.
Fontanela anterior: Debe ser plana y blanda.
Narinas: Deben ser permeables, sin congestión de la mucosa

Estudios de laboratorio

Compruebe el hemograma y los cultivos de sangre para descartar sepsis u otras infecciones.

Si la estación del año es invierno, considere la posibilidad de realizar un hisopo nasofaríngeo para verificar si hay presencia del virus sincitial respiratorio.

A

Evento breve resuelto inexplicable, también conocido como BRUE

En el pasado, este evento se denominaba "evento aparentemente mortal", pero ahora se utiliza el término BRUE para describir cualquier suceso que sea transitorio y que permanezca sin explicación tras una evaluación médica adecuada.

Considérelo de bajo riesgo si el paciente tiene TODO lo siguiente: edad >60 días, edad gestacional ≥32 semanas y edad posconcepcional ≥45 semanas, ocurrencia de una sola BRUE, duración de la BRUE <1 minuto, sin requerimiento de reanimación cardiopulmonar, sin antecedentes ni hallazgos en la exploración física preocupantes.

Dado que no existe ninguna prueba que demuestre que se trata de un simple episodio de atragantamiento benigno causado por un lapsus momentáneo en la coordinación de la deglución, la única manera de estar seguro es descartar causas más peligrosas como una convulsión, una disminución del impulso respiratorio ocasionada por una anomalía del CNS, una aspiración, etcétera.

Diagnóstico diferencial de las etiologías de un BRUE

Infecciones: RSV, sepsis, meningitis
Reflujo gastroesofágico: Provoca la estimulación de los quimiorreceptores laríngeos
Trastornos neurológicos: Convulsiones; anomalías del CNS; espasmos respiratorios
Idiopática

P

Ingrese a la mayoría de los casos de BRUE para su estudio y seguimiento

Los BRUE de bajo riesgo necesitan una oximetría de pulso continua, y considere también un ECG para ver el intervalo QT. En los pacientes con tos, contemple la posibilidad de llevar a cabo pruebas de tos ferina. No es preciso valorar si existe infección sistémica, ni los análisis de sangre, de orina o imágenes. Los padres requieren instrucción y formación en reanimación cardiopulmonar y se debe recomendar una consulta de 24 horas con el médico de cabecera.

Los BRUE de alto riesgo necesitan un examen exhaustivo que incluya recuento sanguíneo completo, análisis de orina, perfil metabólico, CXR y ECG. Además, si el paciente ha tenido cambios en el sensorio, la evaluación tiene que incorporar el historial médico y las pruebas de laboratorio que permitan detectar la ingestión accidental de veneno o medicamentos. La ERGE, los problemas neurológicos y las infecciones respiratorias representan el mayor número de episodios, pero no basta con circunscribirse a ellos y decir que fueron la causa sin descartar otras posibilidades.

Si la historia es muy sugestiva de un episodio de espasmo del sollozo, este sería un caso en el que no es necesario el ingreso ni el estudio. Instruya a los padres

Instruya a los padres para que la próxima vez que el niño parezca estar llorando lo bastante fuerte como para perder el conocimiento, soplen con rapidez aire en su cara; esto suele evitar un episodio.

DOLOR DE PECHO

S

Pregunte al niño: "¿Dónde te duele más?"

Haga que el niño señale con un dedo el lugar donde siente más dolor.

¿El dolor se irradia, se desplaza, va a algún otro lugar?

La radiación hacia la mandíbula o el brazo izquierdo es más consistente con la isquemia miocárdica (angina).

La radiación hacia la espalda es más consistente con la pancreatitis o la disección de la aorta. Es poco probable que el niño tenga alguno de estos problemas.

Obtenga una buena descripción del momento del dolor: inicio, duración y frecuencia

El dolor torácico cardiaco tiende a ser de aparición repentina, dura minutos y se repite con el esfuerzo.

El dolor no cardiaco dura sólo unos segundos o es crónico, con un inicio gradual y una recurrencia variable.

¿Qué número calificaría el dolor en una escala de 0 a 10?

Las puntuaciones de dolor dan una idea de la gravedad del mismo desde la perspectiva del paciente. Téngalo en cuenta si el niño parece estar cómodo, sin taquicardia y dice que el dolor es un 10 sobre 10.

¿Cómo se describiría el dolor (agudo, sordo, quemante, etc.)?

El dolor cardiaco suele ser sordo, como de presión. El dolor agudo, punzante o quemante es menos preocupante.

Pregunte qué hace que el dolor empeore o mejore

Angina: Dolor que se agudiza con la comida o el esfuerzo.

Pericarditis: Dolor que empeora al acostarse y mejora al inclinarse hacia delante.

Musculoesquelético: Dolor a la palpación de la pared torácica y no asociado al esfuerzo.

El dolor que despierta a un niño del sueño es siempre una señal de alarma.

¿Hay algún otro síntoma asociado al dolor?

Posibles síntomas cardiacos (todos ellos pueden darse también con la ansiedad): Sudoración, náuseas, parestesias en el brazo izquierdo, palpitaciones, mareos, síncope, disnea

Síntomas respiratorios: Disnea, tos, sibilancias

Pregunte si el niño ha tenido este dolor antes

Siempre es útil saber si esto ha sucedido alguna vez en el pasado y, de ser así, qué pasó con él.

Pregunte por el historial médico pertinente. Las señales de alerta incluyen

- Neoplasias
- Enfermedad cardiaca o cirugía
- Enfermedad de células falciformes
- Infecciones (tuberculosis, HIV)
- Disección aórtica previa o condiciones como Marfan, Ehlers-Danlos tipo IV o síndrome de Turner
- Factores de riesgo de embolia pulmonar
- Fiebre reumática
- Enfermedad de Kawasaki

¿Hay algún miembro de la familia con antecedentes de problemas cardiacos? Las señales de alerta incluyen

- Cardiomiopatía
- Muerte súbita en <50 años de edad
- Estado hipercoagulable heredado (factor V Leiden, deficiencia de proteína C o S)
- Síncope

O

Realice una exploración física, que incluya de manera específica

Búsqueda de cualquier característica que sugiera síndromes genéticos asociados a una anomalía cardiaca.

Detección de signos vitales consistentes con el dolor (taquicardia o hipertensión sistólica aislada).

Rastreo de la presencia de fiebre (asociada a pericarditis, miocarditis o neumonía).

Búsqueda de taquipnea (observada en el neumotórax espontáneo, asma, neumonía, embolia pulmonar, síndrome de hiperventilación).

De igual modo, esté atento a la hipotensión (preocupante en el caso de una causa cardiaca, pulmonar o infecciosa grave de dolor torácico).

Vigile si hay una presión de pulso estrecha o un pulso paradójico >10 mm Hg (presente en pacientes con un gran derrame pericárdico asociado a un taponamiento cardiaco).
Palpe y ausculte la pared torácica en busca de sensibilidad, estremecimiento, punto de impulso máximo desplazado o soplo.

Obtenga un ECG

Esto descartará cualquier causa cardiaca importante y hará que el paciente y sus padres se sientan mejor.

Revise otros estudios para descartar patología si lo indica la historia clínica y la exploración física

Rx de tórax para los campos pulmonares, el tamaño del corazón y las grandes arterias
Ecocardiograma para verificar el origen de las arterias coronarias, el tamaño del corazón y la aorta, así como la función ventricular
Prueba de esfuerzo para buscar arritmias o isquemias

Dolor en el pecho

El dolor puede producirse por una variedad de razones diferentes, pero como el infarto de miocardio es la principal causa de muerte de los adultos en Estados Unidos, a menudo los pediatras se preocupan en exceso por esta rara posibilidad. Una vez dicho esto, tenga en cuenta que en situaciones poco frecuentes, como una arteria coronaria anómala o ectasias causadas por la enfermedad de Kawasaki, los infartos al miocardio pediátricos aún son posibles.

Diagnóstico diferencial

Dolor torácico benigno en adolescentes: Edad de 8-16 años, síntomas durante meses, dolor agudo tipo cuchillo, gravedad variable, se produce en reposo, episodios paroxísticos breves, PE y ECG normales
Pared torácica (35%): Traumatismos, herpes zoster, costocondritis, deslizamiento de costillas, distensión muscular
Pulmonar (10%): Asma, neumotórax, émbolo pulmonar, neumonía
GI (5%): ERGE, odinofagia, espasmo esofágico, pancreatitis, cólico biliar
Psicógeno (10%-30%): Síndrome de hiperventilación, ataque de ansiedad, estrés
Desconocido (10%)

Verifique en el ECG las elevaciones del segmento ST correspondientes a las diferentes arterias coronarias (tabla 12-1)

Si observa elevaciones del segmento ST en cualquiera de los patrones anteriores, considere de manera firme un infarto de miocardio. Si la elevación del segmento ST está en todas las derivaciones, tenga en mente una pericarditis.
Evalúe el ECG en busca de hipertrofia ventricular, QT largo (>0.45 segundos) o arritmia.
Un ECG normal no descarta una etiología cardiaca, pero la hace menos probable.

TABLA 12-1 Resultados del ECG

I	**H**	aVR	**X**	V1	**S**	V4	**A**
II	**I**	aVL	**H**	V2	**S**	V5	**L**
III	**I**	aVF	**I**	V3	**A**	V6	**L**

H Lateral alto (*high lateral*) corresponde a I y aVL = circunflejo izquierdo
I Inferior corresponde a II, III y aVF = arteria coronaria derecha
S Septal corresponde a V1 y V2 = rama septal descendente anterior izquierda (LAD)
A Anterior corresponde a V3 y V4 = rama diagonal de la LAD
L Lateral corresponde a V5 y V6 = circunflejo izquierdo

Si sospecha que el dolor no es cardiaco, realice pruebas para diagnosticar y tratar las causas de modo adecuado. Si el dolor es psicógeno, tranquilice a los individuos y remítalos a psiquiatría

Más de 99% de los pacientes con dolor torácico serán de este tipo. Cálmelos y envíelos a casa.

Si el dolor es cardiaco, vigile al paciente de forma cuidadosa y consulte a Cardiología para su intervención

Si sospecha que se trata de un infarto de miocardio, administre O_2 suplementario, nitroglicerina sublingual, aspirina y, si es necesario, morfina para controlar el dolor. Compruebe el nivel de troponina sérica

Una buena mnemotecnia para recordarlo es **MONA** (***m**orfina, **o**xígeno, **n**itroglicerina, **a**spirina*).
La troponina es una enzima cardiaca; está presente si hay una lesión miocárdica.

DOLOR ABDOMINAL: DESCARTE APENDICITIS

S

¿Cuándo empezaron los síntomas y dónde se localiza el dolor?

Si el dolor es de larga duración, considere el estreñimiento, el síndrome del intestino irritable (IBS) o, tal vez, la enfermedad inflamatoria intestinal (IBD). Para procesos más agudos, la localización es muy importante:

General: Obstrucción del intestino delgado (SBO), púrpura de Henoch-Schönlein, estreñimiento, IBS, IBD, colitis, gases

RUQ: Hepatitis, colecistitis, coledocolitiasis, absceso hepático

LUQ: Enfermedad de úlcera péptica, gastritis, pancreatitis

Periumbilical: Pancreatitis, apendicitis, divertículo de Meckel

Flanco: Pielonefritis, cálculos renales

RLQ: Apendicitis, divertículo de Meckel, colitis/IBD

LLQ: Divertículo de Meckel, estreñimiento, colitis/IBD

Suprapúbica: infección del tracto urinario (UTI)

Pélvico: En las mujeres adolescentes, se asocia con un amplio diferencial, que incluye:

- Enfermedad inflamatoria pélvica (PID)
- Endometriosis
- Torsión ovárica
- Dolor pélvico intermenstrual (Mittelschmerz)

¿Cuáles son los síntomas asociados?

Fiebre, vómitos o diarrea: Apendicitis, colecistitis, púrpura de Henoch-Schönlein, pielonefritis, hepatitis, absceso hepático, UTI, PID

Emesis biliosa (verde oscuro): SBO o íleo

Emesis con sangre: Enfermedad de úlcera péptica

Heces con sangre: Colitis/IBD, divertículo de Meckel, intususcepción

¿Cuándo fue la última defecación normal del paciente?

Importante para generar el diagnóstico diferencial. La ausencia de defecación normal frente a la diarrea sugiere entidades diferentes.

O

¿Cuántos años tiene el niño?, ¿tiene la talla adecuada?

La edad también es un factor importante para que diagnósticos como la estenosis pilórica sean más o menos probables.

Los pacientes con procesos inflamatorios crónicos suelen ser pequeños para su edad.

Realice una exploración física

Algunas enfermedades que pueden imitar las dolencias abdominales son:

- *Faringitis por estreptococo del grupo A:* Causa una adenitis mesentérica, que semeja una apendicitis
- *Neumonía:* Puede causar dolor en RUQ o LUQ
- *Torsiones testiculares:* Irradian hacia los cuadrantes inferiores

¿Tiene el paciente un abdomen quirúrgico o no quirúrgico?

Los abdómenes quirúrgicos (que sugieren enfermedades que requerirán cirugía) involucran peritonitis:

- *Rigidez:* La musculatura abdominal se contraerá a la palpación de la zona con dolor.
- *Rebote:* Dolor que se produce al retirar de forma brusca los dedos después de palpar en profundidad.
- *Sensibilidad a la percusión:* Dolor significativo por golpeteo en la pared abdominal.
- *Dolor con el movimiento*: Los pacientes con inflamación peritoneal se mantienen muy quietos. Si el sujeto se retuerce de dolor, es menos probable que se trate de un abdomen quirúrgico. A fin de corroborarlo, haga que el paciente salte (si es un niño) o que la madre lo haga rebotar sobre su rodilla (si es un niño pequeño [12 a 36 meses de edad]). Si esto se tolera sin dolor, el abdomen quirúrgico es poco probable.

Aunque todo el abdomen puede estar sensible, con frecuencia hay un punto de máxima sensibilidad:

- *RLQ:* Apendicitis
- *Epigastrio:* Enfermedad de úlcera péptica perforada
- *RUQ:* Colecistitis
- *Zona periumbilical:* SBO, pancreatitis (la pancreatitis rara vez requerirá cirugía)

Realice pruebas específicas para la apendicitis, si se sospecha esta condición

Signo de Rovsing: La palpación en cualquier parte del abdomen provoca dolor en el RLQ.
Signo del psoas: La hiperextensión de la pierna derecha en la cadera provoca dolor.
Signo del obturador: Con la pierna derecha flexionada por la rodilla y la cadera, la abducción de la cadera empeora el dolor.
Rectal: La palpación de la pared rectal derecha es sensible de forma excepcional.

Efectúe una radiografía abdominal (riñón-uréter-vejiga)

Esto no siempre le dará el diagnóstico, pero puede mostrar un fecalito en RLQ en el caso de apendicitis, calcificaciones si se trata de cálculos renales o asas intestinales distendidas en una SBO.

Si hay una sospecha sólida de una apendicitis, haga una ecografía o una TC axial.

Descarte la apendicitis

La apendicitis puede aparecer a cualquier edad, pero es más frecuente cerca de la adolescencia.

Es la causa más común de dolor abdominal que requiere cirugía en los niños.

Es el resultado de un apéndice obstruido e infectado con pus y presión.

La presentación es variable, pero por lo regular comienza con un dolor periumbilical y luego con vómitos y pérdida de apetito. En varias horas, el dolor se desplaza hacia el RLQ y el paciente se queda quieto para no exacerbar el dolor. Si se deja sin tratar, el dolor empeora, llega a un clímax y luego mejora cuando el apéndice se perfora. En caso de que siga sin tratarse, el dolor vuelve a empeorar y el paciente está en riesgo de volverse séptico. Si no es posible taponar el absceso, puede producirse la muerte.

Diagnóstico diferencial

Como se deduce de la parte subjetiva de este SOAP, el diagnóstico diferencial es enorme. Si el paciente tiene una historia clínica y exploración física consistente con apendicitis, considere:

- Estreñimiento
- Dolor pélvico intermenstrual (Mittelschmerz)
- Torsión ovárica
- Colitis
- PID

P

Si el abdomen es quirúrgico, llame de inmediato al equipo de cirugía para que lo evalúe. Estos pacientes deben ser ingresados. Si el abdomen no es quirúrgico, las pruebas diagnósticas adicionales incluyen:

Sangre para biometría hemática completa, panel químico (Na, K, Cl, HCO_3, BUN, Cr, glucosa; en especial si el sujeto ha estado vomitando), panel hepático, amilasa y lipasa (elevada en caso de pancreatitis).

El recuento elevado de leucocitos, la neutrofilia y la bandemia en la biometría hemática completa son compatibles con un proceso inflamatorio, pero resultan muy inespecíficos.

Solicite un U/A

La esterasa leucocitaria y los nitritos positivos sugieren una UTI.

La sangre podría indicar un cálculo o una púrpura de Henoch-Schönlein.

Realice una ecografía o una TC axial del abdomen y la pelvis si aún no está seguro del diagnóstico

A veces, se observa una apendicitis. También es viable hacer otros diagnósticos de esta manera.

BEBÉ CON VÓMITOS EN PROYECTIL: ESTENOSIS PILÓRICA

S

¿Qué edad tiene el niño? ¿Desde cuándo se presenta la condición?

La estenosis pilórica suele producirse a las 2 a 4 semanas de vida, pero puede observarse hasta los 3 meses de edad.

La emesis a menudo principia alrededor de la segunda o tercera semana de vida y empeora de manera progresiva.

¿Cuánto tiempo después de la alimentación vomita el niño? ¿Cuántas veces al día?

Los vómitos deben producirse alrededor de media hora después de cada, o casi cada, alimentación.

¿Los vómitos son en realidad "en proyectil"?

El vómito debe ser descrito como si viajara a cierta distancia, tal vez a través de la habitación.

¿Cuál es el color de la emesis?

La emesis debe tener el aspecto de la leche recién consumida. No ha de ser de color amarillo oscuro o verde. Esto implicaría la presencia de bilis en la emesis, lo que sugeriría otro diagnóstico.

¿Es el paciente un niño o una niña?, ¿hay antecedentes familiares de estenosis pilórica?

Por alguna razón, los niños son más propensos (4:1) que las niñas a tener estenosis pilórica. También suele haber un padre o un familiar cercano con antecedentes de cirugía en la infancia.

O

Examine al niño con cuidado. Busque la onda peristáltica y la oliva pilórica

Observe la alimentación y el posterior vómito, si puede hacerlo. El bebé debe parecer hambriento durante la toma, pero vomitar con fuerza el alimento en una media hora.

Mire el abdomen del niño y observe el epigastrio en busca de la onda peristáltica.

Examine el abdomen para localizar la oliva al sujetar las rodillas del bebé hacia su pecho. Palpe en el epigastrio en busca de una masa discreta y móvil del tamaño y la forma de una aceituna.

Busque signos de deshidratación y evalúe el grado de la misma

Véase Deshidratación, p. 228. Un bebé deshidratado es consistente con el diagnóstico.

Solicite una radiografía simple de abdomen

Un estómago lleno de gas, con poco gas en otras partes, apoya el diagnóstico de estenosis pilórica.

Obtenga una ecografía del abdomen

La ecografía es la mejor modalidad con la que buscar la hipertrofia pilórica. El grosor del píloro debe ser ≥4 mm, su diámetro, ≥10 mm y su longitud, ≥15 mm para ser consistente con una estenosis pilórica.

Solicite una química sanguínea de 7 elementos y un U/A. Revise la biometría hemática completa, la amilasa, la lipasa, las aminotransferasas hepáticas

Alcalosis hipoclorémica: La emesis frecuente provoca una pérdida de electrólitos producidos en el estómago, sobre todo cloruro e hidrógeno, lo que aumenta el bicarbonato y el potasio séricos.

Hipopotasemia: En presencia de un volumen intravascular bajo, la aldosterona aumenta la captación renal de sodio y desecha el potasio y el hidrógeno. Como resultado, el K^+ sérico suele ser bajo.

Aciduria paradójica: A pesar de la aparente alcalosis metabólica (bicarbonato sérico elevado), el pH de la orina será bajo. La aldosterona aumenta la excreción de H^+ para preservar el volumen intravascular.

A

Estenosis pilórica

Este fenómeno se produce en los lactantes al final de su periodo neonatal en el que la musculatura pilórica se hipertrofia y las ingestas no pueden pasar. Es más frecuente en los varones. Alrededor de 30% de los casos se da en primogénitos. Suele ser idiopática y la historia natural es que se resolvería en 1 o 2 meses, si se dejara; por desgracia, sería difícil que el bebé sobreviviera tanto tiempo sin tratamiento. La cirugía es la mejor opción.

Diagnóstico diferencial

Reflujo gastroesofágico: Debe diferenciar entre los verdaderos vómitos y las regurgitaciones.

Trastorno metabólico: Poco aumento de peso y emesis.

Malrotación/vólvulo: Puede ocurrir a cualquier edad, pero es común en este grupo de edad. Se diferencia de la estenosis pilórica por su emesis biliosa y sus síntomas intermitentes. En caso de pasarse por alto, el vólvulo del intestino medio puede comprometer el flujo sanguíneo y provocar una necrosis intestinal. A continuación, se produce la muerte.

Apendicitis: Rara vez se diagnostica de forma clínica en pacientes menores de 1 año, pero tiene una presentación en extremo atípica y grave en este grupo de edad debido a la incapacidad del niño para hablar y a la falta de un epiplón bien desarrollado para localizar la infección.

Atresia/estenosis duodenal: Se presentará, por lo general, con emesis biliosa en la ICU neonatal.

Enterocolitis necrotizante: La mayoría de los bebés prematuros en la ICU neonatal con vómitos, intolerancia a la alimentación, heces hemáticas positivas y hallazgos radiográficos.

Hernia o adherencias: Cualquier hernia que se encarcele o las adherencias después de una cirugía abdominal pueden causar una obstrucción del intestino delgado, que se asocia a vómitos biliosos resultantes de la dilatación del intestino delgado proximal.

Enteritis: Provoca heces grandes, voluminosas y acuosas, a menudo a causa de virus (como el rotavirus y los norovirus) y bacterias (como *Escherichia coli* [no $O_{157}H_7$], *Vibrio cholerae* y *Salmonella*). Los vómitos están originados por la distensión del intestino delgado con la diarrea voluminosa. Quizá haya fiebre asociada (véase Vómitos y diarrea, p. 176).

UTI: Muchos bebés con UTI vomitarán, quizá como consecuencia del íleo causado por el contacto del intestino con la vejiga o el riñón inflamados. Debe haber fiebre.

Meningitis: Los vómitos centrales pueden ocurrir con la meningitis causada por cualquier agente infeccioso, pero son en particular frecuentes en la meningitis viral. De nuevo, tiene que presentarse fiebre.

P

Ingrese a este paciente. Evalúe el grado de deshidratación y corríjalo por vía intravenosa

Véase Deshidratación y manejo de fluidos intravenosos, p. 228. Los líquidos de mantenimiento pueden iniciarse cuando la deshidratación mejore.

Haga que la alimentación del niño sea NPO, coloque una sonda nasogástrica a la gravedad y consulte a un cirujano

Tras un tiempo variable, al descomprimir el estómago y conseguir que se relaje un poco de toda su actividad reciente, los cirujanos realizarán una pilorotomía.

Pilorotomía: Consiste en cortar el píloro de forma transversal y coserlo horizontalmente, lo que alivia parte de la estenosis. La cirugía suele ser curativa, y el niño empezará a comer poco a poco en los días siguientes y luego se recuperará por completo sin que, por lo general, queden secuelas.

VÓMITOS Y DIARREA: ENTERITIS

S

¿Cuánto tiempo lleva el niño vomitando? ¿Tiene diarrea? ¿Cuántas veces al día?

Cuando el paciente presenta lo que puede ser una enteritis, es importante diferenciarla de otras posibles causas de vómitos y diarrea.

El curso temporal es importante; casi siempre son los vómitos los que preceden a la diarrea. Considere diagnósticos alternativos si:

- *Los vómitos siguen a la diarrea:* Colitis con sepsis, síndrome urémico hemolítico (HUS)
- *La diarrea nunca aparece:* Pielonefritis, meningitis, apendicitis

El número de veces de cada episodio por día indica la gravedad de la enfermedad.

¿Ha disminuido la producción de orina del niño?

Una disminución del número medio de pañales mojados o de evacuaciones sugiere una deshidratación.

¿Cuál es el color de la emesis/diarrea? ¿Hay sangre o bilis en la emesis o sangre en las heces?

Emesis sanguinolenta: Sugiere una hemorragia gastrointestinal superior. Es posible que sea un componente de la enteritis, pero también puede indicar algo más grave.

Emesis biliosa: Sugiere una obstrucción intestinal, a menudo asociada a la disminución de las deposiciones, no a la diarrea.

La diarrea puede ser de muchos colores, pero la sangre franca sugiere una hemorragia digestiva baja, tal vez una colitis (véase Diarrea con sangre, p. 178). La presencia de moco en las heces también sugiere una colitis.

Heces negras: Apunta a una hemorragia GI alta oculta.

¿El niño mantiene alguna ingesta oral?

Ésta es la pregunta más importante; aun si todas las demás preguntas no se contestaran, ésta es obligatoria. Toda la terapia se basa en la hidratación del niño.

O

¿Cuáles son los signos vitales?

La taquicardia indica un bebé con hipovolemia. Los niños pueden tener una presión arterial normal hasta poco antes del colapso cardiovascular. Es posible que ocurra fiebre, pero es menos frecuente que en la colitis.

¿Qué aspecto tiene el niño?

Aspecto general: Un niño alegre y juguetón, o un niño que se resiste de modo activo al médico es probable que esté mejor hidratado que aquel de aspecto débil y con poco color.

Hidratación: Palpe la fontanela (si el niño es menor de 1 año), evalúe la producción de lágrimas, valore la humedad de los labios y la mucosa bucal, así como el tiempo de llenado de los capilares.

- Las fontanelas anteriores pueden estar hundidas con la deshidratación.
- Los niños deshidratados no producen lágrimas; este signo es poco fiable en los bebés menores de 3 meses.
- Los labios y la mucosa oral deben aparecer húmedos y no pegajosos.
- Presione hacia abajo sobre el talón o el dedo gordo del pie del niño y suéltelo. Cuente el número de segundos hasta que vuelva el color rosado. Menos de 2 segundos es lo normal.

Envíe la sangre para verificar los electrólitos, BUN y creatinina

Si el paciente ha estado vomitando y teniendo mucha diarrea, podría con facilidad tener anomalías electrolíticas o insuficiencia renal aguda.

Envíe las heces para un cultivo viral y bacteriano

El rotavirus puede analizarse mediante un inmunoensayo enzimático de las heces.

Las únicas razones para enviar las heces a fin de indagar si hay huevecillos y parásitos son si el paciente está inmunodeprimido o si se sospecha de *Giardia* o *Entamoeba*.

A

Enteritis

Si el paciente tiene una diarrea grande, voluminosa y acuosa, es probable que se trate de una enteritis. El siguiente paso es considerar qué organismo la está causando:

Viral (los virus suelen ser la causa de la enteritis):

- *Rotavirus:* Mayor incidencia en invierno y en niños de 6 meses a 3 años de edad. Los vómitos por lo regular preceden a la diarrea y puede haber una ligera elevación de la AST/ALT.
- *Norovirus:* Solía clasificarse como virus Norwalk, pero se trata de toda una familia de virus que causan enteritis. Esta forma de enteritis no es estacional y tiene la misma tasa de ataque en todas las edades. A menudo se asocia con brotes en reuniones como un día de campo o cruceros.
- *Adenovirus:* Aunque son más raros, los adenovirus pueden causar enteritis, pero se asocian más a las infecciones de las vías respiratorias superiores.

Bacterias:

- *Salmonella:* Necesita más de 5000 organismos para causar una infección. Con frecuencia se asocia al consumo de huevos crudos, helados y a personas que tienen tortugas o salamandras como mascotas. La diarrea puede ser sanguinolenta.
- *E. coli:* No es $O_{157}H_7$ (causa de colitis y HUS) sino ETEC (*E. coli* enterotoxogénica).
- *V. cholerae:* Masiva, ¡hasta 10 L por día! Inexistente fuera de los países en vías de desarrollo.
- Protozoos: *Giardia* causa en realidad una duodenitis, que da lugar a heces grandes, malolientes y grasas, con hinchazón, calambres y gases. Rara vez se confundiría con una enteritis.

Diagnóstico diferencial

– Colitis – Apendicitis – UTI – HUS – Meningitis

Evalúe el grado de deshidratación

Véase Deshidratación y manejo de fluidos intravenosos, p. 228.

P

Si los padres afirman que el niño no retiene ningún líquido oral, comience por proveer líquidos orales de cucharadita en cucharadita

Si el niño toma líquido por vía oral en ER, puede ser enviado a casa con instrucciones de hidratación lenta.

Para 10-15% de deshidratación, o si el paciente no supera la prueba de líquidos orales (emesis en 30 minutos), inicie un bolo IV de 20 cc/kg de solución salina normal. Obtenga el estado de los electrólitos mientras se coloca la vía IV

Continúe con la solución salina normal IV hasta que el niño orine y mejore su aspecto.

Para 15% de deshidratación y un niño letárgico, obtenga un acceso venoso de urgencia mediante una línea intraósea (tibia) en bolo NS como en el caso anterior

Un niño en este estado está al borde del colapso cardiovascular.

Ingrese al paciente por:

Falta de tolerancia a los líquidos orales, deshidratación >5%, o seguir pareciendo enfermo después de recibir líquidos IV.

DIARREA CON SANGRE: COLITIS

S

¿Cuándo empezó la diarrea? ¿Cuántas veces al día? ¿Grandes o pequeñas cantidades? ¿Hay sangre o mucosidad en las heces? ¿Hay vómitos?

La gastroenteritis, como se denomina de manera regular, es, por cierto, un término erróneo porque no hay una inflamación del estómago asociada a los vómitos. En realidad, existen dos entidades clínicas:

- *Enteritis:* Pocas deposiciones, voluminosas, acuosas, sin sangre y sin mucosidad, precedidas de vómitos. Es más común y más benigna.
- *Colitis:* Deposiciones pequeñas, frecuentes, con sangre y mucosidad, rara vez con vómitos. Estas preguntas le ayudarán a distinguir las dos.

¿Hay dolor abdominal?

La colitis se asocia a menudo con dolor de vientre y tenesmo.

¿Ha comido el niño algo fuera de lo normal recientemente?

Dado que la intoxicación alimentaria es una posible causa de esta afección, el consumo de alimentos de vendedores ambulantes, de un restaurante o tan solo de algo dudoso del frigorífico son pistas útiles.

¿Ha viajado recientemente el niño?

Los viajes aumentan el riesgo de una infección parasitaria o bacteriana exótica.

¿Hay alguien más enfermo en casa?

Si otras personas, tanto niños como adultos, también sufren este mismo problema, es un indicio más de que puede tratarse de una diarrea infecciosa.

¿La producción de orina del niño es normal o está disminuida?

Esta pregunta es una forma rápida de evaluar el estado de hidratación del niño.

O

Realice una exploración física y una revisión de los signos vitales

Signos vitales: La taquicardia indica un bebé con hipovolemia. Los niños pueden tener una presión arterial normal hasta poco antes del colapso cardiovascular. La fiebre es frecuente.

Aspecto general: Un niño alegre y juguetón, o un niño que se resiste de modo activo al médico, es probable que esté mejor hidratado que un niño débil y de aspecto pálido.

Hidratación: Palpe la fontanela (si el paciente es menor de 1 año de edad), evalúe la producción de lágrimas, así como la humedad de los labios y la mucosa bucal, y el tiempo de llenado de los capilares.

- Las fontanelas anteriores quizá estén hundidas con la deshidratación.
- La falta de lágrimas sugiere deshidratación, a menos que el paciente tenga <3 meses de edad.
- Los labios y la mucosa oral deben aparecer húmedos y no pegajosos.

Presione hacia abajo sobre el talón o el dedo gordo del pie del niño y suéltelo. Cuente el número de segundos hasta que vuelva el color rosado. Menos de 2 segundos es lo normal.

Ordene las pruebas de laboratorio adecuadas

Solicite una biometría hemática completa. Rara vez establece un diagnóstico pero puede ayudar en las siguientes áreas:

- El recuento de eritrocitos es más probable que sea elevado con la colitis que con la enteritis
- La anemia puede sugerir una hemorragia prolongada (deficiencia de hierro) o una inflamación crónica.
- La eosinofilia es posible que apunte a una infección parasitaria.

La velocidad de sedimentación globular (ESR) es útil si se sospecha de una colitis autoinmune.

Revise las heces en busca de leucocitos y sangre oculta. Es viable llevar a cabo un guayaco en urgencias para comprobar esto último. Ambos pueden ser signos de inflamación colónica.

Un cultivo de bacterias en heces es siempre imprescindible si se sospecha de una colitis. Si aún existe la posibilidad de que se trate de una enteritis, se pueden enviar estudios de rotavirus. Si el paciente está inmunodeprimido, añada también un cultivo viral de citomegalovirus (CMV).

Si sospecha que hay una infección parasitaria, verifique las heces en busca de huevos y parásitos.

Examine las heces en busca de la toxina de *Clostridium difficile* si el paciente ha estado tomando antibióticos.

Colitis

Causas bacterianas:

- *Shigella:* Sólo infecta a los humanos, no entra en el torrente sanguíneo (septicemia) y se asocia a convulsiones causadas por la toxina shiga. El recuento de leucocitos está un poco elevado con un desplazamiento significativo hacia la izquierda (bandemia). Trate con ceftriaxona o azitromicina para reducir el estado de portador en los niños sintomáticos.
- *Salmonella:* Es posible que infecte animales como pollos y tortugas, y puede entrar en el torrente sanguíneo y causar septicemia, en especial la *Salmonella typhi.* Si hay fiebre entérica o tifoidea, quizás sea sin diarrea con un recuento bajo (<4000) de leucocitos. Los antibióticos pueden aumentar el estado de portador.
- *Campylobacter:* Causa número uno de colitis. Se asocia al síndrome de Guillain-Barré. Trátela con antibióticos macrólidos.
- *E. coli* $O_{157}H_7$: Se asocia al síndrome urémico hemolítico (HUS), que es una hemólisis intravascular (esquistocitos en el frotis periférico), insuficiencia renal aguda y trombocitopenia. No administre antibióticos porque esto aumenta las posibilidades y la gravedad del HUS.
- *Yersinia enterocolitica:* La presentación puede simular una apendicitis.
- *C. difficile:* Los antibióticos matan a los organismos comensales por lo común protectores del intestino. Los clostridios crecen entonces y segregan una toxina que crea una seudomembrana sobre la mucosa normal. De ahí el nombre de colitis seudomembranosa.

Causas parasitarias:

- *Entamoeba histolytica:* La única razón para comprobar la presencia de huevos y parásitos es si su huésped es inmunocompetente.
- Los gusanos infecciosos pueden causar la enfermedad, pero a menos que su paciente haya viajado a una zona endémica, son causas raras.

Paciente inmunodeprimido: *Piense en los criptosporidios, los microsporidios, las isosporas, los criptococos, el complejo Mycobacterium-avium* y el CMV.

La enfermedad inflamatoria intestinal (IBD), como la enfermedad de Crohn o la colitis ulcerosa, es la principal causa no infecciosa de colitis.

Diagnóstico diferencial

- Apendicitis
- Alergia a las proteínas de la leche
- Divertículo de Meckel
- Enteritis
- Invaginación

Trate la hipovolemia/deshidratación si está presente

Véase Deshidratación y manejo de fluidos intravenosos, p. 228.

Para *Shigella* y *Campylobacter*, provea antibióticos pero descarte la *E. coli* $O_{157}H_7$ y la *Salmonella*

Trate la colitis seudomembranosa y la *Entamoeba histolytica* con metronidazol oral

Llame a un especialista en gastroenterología por sospecha de IBD

Hospitalice al niño si:

Está deshidratado y no toma líquidos por vía oral, si hay signos de sepsis (taquicardia e hipotensión que no responden a los fluidos IV), o si se trata de un problema crónico.

Considere el ingreso en la PICU por sospecha de SHU.

LACTANTE CON DOLOR EPISÓDICO Y VÓMITOS: INTUSUSCEPCIÓN

S

¿Qué síntomas tenía el niño en casa?

La intususcepción (una condición en la que una porción del intestino se desplaza dentro de otra, también conocida como telescopaje) se presenta inicialmente como paroxismos de dolor abdominal, con un bebé que grita o llora. Durante estos paroxismos, el lactante suele parecer que se esfuerza, llevando las rodillas hacia el abdomen.

Entre los paroxismos, el bebé parece estar bien, jugando y actuando de manera normal.

Más tarde, el paciente está letárgico y, en ocasiones, incluso encefalopático entre los paroxismos.

La emesis, en particular la biliosa, es muy frecuente.

Los padres también pueden notar heces con sangre. Estas heces suelen ser de sangre roja brillante mezclada con mucosidad y se denominan heces de gelatina de grosella por su parecido con la gelatina de color rojizo oscuro.

¿Qué edad tiene el paciente?

Es más común en los bebés, pero puede ocurrir a cualquier edad y es muy rara en los neonatos; 60% de todos los casos suceden en el primer año de vida, por lo común entre los 4 y los 10 meses; 80% de todos los casos se presentan antes del segundo cumpleaños. El 10% de los casos se daen niños mayores de 5 años de edad.

¿Ha estado el niño enfermo hace poco con alguna otra afección?

A menudo se asocia a una infección reciente (en especial por adenovirus):

- Otitis media
- Gastroenteritis
- Infección de las vías respiratorias superiores

La obstrucción intestinal tiene un subdiferencial que incluye:

- Púrpura de Henoch-Schönlein
- Bezoar
- Linfoma

Todas estas afecciones pueden provocar el aumento de tamaño de los cúmulos linfáticos del íleon terminal, conocidos como parches de Peyer, formando un punto de plomo que queda atrapado en la onda peristáltica del intestino y hace que un trozo proximal se desplace en sentido distal, a menudo a través de la válvula ileocecal.

O

Revise los signos vitales

Taquicardia y taquipnea, secundarias al dolor. La fiebre puede ser muy alta, hasta 41 ºC.

Como ya se ha dicho, estos pacientes quizá muestren signos vitales inestables. Si la taquicardia y la taquipnea se asocian a la caída de la presión arterial, pida ayuda de inmediato.

Realice una exploración física, con especial atención al abdomen

Un examen cuidadoso del abdomen puede revelar una masa sensible en forma de salchicha, por lo general en el RUQ. Es posible que aumente de tamaño durante un paroxismo de dolor.

La invaginación suele comenzar en la válvula ileocecal.

El signo de Dance es un RLQ vacío en el examen causado por la intususcepción del intestino suficiente para alcanzar el colon transverso.

Realice un examen rectal

Si todo el colon está invadido, el intestino que avanza puede prolapsar a través del ano.

Busque en el dedo del guante la presencia de mucosidad sanguinolenta (heces gelatinosas). Esto es muy sugestivo, pero su ausencia no excluye la intususcepción.

Solicite una serie de radiografías abdominales

Quizá haya asas de intestino delgado dilatadas o escasez de gases intestinales. Incluso es posible que haya una masa de tejido blando en la zona de la invaginación.

Revise la biometría hemática completa

Un recuento de leucocitos entre 10 000 y 18 000 es común.

Si todavía no está convencido, obtenga una ecografía abdominal

En ocasiones se observa una masa tubular en vista longitudinal y una masa en forma de dónut en vista transversal. La manifestación clásica es un "signo de diana" (también conocido como "ojo de buey" o "resorte enrollado") que representa capas de intestino dentro del intestino.

A

Intususcepción

La intususcepción es una afección común, pero puede ser letal si se diagnostica mal. Cuando el intestino se telescopa, arrastra su mesenterio con él, el cual se constriñe en el apretado bucle intestinal. Esto provoca un mal retorno venoso, más hinchazón y más constricción. Las heces gelatinosas se producen por la fuga de sangre de este intestino congestionado. Si se permite que este proceso continúe, el intestino acabará muriendo y se necrosará por falta de suministro de sangre y del oxígeno que transporta. El intestino necrótico debe ser eliminado o el paciente fallecerá.

Diagnóstico diferencial

- Malrotación
- Enteritis
- Adenitis mesentérica
- Cálculos renales
- Acidosis (como en la cetoacidosis diabética)
- Trastorno de reflujo gastroesofágico
- Enfermedad inflamatoria pélvica
- Vólvulo
- Colitis
- Isquemia mesentérica
- Íleo
- Apendicitis
- Obstrucción
- Estenosis del tracto biliar

• La obstrucción intestinal tiene un subdiferencial que incluye:

- Heces
- Estenosis
- Bezoar
- Tumor/tejido linfático
- Parásitos

La intususcepción también puede confundirse con una meningitis por el letargo que se produce entre los paroxismos y la fiebre alta asociada.

En los pacientes que están fuera del rango de edad habitual o que tienen una intususcepción recurrente, evalúe un posible punto clave patológico

Los puntos clave incluyen:

- Muñón apendicular invertido
- Duplicación
- Divertículo de Meckel
- Linfoma
- Pólipo intestinal
- Sarcoma

En raras ocasiones, la intususcepción será el primer signo de la fibrosis quística, ya que puede ocurrir a estos pacientes cuando se deshidratan.

P

Envíe al paciente a un enema de bario o de contraste de aire de urgencia

Antes de la ecografía, el enema de bario era el procedimiento diagnóstico de elección. Muestra la fuga de bario alrededor del intestino intususcepcionado en una apariencia de resorte en espiral; sin embargo, también se observó que la presión hidrostática acumulada detrás del intestino telescópico a menudo reducía la intususcepción.

Si se realiza en las primeras 48 horas, la reducción se produce en alrededor de 75-80% de los pacientes. Después de 48 horas, esta cifra desciende a 50%.

El contraste aéreo ha reducido las tasas de perforación de 0.5 a 2.5% con bario a <0.2%.

Si el enema no funciona, solicite una consulta de cirugía de urgencia

El paciente requerirá una laparotomía de urgencia para intentar la reducción quirúrgica. Si ésta parece imposible durante la cirugía, o si el intestino ya se sospecha necrótico, se extirpará la intususcepción y se realizará una anastomosis de extremo a extremo.

La intususcepción íleo-ileal (rara) es poco probable que se reduzca con un enema, y la mayoría requiere cirugía.

INGESTA DE PRODUCTOS QUÍMICOS

S

Pregunte a los padres si saben lo que su hijo tomó

Todos los siguientes elementos difieren en cuanto a la amenaza para la vida y el tipo de cuidados de apoyo que se requieren. Algunas de estas toxinas tienen incluso un antídoto:

- Medicamentos
- Hidrocarburos (como la gasolina)
- Agentes de limpieza
- Drogas ilícitas
- Alcohol
- Pintura con plomo
- Plantas

Si los padres identifican el tóxico como un medicamento, pero no saben de qué tipo, o afirman que se encontraron varios frascos de pastillas abiertos, pregunte qué tipo de medicamentos hay en la casa o qué tipo de condiciones médicas tienen las personas que viven en ella

Esta línea de preguntas ayudará a reducir el campo de los posibles medicamentos. Si es factible, haga que alguien traiga los frascos y las pastillas que quedan.

¿Cuándo se produjo la ingestión?

Muchas de las medidas que puede tomar dependen del tiempo que haya pasado desde la ingestión.

Si el paciente es un adolescente, es importante preguntar si la ingestión fue intencional

Realice un examen HEADSS con los padres fuera de la habitación (véase Cuidado del niño sano: adolescente, p. 142).

¿Ha tenido el niño algún síntoma?

- Cambio en el estado mental
- Convulsiones
- Vómitos
- Dolores de cabeza
- Fiebres

O

Evalúe el aspecto general del paciente

A menudo el paciente aparecerá bien (lo más común) o alterado/obtuso. Examine con urgencia al individuo embotado, y si el reflejo nauseoso no está presente o la puntuación de coma de Glasgow es <8, intube.

Realice una exploración física rápida, pero general. Intente identificar ciertos "toxidromos", grupos reconocibles de síntomas y signos que se producen con ciertas intoxicaciones

Anticolinérgicos y simpaticomiméticos: Dilatación pupilar (midriasis), taquicardia, fiebre baja, retención urinaria

- *Anticolinérgicos* (belladona, atropina, estramonio): Enrojecimiento, sequedad de las mucosas, alteración del estado mental, disminución de los ruidos intestinales
- *Simpaticomiméticos* (cocaína, metanfetamina): Diaforesis, aumento de los ruidos intestinales

Colinérgicos (insecticidas, succinilcolina, pilocarpina) opuestos a los anticolinérgicos: Diaforesis, contracción pupilar (miosis), sibilancias, bradicardia, diarrea, ruidos intestinales hiperactivos, incontinencia urinaria, exceso de secreciones pulmonares.

Salicilatos: Acúfenos, náuseas, acidosis por brecha aniónica, vómitos, taquipnea (hasta el punto de la alcalosis respiratoria), cetonuria.

Opiáceos (morfina, fentanilo): Nistagmo, miosis, estado mental disminuido, bradipnea.

Antidepresivos tricíclicos (amitriptilina, nortriptilina, imipramina): Convulsiones, acidosis, coma, hipotensión, taquiarritmias, complejo QRS prolongado.

Fenotiazinas (haloperidol, clorpromazina): Distonía, fiebre, rigidez, temblor, crisis oculógiras, prolongación del QT, coma.

Ingestión cáustica (lejía, ácido, limpiadores): Revise la boca/labios en busca de evidencia de quemaduras.

Revise los resultados de laboratorio

Compruebe los análisis toxicológicos de suero y orina (incluya los niveles de acetaminofeno y aspirina si se desconoce su ingestión) y verifique también la función hepática y renal.

Revise la química de 7 elementos para ver si hay acidosis. Calcule la brecha aniónica = $Na-(Cl + HCO_3)$. Lo normal es <15.

Solicite una gasometría para evaluar el equilibrio ácido-base. Un bicarbonato bajo, con una pCO_2 alta, puede sugerir compensación. Tanto una pCO_2 alta como una baja sugieren insuficiencia respiratoria, una necesidad de intubación.

Solicite una radiografía abdominal

En raras ocasiones, los fragmentos de pastillas son visibles. Estos incluyen:

- Calcio
- Yodo
- Tabletas con recubrimiento entérico
- Hierro
- Metales pesados
- Otros cuerpos extraños

Solicite un ECG

Evalúe si hay arritmias o retrasos en la conducción.

A

Ingestión de productos químicos

Cerca de 50-60% de las intoxicaciones se producen en niños menores de 6 años de edad. Los niños que comienzan a caminar son los más comunes.

La tasa más alta de intentos de suicidio se da en los adolescentes. Muchos tratan de envenenarse.

Diagnóstico diferencial

Un paciente consciente quizá informe de la ingestión y parezca por lo demás estar bien; en ese caso investigue el tipo de ingestión y procure limitar la posible toxicidad.

En el caso de un paciente comatoso en el que haya sospechado o informado de una ingestión, asegúrese de considerar otras causas de coma agudo, como:

- Hipovolemia
- Taponamiento/hipotermia
- Infarto de miocario
- Anomalías electrolíticas
- Hemorragia interna (cabeza, abdomen, pierna)
- Fármacos/drogas
- Hipoglucemia
- Neumotórax/embolia pulmonar
- Hipoxia
- Convulsiones

P

Llame al centro local de control de intoxicaciones

Proporcione carbón activado 1-2 g/kg para ligar las toxinas orgánicas

Ineficaz contra los alcoholes y las cosas que no contienen carbono, como los cáusticos, el arsénico, el bromuro, el potasio, el etanol, el metanol, el etilenglicol, los metales pesados, el hierro, el yodo y el litio.

El jarabe de ipecacuana ya no se recomienda. Tenga en su lugar carbón activado en casa.

El lavado gástrico ("bombeo del estómago") no se emplea ya de manera habitual, pero puede usarse hasta una hora después de la ingestión. No lo utilice con hidrocarburos o cáusticos.

Antídotos

- Acetaminofeno: *N*-acetilcisteína
- Benzodiazepina: flumazenil
- Cumadina: plasma fresco congelado, vitamina K
- Digitalis: fragmentos Fab de anticuerpos específicos
- Heparina: sulfato de protamina
- Isoniazida: piridoxina
- Metahemoglobinemia: azul de metileno
- Organofosfatos: atropina/pralidoxima
- Arsénico, plomo: penicilamina
- Monóxido de carbono: oxígeno (hiperbárico)
- Cianuro: nitrito de sodio
- Etilenglicol/metanol: etanol
- Hierro: deferoxamina
- Mercurio: nivel de alcohol en sangre
- Fármacos: naloxona
- Fenotiazinas: difenhidramina

Todos los pacientes suicidas deben ser ingresados para su retención psiquiátrica

Véase Cuidado del niño sano: adolescente, p. 142.

CUERPO EXTRAÑO

S

¿Cuál era el cuerpo extraño y cuándo y dónde se colocó?

Los niños colocan cuerpos extraños en casi cualquier orificio

Por lo general la nariz, <3 años de edad

Por lo general el oído, 3 a 8 años de edad

Empezando por arriba: oídos, nariz, boca (tráquea o esófago), uretra, vagina, ano, otros (tráquea, sonda g)

O

Realice los exámenes físicos y los estudios de imagen apropiados, tanto generales como específicos

En los niños más pequeños, de manera particular en los lactantes, a veces hay antecedentes de un cuerpo extraño, pero a menudo sólo habrá síntomas de dificultad respiratoria, babeo, llanto con dolor o secreción vaginal, etcétera. En estos casos, es conveniente mantener el cuerpo extraño en su diferencial.

Esofágico (redondo en la vista anteroposterior [AP], plano en lateral): El cuerpo extraño en la radiografía de tórax o de cuello lateral se ve en el plano coronal. Suele acompañarse de disfagia, babeo o dolor torácico subesternal.

Traqueal/bronquial (los cuerpos extraños traqueales o laríngeos se ven en el plano sagital: planos en AP, redondos en lateral): Se presenta como tos, estridor, hemoptisis, afonía o dificultad respiratoria. La disminución de los ruidos respiratorios o las sibilancias en un lado sugieren la presencia de un cuerpo extraño bronquial (por lo común, el bronquio principal derecho porque se ramifica en menor ángulo que el izquierdo). Ausculte y percuta los campos pulmonares y luego haga una radiografía de tórax y de cuello AP y lateral en busca de un cuerpo extraño traqueal o bronquial.

Oído/nariz: Dolor de nariz u oído unilateral o secreción maloliente o sangrado. Compruebe la nariz o los oídos con un otoscopio para ver si hay un cuerpo extraño.

Vaginal: Sangrado vaginal o flujo maloliente. Realice un examen vaginal y considere la posibilidad de realizar examen de KUB o una ecografía para confirmar el diagnóstico.

A

Cuerpos extraños ingeridos en contraste con insertados

Los bebés se lo llevan todo a la boca, por lo que es responsabilidad del cuidador adulto mantener alejadas de aquél las cosas lo bastante pequeñas como para atragantarse.

Los niños mayores a menudo sólo dicen que estaban jugando y que les ocurrió, pero a veces obtendrá la respuesta de que eran suicidas o que otro niño se los hizo.

Considere las implicaciones de dónde y qué se encontró en el niño

Bebés:

- Cuerpo extraño oral: considere la posibilidad de una mala supervisión, pero reconozca que puede ocurrir incluso con el padre más cuidadoso.
- En el caso de un cuerpo extraño en cualquier otro lugar, como el oído, la nariz, la vagina, la sonda gástrica o la traquesotomía, considere el abuso (cualquier persona con acceso al niño, como un cuidador o un niño mayor), de modo especial en los niños menores de 4 meses porque por lo regular no son capaces de colocar el cuerpo extraño ellos mismos.

Niños mayores:

- En el caso de un cuerpo extraño insertado en el recto, la uretra o la vagina (a menos que se trate de papel higiénico, lo que es común), considere el abuso sexual por parte de cualquier persona con acceso al niño.

Si existe repetición de la colocación de cuerpos extraños en cualquier lugar, considere la posibilidad de depresión, abuso u otro problema psicológico.

P

Retire el cuerpo extraño

Canal auditivo: Es posible extraer los cuerpos extraños con un bucle de alambre, pinzas de cocodrilo, irrigación (excepto si se sospecha de perforación de la membrana timpánica o de materia vegetal) o succión. Tenga cuidado de no manipular demasiado porque la inflamación puede hacer que el conducto auditivo aumente su grosor y dificulte mucho la extracción. Si ésta no se realiza al primer o segundo intentos, envíe al paciente al otorrinolaringólogo. Si se trata de un insecto vivo, ahóguelo en aceite mineral antes de la extracción.

Nasal: Los cuerpos extraños pueden extraerse al anestesiar primero con un aerosol de lidocaína y luego disminuyendo la inflamación/hinchazón con gotas de fenilefrina. A continuación, cuando la inflamación haya disminuido, pase una pequeña sonda de Foley más allá del cuerpo extraño, infle el globo y tire con suavidad hacia atrás para sacarlo de la nariz. Si esto no funciona, remita al paciente con el otorrinolaringólogo.

Esofágico: Los cuerpos extraños deben ser identificados como puntiagudos o romos por medio de una radiografía (o del historial si no son radiopacos). Si es puntiagudo, solicite otra radiografía de tórax/KUB para verificar el paso al estómago y luego repita las radiografías para revisar el paso. Haga que el paciente regrese si presenta algún signo de dolor abdominal, vómitos o distensión. Si el cuerpo extraño es romo, asegúrese de que no es una pila (batería) (éstas pueden ser tóxicas). Si no lo es, indique que se regrese a consulta sólo si se producen vómitos o dolor abdominal. En caso de que se trate de una pila o de un objeto punzante y esté atascado en el esófago, disponga la extracción endoscópica. Si la pila o el objeto punzante se halla en el estómago, vuelva a comprobarlo en 24 horas para asegurarse de que pasa el píloro, pero hágalo antes si aumenta el dolor abdominal o los vómitos.

Tráquea: Mantenga al sujeto en posición cómoda hasta que el otorrinolaringólogo o el neumólogo puedan retirar el cuerpo extraño. Prepárese para manejar la vía aérea si el paciente desarrolla una obstrucción grave de la misma.

Si sospecha de abuso o negligencia, remita al niño a los Servicios de Protección Infantil

No se sienta culpable por enviar a un posible padre inocente a los Servicios Sociales; incluso una sospecha quizá sea suficiente para salvar la vida de un niño.

Si supone que se trata de depresión o de un suicidio, ingrese al paciente para una retención psiquiátrica y solicite una consulta de paidopsiquiatría

Si se desestima la depresión, existe el riesgo de que el adolescente consiga suicidarse en el futuro.

Si sospecha que se trata de buenos padres con mala suerte, brinde educación preventiva

SÍNDROME NEFRÓTICO: EDEMA

S

¿Dónde está el edema?

- Periorbital
- Abdominal
- Extremidades inferiores
- Escrotal
- Vulvar
- Cuero cabelludo

¿Cuándo comenzó el edema?

Por lo común, el edema es peor por las mañanas y se ha ido agravando poco a poco cada día.

Cuando el niño orina en el inodoro, ¿hace burbujas o espuma?

Si hay proteínas en la orina (proteinuria), la orina será espumosa.

¿Alguien de la familia tiene una enfermedad renal o problemas de riñón?

Si el paciente cuenta con un marcado historial familiar de problemas renales, como insuficiencia renal o trasplante de riñón, es importante tenerlo en cuenta a la hora de la evaluación.

¿Tiene el paciente otros síntomas asociados?

Los signos como fiebre, erupción, artritis o artralgias sugieren una enfermedad sistémica como:

- Lupus
- Vasculitis
- Artritis reumatoide juvenil
- Enfermedad de Crohn

O

Realice un buen examen general

Trace de manera cuidadosa la curva de crecimiento y evalúe un posible retraso en el desarrollo.

Observe con atención los signos vitales en busca de hipertensión u otros indicios de enfermedad renal.

Fíjese también en la temperatura y examine si hay signos de infección.

Observe de modo específico las zonas que se vuelven edematosas en el síndrome nefrótico, como las periorbitales, las escrotales, las sacras, los tobillos y los lóbulos de las orejas (un lóbulo blando y pastoso sugiere la presencia de síndrome nefrótico).

Solicite las pruebas apropiadas para el estudio de los tres criterios principales del síndrome nefrótico

Proteinuria: Compruebe la relación entre proteínas y creatinina en una orina puntual o de 24 horas.

Hipoalbuminemia: Verifique el nivel de albúmina en sangre.

Edema: En la exploración física.

Realice una prueba de orina con tira reactiva

La presencia de grandes proteínas sugiere el diagnóstico de síndrome nefrótico.

La sangre puede ser positiva o no, pero recuerde que la hematuria con proteinuria de leve a moderada es más consistente con una nefritis que con una nefrosis.

Realice hemograma con diferencial, BUN/Cr y un panel de lípidos

La analítica revelará tanto un hematocrito elevado como signos de infección.

El síndrome nefrótico se asocia a la hiperlipidemia, a menudo considerada como un cuarto criterio.

El BUN/Cr descarta la insuficiencia/insuficiencia renal.

Descarte la tuberculosis

Para que se pueda comprobar el estado antes de empezar con los esteroides

Compruebe las posibles causas alternativas o secundarias con

Anticuerpos antinucleares (lupus eritematoso sistémico)

Anticuerpo citoplasmático antineutrófilo y complemento (vasculitis)

HIV (sida)

Serología de la hepatitis B

ASO (glomerulonefritis postestreptocócica)

Obtenga una ecografía renal para evaluar el tamaño del riñón

A

Síndrome nefrótico

En el síndrome nefrótico, una lesión glomerular ocasiona la pérdida de proteínas en la orina.

Esto provoca proteinuria e hipoalbuminemia. La presión oncótica del suero desciende y los fluidos se filtran a los tejidos, lo que origina un edema. El hígado intenta producir más proteínas para compensar el aumento de la producción de lipoproteínas y factores de coagulación, lo que suscita hiperlipidemia e hipercoagulabilidad. La pérdida de inmunoglobulina G y M (IgG e IgM) en la orina causa una inmunodeficiencia.

Por lo general, los niños (en especial los varones de 2 a 7 años de edad) se presentan con edema generalizado (sin hipertensión); por lo demás, son asintomáticos con los siguientes análisis:

- Proteinuria: >40 mg/hr/m^2; >50 mg/kg/24 hr; Prot:Cr >2.0
- Hipoalbuminemia: Albúmina sérica <2.5 g/dL
- Hipercolesterolemia: Colesterol total >200

La enfermedad de cambios mínimos es la causa más probable. Otras causas idiopáticas son la esclerosis glomerular segmentaria focal y mesangioproliferativa.

Causas inmunocomplejas como la nefropatía membranosa, la glomerulonefritis membranoproliferativa.

También existen causas secundarias como las infecciones (paludismo, sífilis), las neoplasias (linfoma), las autoinmunes (lupus, púrpura de Henoch-Schönlein, enfermedad del suero) y las toxinas (metales pesados).

Diagnóstico diferencial

Insuficiencia cardiaca: Es más probable que haya estertores en el examen pulmonar, y las proteínas en la orina serán negativas.

Insuficiencia renal: El edema es menos probable y un BUN/Cr elevado es esencial.

Cirrosis: Hinchazón abdominal/de las extremidades inferiores, sin proteinuria y sin edema facial/del lóbulo de la oreja.

Las proteinurias benignas incluyen la proteinuria transitoria y la proteinuria ortostática.

Remita al nefrólogo

Trate a los pacientes sin biopsia en principio como si tuvieran enfermedad de cambios mínimos (>75% de los casos serán enfermedad de cambios mínimos y responderán a la terapia). Administre prednisona 60 mg/m^2 al día o 2 mg/kg al día (máximo 60 mg/d) durante 4 a 6 semanas con una disminución lenta durante los siguientes 2 a 5 meses; 90% de los individuos responderán en <3 semanas. Enseñe a los padres y a los pacientes a controlar los niveles de proteínas en la orina mediante tiras reactivas. La prednisona se continúa con la misma dosis diaria hasta 30 días después de la desaparición de la proteinuria, antes de iniciar la disminución progresiva.

Incluso si responden al comienzo, cerca de 80% requerirá prednisona de forma intermitente durante los siguientes años. Una recaída son 3 días consecutivos de una orina con proteínas de ≥2+.

Si recaen de forma continua, pueden utilizarse otros agentes como la ciclofosfamida o la ciclosporina.

El nefrólogo considerará la posibilidad de realizar una biopsia si el paciente no responde a los inmunosupresores o si:

- Existe un destacado historial familiar de nefritis o insuficiencia renal.
- Hay signos de nefritis, como hipertensión, hematuria e insuficiencia renal.

Utilice furosemida para controlar el edema; añada albúmina si la hemoconcentración provoca un hematocrito >50%

La albúmina ayuda a prevenir el agotamiento del volumen intravascular durante la diuresis.

Prevenir las complicaciones

Infección: En particular susceptible a las infecciones por organismos encapsulados como el neumococo. Administre la vacuna y vigile de modo cuidadoso la infección. Trate por conjetura si el paciente llega con signos de peritonitis bacteriana espontánea:

- Ascitis
- Dolor abdominal
- Fiebre

Trombosis: Los niños con síndrome nefrótico son propensos a la trombosis venosa, por lo que hay que vigilar la aparición de complicaciones como el émbolo pulmonar y la trombosis de la vena renal.

HEMATOMAS DE FÁCIL APARICIÓN O HEMORRAGIAS EN LA MUCOSA: ITP

S

¿De dónde sangra el niño y durante cuánto tiempo?

Las hemorragias nasales son comunes en los niños; sin embargo, las hemorragias de ambas fosas nasales, de las encías o de las mucosas vaginal y anal no lo son.

Abarque las historias menstruales con todas las adolescentes.

La hemorragia crónica implica una causa genética, mientras que la hemorragia aguda es consistente con un proceso adquirido.

¿El niño también tiene un sarpullido?

Lo que los padres llaman sarpullido puede ser en realidad petequias o púrpura.

¿Algún miembro de la familia tiene problemas de hemorragias o hematomas?

Los antecedentes familiares pueden implicar un vínculo genético.

O

Evalúe los signos vitales del paciente

La taquicardia sugiere una anemia significativa o hipovolemia.

La fiebre puede indicar un proceso infeccioso, y la sepsis debe considerarse de forma urgente.

Evalúe el color del paciente

Los pacientes con un nivel de hemoglobina inferior a 9.0 suelen estar pálidos; los mejores lugares para comprobarlo son:

- Conjuntiva
- Paladar
- Palmas de las manos

Observe las mucosas por las que el paciente ha estado sangrando

Las fosas nasales deben ser examinadas en busca de áreas de sangre encostrada que sugieran una hemorragia reciente.

Explore la gingiva para verificar si hay evidencias de inflamación que apunten hacia una gingivitis común. La mucosa que sangra por falta de capacidad de coagulación no suele aparecer inflamada.

Examine si hay linfadenopatía y esplenomegalia

Esto puede implicar un proceso maligno o un fenómeno autoinmune.

Examine todos los lugares donde hay hematomas

Busque patrones. Los hematomas que parecen artículos domésticos (cable eléctrico, cinturones, etc.) o nudillos quizá se relacionen abuso infantil. Los hematomas de la coagulopatía carecen de patrones.

Busque zonas de hemorragia subcutánea

Petequias: Pequeñas máculas puntiformes, rojas y que no pierden el color al presionarlas; representan hemorragias capilares subcutáneas que aparecen con mayor frecuenci en las piernas, pero también pueden presentarse en el paladar, la cara y el torso.

Púrpura (hematomas): Zonas más grandes de sangre subcutánea que no se desvanecen.

Realice las pruebas de laboratorio apropiadas

Hemograma con diferencial
PT
PTT
Frotis periférico para examen

A

Trombocitopenia inmunitaria (ITP)

La ITP se caracteriza por una trombocitopenia aislada con un recuento de plaquetas <100 000/μL con un recuento de leucocitos y hemoglobina normales; la terminología anterior se refería a esto como púrpura trombocitopénica idiopática. Hemorragias nasales, sangrado de las encías, petequias y púrpura con un recuento de plaquetas muy bajo. Un volumen medio de plaquetas elevado implica una destrucción autoinmune de las plaquetas; éstas son más grandes cuando salen por primera vez de la médula y se reducen a medida que envejecen. En la ITP, las plaquetas se destruyen con rapidez tras su salida de la médula ósea; por tanto, la media de las plaquetas es mayor que si permanecieran en circulación durante toda su vida de 5 a 7 días. Todas las demás líneas celulares del hemograma deben ser normales.

Diagnóstico diferencial

Leucemia: La trombocitopenia se acompaña de anemia o leucopenia o leucocitosis. Compruebe si hay formas de leucocitos inmaduros circulantes (metamielocitos, mielocitos, promielocitos o blastos). Sin embargo, incluso en ausencia de éstos, debe considerarse la posibilidad de una leucemia, ya que es posible que aparezcan con cualquier hemograma. No obstante, es preciso tener en cuenta que sería en extremo raro que las plaquetas de un frotis sanguíneo leucémico fueran grandes (aumento del volumen medio de plaquetas) como las de la ITP. Es mucho más probable que sean pequeñas o de tamaño normal.

Coagulación intravascular diseminada (DIC): Tanto el PT como el PTT están elevados, lo que suele ocurrir en la sepsis. Compruebe el frotis periférico en busca de eritrocitos fragmentados. Sin ellos, la DIC es bastante improbable.

Deficiencia de vitamina K: Una elevación aislada del PT que es común en neonatos y en pacientes con malabsorción intestinal crónica.

Hemofilia: Una elevación aislada del PTT con una historia de toda la vida de hemorragias musculares y articulares.

Enfermedad de von Willebrand: Es la causa genética más común de las hemorragias; puede provocar una hemorragia fácil sin los hallazgos de laboratorio señalados antes en la hemofilia.

Infección de las mucosas: Gingivitis, vaginitis, proctitis, etcétera.

Maltrato infantil: Hematomas con patrones extraños, fracturas ocultas, desgarros del frenillo de la retina.

P

Ingrese al paciente de inmediato para un examen médico

No transfunda plaquetas a menos que el paciente presente signos o síntomas de una hemorragia aguda que ponga en peligro su vida (p. ej., intracraneal).

- Proveer de plaquetas a un paciente que tiene una destrucción autoinmune de las mismas puede impulsar esta autoinmunidad y causar una mayor destrucción, como añadir leña al fuego.

Inicie la inmunoglobulina intravenosa (IVIG) 1 g/kg por 12 horas

La IVIG se unirá a los receptores Fc de los macrófagos en el bazo, lo que impedirá la destrucción de las plaquetas.

En el caso de una hemorragia inmediata que ponga en peligro la vida, se recomienda que los pacientes reciban IVIG, metilprednisolona y transfusión de plaquetas

Las plaquetas deben transfundirse a una dosis de 10-30 mL/kg y reevaluarse inmediatamente después. Es preciso administrar metilprednisolona a una dosis de 30 mg/kg al día (hasta 1 g),

Si se sospecha o no se puede descartar la leucemia, debe realizarse una biopsia de médula ósea para diagnosticar el tipo de leucemia o diferenciarla de la ITP

Con un diagnóstico de leucemia, la médula ósea estará infiltrada por una población clonal de células blásticas, ya sean linfocíticas o mielógenas. La producción de todas las demás líneas celulares estará disminuida.

En la ITP, la médula debe aparecer normal con un número elevado de megacariocitos (el precursor celular de las plaquetas).

Ubique al paciente en cuanto a precauciones de caída y restricciones de actividad porque un traumatismo mínimo puede resultar en una hemorragia intracraneal

Tenga en cuenta que la hemorragia, aunque es un riesgo, es menos probable si el paciente tiene ITP porque las plaquetas jóvenes y grandes son hiperfuncionales y no se necesitan muchas para la coagulación. En los niños con un recuento de plaquetas inferior a 30 000/μL evite los deportes de contacto y de colisión y restrinja las actividades que tengan un riesgo importante de lesiones traumáticas.

Los pacientes también deben evitar la medicación antiplaquetaria y anticoagulante.

Si la biopsia de médula ósea es normal y la IVIG es ineficaz, inicie la prednisona 1-2 mg/kg qd

Los esteroides inmunosupresores deberían disminuir la actividad inmunitaria contra las plaquetas.

FIEBRE SIN SÍNTOMAS ASOCIADOS

S

¿Qué edad tiene el niño?

El riesgo de tener una infección grave pero seguir pareciendo sano difiere según la edad

- <28 días de edad: riesgo elevado
- De 29 días a 3 meses de edad: riesgo moderado
- De 3 meses a 3 años de edad: riesgo bajo
- >3 años de edad: riesgo mínimo

Los exámenes se centran en no pasar por alto la meningitis u otra infección extraordinaria grave (sepsis).

Si el niño tiene <3 meses de edad, es importante que indague el método de parto (vaginal o cesárea) y si la madre fue diagnosticada con alguna infección perinatal

Cuanto mayor sea el paciente, menos probable será que se infecte por el estreptococo de grupo B o el herpes simple, pero es importante tenerlo en cuenta. Los neonatos corren un alto riesgo.

¿Hay algún contacto con enfermos en casa o el niño está en guardería?

Las infecciones del tracto respiratorio superior (URI) son muy contagiosas. Otros niños enfermos en el hogar o en la guardería quizá expusieron a este niño a un patógeno común.

¿Tomó el progenitor la temperatura del niño y, en caso afirmativo, cómo lo hizo?

Los estudios demuestran que el informe de los padres en cuanto a la fiebre táctil suele estar bien correlacionado con la fiebre real.

La temperatura rectal es más fiable que la axilar. Como regla general, la temperatura rectal es 1 grado más caliente y la axilar 1 grado más fría que la oral.

O

Compruebe los signos vitales

Incluso si tiene antecedentes de fiebre, es importante documentarla.

Revise la saturación de oxígeno

Una lectura de oximetría de pulso <95% es sensible a la neumonía en el grupo de edad que incluye a los neonatos hasta los 3 meses. Todos los niños con una saturación de O baja deben someterse a una radiografía de tórax.

Evalúe el aspecto general del niño

Si el niño tiene buen aspecto y está cómodo, tranquilícese.

Si el niño está irritable e inconsolable por los padres, considere la posibilidad de una meningitis.

Realice una exploración física completa. Busque signos evidentes de infección

Erupción: Podría indicar un exantema viral, impétigo o celulitis.

Estertores o roncus: En el examen pulmonar, suenan como el cereal Rice Krispies mojado o velcro, respectivamente. Sugiere atelectasia, sobrecarga de líquidos o neumonía.

Fontanela abultada: Indica un aumento de la presión intracraneal. Con fiebre, considere la posibilidad de una meningitis.

Ampollas orales: Son comunes en un niño pequeño o en un lactante y es probable que indiquen herpangina (parte posterior de la orofaringe) o estomatitis gingival (parte anterior de la orofaringe).

Amígdalas eritematosas, purulentas y agrandadas: Común en niños de entre 5 y 12 años de edad; la faringitis estreptocócica puede ser asintomática. Véase Fiebre con dolor de garganta. Faringitis, p. 202.

Una membrana timpánica eritematosa, abultada y no móvil apunta hacia una otitis media.

En el supuesto de que todos los hallazgos que pudieran ser indicativos en la exploración física sean negativos, lo que se debe hacer a continuación depende, como ya se ha dicho, del grupo de edad. Las pruebas de laboratorio generales que suelen solicitarse incluyen hemograma con diferencial, ESR, CRP, hemocultivos, U/A y urocultivo, CMP, HIV, tuberculosis y Rx de tórax

Menos de 28 días o igual: Hemograma con diferencial, hemocultivo, orina por sonda de entrada y salida para U/A y urocultivo, punción lumbar, envío del líquido cefalorraquídeo para recuento de células, glucosa, proteínas y cultivo. Independientemente de los resultados, el paciente será ingresado.

29 días a 3 meses: Hemograma con diferencial, hemocultivo, entrada y salida de orina por catéter para U/A y cultivo.

- *No hay punción lumbar* (según los criterios de Rochester): Si el U/A es negativo y el recuento de leucocitos está entre 5 y 15 sin bandas.
- *Realice una punción lumbar:* Si el recuento de leucocitos es <5 o >15 o hay bandemia, todos ellos indicadores de sepsis en este grupo de edad.

De 3 meses a 3 años: Hemograma con diferencial, hemocultivo, orina por sonda de entrada y salida (puede dejar de hacerlo en los varones después de 1 año de edad) para U/A y cultivo. Efectúe la punción lumbar en este grupo de edad sólo si observa signos que sugieran meningitis en la exploración física, como fiebre con meningismo o estado mental alterado.

Mayor de 3 años: Pruebas de laboratorio según lo indicado por la exploración física o el HPI.

A

Fiebre de origen desconocido. El diagnóstico específico varía según el grupo de edad

Descarte la sepsis: 28 días o menos.

Fiebre sin motivo: de 29 días a 3 meses.

Descarte una bacteriemia oculta: de 3 meses a 3 años de edad. Suele estar causada por *Streptococcus pneumoniae* y por lo común se resuelve sin tratamiento, pero puede desarrollar infecciones focales como la meningitis.

Más de 3 años: Es menos probable que se produzca una infección extraordinaria debido a la madurez del sistema inmunitario.

Diagnóstico diferencial

Neurología: Meningitis, encefalitis, absceso espinal
Respiratorio: Neumonía, bronquitis, traqueítis
Cardiovascular: Endocarditis
FEN/GI: Salmonelosis, apendicitis
Renal/GU: Cistitis, pielonefritis
Hemo/ID: Leucemia/linfoma, HIV/tuberculosis/sífilis, cualquier infección

P

<28 días: hospitalice y mantenga en observación

Si los resultados de la punción lumbar siguen siendo negativos y el paciente desarrolla síntomas de una URI viral, o la fiebre se resuelve, no está indicado ningún tratamiento. El paciente puede ser dado de alta.

Si hay resultados indeterminados o (+) en la punción lumbar o en el hemograma, inicie la vancomicina y la cefotaxima IV hasta que los cultivos sean negativos.

Si el paciente está demasiado inestable desde el punto de vista respiratorio o hemodinámico para someterse a la punción lumbar, comience los antibióticos empíricos. Puede iniciar ampicilina y (cefotaxima o gentamicina) y aciclovir. Añada vancomicina en los lactantes con preocupación por MRSA o choque séptico.

29-60 días: si el bebé parece sano, el hemograma es normal y los padres son fiables, envíe al paciente a casa con un nuevo control de 24 horas. De lo contrario, ingrese

Si se hizo la punción lumbar y fue negativa, administre una dosis de ceftriaxona IV o IM y envíe al paciente a casa con un nuevo control de 24 horas.

Si la punción lumbar fue positiva para meningitis, ingrese y comience el mismo régimen recién citado.

Si no se consigue la punción lumbar y el paciente está inestable, ingrese e inicie los antibióticos empíricos: ceftriaxona o cefotaxima y ampicilina, vancomicina y aciclovir (si es preocupante la infección por HSV)

Si el niño tiene buena apariencia pero cuenta con factores de riesgo significativos en su historial, recuento elevado de leucocitos o Rx de tórax anormal, comience con antibióticos empíricos: ceftriaxona o cefotaxima.

61-90 días de edad y el bebé está inestable, ingrese y comience

Ceftriaxona o cefotaxima y vancomicina de forma empírica

3 meses a 3 años de edad y el bebé tiene buen apariencia

Si el recuento de leucocitos es superior a 15, provea ceftriaxona y envíe a casa con un nuevo control de 24 horas.

Si el recuento de leucocitos es <15, puede enviarse a casa sin antibióticos pero con un nuevo control de 24 horas.

>3 años de edad: tranquilice a los padres. Proporcione acetaminofeno (10-15 mg/kg) o ibuprofeno (10 mg/kg), pero indíqueles que la fiebre es una entidad benigna

La medicación sólo debe utilizarse para aliviar los síntomas de fiebre del niño.

Los padres deben volver a llevar al niño al hospital si está irritable, aletargado o se alimenta mal

FIEBRE CON IRRITABILIDAD Y VÓMITOS: MENINGITIS

S

¿Qué edad tiene el niño y qué síntomas presenta?

Inespecíficos: Fiebre, irritabilidad, disminución en la alimentación, vómitos, letargo.
Síntomas meningíticos (menos comunes): Fontanelas abultadas, convulsiones.

En los niños mayores (después de alrededor del año de edad), los síntomas de la meningitis incluyen dolor de cabeza, rigidez de cuello, vómitos espontáneos, fotofobia, convulsiones, estado mental alterado (AMS), déficit neurológicos focales y letargo.

O

Examine con cuidado al niño en busca de signos de meningitis y del origen de la fiebre

Vitales: Es probable que haya fiebre y taquicardia. La hipotensión es un signo ominoso.
AMS: Confusión, letargo, somnolencia, coma.
Cuello rígido: Pida al paciente que toque el pecho con la barbilla.

- El signo de Brudzinski es positivo si en la flexión pasiva del cuello se doblan las rodillas o hay dolor en las piernas.
- Signo de Kernig: Flexione la cadera 90 grados e intente enderezar la pierna por la rodilla; la prueba es positiva si no puede poner recta la pierna.

Lesiones cutáneas: Las petequias (pequeñas manchas rojas que no pierden el color al presionarlas) y la púrpura (manchas coalescentes en forma de hematomas) pueden indicar una infección fulminante, como la del meningococo.

Busque cualquier sitio desde el que una infección bacteriana pueda haber invadido las meninges:

- *Sinusitis:* Sensibilidad facial y halitosis
- *Otitis media:* Membrana timpánica abultada y eritematosa

Mastoiditis: Inflamación posauricular que empuja el pabellón auricular hacia delante

Obtenga los análisis de laboratorio y los estudios adecuados

Hemograma con diferencial y hemocultivo. Los indicios de una infección bacteriana incluyen un recuento elevado de leucocitos, neutrofilia y bandemia.

Obtenga un U/A y un cultivo de orina para descartar una infección del tracto urinario, también un posible diagnóstico.

Decida realizar una punción lumbar

Si se sospecha de meningitis, es imprescindible realizar una punción lumbar. Las contraindicaciones son la falta de consentimiento informado de los padres y los signo de aumento de la presión intracraneal (ICP), como fontanela abultada, papiledema y déficit neurológicos focales.

Si sospecha un aumento de la ICP, obtenga una TC craneal para evaluar la permeabilidad ventricular.

Interpretación de los resultados de la punción lumbar

Compruebe la presión de apertura en los niños mayores. Lo normal es 15-22 cm H_2O.

Color: El líquido cefalorraquídeo (LCR) amarillo se denomina xantocromía (la descomposición de los eritrocitos vuelve el LCR amarillo, lo que sugiere su presencia por un plazo largo). El LCR turbio sugiere una infección.

Tubo 1: Envíe para un cultivo y una tinción de Gram.

Tubo 2: Revise los niveles de proteína y glucosa. La proteína está por lo regular entre 15 y 50. Una proteína >50 es el signo más consistente de una punción lumbar anormal. La glucosa normal es de alrededor de dos tercios de la glucosa sérica (~60-80). En la meningitis bacteriana, es probable que sea baja.

Tubo 3: Envíe para el recuento de células. Esto le dará:

- Eritrocitos: Varían (0-1000s) dependiendo de lo traumática que haya sido la punción lumbar. Sin embargo, la presencia de xantocromía puede indicar herpes o hemorragia subaracnoidea.
- Leucocitos: Lo normal es <20 en recién nacidos, <8 en pacientes mayores. Añada ~1 leucocito por cada 500 eritrocitos.
- Diferencial: El tipo de célula predominante es una pista sobre el tipo de infección.

Tubo 4: Guarde este tubo para cualquier *prueba especial* indicada por la historia clínica el examen o los resultados de los otros tres tubos. Las pruebas especiales incluyen el cultivo de tuberculosis, la reacción en cadena de la polimerasa viral y la tinción de tinta china para hongos.

Meningitis. Las etiologías incluyen

Neonatos (<28 días de edad): Estreptococo del grupo B, *E. coli*, *Listeria monocytogenes*.

Niños mayores: *S. pneumoniae* y *Neisseria meningitides*. El *Haemophilus influenzae* tipo B solía ser una causa ordinaria, y en potencia mortal, pero es en extremo rara desde la llegada de la vacuna.

La meningitis viral es una posibilidad en todos los grupos de edad. El enterovirus es el patógeno más común y se produce con mayor frecuencia en verano. Es en esencia benigno.

Para hacer el diagnóstico de meningitis tuberculosa debe haber antecedentes de exposición a la tuberculosis. Tiene la capacidad de provocar una obstrucción meníngea y una hidrocefalia a menudo mortal.

Antes de realizar una punción lumbar, considere el diagnóstico diferencial

Enteritis aguda: Fiebre y vómitos seguidos de diarrea en 8 horas.

Infección del tracto urinario: Puede causar fiebre y vómitos pero no irritabilidad.

Neumonía: Por lo general, se presenta tos. Solicite Rx de tórax.

Hemorragia subaracnoidea: La sangre en el LCR provoca una inflamación meníngea. Los síntomas pueden parecerse a los de una meningitis. La fiebre y el TC craneal deben ayudar a diferenciarlas.

Ahora lleve a cabo la punción lumbar y reúna todas las pistas del LCR (tabla 12-2)

TABLA 12-2 Hallazgos típicos del LCR en las infecciones del sistema nervioso central

Infección	Leucocitos	Diferencial	Glucosa	Proteína	Color
En prematuros	<16	Normal	60-80	15-120	Clar
Normal	<8	Normal	60-80	15-50	Claro
Bacteriana	>500	PMN	0-20	>100	Turbio
Parcialmente Txd	>500	Variable	20-40	>100	Variable
Viral	>10	Linfocitos	60-80	50-150	Por lo general, claro
Herpes	>10	Linfocitos	60-80	50-150	Sanguinolento, xantocrómico
Tuberculosis	20-200	Linfocitos	0-10	200-2 g	Generalmente turbio

Hospitalice a este paciente para su tratamiento. En caso de sospecha de meningitis bacteriana, considere un ingreso en la Unidad de cuidados intensivos. Inicie el tratamiento en ER

Para posibles infecciones bacterianas:

- En los prematuros, comience con ampicilina, cefotaxima y vancomicina.
- En los neonatos, empiece con ampicilina, cefotaxima y gentamicina. +/– dexametasona.
- En los niños, comience con cefotaxima o ceftriaxona, vancomicina y dexametasona.

Si sospecha de herpes, comience con el aciclovir IV, continúe durante 21 días si el resultado es +.

En el caso de posibles infecciones micóticas, tuberculosis u otras infecciones crónicas, inicie los antibióticos y espere la confirmación del diagnóstico antes del tratamiento, a menos que haya una alta sospecha clínica y el paciente esté inestable.

Como siempre con los pacientes enfermos, los fluidos IV y la asistencia respiratoria son los pilares del tratamiento

FIEBRE CON TOS PRODUCTIVA. NEUMONÍA

S

¿Hay fiebre y tos productiva?

Una temperatura superior a 38.5 ºC con tos productiva o con sonido productivo de inicio brusco es lo más típico de la neumonía. La falta de aire y la taquipnea también son comunes.

¿Desde cuándo ocurre esto?

Si la tos es crónica o sin fiebre, considere diagnósticos alternativos como el asma o la tos ferina.

¿Tiene el niño alguna enfermedad subyacente que pueda suponer un mayor riesgo de padecer ciertos tipos de neumonía?

Fibrosis quística: Las infecciones por estafilococos y *Pseudomonas* se vuelven más probables.
Asma: Neumonía adquirida en la comunidad (CAP) y neumonías atípicas.
Enfermedad de células falciformes: Considere el síndrome torácico agudo.
Sida: Considere la neumonía *por Pneumocystis carinii*, citomegalovirus u hongos.
Deterioro neurológico: Como la parálisis cerebral, sospeche de una neumonía por aspiración

¿Cuál es el lugar de nacimiento del niño?, ¿ha viajado recientemente?

Sudoeste americano: Considere la coccidioidomicosis y, aunque poco probable, el Hantavirus.
Medio Oeste Americano: Descarte histoplasmosis o blastomicosis.
Países en vías de desarrollo: Considere salmonela, sarampión y tuberculosis.

O

Examine al paciente

Haga un examen estándar con énfasis en los campos pulmonares.

Busque signos de dificultad respiratoria

Investigue un movimiento inadecuado del aire, el uso de los músculos accesorios de la respiración o una taquipnea.

Escuche los pulmones en busca de cualquier zona focal de cambio de sonido

- Sibilancias (sonido agudo, casi como un silbido)
- Roncus (lábil, sonidos respiratorios similares a los del velcro)
- Disminución del movimiento del aire
- Crujidos (sonidos finos parecidos a los del cereal Rice Krispies)

Percuta los campos pulmonares en busca de cualquier signo de consolidación

Si hay matidez, considere un derrame o un infiltrado. La timpania, un sonido fuerte y hueco, sugiere un neumotórax o una enfermedad obstructiva como el asma. Si tiene dificultades para interpretar la percusión, considere la posibilidad de efectuar:

- Pectoriloquio susurrado (el paciente susurra sílabas como A mientras usted escucha y ausculta los campos pulmonares)
- Frémito táctil (el paciente debe decir "noventa y nueve" mientras usted palpa el pecho y la espalda)

En los dos exámenes anteriores, el aumento de la transmisión del sonido se produce con la consolidación pulmonar, como en la neumonía, y la disminución de la transmisión se genera con el aire libre (neumotórax) o la enfermedad obstructiva (p. ej., el asma).

Obtenga una Rx de tórax

Busque signos de consolidación o derrame.

A

Neumonía

Inflamación de los pulmones con infiltrado en la Rx de tórax

La neumonía se clasifica en tres tipos principales

Neumonía adquirida en la comunidad (CAP):

- *Neumonía lobar:* Como su nombre indica, todo o una parte del lóbulo está lleno de pus y aparece blanco en la Rx de tórax. La etiología más común es *S. pneumoniae*, pero también son frecuentes *H. influenzae* y *Klebsiella pneumoniae.*
- *Neumonía atípica:* Se caracteriza por infiltrados intersticiales bilaterales o en parches en la Rx de tórax. Las etiologías típicas son *Mycoplasma pneumoniae*, *Chlamydia pneumoniae* o *psittaci.* Es común en los adolescentes y puede ir acompañada de erupciones cutáneas o dolores articulares.

- *Neumonía viral:* Puede parecerse a cualquiera de las dos anteriores, pero suele causar infiltrados mínimos. Las etiologías más comunes son la gripe, el virus sincitial respiratorio y el adenovirus.

Neumonía nosocomial (adquirida en el hospital): Considere la posibilidad de *Pseudomonas aeruginosa*, *Staphylococcus aureus* o cualquier brote bacteriano que se produzca en su institución.

Neumonía por aspiración: Si el paciente tiene problemas neurológicos o de desarrollo, los organismos *S. aureus* y anaerobios son los más comunes.

Diagnóstico diferencial

Incluso si hay un infiltrado en la Rx de tórax, debe considerar cualquiera de las siguientes afecciones no sólo como posibles alternativas a su diagnóstico, sino también como eventuales condiciones comórbidas.

- *Asma:* Tos crónica, peor por la noche, sibilancias, opresión en el pecho, falta de aire.
- *Bronquitis aguda:* Puede tener el recuento de leucocitos y síntomas de infección, pero carece de un infiltrado en la Rx de tórax. El *H. influenzae* es la etiología más probable.
- *Infección viral de las vías respiratorias superiores (URI):* Síntomas más leves que incluyen molestias nasales y faríngeas.
- *Tos ferina:* Tos crónica, tos paroxística, emesis posttusiva, esfuerzos inspiratorios forzados o "whoops" (si es mayor de 6 meses) y síntomas de URI.

Considere la inmunodeficiencia o la fibrosis quística (al margen de la raza) si el paciente ha tenido múltiples/frecuentes neumonías.

P

<30 días de edad, la mayoría tiene por lo común una neumonía viral (p.ej., RSV). No suele necesitar antibióticos a menos que se sospeche una infección bacteriana secundaria. Si es así, ingrese al paciente y trátelo con ampicilina 100 mg/kg/d dividida cada 6 horas y cefotaxima 100 mg/kg/d dividida cada 6 horas

Hospitalice a cualquier bebé de menos de 30 días de edad con fiebre.

Las bacterias más probables son el estreptococo del grupo B, *E. coli*, *Listeria*, *S. pneumoniae*, *H. influenzae.*

>30 días de edad, trate con ampicilina/sulbactam 200 mg/kg/d dividido cada 6 horas IV; luego, cuando el paciente mejore, amoxicilina/clavulanato 40 mg/kg/d dividido cada 8 horas para terminar un curso de 10 días. Si no se conocen las bacterias, puede iniciarse una terapia empírica con ceftriaxona 50-100 mg/kg/d en una o dos dosis divididas

Las bacterias más probables son *S. pneumoniae, S. aureus, Moraxella, H. influenza* y *Neisseria meningitidis.*

Si sospecha que se trata de una neumonía atípica como micoplasma o *C. pneumoniae*, considere la posibilidad de administrar azitromicina 10 mg/kg (máximo 500 mg) el primer día y luego la mitad de esa dosis durante los 4 días siguientes

Ingrese en caso de:

Cualquier signo de dificultad respiratoria o signos vitales inestables

Necesidad persistente de oxígeno

FIEBRE CON TOS PERRUNA: CRUP

S

¿Cuál es el curso temporal de los síntomas? ¿Existen síntomas asociados?

Por lo regular, el crup comienza con una fiebre baja y un leve goteo nasal durante un máximo de una semana, seguido de ronquera, fiebre y una tos perruna o estridor. Los síntomas suelen presentarse al segundo o tercer día de la enfermedad.

¿Hay alguna modificación en el estridor con el cambio de posición?

Si el estridor (tos ronca) cambia con la posición, piense en un cuerpo extraño.

¿El niño tiene aspecto tóxico o babea?

Si el niño tiene un aspecto tóxico (parece extremadamente enfermo y muy cansado), y de manera particular si ha estado babeando en posición de trípode, considere la posibilidad de una epiglotitis.

¿La tos es productiva o seca?

La tos productiva suele ser un proceso intrapulmonar, mientras que la tos seca a menudo es intrapulmonar o de las vías respiratorias superiores.

¿Han notado los padres algún signo de dificultad respiratoria?

- Incapaz de hablar con frases completas
- Uso de los músculos respiratorios accesorios
- Retracciones subcostales
- Taquipnea
- Retracciones supraesternales
- Respiración abdominal
- Aleteo nasal

¿Qué edad tiene el niño?

No hay una limitación etaria para la aparición del crup, pero suele presentarse entre los 3 meses y los 3 años de edad.

O

Evalúe los signos vitales y la oximetría de pulso

Espere una fiebre baja, aunque la fiebre alta no descarta el crup. La falta de fiebre puede indicar una aspiración de cuerpo extraño.

Un niño con taquipnea y taquicardia despierta preocupación.

Un niño con respiraciones lentas o bradicardia despierta preocupación.

La pulsioximetría debe ser mayor o igual a 95% en aire ambiente.

Observe y escuche al niño desde la puerta (con cuidado de no agitarlo). ¿Qué ve y oye?

Observe el estado mental del paciente, que puede ir desde la agitación hasta el embotamiento.

Note el color del niño para detectar cualquier signo de cianosis.

Ausculte para investigar si hay disminución del movimiento del aire.

Evalúe el trabajo respiratorio en busca de signos de dificultad respiratoria como retracciones subcostales, intracostales y supraclaviculares, así como aleteo nasal.

Escuche una tos perruna intermitente que suena similar al sonido producido por una foca.

Escuche con atención el estridor. El estridor en reposo es un signo preocupante.

Si el diagnóstico es incierto, obtenga una radiografía posteroanterior de tórax y lateral de cuello

El crup mostrará un estrechamiento de la vía aérea subglótica en la radiografía posteroanterior de tórax con cierta nebulosidad local. Las placas laterales del cuello ayudarán a descartar la epiglotitis y el absceso retrofaríngeo.

Laringotraqueobronquitis aguda o crup

Un proceso inflamatorio subglótico agudo (el estrechamiento de la zona bajo la glotis provoca el estridor), que casi siempre es de naturaleza viral. La parainfluenza (tipos 1-3) genera la mayoría de los casos. La influenza, el adenovirus, el virus sincitial respiratorio y el sarampión son causas menos comunes.

Evalúe el grado de estridor y de dificultad respiratoria

Si el paciente presenta estridor en reposo, escaso movimiento del aire, cianosis, retracciones severas o taquipnea en grado significativo, o peor aún, cansancio y embotamiento, vigile de manera cuidadosa y esté atento a una posible insuficiencia respiratoria.

Diagnóstico diferencial

Considere de manera minuciosa y descarte:

- *Aspiración de cuerpo extraño:* Afebril
- *Epiglotitis:* De aspecto tóxico, febril, sin tos, con babeo
- *Absceso retrofaríngeo:* Disfagia, rigidez de cuello
- *Traqueítis bacteriana:* Secreciones traqueales tóxicas y copiosas
- *Exacerbación aguda del asma:* Tos, sibilancias, sin estridor
- *Crup espasmódico:* Resolución espontánea

P

El tratamiento inicial es siempre de nebulización fría durante 20 a 30 minutos

El objetivo de toda terapia es reducir el edema (aumentar el tamaño de las vías respiratorias). El aire frío y humedecido induce una vasoconstricción local. Haga que los padres mantengan la máscara un tanto alejada de la cara del niño, también para no agitarlo.

Añada oxígeno a la nebulización, 4 L/min de flujo. Dé seguimiento a la oximetría de pulso

Si la oximetría de pulso es inferior a 95%

Inicie la epinefrina 1:1000

Si el paciente tiene estridor en reposo, o el estridor persiste después de la nebulización fría:

De igual modo es posible utilizar epinefrina racémica 0.5 cc en 3 cc de solución salina normal, pero no hay diferencia en el efecto y es más costosa.

Administre dexametasona (un corticosteroide) 0.6 mg/kg, máximo 16 mg

Si el paciente tiene un crup de moderado a grave, pero responde a la nebulización fría

Disminuye de manera significativa la inflamación durante varias horas y previene la fase tardía de la reacción alérgica

Dé seguimiento al paciente

Los pacientes que responden al tratamiento deben ser observados durante 3 a 4 horas tras la medicación. Los niños que permanezcan cómodos y no tengan estridor en reposo, buen pulso-oxígeno, buen intercambio de aire, color normal, nivel de conciencia normal y tengan la capacidad de tolerar la PO pueden ser dados de alta.

Asesoramiento a los padres en el momento del alta

La mayoría de los niños con crup no necesitan ser ingresados y suele resolverse de forma espontánea en 3 a 5 días.

El seguimiento con el médico de cabecera debe concertarse en las próximas 24 horas.

Ingrese en caso de:

Signos persistentes de dificultad respiratoria a pesar del tratamiento o sospecha de traqueítis, epiglotitis, absceso retrofaríngeo o cuerpo extraño.

FIEBRE CON TOS SIBILANTE: BRONQUIOLITIS

S

¿Qué edad tiene el niño?

La bronquiolitis es una obstrucción inflamatoria de las vías respiratorias pequeñas, por lo general causada por el virus respiratorio sincitial (RSV). Otras posibles etiologías son:

- Virus de la parainfluenza
- Adenovirus
- Micoplasma
- Otros virus

La bronquiolitis suele producirse en niños menores de 2 años de edad, y la mayoría de los casos se presenta entre los 3 y los 6 meses. Si el niño es mayor de 2 años, consider un diagnóstico alternativo.

¿Qué época del año es?

La bronquiolitis con frecuencia se produce entre diciembre y junio.

¿Hay alguien más en casa que esté enfermo?

A menudo, otra persona en casa tendrá síntomas de infección respiratoria superior (URI). La enfermedad es mucho más leve en los huéspedes de más edad porque tiene unas vías respiratorias de mayor diámetro y un sistema inmunitario más maduro.

¿El niño es varón, se alimenta con biberón, asiste a una guardería, está cerca de un fumador o se encuentra en un hogar abarrotado?

Todos estos son factores de riesgo para la bronquiolitis.

¿Cuáles son los síntomas del niño?

El RSV suele comenzar con secreción nasal, estornudos y fiebre baja, y progresa al cabo de 1 a 3 días a una tos paroxística con sibilancias y, por último, a falta de aire y dificultad respiratoria. Si hay otros síntomas sistémicos, como vómitos o diarrea, considere diagnósticos alternativos.

O

Realice una exploración física

Escuche de manera atenta los pulmones en busca de roncus, crepitaciones y sibilancias. Investigue con cuidado los signos de dificultad respiratoria:

- Uso de los músculos respiratorios accesorios
- Taquicardia
- Aleteo nasal
- Retracciones subcostales
- Taquipnea
- Cianosis
- Retracciones supraesternales
- Respiración abdominal

Si la enfermedad progresa lo suficiente, el paciente puede tener un mal movimiento del aire seguido de letargo y apnea.

Es factible que el hígado sea palpable como resultado de la hiperexpansión pulmonar.

Oxímetro de pulso

A menudo la saturación de oxígeno será inferior a 94%.

Gasometría arterial

Por lo común, mostrará hipoxia, hipercapnia y acidosis.

Radiografía de tórax

En un principio será normal. Algunos pacientes tendrán:

- Hiperexpansión
- Engrosamiento peribronquial
- Consolidación de los segmentos

Tome una muestra de la nasofaringe y envíela para un inmunoensayo ligado a enzimas o un cultivo del RSV

Para confirmar, no descartar, el diagnóstico. Una prueba negativa sólo significa que el RSV no se ha detectado o que el responsable es otro virus.

También es necesario tener en cuenta los factores epidemiológicos. Es importante saber cuándo llega el primer caso de RSV a su hospital cada invierno.

Bronquiolitis

Una infección vírica de las vías respiratorias pequeñas que provoca inflamación y síntomas obstructivos similares a los del asma, como sibilancias e hiperexpansión. Como la resistencia al flujo en un tubo es inversamente proporcional al radio a la cuarta potencia, y sólo los niños de menor edad tienen unas vías respiratorias tan pequeñas, esto por lo regular ocurre de manera exclusiva en niños menores de 2 años. Después de esta edad, las vías respiratorias son demasiado grandes para que la simple inflamación provoque un cambio suficiente en el flujo de aire laminar.

El RSV es la etiología más común; otras son la influenza, la parainfluenza y el adenovirus.

Diagnóstico diferencial

Asma: En especial si hay antecedentes familiares de esta enfermedad, episodios repetidos de bronquiolitis, aparición repentina de síntomas de URI sin pródromo o buena respuesta a una dosis única de albuterol. Es poco probable que haya fiebre.

Aspiración crónica causada por una fístula traqueoesofágica o un déficit neurológico: Considere si la dificultad respiratoria se produjo con la alimentación que precedió al episodio reciente.

Fibrosis quística: Neumonías frecuentes/crónicas. Compruebe el cloruro del sudor.

Laringotraqueomalacia: Antecedentes de prematuridad con intubación o estridor desde el nacimiento.

Displasia broncopulmonar: Historia de prematuridad con intubación y sibilancias crónicas.

Insuficiencia cardiaca: Véase Insuficiencia cardiaca congestiva, p. 18.

Cuerpo extraño traqueal o bronquial: El inicio súbito, la ausencia de pródromos, la inexistencia de fiebre y los ruidos respiratorios unilaterales deben hacerle considerar este diagnóstico.

Tos ferina: El paciente se ve bien entre los ataques de tos paroxísticos; además, el pródromo es más largo.

Bronconeumonía bacteriana: Mala respuesta a las meras medidas de apoyo, infiltrado en la Rx de tórax.

Neumonía por Chlamydia trachomatis: Afecta a niños de 1 a 4 meses de edad con más tos y menos sibilancias o fiebre. Suele haber infiltrados fragmentados de forma bilateral en la Rx de tórax.

P

Proporcione oxígeno humidificado

El aire húmedo lubrica la mucosidad y el oxígeno puede penetrar en los alvéolos.

La epinefrina racémica por nebulizador manual no ha demostrado ser eficaz, pero sigue utilizándose a menudo.

Coloque al bebé con la cabeza de la cama un poco elevada y con el cuello algo extendido (posición de olfateo)

Esto mejorará la entrada de aire.

Los broncodilatadores inhalados no se sugieren de forma rutinaria

Aunque en caso de síntomas graves, quizá esté justificado un ensayo único de broncodilatador inhalado.

Administre fluidos IV a una velocidad 1.5 veces mayor a la de mantenimiento

La hidratación aumentará el aclaramiento de las secreciones respiratorias.

La alimentación oral puede suponer un riesgo de dificultad respiratoria. Contemple también la alimentación nasogástrica.

Orientación anticipada

Los síntomas comienzan en el segundo o tercer día, alcanzan su punto máximo en el tercer o quinto día y se resuelven en 2 o 3 semanas. Hay que vigilar las entradas y las salidas. Revise la aspiración nasal con los padres.

Si hay neumonía intersticial en la Rx de tórax, considere la posibilidad de iniciar un antibiótico macrólido

Esto cubrirá los organismos atípicos como *Mycoplasma* y *Chlamydia*.

Ingrese al hospital

Si se requiere oxígeno suplementario para mantener la saturación de oxígeno.

Si el paciente no tolera la alimentación por su dificultad respiratoria.

Si hay signos de dificultad respiratoria.

Contemple la presión positiva en las vías respiratorias de dos niveles o la intubación con ventilación mecánica si la dificultad respiratoria empeora a pesar del tratamiento agresivo

Esto ameritará el traslado a la Unidad de cuidados intensivos.

FIEBRE CON SECRECIÓN NASAL, TOS SECA: URI VIRAL

S

¿El niño ha tenido fiebre?

La fiebre (+) sugiere una infección: neumonía, sinusitis, otitis media.

La fiebre (–) indica una etiología no infecciosa: asma, cuerpo extraño.

¿Se comporta el niño con normalidad?

Si el niño está aletargado, con aspecto tóxico (en extremo enfermo) u obtuso, todos estos son signos de que puede tener algo más que un resfriado común (URI).

Si el niño tiene fiebre, tos y goteo nasal, pero por lo demás se comporta de manera típica y juega, es probable que sólo se trate de una URI vírica y no haya que hacer nada.

¿Cuáles son los síntomas asociados?

Pregunte si hay algún síntoma (revise sus sistemas) que le haga pensar en:

- Resfriado común: tos, rinitis, dolor de garganta
- Más que un simple resfriado: dolor de oídos, babeo, falta de aire, mal aliento, vómitos, cambio de voz

O

Evalúe los signos vitales

Aunque los niños pueden tener por lo regular fiebre de cualquier grado, una fiebre baja (menos de 39 ºC) es más indicativa de una infección rinoviral.

Es posible que aparezca taquicardia leve con la fiebre, pero la taquipnea sería inusual.

Valore el aspecto general del niño

El niño tendría que parecer no tóxico, ya que estas URI no suelen ser graves. No debería haber signos de dificultad respiratoria, como retracciones y aleteo nasal.

Realice un examen de los ojos, nariz, oídos, garganta y pulmones

Ojos: Los ojos rojos con la conjuntiva hinchada indican tal vez una conjuntivitis, que es común en los niños pequeños que se frotan las secreciones nasales en los ojos. Suele ser bilateral y con escasa secreción. Un ojo unilateral, rojo de manera notoria, con una secreción purulenta abundante, sugiere una conjuntivitis bacteriana.

Nariz: Los conductos nasales estarían enrojecidos, hinchados, congestionados y llenos de mucosidad de color entre transparente y verde. Una mucosa de aspecto pálido y empantanado indica una rinitis alérgica.

Oídos: Las membranas timpánicas deben ser no eritematosas, con puntos de referencia normales y reflejo luminoso (reflejo en forma de cono de la luz en el cuadrante anterior inferior). Un tímpano abultado y enrojecido, con distorsión de los puntos de referencia normales o reflejo luminoso con disminución del movimiento a la insuflación apunta a una otitis media aguda.

Boca y garganta: Quizá aparezcan un poco enrojecidas, pero las amígdalas no deben estar rojas ni tener pus, si es que son visibles. No debe haber lesiones en el paladar.

Pulmones: A pesar de la tos, los pulmones deben sonar claros con un buen movimiento del aire. Los ruidos adicionales como los que se mencionan a continuación deben hacer que se estudie más a fondo un proceso pulmonar como la neumonía o el asma:

- Sibilancias: Silbidos espiratorios agudos
- Roncus: Un sonido áspero como el que hace el velcro
- Estertores: Crepita como los sonidos que hacen el cereal Rice Krispies mojado

Percuta el pulmón para ver si hay matidez. Si se encuentra, compruebe si la zona de matidez transmite sonido a través de la egofonía o del frémito táctil. Si la matidez transmite sonido, se trata de una consolidación; si no, es un derrame (acumulación de líquido).

A

Infección del tracto respiratorio superior (URI) por virus

Se trata de la forma más leve de infección y uno de los motivos más comunes de las visitas a ER pediátricas. Se caracteriza por la afectación de los ojos, la nariz y la garganta con síntomas menores en cada zona. Las complicaciones bacterianas más comunes de estas enfermedades son:

- *Otitis media:* Se caracteriza por una membrana timpánica roja y abultada con disminución del movimiento a la insuflación. Los niños que tienen edad suficiente para expresarlo, informarían que hay dolor. Los patógenos comunes son *S. pneumoniae, H. influenzae* y *Moraxella catarrhalis.* La mastoiditis, caracterizada por el dolor de la mastoides y el desplazamiento anterior del pabellón auricular, es una complicación poco frecuente.

- *Sinusitis:* Se produce cuando el pequeño meato que drena los senos paranasales se obstruye durante periodos prolongados por la mucosa nasal inflamada. Debe considerarse cada vez que una URI viral continúe con fiebre durante más de una semana. Se caracteriza por la sensibilidad a la palpación de la frente sobre los ojos o de los pómulos, goteo posnasal y halitosis.

Diagnóstico diferencial

La historia clínica y la exploración física deben descartar de forma expedita las siguientes infecciones más graves:

– Faringitis – Epiglotitis – Meningitis – Neumonía – Sepsis

P

Si el paciente carece de evidencia de un proceso bacteriano o de una complicación, tranquilice a los padres

Los antibióticos sólo sirven para las infecciones bacterianas, por lo que en el caso de las URI virales o los resfriados son por completo inútiles. Por ende, los beneficios de tomarlos no compensan los riesgos de reacciones adversas y de desarrollar una resistencia microbiana, así que no deben utilizarse.

Control de la fiebre: Muchos padres acuden a ER sólo por la fiebre. Tranquilícelos aclarándoles que ésta es una condición benigna que no puede dañar a su hijo. La elevación de la temperatura corporal es sólo la reacción del cuerpo a la infección. Es esta última, no la fiebre, la que puede ser peligrosa, pero si usted está seguro de que se trata de una URI viral, entonces la fiebre no representa ningún riesgo. Para que el niño se sienta más cómodo, se le puede administrar acetaminofeno o ibuprofeno.

Supresor de la tos: Hay una gran cantidad de padres que quieren evitar que su hijo tosa, pero la tos despeja las vías respiratorias. Al final, es beneficioso para el paciente. Si los padres insisten, cualquier combinación de guaifenesina-dextrometorfano a la hora de acostarse será suficiente para suprimir la tos.

Si hay otitis media, comience con amoxicilina, 90 mg/kg/por día dividido en dos dosis durante 5 a 7 días para niños ≥2 años de edad, o 10 días en el caso de niños <2 años

La mayoría de los niños mejoran sin antibióticos, pero si se diagnostica una otitis media aguda, la práctica habitual es tratarla. Si la fiebre persiste después de 7 días, cambie a amoxicilina con clavulanato.

Si se sospecha de una sinusitis, administre la misma dosis de amoxicilina, pero la duración habrá de ser de 10 a 14 días

La penetración de los antibióticos en los senos obstruidos es difícil, por lo que es necesaria una terapia más prolongada.

No hay criterios de hospitalización para estas enfermedades a menos que se sospeche de una sepsis o una meningitis

FIEBRE CON DOLOR DE GARGANTA: FARINGITIS

S

¿Qué edad tiene el niño?

Los diferentes rangos de edad representan un mayor riesgo de diferentes faringitis:

- Los bebés y los niños que comienzan a andar corren el riesgo de padecer herpangin Estos pacientes presentan ampollas en los pilares amigdalinos y, a menudo, fiebre alta. Las ampollas son dolorosas, de modo que los sujetos no querrán comer.
- Entre los 5 y los 15 años de edad es el intervalo habitual para la faringitis estreptocó cica, pero es factible que aparezca a cualquier edad. Es muy rara antes de los 2 años y menos grave después de los 20.
- Desde los 15 años hasta la adolescencia y la juventud, la mononucleosis es una causa común de faringitis.

¿Qué síntomas tiene el niño?

Los síntomas comunes asociados a la faringitis (dolor de garganta) son:

– Dolor de cabeza	– Dolor abdominal	– +/– Náuseas/vómitos	– Rinorrea
– Fiebre	– +/– Disfagia	– Tos	

Una forma de diferenciar la faringitis estreptocócica de otras URI es que la tos y la rinorrea no suelen estar presentes en la faringitis estreptocócica.

O

Examine la garganta

Hay muchas formas diferentes en las que puede aparecer un dolor de garganta en la exploración física:

- *Herpangina* (causada por el coxsackievirus): Enrojecimiento generalizado con úlceras dolorosas hacia la parte posterior de la boca (pilares amigdalinos y paladar blando)
- *Virus del herpes simple I* (el HSV-1 [*herpes simplex virus 1*] suele aparecer alrededo de la boca y el HSV2-2 por lo regular se presenta alrededor de los genitales, pero ambos pueden hacer ambas cosas): Causa ulceraciones más anteriores en la boca (encía, labios y lengua).
- Tanto la faringitis estreptocócica como la mononucleosis se presentan como una faringitis exudativa: Enrojecimiento abultado restringido a la faringe, con amígdalas agrandadas, con o sin presencia de pus.
- El absceso periamigdalino se muestra como un agrandamiento unilateral de las amígdalas y una desviación uvular, en particular si se asocia a una voz apagada.

Termine una exploración física general, mediante la indagación de estos otros signos comunes

La erupción escarlatiniforme (fiebre escarlata) es una erupción aterciopelada o en forma de papel de lija con líneas de Pastia y palidez circunvalar; es diagnóstica de estreptococo.

La linfadenopatía cervical anterior sensible es habitual en todas estas enfermedades.

Las ampollas en las manos y los pies son frecuentes en las infecciones por coxsackie (enfermedad de manos, pies y boca).

La esplenomegalia se asocia a la mononucleosis infecciosa.

La tos prominente, la rinorrea o la otitis media hacen que la faringitis estreptocócica, la mononucleosis y la herpangina sean menos probables.

Solicite las pruebas de laboratorio necesarias

Prueba rápida de estreptococos y cultivo de garganta.

Titulación de monospot y del virus de Epstein-Barr (EBV). El hemograma con diferencia debe mostrar linfocitosis con linfocitos atípicos en mononucleosis.

A

Faringitis

Causada por una inflamación infecciosa de la garganta o la faringe.

Diagnóstico diferencial

Faringitis *estreptocócica* causada por el estreptococo del grupo A o *Streptococcus pyogenes*. La escarlatina está asociada a una cepa productora de toxinas.

Diagnóstico de la faringitis estreptocócica: cuantos más de estos criterios sean positivos, más probable es que se trate de una faringitis estreptocócica:

- Edad (5-15 años)
- Síntomas de URI (sin tos/rinorrea)
- Faringitis (con amígdalas rojas)
- Fiebre

Los criterios del CENTOR también dan una idea de qué pacientes se beneficiarían de las pruebas.

Depende de cuatro factores: Exudados amigdalinos, linfadenopatía cervical anterior sensible, fiebre, ausencia de tos.

Se da un punto por cada criterio. Los pacientes con una puntuación ≥3 pueden beneficiarse de las pruebas.

La herpangina y la enfermedad de manos, pies y boca están causadas por los virus coxsackie y pueden diagnosticarse por las úlceras situadas en la parte posterior de la boca y la faringe.

La estomatitis herpética (por lo general, HSV-1) provoca úlceras en la parte más anterior de la boca.

La mononucleosis es un síndrome causado de manera regular por el EBV. Se caracteriza por una faringitis exudativa, fiebres bajas, fatiga, linfocitosis y esplenomegalia.

Interprete el cultivo rápido de estreptococo y garganta

Diagnóstico si el cultivo rápido de estreptococos o de garganta es positivo.

Si el estreptococo rápido es negativo, puede esperar a los resultados del cultivo de garganta para atender, o brindar tratamiento inmediato si su sospecha clínica de faringitis estreptocócica es alta (más de los criterios citados).

Si el cultivo de garganta es positivo, inicie o continúe el tratamiento.

Si el cultivo de garganta es negativo, tenga presente que existen algunos falsos negativos y continúe con el tratamiento si su sospecha clínica sigue siendo elevada.

Descarte la faringitis estreptocócica para evitar sus complicaciones y secuelas

El tratamiento de la faringitis estreptocócica reduce la incidencia de complicaciones como el absceso periamigdalino y la linfadenitis cervical, así como de secuelas como la fiebre reumática (responsable de lesiones irreversibles en las válvulas del corazón) y la glomerulonefritis. Inicie la terapia en los 9 días siguientes a la aparición de los síntomas para prevenir la fiebre reumática.

P Tratamiento con penicilina V-K (tratamiento de elección) durante 10 días

Si <27 kg: 250 mg 2 o 3 veces al día; Si >27 kg: 500 mg 2 o 3 veces al día.

Aunque la resistencia bacteriana ha surgido como un problema con otras bacterias en todo el mundo, el estreptococo del grupo A sigue siendo sensible de manera notable a la penicilina. Continuará como el fármaco de elección hasta que la resistencia sea más frecuente.

Si el paciente es alérgico a la penicilina, trátelo con azitromicina

La azitromicina puede administrarse pero es mucho más costosa. Además, se desarrolla resistencia con rapidez, por lo que debe reservarse sólo para aquellos pacientes que sean en verdad alérgicos a la penicilina. Dosis: 12 mg/kg (máximo 500 mg/dosis) el día 1, seguido de 6 mg/kg/dosis (máximo 250 mg/dosis) una vez al día los días 2 a 5.

La herpangina y la mononucleosis son enfermedades víricas que sólo requieren cuidados de apoyo

Se debe animar a los niños con herpangina a que tomen líquidos frescos para evitar la deshidratación.

Los adolescentes con mononucleosis tienen que guardar descanso y abstenerse de besar y de compartir vasos o latas de refresco.

FIEBRE CON DISURIA: INFECCIONES DEL TRACTO URINARIO

S

Obtenga una historia general de la queja

Las infecciones del tracto urinario (UTI) pueden presentarse en casi cualquier grupo de edad y de muchas formas diferentes.

- Es posible que aparezca como una simple disuria sin fiebre; suele describirse como un ardor al orinar, micciones frecuentes con mínima producción de orina y un malestar generalizado.
- Las UTI también pueden manifestarse sólo con fiebre, en especial en los periodos neonatal y de infancia.

Realice un cultivo de orina cuando el paciente tenga fiebre sin origen conocido (véase Fiebre sin síntomas asociados, p. 190).

¿Arde cuando el paciente orina?

(Disuria) Éste es uno de los síntomas más comunes de las UTI.

¿Se despierta el paciente por la noche para orinar o tiene micciones pequeñas y frecuentes?

La frecuencia urinaria es otro síntoma de la UTI, y la nicturia es una buena forma de evaluarla porque los niños no suelen despertarse más de una o dos veces, si es que lo hacen, para ir al baño por la noche.

¿Tiene el paciente algún síntoma asociado?

El dolor de costado se asocia a la pielonefritis (infección que ha ascendido a los riñones).

Los vómitos son frecuentes en las UTI de los bebés. En los niños mayores, es probable que indique una pielonefritis.

La pielonefritis también se asocia a fiebres y escalofríos más altos.

Un dolor abdominal intenso cuando el paciente no puede mantenerse quieto puede indicar un cálculo renal asociado. Esto es lo contrario de lo que se observa en la apendicitis, donde los sujetos tratan de mantenerse muy quietos.

¿Ha tenido el paciente UTI antes? Si es así, ¿cuántas y con qué frecuencia?

Las UTI múltiples sugieren una anomalía del tracto urinario, una higiene deficiente o un posible abuso sexual.

Si la paciente es una niña, ¿cómo se limpia tras ir al baño?

Limpiarse de atrás hacia delante es un riesgo para las infecciones urinarias.

¿Es el paciente sexualmente activo?

Las mujeres sexualmente activas corren un mayor riesgo de padecer UTI.

O

Evalúe el aspecto general y los signos vitales del paciente

El paciente puede parecer incómodo, pero no ha de mostrarse enfermo o tóxico. El estado mental y la tensión arterial deben ser normales, y el paciente estará taquicárdico a menos que esté febril o tenga dolor.

Edad y sexo del paciente

Los bebés corren un alto riesgo de padecer UTI (los varones más que las mujeres).

Varones: Entre los 6 meses y el año de edad, el riesgo de sufrir una UTI en varones anatómicamente normales desciende casi a cero. Los síntomas de esta condición en los varones adolescentes suelen ser infecciones de transmisión sexual.

Mujeres: El riesgo de UTI en las mujeres alcanza su punto máximo entre los 6 meses y los 2 años de edad, y luego de nuevo en la adolescencia.

Realice una exploración física enfocada y dirigida

Compruebe si hay sensibilidad en el ángulo costovertebral (CVA) en el flanco alrededor de las costillas 10ª a 12ª (pielonefritis).

La sensibilidad justo por encima de la sínfisis del pubis es una sensibilidad suprapúbica que sugiere cistitis.

Busque lesiones y secreciones en el examen genital.

Obtenga una muestra de orina

Realice un cateterismo de entrada y salida en los niños pequeños. La muestra de bolsa (sellar una bolsa sobre los genitales) no es útil para el cultivo para descartar una UTI debido a la frecuente contaminación.

En los niños que han aprendido a ir al baño, obtenga una muestra de captura limpia. Haga que el paciente se limpie la zona genital con varias toallitas estériles húmedas; deje que la primera porción de orina entre en el inodoro y, a continuación, recoja la porción central en el vaso de muestras.

Obtenga un U/A (tira reactiva o laboratorio) y envíe una muestra para cultivo

Los nitritos y la esterasa leucocitaria positivos indican una UTI. Las bacterias generan nitritos cuando están en la vejiga y los glóbulos blancos producen esterasa leucocitaria. Los bebés muy pequeños casi no retienen orina en sus vejigas, por lo que estas pruebas son menos sensibles. Por eso también es necesario un cultivo.

La sangre microscópica puede ser causada por una UTI, pero no sin un nitrito o una esterasa leucocitaria positivos.

Una glucosa positiva sugiere diabetes mellitus, un factor de riesgo de pielonefritis a cualquier edad.

A

Infecciones del tracto urinario

Las infecciones van desde una simple cistitis (bacterias que crecen en la vejiga) hasta una pielonefritis (infección bacteriana del riñón); esta última es más frecuente con las anomalías anatómicas del tracto urinario, pero ocurre también en huéspedes sin dichas anomalías.

Diagnóstico diferencial

El diagnóstico diferencial de las principales características de la cistitis son:

- *Disuria:* Traumatismo, irritante químico, estenosis, cuerpo extraño
- *Frecuencia:* Cetoacidosis diabética, polidipsia, microvejiga
- *Sensibilidad suprapúbica:* Traumatismo, tumor, apendicitis
- *Fiebre:* Sepsis, bacteriemia, meningitis

El diagnóstico diferencial de las características de la pielonefritis son:

- *Sensibilidad del CVA:* Apendicitis, traumatismo, cólico renal
- *Vómitos:* Anomalía o hemorragia del sistema nervioso central, enteritis

P

La terapia antibiótica temprana y agresiva (dentro de las 72 horas de la presentación) es necesaria para prevenir el daño renal. Se recomienda un tratamiento empírico, guiado por los patrones de resistencia locales. La cefalosporina oral debe ser la primera línea en el tratamiento de las UTI en niños sin anomalías genitourinarias

La amoxicilina y el TMP-SMX deben utilizarse con precaución debido a la elevada tasa de resistencia de la *E. coli*. Las fluoroquinolonas son eficaces y la resistencia es rara en los niños, pero deben limitarse a las bacterias gramnegativas multirresistentes. La duración del tratamiento ha de ser de 3 a 5 días para los niños inmunocompetentes sin fiebre y, por lo regular, de 10 días para los niños que presentan fiebre.

Hospitalice a todos los pacientes menores de 2 meses de edad por urosepsis. De igual modo, ingrese a todos aquellos con pielonefritis que no toleren la ingesta oral para recibir antibióticos IV

Con menos de 2 meses de edad, es difícil contener la infección, por lo que es más probable que el paciente desarrolle una sepsis.

Las mujeres de más de 5 años de edad y todos los varones, así como cualquier paciente que tenga un episodio repetido de pielonefritis, requieren un estudio para detectar anomalías del tracto urinario

Repita el cultivo de orina: 3 días después de su tratamiento.

Vesiculocistograma (VCUG): Tras un cultivo negativo, el paciente puede someterse a un VCUG, que revelará la mayoría de las anomalías, como el reflujo ureteral y la válvula uretral posterior.

Ecografía renal: Para descartar hidronefrosis, cicatrices o displasia.

Inicie antibióticos profilácticos (por lo común, Macrobid o Bactrim) en cualquier niño con una anomalía urológica como válvulas uretrales posteriores, antecedentes de UTI recurrentes (tres UTI febriles en 6 meses o cuatro UTI totales en 1 año) y luego derive a Urología.

FIEBRE CON ERUPCIÓN CUTÁNEA: EXANTEMA VIRAL

S

¿Cuánto tiempo lleva el niño con la erupción?

La evolución temporal de la erupción puede ayudar al diagnóstico de la enfermedad.

¿Desde cuándo tiene el niño fiebre y qué relación guarda con la erupción?

La fiebre suele preceder a la erupción. La mayoría de las erupciones que coexisten con la fiebre son secundarias a enfermedades víricas; por tanto, muchas de ellas tienen un pródromo de fiebre.

Una fiebre alta (superior a 40 ºC) durante 5 días o más que precede a la erupción debe hacerle sospechar de la enfermedad de Kawasaki (véase Enfermedad de Kawasaki, p. 208).

¿Tiene el paciente algún síntoma asociado?

Escarlatina: Dolor de garganta (faringitis estreptocócica) con erupción de papel de lija y líneas de Pastia.

Fiebre reumática: J♥NES es una buena mnemotecnia::

- Articulaciones (*joints*) (poliartritis migratoria)
- ♥ (carditis)
- *N*ódulos (ganglios) (subcutáneos)
- *E*ritema marginal: máculas rosadas se unen en un patrón serpiginoso
- Corea de *S*ydenham

Meningococemia: Se trata de una urgencia. Dolor de cabeza, erupción purpúrica en las piernas, fotofobia, estado mental alterado (AMS), vómitos

Virus de Epstein-Barr (EBV, mononucleosis): Fatiga, linfadenopatía, dolor de garganta

Sarampión: Tos, conjuntivitis, coriza (goteo nasal)

Gastroenteritis viral: Puede desarrollar de manera ocasional un exantema

El eritema multiforme puede estar asociado a la tos porque el micoplasma es una etiología común

¿Está el niño tomando alguna medicación?

Muchos medicamentos pueden provocar una erupción y fiebre como reacción alérgica. La mononucleosis causa una erupción de color rosa salmón en el tronco en respuesta a la amoxicilina o la ampicilina.

¿Cuál es la distribución de la erupción?

El patrón o la distribución de la erupción pueden ayudar a formar su diagnóstico diferencial.

¿Ha recibido el niño todas sus vacunas? Pida ver la cartilla que lo documenta

Una cartilla de vacunación actualizada no descartaría el sarampión, la rubéola y la varicela (todas ellas causas virales comunes de erupciones), pero se vuelven mucho menos probables.

O

Evalúe el aspecto general del paciente

Es importante tener en cuenta cuándo la apariencia del paciente es "tóxica":

- Extremadamente enfermo
- Poca actividad espontánea
- Palidez
- Irritabilidad
- Estado mental alterado

Si hay fiebre y sarpullido esto sugeriría una sepsis, una meningococemia o alguna otra condición peligrosa, así que es muy importante aprender a reconocer la diferencia.

Describa el exantema. Asegúrese de utilizar guantes al tocar las lesiones

La erupción debe caracterizarse en cuanto a su localización en el cuerpo, como se ha señalado antes, y si forma algún patrón, como las zonas expuestas al sol.

El exantema también debe distinguirse por el tipo de lesión (tabla 12-3).

TABLA 12-3 Tipos de lesiones

Lesión	Plana	Redonda, elevada	No pierden el color al presionarlas	Rellena de fluido
<5 mm	Máculas	Pápulas	Petequias	Vesículas
>5 mm	Parches	Placa	Púrpura	Ampollas

Los nódulos son dérmicos (más profundos), mientras que las pápulas/placas son epidérmicas (poco profundas).

Exantema viral

Eritema infeccioso (quinta enfermedad): La etiología es el parvovirus B_{19}.

- Erupción roja en cada mejilla (aspecto de mejilla abofeteada)
- Seguido de una erupción maculopapular roja generalizada, que adquiere un aspecto de encaje

Varicela: la etiología es el virus de la varicela-zóster.

- Altamente contagiosa
- Distribución generalizada
- Prurito
- Tres lesiones diferentes: pápula rosada, vesícula (gota de rocío en un pétalo de rosa) y úlcera costrosa. Las tres lesiones deben verse a la vez en un paciente

Roséola infantil (exantema subitum, sexta enfermedad): la etiología es el virus del herpes humano 6.

- Fiebre alta, 2-3 días
- Niño con buena apariencia
- Convulsiones febriles comunes
- Fiebre seguida de una erupción eritematosa con pequeñas máculas y pápulas rodeadas de un anillo pálido. La distribución suele ser en el cuello, el tronco y detrás de las orejas

Sarampión (rubéola): la etiología es un paramixovirus, raro desde la vacuna.

- El pródromo es una tríada: tos, coriza, conjuntivitis.
- La erupción es roja, maculopapular, comienza en la frente y las orejas, y luego se extiende por el cuerpo.
- Presencia de manchas de Koplik en la mucosa bucal justo antes de la erupción.

Diagnóstico diferencial

Fiebre escarlata: la etiología es una complicación de la faringitis por estreptococo del grupo A (GAS).

- Pápulas rojas, parecidas al papel de lija (pequeñas pápulas), generalizadas, con líneas de Pastia en los pliegues de flexión.

Fiebre reumática: secuelas de la infección por el GAS; *véanse* los criterios J♥nes citados antes.

Impétigo: una infección cutánea localizada por estreptococos o estafilococos.

- Localizado en la cara o en las extremidades
- Las máculas se convierten en vesículas
- Costras gruesas de aspecto melicérico

Celulitis: una infección cutánea estreptocócica o estafilocócica que se extiende.

- Color rojo violáceo; hinchado, caliente al tacto
- Por lo general, en las extremidades

Meningococemia: una infección sistémica causada por *N. meningitidis*

- Púrpura fulminante (forma más grave): complicada por la coagulación intravascular diseminada, que provoca petequias y equimosis. Rápidamente mortal sin tratamiento.

Eritema multiforme: erupción activada inmunológicamente que aparece en forma de lesiones en diana en la piel, a veces acompañada de inflamación de las mucosas (síndrome de Stevens-Johnson).

Enfermedad de Kawasaki: véase Enfermedad de Kawasaki, p. 208.

P

El tratamiento para la mayoría de los exantemas virales es de apoyo, mientras que el correspondiente a las infecciones bacterianas casi siempre incluye antibióticos

La aspirina está contraindicada para prevenir el síndrome de Reye.

Es preciso ingresar pacientes con sarampión con neumonía o encefalitis, o cualquier sospecha de meningococemia

Obtenga un ecocardiograma y consulte a Cardiología si sospecha de fiebre reumática

Podría ser necesaria la profilaxis con penicilina de por vida para prevenir nuevas infecciones por GAS. Si no se desarrolla una carditis, es preciso proporcionar profilaxis durante 5 años o hasta los 21 años de edad, lo que sea más largo.

FIEBRE CON EXANTEMA, CONJUNTIVITIS Y LINFADENOPATÍA; KAWASAKI

S

¿Qué síntomas tiene el niño?

La enfermedad de Kawasaki (KD) tiene una constelación de síntomas que ayudarán a hacer el diagnóstico. El paciente debe tener fiebre (por lo general, superior a 38.5 ºC) durante 5 días y 4 de los 5 criterios siguientes:

- Conjuntivitis bilateral no purulenta
- Lesiones orales (eritema orofaríngeo, labios secos eritematosos y agrietados)
- Linfadenopatía cervical (lo menos común)
- Erupción troncal eritematosa
- Cambios en las manos y los pies (hinchazón de los dedos y posterior descamación periungueal)

¿Qué edad tiene el niño?

La KD suele producirse entre los 6 meses y los 6 años de edad. Nunca se observa en niños mayores de 8 años.

O

Examine el aspecto general del paciente y compruebe sus signos vitales

Si el paciente está afebril o no está irritable, es poco probable que tenga KD.

Realice una exploración física general, con especial atención en las siguientes áreas

Ojos: La conjuntiva bulbar debe estar eritematosa e hinchada pero sin secreción.

Cavidad oral: Los labios suelen estar rojos, hinchados y agrietados. La orofaringe puede hallarse eritematosa de forma difusa y a menudo hay una lengua de fresa (roja con punteado como una fresa).

Cuello: Sólo 60% presenta la linfadenopatía cervical, pero cuando está presente suele ser llamativa. Puede ser unilateral o bilateral, y un solo ganglio linfático debe medir >1.5 cm. Tal vez será sensible a la palpación, pero no debe ser fluctuante porque se trata de una adenopatía no supurativa.

Piel: No existe una erupción específica en la KD, por lo que suele denominarse erupción polimorfa. A menudo es eritematosa y puede parecerse a las erupciones del sarampión (maculopapular), la escarlatina (en forma de papel de lija), el eritema multiforme (lesiones en forma de diana), etcétera.

Cambios en las manos y los pies: Las palmas y las plantas pueden estar eritematosas o induradas (duras al tacto). Con frecuencia están hinchadas, y muchas veces se observa descamación (pelado) de los dedos, pero por lo regular en las fases posteriores de la enfermedad.

Busque estas otras señales en la exploración física

Soplo cardiaco: Asociado a una rara insuficiencia mitral aguda

Ictericia: Ictericia obstructiva poco frecuente secundaria a una hidropesía de la vesícula biliar o a una hepatitis

Revise los análisis de laboratorio. No hay estudios de diagnóstico para la KD, pero los siguientes son sugestivos

Trombocitosis: Por lo general, en el rango de 600 000 a más de 1 millón.

Elevación de los leucocitos: Quizá estén elevados entre 20 000 y 30 000. La ESR y la CRP también pueden estar elevadas.

Piuria estéril: El U/A muestra leucocitos sin infección.

Meningitis aséptica (aunque no del tipo al que por lo regular se hace referencia cuando se habla de una etiología viral o fúngica): Si se ha realizado una punción lumbar, los leucocitos con frecuencia se hallan presentes, de nuevo sin infección. Es común aunque no se comprueba con frecuencia.

A

Enfermedad de Kawasaki

Se trata de una vasculitis de vasos medianos con los síntomas característicos antes señalados. La etiología es desconocida, pero muchos sospechan de una causa infecciosa no descubierta

Secuelas evitables

El tratamiento es bastante benigno, pero las consecuencias de la KD no tratada pueden poner en peligro la vida.

Etapa aguda: La mayoría de los signos y síntomas anteriores se asocian a esta etapa.

- *Etapa subaguda:* La fiebre, la erupción y la linfadenopatía se resuelven y comienza la vasculitis, que provoca aneurismas de las arterias coronarias (ectasias). Esto suele ocurrir entre los días 11 y 24 de la enfermedad. La inflamación miocárdica y endocárdica puede producirse en 20-25% de los pacientes. Cuando estos aneurismas de las arterias coronarias se asocian a la trombocitosis, el sujeto corre el riesgo de sufrir una obstrucción de las arterias coronarias y un infarto de miocardio.
- *Etapa tardía:* En esta etapa se produce una obstrucción de las arterias coronarias (infarto de miocardio) si los aneurismas no se resuelven.

El tratamiento no previene por completo los aneurismas, pero el riesgo se reduce de forma drástica.

Los bebés con KD (de 6 meses a 1 año) quizá no muestren ni siquiera 4 de los 5 criterios (KD atípica) pero deben ser tratados de todos modos, porque su riesgo de aneurisma es aún mayor.

Diagnóstico diferencial de fiebre, erupción cutánea y conjuntivitis +/– linfadenopatía

- Síndrome de choque tóxico
- Enfermedad de Lyme
- Rubéola
- Enterovirus
- Enfermedad del suero
- Fiebre escarlata
- Sarampión
- Roséola
- Adenovirus
- Lupus eritematoso sistémico
- Fiebre manchada de las Montañas Rocosas
- Eritema infeccioso
- Virus de Epstein-Barr
- Síndrome de Stevens-Johnson
- Reacción a la medicación

P

Ingresar y comenzar de inmediato el tratamiento con inmunoglobulina intravenosa (IVIG), 2 g/kg en 8-12 horas cada día y dosis altas de aspirina, 30-50 mg/kg/día divididas en cuatro dosis

Se ha demostrado que la terapia con IVIG sólo disminuye el riesgo de aneurisma de las arterias coronarias.

La aspirina tiene efectos tanto antiinflamatorios como antitrombóticos.

Los pacientes son supervisados durante al menos 24 horas tras la finalización de la IVIG para confirmar la resolución de la fiebre.

Efectúe un ecocardiograma

Si es normal, el paciente puede tener una consulta para repetir el ecocardiograma en 2 a 6 semanas para evaluar la afectación de las arterias coronarias.

Después de que el niño esté afebril de 4 a 5 días, es factible disminuir la dosis de aspirina

Serían 3-5 mg/kg una vez al día y puede ser dado de alta con esta dosis. Así continuará con los efectos antitrombóticos.

Si el ecocardiograma de seguimiento es negativo para las lesiones coronarias, es factible dejar de administrar aspirina. Si se detectan anomalías coronarias, la aspirina debe administrarse de manera indefinida. Un especialista en cardiología pediátrica debe determinar el tratamiento del paciente.

Recuerde que los niños que toman aspirina corren el riesgo de padecer el síndrome de Reye

Una hepatitis autoinmune con hipoglucemia no cetósica asociada si contraen la gripe o la varicela. Indique a los padres que llamen al pediatra al primer signo de enfermedad.

EXANTEMA CON PRURITO

S

¿Qué es lo primero: el prurito o la erupción?

La dermatitis atópica, una forma de eczema, se denomina a veces "la picazón que erupciona", pero este fenómeno también podría darse en enfermedades sistémicas como los trastornos hepáticos, renales o endocrinos.

¿El prurito impide el sueño?

La escabiosis, el eccema y la urticaria pueden ser lo bastante graves como para despertar al paciente del sueño.

¿Dónde está el sarpullido?

La escabiosis no afecta a la cabeza ni al cuello y ocurre sobre todo en las membranas interdigitales y en otras áreas conocidas como zonas intertriginosas:

- Eje del pene
- Muñecas
- Codos
- Ingles
- Surco interglúteo
- Axilas

La dermatitis atópica se produce en las fosas poplítea y antecubital, alrededor de los ojos y las orejas, y en los diversos pliegues y arrugas de la piel.

¿Cuándo comenzó la erupción?

La escabiosis suele ser crónica, y el prurito a veces continúa durante semanas después del tratamiento.

La urticaria a menudo es aguda pero puede reaparecer.

La dermatitis atópica tiende a ser crónica con una fecha de inicio difícil de recordar.

¿Alguien más tiene la erupción?

La escabiosis puede darse en varios miembros de la familia, pero muchas veces el primer caso en ella precede a los demás en alrededor de un mes, el tiempo que tarda alguien en sensibilizarse a la infestación.

¿Hay alguien en la familia que tenga una enfermedad alérgica?

Un fuerte historial familiar de asma, alergias, eczema u otros problemas alérgicos es sospechoso o al menos apoya el diagnóstico de dermatitis atópica.

¿Existe algún síntoma asociado?

Si el paciente presenta malestar, fatiga, pérdida de peso u otros síntomas sistémicos, considere enfermedades como las autoinmunes, las hepáticas, las renales, las endocrinas y el cáncer.

En caso de que los pacientes tengan urticaria, angioedema y síntomas de falta de aire o de muerte inminente, piense en la posibilidad de una anafilaxia y trátela con urgencia (véase Anafilaxia, p. 160).

¿Qué medicamentos está tomando el niño?

La reacción a la medicación es otra cosa a tener en cuenta cuando existe una erupción pruriginosa.

Los antibióticos como las penicilinas, las cefalosporinas y las sulfamidas suelen ser responsables.

O

Examine con cuidado la erupción y advierta su distribución

Escabiosis: Busque las excavaciones en las muñecas, el tallo del pene, los codos, las axilas, entre los dedos, los pies, la ingle, el perineo y el surco interglúteo.

Dermatitis atópica: Investigue la presencia de una erupción seca y escamosa en los pliegues y arrugas del cuerpo, en zonas como las fosas antecubitales, las fosas poplíteas y alrededor de las orejas y los ojos.

La urticaria y las demás erupciones pruriginosas no parecen seguir una distribución particular.

Realice la prueba del dermatografismo pasando el dorso de su bolígrafo por el brazo del paciente con cierta presión. Si se forma un habón en el lugar en cuestión de minutos, la prueba es positiva

Sugerente para la urticaria/erupción alérgica

Considere las siguientes pruebas de laboratorio

BUN/Cr: Un BUN elevado indica una uremia, que tal vez cause prurito.

Pruebas hepáticas y panel de hepatitis: Una bilirrubina elevada es posible que provoque prurito.

Todas estas erupciones pueden diagnosticarse mediante un examen

Escabiosis: Hace perforaciones en las membranas interdigitales, en las muñecas, el tallo del pene, los codos, los pies, la ingle, el perineo, el surco interglúteo y las axilas.

Dermatitis atópica: Erupción seca y escamosa en las fosas y pliegues del cuerpo. Es una de las erupciones más comunes en la infancia y se da hasta en 10% de los niños. A menudo se asocia con el asma y la rinitis alérgica.

Urticaria: Ronchas pruriginosas que tienden a levantarse y se resuelven en horas, para luego levantarse en un sitio diferente. Suelen resolverse con antihistamínicos.

Molusco contagioso: Pápulas con centros umbilicados, que se extienden de un lugar a otro de la piel con el rascado. Son de origen viral.

Miliaria rubra: Parches de eritema con pequeñas papulovesículas; un sarpullido común por el calor.

Liquen plano: Pápulas planas y placas hipertróficas en las muñecas, la parte baja de la espalda, los párpados, las espinillas, el cuero cabelludo y la cabeza del pene.

Diagnóstico diferencial

Secundaria a enfermedades sistémicas como el cáncer (en especial los linfomas cutáneos de células T), enfermedades hepáticas (colestasis), insuficiencia renal crónica, reacciones a fármacos, policitemia, picaduras de insectos, disfunción paratiroidea, prurito psicógeno y abstinencia de opiáceos.

P

Escabiosis: aplique crema de permetrina en toda la piel durante 12 horas; lave las sábanas y la ropa con agua caliente

Esto debería asegurar la muerte de todos los organismos infectantes. Es muy contagiosa, así que considere tratar a todos los miembros de la familia.

Dermatitis atópica: aplique cremas hidratantes varias veces al día y seque con palmaditas (no frote) después del baño

Si esto no es efectivo, cursos cortos de esteroides tópicos suaves deberían aliviar los síntomas.

Urticaria: proporcione antihistamínicos y trate de encontrar la causa

La etiología más común es la viral, pero lo más probable es que nunca se encuentre la causa.

Molusco contagioso: aconseje al paciente (o a los padres) que evite rascarse porque extenderá las lesiones

Las lesiones pueden ser extirpadas, pero a menudo se resuelven de forma espontánea en cuestión de meses.

Miliaria rubra: exponga la zona afectada y déjela secar y enfriar

Liquen plano: trate con corticoides tópicos

Alergia a los medicamentos: si se sospecha, suspenda la medicación y espere a ver si la erupción mejora

PÚRPURA DE HENOCH-SCHÖNLEIN

S

¿Hay sarpullido, dolor en las articulaciones, dolor abdominal y sangre en la orina?

Si es así, es muy probable que hayan diagnosticado al paciente con púrpura de Henoch-Schönlein (HSP). Como mínimo, debe tener sarpullido y dolor en las articulaciones o dolor abdominal.

¿Qué aspecto tiene la erupción?

El sarpullido ha de mostrar el aspecto de moretones púrpura, bien circunscritos, que no palidecen.

¿Qué articulaciones producen dolor?

Por lo regular, son las rodillas o los tobillos y es simétrico.

Pida al paciente que defina el dolor abdominal

Suele describirse como calambres o cólicos.

¿Hay vómitos o sangre en las heces?

En ocasiones se producen vómitos con dolor abdominal; puede confundirse con apendicitis.

La sangre y la mucosidad en las heces son comunes.

¿Hay sangre en la orina o espuma en el inodoro?

La hematuria asintomática o la proteinuria son frecuentes.

¿Ha tenido el niño algún resfriado recientemente?

Muchos niños manifiestan una infección respiratoria superior reciente, lo que sugiere que una infección vírica puede provocar una alteración inmunológica que cause la HSP.

O

Realice una cuidadosa exploración física

Lleve a cabo un buen examen general, y busque en específico eliminar cosas como la sepsis, la púrpura trombocitopénica idiopática (ITP) y el lupus.

¿La erupción parece típica de la HSP?

Purpúrica (lesiones que no palidecen, parecidas a hematomas +/– palpables) en las extremidades inferiores.

Las petequias (lesiones rojas puntiformes que no pierden el color al presionarlas) podrían sugerir una ITP u otro trastorno plaquetario.

Las erupciones maculares o cualquier erupción que palidece indicaría diagnósticos alternativos.

La erupción malar en la cara sugiere un lupus eritematoso sistémico.

¿Hay alguna sensibilidad abdominal focal?

El dolor abdominal que se localiza en una zona concreta (p. ej., el RLQ) sugiere diagnósticos alternativos como la apendicitis, sobre todo si hay rigidez abdominal o signos peritoneales (véase Dolor abdominal, p. 172).

¿Hay signos de artritis?

Aunque puede producirse una leve inflamación articular, el calor y el enrojecimiento indican diagnósticos alternativos.

Revise los exámenes de laboratorio pertinentes

U/A: En la HSP puede observarse hematuria (macroscópica o microscópica) o proteinuria. Si hay sospecha de sepsis, envíe la orina para su cultivo.

BUN y Cr para evaluar la función renal.

Analítica, y si la sospecha es lo bastante elevada para la sepsis, mande también un hemocultivo.

La IgA está elevada en 50% de los pacientes con HSP; es útil para confirmar el diagnóstico.

Panel anti ENA-4 (anti-dsDNA, anti-Smith, anti-Ro y anti-La) y anticuerpos antinucleares (ANA) si se sospecha lupus eritematoso sistémico.

La biopsia de piel que muestra una vasculitis leucocitoclástica puede confirmar el diagnóstico.

PT, PTT, anticuerpos antifosfolípidos para descartar otras causas de hematomas fáciles.

A

Púrpura de Henoch-Schönlein (HSP)

Una vasculitis de pequeños vasos mediada por IgA que se caracteriza por cuatro hallazgos clásicos:

- Erupción purpúrica en las extremidades inferiores
- Artralgia simétrica de las grandes articulaciones de las extremidades inferiores
- Dolor abdominal tipo cólico con vómitos
- Hematuria asintomática

Los síntomas pueden variar, pero como mínimo, el exantema es necesario para el diagnóstico.

Una biopsia de la piel debería mostrar una vasculitis leucocitoclástica.

Diagnóstico diferencial

Ya se han mencionado varios diagnósticos alternativos. De ellos, el más importante a descartar, ya sea por la historia clínica y la exploración física o con estudios de laboratorio adicionales, es la sepsis, en especial la meningocócica.

Otros diagnósticos a tener en cuenta son:

- ITP: petequias, hemorragias mucosas, trombocitopenia

- Lupus eritematoso sistémico:
  - Erupción malar
  - Sarpullido discoide
  - Neuro (como convulsiones, psicosis)
  - Úlceras orales
  - Fotofobia
  - Artritis
  - Renal (como la proteinuria)
  - Inmunológico (como VDRL falso +, anti-dsDNA)
  - Serositis (pleuritis, pericarditis)
  - Hemo (como trombocitopenia, leucopenia)
  - ANA +

- Otros procesos vasculíticos, como la enfermedad de Goodpasture o la granulomatosis de Wegener, pueden provocar hematuria, dolor abdominal u otras molestias inespecíficas.
- *Artritis reumatoide juvenil:* Véase Cojera en un niño sin antecedentes de traumatismo, p. 216.
- *Apendicitis:* Dolor abdominal en el RLQ con signos peritoneales, vómitos y fiebre
- *Tuberculosis:* Fiebre, sudores nocturnos (lo suficiente como para tener que cambiar las sábanas), tos crónica no productiva, hemoptisis y pérdida de peso
- *Mesentérica:* Puede causar dolor abdominal tipo cólico.
- *TTP/HUS:* Anemia hemolítica microangiopática, insuficiencia renal, +/– cambios en el estado mental
- *Leucemia:* Puede presentarse con muchos de los mismos síntomas que la HSP, por lo que solicitar un hemograma es una buena idea por muchas razones –quizá muestre blastos.

Maltrato infantil: También puede causar muchos de los mismos síntomas de dolor abdominal, hematomas en las extremidades inferiores, hematuria y dolor en las articulaciones (véase Sospecha de abuso físico, p. 222).

Mantenga en observación sin tratamiento

Una vez hecho el diagnóstico, se hace un seguimiento del niño para detectar una posible pérdida de la función renal y para descartar cosas más peligrosas en el diagnóstico diferencial, pero por lo regular los síntomas se resuelven sin incidentes.

Puede comenzar con prednisona 1 mg/kg/d si el paciente necesita alivio sintomático y si tiene dolor intenso

El peor resultado suele estar relacionado con la acentuación del deterioro de la función renal, incluso hasta el punto de la insuficiencia renal. En estos casos, no hay más tratamiento probado que la prednisona, la ciclosporina e incluso el trasplante de riñón. Todos ellos se han probado, pero no hay consenso en cuanto al tratamiento adecuado.

MORDEDURAS Y PICADURAS

S

¿Qué mordió/picó al niño?

Insectos que pican: Abejas, avispas, avispones, avispas de chaqueta amarilla, hormigas
Insectos que muerden: Mosquitos, pulgas, piojos
Arácnidos que pican: Escorpiones, garrapatas
Arácnidos que muerden (arañas): Viuda negra, reclusa parda
Serpientes venenosas: Serpientes de cascabel, boca de algodón, cabeza de cobre, espalda de diamante
Serpientes no venenosas: Serpiente de liga, serpiente de topo, serpiente rey
Mamíferos: Humano, murciélago, rata, gato, perro

¿Dónde estaba el niño cuando se produjo la mordedura o la picadura?

- Zona de césped con arbustos: garrapatas
- En zonas oscuras o cerca de pilas de leña: arañas o escorpiones
- Océano o playa: medusa o mantarraya

¿Qué edad tiene el niño?

La misma cantidad de veneno que sólo causa síntomas menores en un adulto podría matar a un niño pequeño.

¿Tiene el paciente algún otro problema o queja?

La fiebre es un síntoma preocupante que sugiere una sobreinfección de la picadura.
Anafilaxia (véase p.160): Debe tratarse de forma urgente si se sospecha.
Mordeduras de araña: Dolor, hinchazón, parestesias, dolor de cabeza, náuseas, rigidez abdominal.
Mordeduras de serpiente: La hinchazón grave puede provocar un síndrome compartimental. Véase Traumatismo de una extremidad, p. 220.
Picaduras de mantarraya/medusa: Náuseas/vómitos, síncope, parálisis, calambres musculares, convulsiones.
Picaduras de escorpión (alacrán): Nistagmo, midriasis (visión borrosa), hipersalivación, disfagia, parálisis diafragmática (dificultad para respirar), inquietud, convulsiones.

O

Realice una exploración física general

Inspeccione de forma cuidadosa todas las zonas, en especial las que tienen pelo, en busca de cuerpos extraños como garrapatas o aguijones.
Examine la piel en busca de sarpullidos, mordeduras o cortadas.

- *Mordeduras de garrapata:* Busque de manera escrupulosa la garrapata, porque quizá aún esté adherida.
- *Mordeduras de gato o de serpiente:* Son heridas punzantes (alto riesgo de infección).
- *Mordeduras de araña:* A menudo provocan pequeñas lesiones visibles en la piel con palidez central.
- *Picaduras de mantarraya:* Pueden ser pálidas, rojas o azules, e hinchadas con linfadenopatía local.
- *Picaduras de medusa:* Provocan una erupción roja, elevada, pruriginosa y dolorosa.
- *Picaduras de insectos:* Busque un aguijón y un angioedema local.
- *Picaduras de escorpión:* Provocan una placa purpúrica, que progresa hacia la ulceración y la necrosis (la cantidad de veneno está representada por el diámetro de la lesión) con estrías linfáticas.
- Si el niño ha estado en una pelea, observe los dedos, las manos y las orejas para ver si hay lesiones en el puño cerrado, en los tendones de los dedos y en los cartílagos de las orejas.

En las cortadas de la piel, busque específicamente signos de infección como enrojecimiento, estrías, calor o hinchazón alrededor de la herida. Revise si hay pus o secreción de dicha herida.
Realice una radiografía de la zona de la lesión, para verificar si existen cuerpos extraños incrustados o huesos rotos.
Revise los análisis: En caso de envenenamiento, busque signos de infección o hemólisis (hemograma), anomalías electrolíticas (electrólitos), hipoglucemia (glucosa), rabdomiólisis (CK), insuficiencia renal (Cr) y diátesis hemorrágica o lesión hepática (enzimas hepáticas, PT, PTT).
ECG (si hay arritmia) y ecocardiograma (si hay insuficiencia cardiaca) con envenenamientos graves.

Lesión inducida por animales con o sin envenenamiento. Las secuelas evitables incluyen

Garrapatas: Tularemia, babesiosis, ehrlichiosis, enfermedad de Lyme, parálisis por garrapatas, fiebre por garrapatas de Colorado, fiebre Q, fiebre recurrente, fiebre manchada de las Montañas Rocosas.

Mosquitos: Encefalitis equina, dengue, fiebre amarilla, malaria.

Picaduras o venenos: Anafilaxia o toxicidad sistémica del veneno.

Lesiones en mano: Las heridas con el puño cerrado pueden provocar la septicemia de las articulaciones y daños incapacitantes en los tendones.

Mordeduras de animales: Las mordeduras de perro son de alto riesgo porque causan lesiones por aplastamiento. Considere la posibilidad de administrar tratamiento para la rabia, en especial con murciélagos, zorrillos, mapaches, zorros o cualquier carnívoro salvaje. Los animales domésticos son menos propensos a causar la rabia. Con cualquier herida sucia y abierta, considere un posible tétanos (véase Traumatismo de una extremidad, p. 220).

P

Retire todas las garrapatas y aguijones

Sujete lo más cerca posible de la piel. Extraiga de forma lenta con unas pinzas y luego limpie bien el lugar.

Sumerja las heridas ocasionadas por las mantarrayas en agua bastante caliente para reducir el dolor. Lave las picaduras de medusa en solución salina normal o en ácido acético para inactivar los aguijones

El agua corriente liberará más toxinas.

Para las mordeduras de personas o animales, utilice lidocaína para adormecer la herida y límpiela a fondo

Irrigue con abundante agua limpia y desbride la herida.

Deje la herida abierta (sin suturar), a menos que sea en la cara.

Consulte a un cirujano de la mano si la lesión se produjo en esa zona.

Si la sospecha es lo bastante alta, como un ataque no provocado de un animal salvaje, vacune

La vacuna contra la rabia es necesaria para los murciélagos, los roedores y los animales que echan espuma por la boca.

Evalúe la necesidad de vacunación antitetánica o de inmunoglobulina. Véase Traumatismo de una extremidad, p. 220.

Administre Augmentin durante 3 a 7 días con picaduras de alto riesgo. Reevalúe en 24 a 48 horas

Alto riesgo: Pinchazos, heridas con enrojecimiento/calor, heridas en pacientes inmunodeprimidos.

Dé instrucciones para volver antes si se notan signos de infección. En caso de que se produzca hinchazón alrededor de la herida, eleve y disminuya el uso de la extremidad afectada y retire la ropa o las joyas que la constriñan. Si ocurre una necrosis extensa o un síndrome compartimental, consulte a un cirujano

Esto será más común con las picaduras y mordeduras venenosas.

Descarte o trate la anafilaxia

El veneno de los himenópteros es una causa común. Véase Anafilaxia, p. 160.

Administre antiveneno si es posible identificar el tipo de serpiente, araña o alacrán y está disponible. Los tratamientos contraindicados incluyen cortar e intentar succionar el veneno, al igual que utilizar hielo, alcohol o torniquetes

Si se produce rabdomiólisis (mordedura de araña), provea bastante hidratación con suero salino normal por vía IV. Si eso falla, consulte con el área de Nefrología para efectuar una diálisis.

Trate el prurito con antihistamínicos

COJERA EN UN NIÑO SIN ANTECEDENTES DE TRAUMATISMO

S

¿Qué edad tiene el niño?

Esto cambia un poco su diferencial. Los niños que comienzan a andar y los mayores suelen tener una infección, mientras que los adolescentes a menudo presentan un deslizamiento de la epífisis capital del fémur (SCFE), Osgood-Schlatter o un trastorno reumatológico como la artritis reumatoide juvenil (JRA).

¿Dónde se localiza el dolor?

La ubicación del dolor puede darle una idea de dónde está la patología, y esto ayudaría al diagnóstico diferencial. Tenga en cuenta que tal vez el dolor de rodilla sea un dolor de cadera referido y viceversa. Si el niño tiene dolor de cadera o de rodilla, realice una buena exploración física para discernir el origen real del dolor. Si éste no se da sobre una articulación sino sobre un hueso largo, piense en una osteomielitis, una fractura o incluso un cáncer.

¿Hay fiebre?

La presencia de fiebre en un niño con cojera ayuda a promover diagnósticos como la articulación séptica, la osteomielitis y la JRA.

La ausencia de fiebre sugiere diagnósticos como el SCFE, la enfermedad de Osgood-Schlatter y la enfermedad de Legg-Calve-Perthes.

¿Ha recibido el niño esteroides hace poco?

Esto aumenta el riesgo de necrosis avascular de la cadera.

O

Realice una buena exploración física

Después de revisar las constantes vitales y realizar una buena exploración física general observe de forma específica y cuidadosa el examen musculoesquelético en busca de cualquier signo de:

- *Articulación séptica:* Dolor, hinchazón, calor, enrojecimiento y disminución de la amplitud de movimiento (ROM) en una sola articulación
- *Osteomielitis:* Dolor, hinchazón, calor y enrojecimiento en una zona de la piel que recubre un hueso
- *JRA:* Hinchazón, calor en alguna o varias articulaciones, linfadenopatía, hepatoesplenomegalia
- *SCFE:* Dolor en la rotación interna
- *Legg-Calve-Perthes:* Dolor (en la cadera o la rodilla) con debilidad y disminución del ROM en la cadera
- *Osgood-Schlatter:* Dolor e hinchazón localizada en la tuberosidad tibial

Ordene los análisis de laboratorio y los estudios adecuados

Obtenga una serie de radiografías (radiografía de *dos o más* vistas, por lo regular anteroposterior [AP] y lateral) de la articulación.

SCFE: Obtenga una vista AP y de pierna de rana de la pelvis, en busca de un aspecto de "helado deslizándose del cono" en la epífisis del trocánter mayor.

Enfermedad de Legg-Calve-Perthes: Realice una radiografía o una MRI de la cadera afectada para verificar si hay una alteración o, peor aún, destrucción de la cabeza del fémur.

Para ayudar a diferenciar la articulación séptica, la JRA y la osteomielitis, obtenga un hemograma con diferencial, CRP, hemocultivo, ESR, ANA y RF.

Si la articulación tiene líquido palpable, aspírelo y envíelo para recuento de células y cultivo.

Osgood-Schlatter: No es necesario el diagnóstico por imagen si los hallazgos clásicos están presentes en el examen.

A

Evalúe la causa de la cojera

Articulación séptica: Fiebre con una sola articulación hinchada, caliente y roja. Leucocitos, CRP y ESR elevados con predominio de neutrófilos y tal vez bandas en el frotis periférico. El hemocultivo y el cultivo del aspirado pueden ser positivos o no. El aspirado articular debe tener >50 000 leucocitos neutrófilos polimorfonucleares.

Osteomielitis: Alteración de la corteza del hueso en la radiografía con eritema suprayacente y fiebre. Los hemocultivos quizá resulten positivos. Lo más probable es que haya microorganismos grampositivos.

JRA: Tenga en cuenta que hay tres tipos:

- Pauciarticular: <4 articulaciones. Si los ANA son positivos, hay un mayor riesgo de uveítis.
- Poliarticular: >4 articulaciones. Similar a la artritis reumatoide temprana, en especial si el RF es positivo.
- Sistémico (enfermedad de Still): Más sistémica con menos molestias articulares.

• Pérdida de peso	• Anemia	• Fatiga
• Fiebre	• Linfadenopatía/leucocitosis	• Anemia
• Mialgias	• ↑ ESR	• Serositis
• ↑ CRP	• Hepatoesplenomegalia	
• Exantema	• Rigidez matutina	

SCFE: Dolor en la cadera o en la rodilla con disminución del ROM y dolor en la rotación interna de la cadera con hallazgos radiográficos clásicos. Muy a menudo asociado a la obesidad.

Legg-Calve-Perthes: Dolor en la cadera o en la rodilla con alteración o destrucción de la cabeza femoral de la articulación esférica de la cadera. Más común en el grupo de edad de 3 a 4 años.

Osgood-Schlatter: Nódulo sensible en la tuberosidad tibial y dolor en la rodilla, que empeora al correr.

Diagnóstico diferencial

Fractura: Aunque no haya antecedentes, es posible que se haya producido un traumatismo y que, o bien el niño no se lo diga a los padres, o los padres no se lo digan al clínico, o parezca insignificante para cualquiera de ellos.

Cáncer: Considere la posibilidad de un tumor óseo si hay una hinchazón o masa localizada en la pierna y las radiografías muestran un quiste, una masa que invade el hueso u otra lesión sospechosa. Debe descartarse un linfoma o una leucemia si el paciente presenta otras masas, hepatoesplenomegalia, linfadenopatía o blastos en el frotis periférico. En estos últimos casos, el dolor proviene de una rápida expansión de la médula ósea.

P

Consulte a Ortopedia de forma urgente por sospecha de articulación séptica

Es necesario un tratamiento quirúrgico para salvar la articulación. No espere a comenzar con los antibióticos.

- Las articulaciones sépticas pueden evolucionar con facilidad hacia la sepsis, en particular en los niños más pequeños.

Empiece con cefazolina si sospecha de osteomielitis

Será necesario un tratamiento crónico y la retirada de los elementos ortopédicos infectados.

Si sospecha JRA, llame a reumatología pediátrica para que hagan más pruebas y tratamiento

Descarte el cáncer y la infección antes de comenzar con los esteroides.

En el caso del SCFE y de Legg-Calve-Perthes, remítase a Ortopedia para la intervención quirúrgica

El paciente no debe soportar peso hasta después de la cirugía.

Trate la enfermedad de Osgood-Schlatter con una terapia de AINE

Esto debería disminuir de forma eficaz la inflamación de la tuberosidad tibial.

Reduzca y enyese todas las fracturas y remita a Ortopedia aquellas fracturas que podrían requerir cirugía

Remita a los Servicios de Protección Infantil si sospecha de maltrato (véase Sospecha de abuso físico, p. 222)

Remita todas las sospechas de malignidad a Oncología

TRAUMATISMO DE CABEZA

S

¿Cómo se produjo el traumatismo craneal?

El mecanismo de la lesión es importante a la hora de juzgar la gravedad esperada (caída desde un sofá frente a la ocurrida desde un tercer piso).

Considere la posibilidad de maltrato infantil si la historia suena extraña, cambia o es inconsistente con la lesión.

¿Perdió la conciencia el paciente?

La pérdida de conciencia (LOC) sugiere una lesión importante. Hable con alguien que haya presenciado el suceso. Pregunte si el niño lloró de inmediato o si pareció despierto todo el tiempo.

Si no hubo testigos y el paciente tiene edad suficiente para responder a las preguntas, pregúntele qué recuerda del incidente. La amnesia de cualquier parte del suceso sugiere una LOC.

¿Tuvo el paciente algún evento postraumático, como una convulsión o vómitos?

Convulsiones por contacto: Convulsiones que se producen a los pocos segundos de la lesión. Son benignas.

Convulsiones postraumáticas tempranas: Las convulsiones que comienzan >1 minuto después del traumatismo son significativas en términos clínicos. Observe al paciente por si hay riesgo de nuevas convulsiones.

Vómitos: Los vómitos de corta duración también son benignos. Aquellos que persisten durante más de 4 horas después del evento son preocupantes.

Otros acontecimientos postraumáticos son:

- Dolor de cabeza (quizás el más común)
- Fuga de líquido cefalorraquídeo por los oídos o la nariz (podría indicar una fractura basilar del cráneo)
- LOC menguante
- Mareos

O

Evalúe el nivel de conciencia del paciente

Esta es tal vez la parte más importante de la exploración física en este paciente. Si éste es un niño o adolescente consciente, de buena apariencia, traído por un padre preocupado, es probable que no haya mucho de qué preocuparse. Sin embargo, si el paciente muestra una LOC alterada, incluso si la Escala de Coma de Glasgow (GCS) es de 15 (normal), debe observarse con cuidado y, a menudo, habrá que intervenir.

La GCS le ayudará a evaluar el paciente (tabla 12-4).

La puntuación máxima es 15, la mínima es 3.

Si el paciente tiene una puntuación GCS de 8 o menos, es poco probable que pueda proteger su propia vía aérea y debe ser intubado.

TABLA 12-4 Escala de Coma de Glasgow

Apertura ocular	Respuesta motora	Respuesta verbal
4 = Espontánea	6 = Obedece las órdenes	5 = Orientado
3 = Al habla	5 = Localiza el dolor	4 = Confundido
2 = Al dolor	4 = Se aleja del dolor	3 = Palabras
1 = Sin apertura ocular	3 = (Decorticado) Postura flexora	2 = Sonidos
	2 = (Descerebrada) Postura extensora	1 = No verbal
	1 = Ausencia de movimiento	

Revise los signos vitales

Tríada de Cushing: un signo tardío de aumento de la presión intracraneal (ICP) con bradicardia, hipertensión y respiraciones anormales.

Examine la cabeza en busca de signos de traumatismo

Hematoma: Se siente como una masa dura y ovoide. Debe ser sensible a la palpación.

Escalón: Podría indicar una fractura craneal deprimida.

Laceración: Es posible que se necesite suturar o cortar la piel.

Examen fundoscópico: Busque los márgenes nítidos del disco óptico. Los márgenes borrosos sugieren un aumento de la ICP. Las hemorragias retinales son indicativas del síndrome del bebé sacudido.

Orejas: El hemotímpano (sangre detrás de la membrana timpánica [TM) o la ruptura de la TM con secreción de líquido claro son ambos consistentes con una fractura basilar del cráneo.

Signo de batalla: Línea equimótica (hematoma) detrás de la oreja que suele aparecer varias horas después del traumatismo. También sugiere una fractura craneal basilar.

Ojos de mapache: Equimosis periorbitaria que de igual modo apunta hacia una fractura craneal basilar.

Hematoma septal: Una urgencia quirúrgica. Busque en la nariz un tabique abultado de color rojo oscuro o negro.

Realice un examen neurológico completo, siempre que el paciente esté consciente

Observe cualquier hallazgo neurológico focal.

- Nervios craneales
- Motor
- Reflejos
- Cerebeloso
- Marcha
- Rhomberg
- Sensorial

Aunque todavía es controvertido, dependiendo del riesgo que tenga el paciente, se determina si éste necesita una neuroimagen. Hay que tener en cuenta que las reglas de decisión clínica no pretenden sustituir la apariencia o el juicio clínicos

En los niños menores de 2 años de edad, realice una TC craneal si sospecha fractura de cráneo o maltrato infantil, de haber hallazgos neurológicos focales, alteración del estado mental, fontanela abultada, convulsión con vómitos persistentes tras la lesión, LOC definitiva durante más de unos segundos o si se asocia a una lesión cerebral traumática clínicamente importante. Los pacientes de riesgo intermedio pueden manejarse con una observación estrecha durante 4 a 6 horas tras la lesión, pero es preciso efectuar una TC craneal si se produce un empeoramiento del estado. El riesgo intermedio incluye vómitos autocontenidos, LOC de apenas unos segundos, historia de letargo o irritabilidad pero resuelta, cambio de comportamiento informado por el cuidador, lesión causada por una caída de más de 1.5 m, expulsión del paciente o mecanismo de lesión de alto riesgo, hematoma del cuero cabelludo no frontal, fractura de cráneo no aguda, traumatismo no presenciado o edad inferior a 3 meses con traumatismo no trivial.

El diagnóstico por imagen debe evitarse en los niños <2 años si tienen un riesgo bajo de lesión cerebral. Deben cumplir todos los criterios siguientes: estado mental normal, falta de hematoma del cuero cabelludo parietal/occipital/temporal, ausencia de LOC >5 segundos, inexistencia de fractura de cráneo, comportamiento normal, sin mecanismo de lesión de alto riesgo.

En niños mayores de 2 años: se necesita una TC en caso de una lesión cerebral traumática clínicamente importante de alto riesgo (hallazgos neurológicos focales, hallazgos de fractura de cráneo, convulsiones, AMS persistente, LOC prolongado).

Se recomienda la observación (con posible TC si empeoran los síntomas) en niños >2 con: vómitos, dolor de cabeza, LOC dudoso o lesión causada por mecanismo de alto riesgo.

El diagnóstico por imagen tiene que evitarse en los niños de más de 2 años si presentan un bajo riesgo de lesión cerebral. Deben cumplir todos estos criterios: estado mental normal, ausencia de LOC, falta de hallazgos de fractura craneal basilar, sin vómitos, ausencia de cefalea grave, inexistencia de mecanismo de lesión de alto riesgo.

A **Traumatismo craneoencefálico**

Conmoción cerebral: TC craneal normal con síntomas leves persistentes, cefalea, mareos.

Contusión: Encontrada en la TC de la cabeza como un punto de edema con o sin hemorragia.

Hematoma epidural: Causado por la rotura de una arteria intracraneal, por lo común, la arteria meníngea media. En el aspecto clínico se caracteriza por una LOC inicial, seguida de un intervalo de lucidez, al que procede una disminución de la conciencia. Aparece como una hemorragia lentiforme en la TC craneal, que comprime el cerebro; quizá haya un desplazamiento de la línea media del cerebro.

Hematoma subdural: Provocado por el desgarro de las venas puente entre el cerebro y la duramadre. Se caracteriza por una hemorragia unilateral en forma de media luna en la TC, que ejerce una presión mínima sobre el cerebro.

Fractura de cráneo basilar, deprimida o no deprimida: Las fracturas de cráneo basilares tienen 10% de riesgo de meningitis. Las fracturas de cráneo deprimidas presentan mayor riesgo de convulsiones.

P **Todos los diagnósticos anteriores, a excepción de la conmoción cerebral, requieren una evaluación neuroquirúrgica. Los pacientes con conmociones cerebrales pueden ser enviados a casa**

Los padres deben recibir instrucciones para volver si el estado de conciencia de su hijo disminuye o cambia, si los vómitos vuelven a aparecer o si el niño tiene diplopía o ataxia.

Los atletas que participan en deportes de contacto precisarán de una semana obligatoria de descanso de la actividad. Dos conmociones cerebrales en el plazo de una semana les ponen en riesgo de muerte súbita.

Admita en una cama monitorizada a todos los pacientes con

GCS <15, convulsión postraumática temprana, fracturas de cráneo, todas las hemorragias, vómitos persistentes, mareos o examen neurológico anormal.

TRAUMATISMO DE UNA EXTREMIDAD

S

¿Cuál fue el mecanismo de la lesión?

Esto le dirá cómo ocurrió el accidente, qué extremidad estuvo involucrada, etcétera.

La historia también será importante para descartar el abuso infantil.

¿Puede el niño mover la extremidad? Si la pierna está afectada, ¿el niño es capaz de soportar peso?

La capacidad de moverse o soportar peso puede dar alguna indicación acerca de la gravedad de la lesión.

O

Comience con una rápida pero exhaustiva exploración física general

Es importante no pasar por alto otros posibles lugares de traumatismo, los que podrían indicar que las lesiones son más extensas de lo que se pensaba o que existe un patrón de las mismas que es posible que sea consistente con el abuso.

Examine la extremidad afectada

La extremidad puede estar hinchada, roja y caliente en el lugar del traumatismo. Es casi seguro que estará hipersensible; la hipersensibilidad puntual quizá indique una fractura.

La rotura de la piel o una deformación evidente podrían indicar una fractura compuesta

Compruebe si la extremidad tiene movilidad pasiva y si el niño le deja moverla.

Codo de niñera: subluxación de la cabeza del radio causada por una lesión de tracción en el brazo de un niño pequeño. El niño mantendrá el brazo extendido y en rotación interna y se negará a moverlo. Las radiografías son innecesarias a menos que se sospeche una fractura. Para reducirla, sujete la cabeza del radio, supine con rapidez y luego flexione el antebrazo; si eso no funciona, pruebe con la pronación y luego con la flexión. De manera habitual se oye un "clic" o un chasquido cuando la reducción tiene éxito. El niño quizá tarde unos minutos en empezar a utilizar el brazo.

Realice un examen neurovascular distal al lugar de la lesión. Compruebe que los pulsos son iguales a los del lado contralateral. Los dedos deben estar calientes con un rápido llenado capilar tras la presión, con movilidad activa por parte del paciente, sin dolor al movimiento pasivo y con sensibilidad.

Busque de manera cuidadosa una herida abierta en la piel

Si la piel muestra una herida abierta, explore de manera escrupulosa tanto la fractura como si hay un cuerpo extraño.

La rotura de la piel hace que el paciente corra el riesgo de sufrir una infección, incluida la celulitis y la osteomielitis.

Obtenga radiografías de la extremidad afectada en múltiples vistas

Pida al menos dos vistas (AP y lateral que suelen llamarse "serie", p. ej., "serie derecha") de la zona afectada. Las fracturas y luxaciones no siempre se notan en una sola vista.

En un niño pequeño o un lactante con un traumatismo en la extremidad inferior en el que el lugar de la lesión no es obvio en la exploración física, se debe obtener una imagen de toda la extremidad inferior.

Si el niño indica que le duele la rodilla o la cadera, haga una radiografía de ambas articulaciones. El dolor puede referirse de una articulación a la otra.

A

Traumatismo en una extremidad. Evalúe si hay fractura

Los traumatismos sin sensibilidad puntual y con radiografías negativas y exámenes neurovasculares intactos es probable que sean esguinces o lesiones ligamentosas.

Tipo de fractura

Las fracturas pueden ser de tipo:

- Transversal (perpendicular a la longitud del hueso)
- Longitudinal (paralela a la longitud del hueso)
- Compuesto (fractura asociada a una herida abierta de la piel)
- Rodete o de torus (pandeo del hueso)
- Espiral (lesión por torsión)
- Oblicua (diagonal)

Las tres fracturas siguientes sólo se producen en pediatría.

- *Tallo verde:* El hueso se dobla, dejando una interrupción cortical en un solo lado.
- Flexión*:* El hueso parece un poco más curvado de lo que debería.
- *Salter Harris (SH):* Fracturas de la lámina epifisaria o placa de crecimiento

Hay cinco tipos de fracturas de SH. Una buena mnemotecnia es **SALTER**. Para que la mnemotecnia funcione, piense en el fémur en la rodilla, donde "por encima" significa hacia el lado de la placa de crecimiento con la metáfisis (la parte larga) y "por debajo" representa hacia el extremo corto del hueso.

- Tipo I: (Igual) (***S**ame*) no hay cambios en la apariencia de la lámina epifisaria.
- Tipo II: (Arriba) la fractura se produce por encima de la placa de crecimiento (la más común, ~70%).
- Tipo III: La fractura (baja) (***L**ow*) se produce por debajo de la lámina epifisaria.
- Tipo IV: (A través) la fractura atraviesa la placa de crecimiento (tanto por encima como por debajo).
- Tipo V: (Fractura de emergencia o apisonada) (***E**mergency **R**oom or **R**ammed*) oblitera el espacio de la lámina epifisaria.

Evalúe un posible síndrome compartimental o una lesión neurovascular significativa

Síndrome compartimental: La inflamación de uno o varios compartimentos de tejidos blandos de la extremidad (espacios entre planos faciales) provoca la compresión de los nervios y los vasos sanguíneos del compartimento, lo que conduce a un daño neurovascular. El dolor al movimiento pasivo de los dedos (más sensible y específico), la palidez, la parestesia y la ausencia o debilidad de los pulsos sugieren el diagnóstico.

- Las 4P son una buena mnemotecnia: dolor (*pain*) (con movimiento pasivo de los dedos), parestesia, palidez, falta de pulso

Consulte a Ortopedia de forma urgente para realizar una fasciotomía si sospecha de un síndrome compartimental.

Consulte a Ortopedia de forma urgente por sospecha de síndrome compartimental o lesión neurovascular

La espera podría costarle al paciente una extremidad.

Enyese las fracturas simples y haga un seguimiento ortopédico

En el caso de fracturas complejas (como las fracturas abiertas), involucre a Ortopedia de forma no urgente

Sin una intervención ortopédica, las fracturas de SH tienen un mayor riesgo de crecimiento deficiente debido a los daños en la lámina epifisaria.

Recomiende el tratamiento en casa con reposo, hielo, compresión y elevación (RICE) y un AINE como el ibuprofeno para todos los esguinces o lesiones ligamentosas

Las sospechas de maltrato infantil deben denunciarse a las autoridades competentes

Véase Sospecha de abuso físico, p. 222

Compruebe la cartilla de vacunación y administre la profilaxis antitetánica si es necesario (tabla 12-5)

Si el paciente ha recibido todas las vacunas de la infancia y le han dado la más reciente en los últimos 5 años, entonces no necesita nada. Si hay una herida pequeña y contaminada y los padres no conocen el historial de vacunación, entonces la American Academy of Pediatrics recomienda que se administren tanto la Td como la TIG.

TABLA 12-5 Vacunas

DtaP	Pequeñas heridas limpias		Heridas grandes o contaminadas	
Series	Td	TIG	Td	TIG
<3 dosis o desconocido	Sí	No	Sí	Sí
≥3	No, si en los últimos 10 años	No	No, si en los últimos 5 años	No

SOSPECHA DE ABUSO FÍSICO

S

¿Los padres buscaron atención médica a tiempo?

Uno de los primeros indicios de abuso es el retraso en la búsqueda de atención para una lesión grave.

¿Coincide la historia con la lesión?

Piense si la lesión sufrida es posible por el mecanismo propuesto.

¿La historia es incoherente o vaga en algún aspecto?

Otra señal de alerta para el maltrato infantil son las diferentes versiones de la historia por parte de distintas personas, o peor aún, diversas versiones de la historia por parte de la misma persona. Si los padres no tienen ni idea de cómo ocurrió, eso también es motivo de sospecha o, al menos, de una mayor investigación. Asegúrese de hacer preguntas abiertas.

¿Tiene el niño la capacidad en términos de desarrollo para esta clase de lesión?

El niño no puede haber subido las escaleras si todavía no es siquiera capaz de darse la vuelta por sí solo.

Entreviste al niño a solas

Si los niños tienen la edad suficiente para contar la historia por sí mismos, se les debe permitir hacerlo.

¿Quién tiene acceso al niño?

No tiene que ser por fuerza quien llevó al niño al hospital el responsable; podría ser un tío, un primo, un amigo, un padrastro o una pareja de los padres quien sea el agresor.

O

Observe de manera escrupulosa la evaluación general del niño

¿La ropa es apropiada para la temporada? ¿Está la ropa limpia y en buen estado? La exploración física debe realizarse sin la ropa.

Observe con cuidado las interacciones del niño y el padre o madre

Debe advertirse si el progenitor no muestra una preocupación adecuada por el grado de la lesión o exhibe un comportamiento inapropiado, enfadado o abusivo con el niño o los hermanos.

Examine al niño de forma concienzuda en busca de signos de abuso

Debe notarse si hay reticencia a utilizar o mover una extremidad.

Busque hemorragias en la retina, traumatismos en los genitales, en la boca (desgarros de frenillo en un bebé prematuro), signos de negligencia (desnutrición).

Busque moretones en los patrones causados por las manos, ganchos para colgar ropa, cables de extensiones eléctricas, hebillas de cinturón, cigarrillos, planchas, espátulas, etcétera.

Investigue si hay áreas de sensibilidad local o hinchazón sobre los huesos que sugieran fracturas, especialmente costillas, cabeza y extremidades.

Moretones en diferentes etapas de curación o en lugares atípicos como la cara, las orejas, la parte superior de los brazos, las manos, los muslos, los pies, el pecho, el abdomen, la espalda.

Busque otras lesiones en la piel

Las quemaduras por inmersión en agua caliente o las marcas de objetos calientes, como las siguientes, son lesiones que deben investigarse más a fondo: planchas, mecheros, colillas.

Busque también abrasiones o hematomas producidos por mordazas, torniquetes y otras sujeciones.

Observe con detenimiento el interior de la boca/paladar, el ano y los genitales en busca de otros signos de abuso (véase Sospecha de abuso sexual, p. 224).

Obtener una serie esquelética para verificar si hay fracturas

Si sospecha de abuso, a menudo es prudente, en los niños más pequeños, obtener un estudio del esqueleto en el que se pueden encontrar múltiples edades de fracturas.

Considere la posibilidad de una TC craneal y abdominal

Si el paciente presenta un estado mental alterado, tiene algún déficit neurológico focal o es un bebé, obtenga una TC craneal de forma urgente para descartar una hemorragia intracraneal.

Si hay algún hematoma o sensibilidad en el abdomen, considere la posibilidad de realizar una TC abdominal para descartar una lesión esplénica, hepática, duodenal o cualquier otra lesión intraabdominal.

Revise los análisis de laboratorio pertinentes

Con una lesión importante de los tejidos blandos, compruebe la CK y química de 7 elementos para descartar la rabdomiólisis.

Con un traumatismo abdominal, verifique una amilasa y una lipasa para descartar una pancreatitis traumática.

Si el paciente es un bebé, obtenga un examen oftalmológico de urgencia

Los bebés corren el riesgo de sufrir hemorragias retinales si son sacudidos; esto es un diagnóstico de abuso.

A

Considere los factores de riesgo de abuso de los padres y del niño

Factores de riesgo de los padres: Consumo de drogas, alcoholismo, antecedentes de maltrato, pobreza, psicosis, abusos anteriores.

Factores de riesgo para los niños: <3 años, enfermedad crónica, no ser hijo biológico del agresor, anomalía congénita.

Evalúe los signos de abuso en la radiografía

Muchas fracturas pueden ser compatibles con el maltrato, pero lo que hay que decidir es si el historial coincide con el grado de la lesión.

Dos patrones de fractura que son casi siempre indicativos de abuso son:

- Fracturas múltiples e inexplicables en un patrón simétrico en varias etapas de curación en las costillas y los huesos largos.
- Fracturas de asa de cubo: Las astillas metafisarias se observan en la cara lateral y medial del hueso largo; esta fractura suele estar causada por una sacudida violenta de la extremidad.

Las fracturas que son en extremo sospechosas incluyen:

- Fracturas transversales u oblicuas del húmero o del fémur sin una buena historia
- Fracturas de costillas en niños menores de 5 años. Son muy sospechosas porque rara vez se presentan incluso después de caídas o accidentes de vehículos automotores.

Diagnóstico diferencial

Traumatismo accidental: A veces el niño en verdad tropezó y se cayó.

Manchas mongólicas: Nevos azules y planos no sensibles que el paciente tiene desde su nacimiento.

Rickettsias y osteogénesis imperfecta: Conducen a la fragilidad de los huesos/múltiples fracturas de diferentes edades.

Diátesis hemorrágicas (p. ej., hemofilia): Puede tener hematomas muy importantes por traumatismos menores.

Prácticas culturales: Las ventosas y el tallado con monedas son ejemplos de prácticas de otros países en las que se calientan objetos y se frotan sobre la piel. Las marcas que dejan pueden parecer graves, pero como se realizan con la intención de curar, no se consideran un abuso.

P

Decida si sospecha de abuso infantil

El médico está obligado a denunciar al presunto abusador a los organismos gubernamentales correspondientes, así como a las fuerzas del orden. El paciente debe ser ingresado en el hospital para su protección. La sospecha de abuso es suficiente para justificar una denuncia. El abuso suele ser recurrente y se intensifica con cada episodio, por lo que la próxima vez es posible que el paciente no logre sobrevivir para llegar al hospital.

Documente de manera detallada el historial clínico y la exploración física

Asiente por escrito las citas directas sin correcciones gramaticales. Haga que el paciente señale cualquier parte del cuerpo nombrada y describa dónde apunta el individuo. Si las fotografías son útiles, tómelas. Asegúrese de incluir una imagen de la cara y de poner la hora y la fecha de la fotografía.

SOSPECHA DE ABUSO SEXUAL

S

¿Quién es el denunciante y cómo se descubrió el abuso?

Es importante tener en cuenta si el paciente le ha contado a un progenitor el abuso sexual, o si el padre o madre tienen sospechas suscitadas por las pruebas físicas o por la presencia de otro niño que ha sufrido abuso en el hogar. Un niño que admite de forma directa el abuso es probable que diga la verdad. Si un niño va a mentir, lo más seguro es que niegue el abuso.

¿Ha observado algún cambio de comportamiento en el niño?

Los niños pequeños pueden:

- Tener una recurrencia de la enuresis
- Perder el control de los intestinos/de la vejiga
- Tornarse irritables
- Desarrollar nuevas dificultades de alimentación
- Volverse muy apegados

Con los niños mayores, se podría ver:

- Baja en sus calificaciones escolares
- Pérdida de la concentración
- Empeoramiento de las relaciones con los compañeros
- Depresión
- Ideación suicida
- Comportamiento sexual inapropiado
- Abuso de sustancias

¿Ha encontrado el progenitor alguna evidencia física sospechosa?

A menudo, los padres observarán que hay secreciones o sangre en la ropa interior del menor como un signo físico importante. Otros signos son:

- Nuevo dolor abdominal recurrente
- Disuria
- Moretones genitales
- Lesiones (verrugosas, ulcerosas, etc.)
- Inflamación
- Secreciones

Averigüe los detalles del presunto abuso, incluyendo a quién se acusa, cuándo y dónde ocurrió, si ha habido múltiples episodios y, en caso afirmativo, durante cuánto tiempo se ha producido

Cabe destacar que hasta 80% de los abusos a menores son perpetrados por alguien que el niño conoce, y a menudo por alguien cercano, en especial un familiar.

Entreviste al paciente

Un niño que ha sufrido abusos puede sentirse en extremo vulnerable. Algunas recomendaciones sobre las entrevistas son los siguientes:

- Empiece por establecer *rapport*. Esto puede hacerse al comentar temas no amenazantes, con juguetes o mediante dibujos.
- Utilice el lenguaje del niño al nombrar las partes del cuerpo.
- Proceda de las preguntas generales a las específicas. Asegúrese de no dirigir al niño en su interrogatorio. Pregunte "¿y luego qué pasó?" en vez de "¿te tocó tus partes íntimas?".
- No interrumpa si un niño denuncia un abuso, déjelo hablar. Cuando haya terminado pregunte por los detalles del contacto sexual, incluyendo la penetración y el dolor.
- Brinde apoyo y tranquilice al menor.
- Si el niño no lo ha revelado, sea comprensivo. Comente que entiende que algunas de las quejas pueden ser secundarias al abuso sexual. Hable de los secretos, los miedos y las caricias.

O

Realice una exploración física general antes de examinar los genitales

Busque signos de abuso físico, entre ellos, moretones inusuales o marcas de mordidas.

Es importante tener en cuenta que para un examen genital completo y adecuado, se debe llamar al equipo de especialistas de su hospital. Si no hay uno disponible, esté atento a lo siguiente

Examine toda la región perineal en busca de laceraciones, abrasiones, hematomas o cicatrices. Preste especial atención a la horquilla vulvar posterior, al himen y al ano.

Las lesiones antiguas pueden haber dejado marcas en la piel o cicatrices.

Los niños se curan muy bien, por lo que la ausencia de cicatrices no descarta una historia de abuso. Un examen normal no descarta el abuso.

Es importante señalar de nuevo que este examen debe ser realizado, siempre que sea posible, por un especialista, con una lupa de mano, una luz, una cámara y un colposcopio.

Antes y durante el examen, dígale al niño exactamente lo que va a hacer. Asegúrese de que esté de acuerdo con todo lo que va a realizar antes de hacerlo.

Envíe la orina para U/A con microscopía, reacciones en cadena de la ligasa de clamidia/gonorrea, cultivo bacteriano y, en las mujeres mayores de 8 años, una prueba de embarazo

La microscopía quizá revele esperma si hubo una penetración vaginal reciente con eyaculación.

Si alguna de las pruebas de infecciones de transmisión sexual o de embarazo es positiva, es de gran utilidad en los tribunales para demostrar que se produjo el abuso.

Haga análisis de sangre para la reagina plasmática rápida (prueba de suero para la sífilis) y el HIV, si el padre da su consentimiento

Aunque la sífilis y el HIV pueden adquirirse de forma congénita, en esta situación, una prueba positiva apoyaría el abuso sexual.

A **Sospecha de abuso sexual**

El abuso sexual es más común de lo que se piensa. A lo largo de su vida, 1 de cada 3 mujeres sufrirá un abuso sexual o una violación; en los hombres, la cifra se acerca más a 1 de cada 12. Los perpetradores suelen ser varones.

Diagnóstico diferencial

Es preciso descartar el abuso antes que cualquier otra cosa. Si se sospecha de un abuso, debe denunciarse. El objetivo es proteger al niño de nuevos abusos. Para conseguirlo, es indispensable identificarlo y probarlo. Aunque es posible que se den condiciones como el trastorno facticio aplicado a uno mismo (síndrome de Münchausen) y trastorno facticio aplicado a otros (Münchausen por poderes), son mucho menos frecuentes y probables que el abuso.

Un escenario que quizá ocurra es que el padre divorciado acuse al otro progenitor de abusar sexualmente del niño. Si el niño niega el abuso y hay más hallazgos físicos, aún es casi imposible saber si el abuso se está produciendo o no, pero, en cualquier caso, debe denunciarse y documentarse a fondo.

P **Después del examen, el trabajo del profesional médico es actuar como consejero**

Es fundamental que la interacción del niño con el profesional médico sea una experiencia lo más positiva posible.

Es fundamental abordar la culpa, el miedo y la vergüenza de los niños que han sufrido abuso. Explíqueles que no es su culpa y que ahora están en un entorno seguro. Remita a la familia a terapia familiar

Sólo cabe esperar que, a través de la terapia, la familia sea capaz de curar estas cicatrices.

En lo que respecta a la notificación, las leyes locales difieren, pero cabe suponer que se espera que el profesional del cuidado de la salud sea un informador obligatorio

Lo más probable es que la ley local exija que se informe tanto por teléfono como por escrito a los Servicios de Protección Infantil y a la policía.

Documente todo de manera minuciosa (cuando sea posible, haga citas directas de lo que se haya descrito, sin correcciones gramaticales). Las fotografías también son de enorme utilidad para probar un caso en el tribunal.

SALA DE PEDIATRÍA

ATENCIÓN A LOS PACIENTES

S

¿Hubo algún problema ayer o algún evento nocturno?

Esta es una buena pregunta para cualquier persona que haya visto al paciente la noche anterior (p. ej., los padres, la enfermera, el médico).

¿Tiene el paciente dolor? ¿Está bien controlado el dolor?

Evalúe si el paciente tiene dolor, dónde está, si está bien controlado y si ha cambiado.

¿Cuándo fue la última salida de orina?

Asegurar el número de salidas da una idea del estado de hidratación.

¿Cuándo fue la última defecación?

El estreñimiento es un problema común evitable en el hospital.

¿Cómo está comiendo el paciente? ¿Tiene hambre?

Esto es un suave indicador de que puede haber más problemas. Los enfermos pierden e apetito.

¿Tiene el paciente alguna duda o pregunta?

Da idea de lo que sabe el paciente, y es una oportunidad para informarle o tranquilizarle.

Pregunte al paciente y a los padres sobre el estado del niño y por qué está en el hospital

Evalúa la comprensión del padre o la madre para poder explicarle más claramente si es necesario. Mantener una buena comunicación evita problemas y, en última instancia, conduce a una terapia más eficaz.

O

Revise el gráfico rápidamente

Mire las notas (de los servicios de consulta, de los médicos de cabecera, del adjunto, etc.) que se han escrito desde su última nota; así conocerá los cambios o actualizaciones importantes.

Busque en los pedidos cualquier novedad desde la última vez que vio el gráfico. Averigüe por qué se hicieron los cambios. Asegúrese de conocer los medicamentos, cuáles son y por qué los toma su paciente.

Busque en las notas de enfermería cualquier información que no esté en las notas del médico.

Revise las constantes vitales y las entradas y salidas de la noche anterior

Anote cualquier anomalía en los signos vitales, investigue las posibles causas y notifíquelo al residente.

Examine al paciente cuidadosamente

Tenga en cuenta el examen inicial del paciente y anote cualquier cambio.

Consulte la tabla 13-1 para conocer las abreviaturas de la exploración física (consulte la abreviaturas [p. xvi] para saber más; consulte con su servicio hospitalario local para conocer las abreviaturas aprobadas/aceptadas).

En general, 1+ es <la media, 2+ es aproximadamente la media y 3+ es > la media.

TABLA 13-1 Abreviaturas en la exploración física

VS = Signos vitales	**P** o **HR** = Pulso/frecuencia cardiaca	**T** = Temperatura
BP = Presión sanguínea	**R** o **RR** = Frecuencia respiratoria	**PS** = Puntuación del dolor
Gen = Apariencia general	**HEENT** = Cabeza, ojos, oídos, nariz, garganta	
TM = Membrana timpánica	**NCAT** = Normocefálico atraumático	
OP = Orofaringe	**AFSFO** = Fontanela anterior blanda y abierta	
EOMi = Músculos extraoculares intactos	**PERRLA** = Pupilas iguales, redondas, reactivas a la luz y a la acomodación	

<u>CV</u> = Cardiovascular	**RRR** = Ritmo y frecuencia regulares
SM = Soplo sistólico	ϕ **M/R/G/C** = No hay soplos/frotación/papitación/chasquidos
B = Bilateral	**Pulmones CTA** = Pulmones claros a la auscultación
L = Izquierda **R** = Derecho	**+ BS NT ND** = Sonidos intestinales positivos no hipersensibles, no distendidos
<u>Abd</u> = Abdomen	**NFEG/NMEG** = Genitales externos femeninos/masculinos normales
NRT = Tono rectal normal	**CVA** = Ángulo costovertebral
<u>Ext</u> = Extremidades	ϕ **C/C/E** = No hay cianosis/acropaquia/edema
TTP = Sensible a la palpación	**ROM** = Rango de movimiento **MAE** = Mover todas las extremidades
CN = Pares (nervios) craneales	**DTR** = Reflejos tendinosos profundos

Nota: Los títulos de los exámenes están subrayados.

Revise los estudios de laboratorio del paciente y los resultados de microbiología
De nuevo, anote cualquier anomalía e investigue las posibles causas.

Observe todas las radiografías y otros estudios realizados al paciente
Al verlos usted mismo, podrá entender y transmitir mejor el informe oficial.

A **Diagnóstico: __, día de hospitalización: __**
Evaluar para mejorar
Si el paciente no mejora, puede ser necesario reevaluar el plan de tratamiento.

Evalúe el motivo de la continuación de la hospitalización
Si no tiene una buena razón para que los pacientes sigan en el hospital, entonces deben irse a casa.

Saber qué debe hacerse para que el paciente vuelva a casa o salga del hospital
Sólo puede realizarse un trabajo o tratamiento eficaz si se tiene un plan claro.

Asegúrese de abordar todas las preocupaciones de los pacientes o de los padres
Si el padre o la madre están insatisfechos, seguramente usted ha pasado algo por alto o ellos creen que usted lo ha hecho. Es importante aclarar el malentendido en ambos casos.
Los padres suelen ser más capaces de observar los cambios en sus hijos, así que escúchelos.

P **Aborde cualquier problema, dolor, signos vitales anormales constantes, hallazgos de la exploración física, laboratorios, resultados de microbiología, o estudios encontrados durante la recopilación de datos para escribir su nota**
Anote los problemas o anormalidades e investigue las posibles causas.

Reúna todos los datos y escriba su nota
Subjetivo: Cosas que le han dicho el paciente, los padres, las enfermeras u otros médicos
Objetivo: Datos como las constantes vitales, entradas y salidas, exploración física, laboratorios, microbiología y estudios
Evaluación: Resumir los diagnósticos, y si éstos están mejorando, empeorando o son estáticos
Plan: Resumir lo que se hará para cada uno de los problemas del paciente
Registre información de los medicamentos, los fluidos intravenosos, la dieta y el hardware.
Organice la evaluación y el plan por lista de problemas o por sistemas:

- Neuro = Neurológico
- Resp = Respiratorio
- CV = Cardiovascular
- FEN/GI = Nutrición de fluidos electrólitos/gastrointestinal
- Renal/GU = Renal/genitourinario
- Hem/Inf = Enfermedad hematológica/infecciosa

Asegúrese de registrar la hora, la fecha y firmar su nota.
La nota debe ser un resumen que muestre tanto lo que ha sucedido como lo que sucederá.

DESHIDRATACIÓN Y MANEJO DE FLUIDOS INTRAVENOSOS

S **¿Cuándo fue la última vez que el niño orinó? ¿Cuántas veces en las últimas 24 horas?**

Si han pasado más de 6-8 horas desde la última micción del niño, esto es preocupante y coherente con una deshidratación significativa. Intente cuantificar la disminución de la diuresis (UOP, *urine output*) que tiene el paciente en comparación con lo normal.

¿El niño lagrimea cuando llora?

Si el niño grita y llora durante el examen pero no produce ni una sola lágrima, será otra seña del nivel de deshidratación del niño. Los niños menores de tres meses pueden o no producir lágrimas, lo que hace que este sea un marcador poco fiable en este grupo de edad.

¿El niño tiene vómitos, diarrea? ¿Cuántas veces al día? ¿Está el niño febril?

Si el niño tiene pérdidas continuas, es importante llevar un registro de ellas y sustituirlas para que no se deshidrate aún más.

La fiebre representa un aumento de la tasa metabólica y de la diaforesis, aumentando as las pérdidas insensibles.

¿Está el niño comiendo y/o bebiendo?

Si el niño está comiendo y bebiendo, es posible que pueda reponer por vía oral los líquidos que se pierden, pues de lo contrario tendrá que rehidratarlo por vía intravenosa.

¿Ha perdido peso el niño, y recuerdan los padres un peso reciente para compararlo con el actual?

Si tiene la suerte de tener un peso de hace 2 días que es 10% más alto que el de hoy, entonces es fácil evaluar el grado de deshidratación. Se trata de 10%; por ejemplo, si un niño pesaba 12 kg hace 2 días y ahora pesa 10.5 kg, el grado de deshidratación es del 12.5%.

O **Realice una exploración física focalizada para evaluar la deshidratación**

Los signos que hay que buscar en la exploración física para evaluar la deshidratación son:

- Hipotensión (a menudo un signo tardío y ominoso)
- Estado mental alterado
- No hay lágrimas al llorar
- Fontanela anterior hundida (niños <18 meses)
- Taquicardia
- Sequedad de las mucosas
- Poca turgencia de la piel
- Poco relleno capilar

Solicite un U/A, buscando específicamente la gravedad específica (SG) de la orina

Cuanto más concentrada sea la orina (SG >1 020), más probable es que el niño esté deshidratado.

Compruebe los electrólitos séricos, el BUN y la creatinina

Examine los electrólitos y reponga cualquier déficit de potasio u otros electrólitos. Si hay hipernatremia, también puede calcular un **déficit de agua libre = peso del paciente × % de deshidratación**.

La relación BUN/Cr también puede ser una pista que sugiera deshidratación si la relación de esos dos es mayor de 10.

Examine la causa de la deshidratación. A menudo es evidente (diarrea, vómitos o rechazo de cualquier ingesta oral)

A **Evaluar el grado de deshidratación (tabla 13-2)**

TABLA 13-2 Grados de deshidratación

Deshidratación	%	Signos/síntomas	Gravedad específica de la orina
Leve	5%	Membranas mucosas secas, ↓UOP	1020-1030
Moderado	5%-10%	Taquicardia, fontanela y ojos hundidos	>1.030
Severo	>10%	AMS, ortostático, mal llenado capilar	>1.035

P

Mantenga el equilibrio diario de líquidos de su paciente y rehidrátelo si es necesario

En realidad, muchos niños deshidratados pueden ser rehidratados por vía oral. Pero si el niño es incapaz de tolerar los líquidos orales o si es NPO para un procedimiento, entonces se requieren líquidos intravenosos.

Bolo si está ortostático o hipotenso

Si la deshidratación es severa, entonces ponga un bolo de 20 cc/kg de solución salina normal hasta que se corrija el ortostatismo o el paciente comience a orinar. Después de hacer esto tres veces para un total de 60 cc/kg, considere la posibilidad de cambiar a coloide o sangre para continuar la reposición de volumen. Estos bolos no deben añadirse al déficit de líquidos calculado.

Calcule el déficit de líquidos utilizando los tres componentes de la reposición de líquidos

Déficit inicial: Multiplique el peso del paciente por el grado de hidratación evaluado. Así, un niño de 10 kg que presenta deshidratación grave tiene aproximadamente un déficit de 1 kg = 1 L (recuerde que 1 L de agua pesa 1 kg). Este déficit debe reponerse a lo largo de 24 horas, aportando la primera mitad en las primeras ocho horas y la segunda mitad en las siguientes 16 horas.

Líquidos de mantenimiento: regla "4-2-1":

100 cc/kg/d o 4 cc/kg/hora para los primeros 10 kg, 50 cc/kg/d o 2 cc/kg/hora para los segundos 10 kg, y finalmente, 20 cc/kg/d o 1 cc/kg/hora para cada kg restante.

- Por tanto, una persona de 43 kg debe recibir 1000 + 500 + 460 = 1960 cc al día.
- La misma persona de 43 kg debería recibir un mantenimiento por hora de 40 + 20 + 23 = 83 cc/hora.
- 83 × 24 = 1992, por lo que las cifras son bastante aproximadas.

Pérdidas continuas: Por lo general, si un paciente está vomitando o defecando grandes cantidades, mantenga un registro de la cantidad de las pérdidas y reemplácelas cc/cc con solución salina normal.

En resumen, si un niño de 21 kg está deshidratado en 10%, calcule la reposición de líquidos como:

- Déficit: 21 kg × 10% = 2.1 L, la primera mitad en las primeras ocho horas y la segunda mitad en las siguientes 16 horas
- El mantenimiento sería de 40 + 20 + 1 = 61 cc/hora

Así, durante las primeras 8 horas, la tasa sería de 2100 cc/2 = 1050 cc/8 h = 131 + 61 = 192 cc/h. Durante las siguientes 16 horas, la tasa debería ser de 2100/2 = 1050/16 = 65.6 + 61 = 127 cc/hora con D5½ NS (con 20 mEq KCl/L añadidos después de la primera evacuación para asegurar que los riñones están funcionando normalmente).

Totalice las pérdidas en curso cada 8 horas y devuélvalas, cc por cc, con solución salina normal durante las siguientes 2-4 horas.

Si el niño tiene menos de cuatro meses, considere la posibilidad de utilizar D5¼ NS como líquido, ya que los riñones aún no están completamente desarrollados y son menos capaces de concentrar la orina

Una excepción a esto es cualquier niño de cualquier edad con hidrocefalia, derivación ventriculoperitoneal u otra patología neuroquirúrgica. En estos niños, dado el mayor riesgo de edema cerebral con líquidos hipotónicos, utilice sólo NS o D5NS para los líquidos, independientemente de la edad.

CONTROL DEL DOLOR

S

¿Tiene el paciente algún dolor? Califique el dolor en una escala de 1 a 10

Evalúe la gravedad del dolor para poder abordar y evaluar el alivio del mismo.

Pida al paciente que señale dónde le duele más

La localización del dolor ayudará enormemente al diagnóstico diferencial.

Intente describir el dolor: ¿es agudo, sordo, con calambres o ardiente?

La descripción del dolor es útil al generar un diagnóstico porque ciertas etiologías del dolor tienen un carácter muy diferente. El dolor torácico sordo tiene implicaciones diferentes que el dolor torácico agudo.

¿El dolor se desplaza a alguna parte?

La radiación del dolor puede sugerir un dolor neuropático, como el que se irradia por la pierna desde un nervio pinzado en la columna vertebral, o puede sugerir una pancreatitis un aneurisma aórtico disecante, como un dolor epigástrico que se irradia a la espalda.

¿Cuándo empezó el dolor?

El dolor abdominal durante cinco años es menos preocupante que el dolor abdominal durante 1 o 2 días.

¿Cuánto dura cada episodio de dolor?

Si el dolor dura segundos, es mucho menos preocupante que horas.

¿Con qué frecuencia se producen los episodios de dolor?

El dolor que se produce una vez al mes frente a una vez por hora es menos preocupante

¿El dolor empeora, mejora o se mantiene igual?

Si el dolor empeora, entonces tiene menos tiempo para evaluarlo y tratarlo.

¿Qué suele hacer el paciente cuando comienza el dolor?

El contexto o las circunstancias en las que comienza el dolor pueden ser una pista importante.

¿Hay algo que empeore o mejore el dolor? ¿Con la actividad, con estar quieto o con cierta posición?

Los factores exacerbantes son una información útil para generar el diagnóstico diferencial.

¿Ha ocurrido antes el mismo dolor? Si el dolor se produjo antes, ¿qué se hizo al respecto y a qué se debió? ¿En qué se diferencia el dolor esta vez?

Si este dolor es similar a un episodio diagnosticado anteriormente, ese diagnóstico puede ser el mismo esta vez también, así que vale la pena saberlo y considerarlo.

O

Realice una buena exploración física general, pero examine cuidadosamente la localización del dolor

Dolor de cuello: Busque signos de meningitis o traumatismo y descarte ambos. Considere la posibilidad de revisar una placa de la columna cervical.

Dolor en las extremidades: Busque cuidadosamente masas, signos de infección (celulitis) o signos de traumatismo.

Dolor en las articulaciones: Examine si hay pérdida de función, amplitud de movimiento o debilidad, así como si hay signos de artritis.

Dolor de rodilla o cadera: Examine ambos para asegurarse de que el dolor de rodilla no es en realidad un dolor de cadera referido.

Dolor abdominal: Examine si hay signos peritoneales (véase Dolor abdominal, p. 172).

Dolor de espalda: Observe si el movimiento de la pierna a la altura de la cadera provoca un dolor irradiado hacia los dedos del pie, lo que sugiere un dolor neuropático por un nervio pinzado (poco probable en niños sin antecedentes de traumatismo).

Investigue cuidadosamente las posibles causas del dolor y abordarlas

Excluya las posibilidades más peligrosas como la peritonitis o la apendicitis.

Diagnóstico diferencial

Dolor orgánico: Secundario a una causa orgánica, generalmente relacionada con un dañ tisular.

Dolor neuropático: Es resultado de una lesión neuronal; suele provocar ardor y/o hipersensibilidad.

Simulación: El paciente simplemente lo está inventando. A menudo se asocia con la evitación de un estímulo adverso (por ejemplo, la escuela, el centro de menores, el hogar si se abusa de él) o por adicción a los narcóticos.

P

Trate el dolor

Incluso si el dolor es peligroso (p. ej., apendicitis) asegúrese de tratar el dolor durante el examen.

Abreviaturas:

– po = por la boca	– pr = por recto	– IV = intravenoso
– IM = intramuscular	– SQ = subcutáneo	– prn = según necesidad
– q = cada	– qhs = a la hora de acostarse	– qd = una vez al día
– bid = 2× al día	– tid = 3× al día	– qid = 4× al día

Dolor leve:

- Acetaminofeno: 10 a 15 mg/kg/dosis (adulto 650 mg) po/pr q4h prn
- Ibuprofeno: 10 mg/kg/dosis (adulto 200 a 800 mg) po q6h prn dolor leve

Dolor moderado:

- Ketorolaco (Toradol): 0.4 a 1 mg/kg/dosis (adulto 15 a 30 mg) IV/IM q6h prn mod dolor (dosis máxima 40 mg/d, duración máx. cinco días, usar sólo > edad dos años)
- Naproxeno: 2.5 a 10 mg/kg/dosis (adulto 500 mg po) q8-12h (máx. 1250 mg/d) prn mod dolor (usar sólo a partir de los dos años)
- Acetaminofeno con codeína: 0.5-1 mg/kg/dosis q4-6h prn mod dolor

Dolor severo:

- Hidrocodona/acetaminofeno (Vicodin): 0.4 a 0,6 mg/kg/d divididos tid o qid (adulto, dos tabletas q4h) prn dolor severo
- Morfina: 0.05 a 0.1 mg/kg po/IM/SQ/IV q4h prn dolor severo

Si el paciente pesa más de 40 kg, compruebe que no está administrando más de la dosis para adultos.

La analgesia controlada por el paciente debe utilizarse con el dolor intenso siempre que sea posible. Es una forma segura y eficaz de controlar el dolor intenso en el hospital.

Considere la posibilidad de administrar morfina oral de acción prolongada o parches de fentanilo (Duragesic), antes de dar el alta a un paciente, si es necesario controlar el dolor crónico intenso, como en el caso del cáncer.

Si ha optado por administrar analgésicos narcóticos, tenga siempre en cuenta los efectos secundarios

Si se produce un coma o una disminución grave del impulso respiratorio, administre naloxona 0.1 mg/kg/dosis IV o IM, cuya vida media es corta, por lo que quizá sea necesario repetir la dosis.

Asuma que se producirá estreñimiento si el paciente está usando narcóticos, y comience de forma preventiva con una dieta rica en fibra y/o docusato u otro régimen antiestreñimiento. Si todavía se produce, trate con leche de magnesia o citrato de magnesio.

CUIDADOS POSOPERATORIOS DEL PACIENTE CON APENDICITIS

S

¿Qué tipo de apendicitis tenía el paciente?

El tipo de apendicitis determina el curso posoperatorio y el manejo:

- *Apendicitis aguda:* Un apéndice infectado que aún no se ha perforado
- *Apendicitis perforada:* El apéndice se rompe, liberando pus en el abdomen
- *Apendicitis gangrenosa:* Un apéndice necrótico, tratado como una apendicitis perforada posoperatoria

Pida al paciente que califique su nivel de dolor

Normalmente se requieren narcóticos. Evalúe el control del dolor con frecuencia en el posoperatorio.

La apendicitis aguda suele producir menos dolor (debido a una menor inflamación preoperatoria) que la apendicitis perforada.

¿El paciente ya ha expulsado gases o ha defecado?

La expulsión de gases (flatos) o heces indica motilidad intestinal, un signo de recuperación. La apendicitis aguda tiende a experimentar un aumento de la motilidad en las 48 horas posteriores a la operación, en tanto que la apendicitis perforada suelen tardar más tiempo.

¿Tiene hambre el paciente? ¿Cree el paciente que puede comer o aún experimenta náuseas?

Íleo posoperatorio: Cuando se manipula el intestino durante la cirugía, se produce un periodo de inmovilidad durante el cual el paciente no tiene hambre y puede tener náuseas y vómitos.

Obstrucción del intestino delgado: Se presenta en el postoperatorio como una emesis biliosa (verde) frecuente y un abdomen distendido. Obtenga un KUB, coloque una sonda nasogástrica para succionar y solicite una consulta quirúrgica urgente. Esto es más común en pacientes con aposiciones perfeccionadas.

Recuperación: Cuando el paciente empiece a tener flatos y recupere el apetito, se le puede hacer avanzar comida a comida, desde los trozos de hielo a los líquidos claros hasta una dieta regular.

¿Está el paciente deambulando?

Debe fomentarse el caminar. Si el paciente no camina el segundo día después de la operación, existe riesgo de complicaciones como la atelectasia y la trombosis venosa profunda (DVT).

O

Compruebe si hay fiebre

En una apendicitis aguda posoperatoria, lo más probable es que la fiebre indique una infección en curso.

- Cabe esperar que los pacientes con apendicitis perforada tengan un pico de fiebre durante varios días, ya que sus cuerpos se enfrentan al espacio peritoneal contaminado causado por la rotura del apéndice.

Tenga en cuenta las causas posquirúrgicas de la fiebre:

- Atelectasia
- Fiebre por fármacos
- UTI
- DVT
- Infección de la herida

Teniendo esto en cuenta, ordene los estudios adecuados: Rx de tórax, orina, sangre y cultivos de heridas.

Si no hay fiebre, asegúrese de que el paciente no está taquicárdico

Si el control del dolor es bueno, la taquicardia es preocupante por la depleción del volumen intravascular, que es común en las aposiciones perfeccionadas debido al tercer espacio. Si ocurre, asegúrese de reponer el volumen.

Realice una exploración física, centrándose en los pulmones, el abdomen y las extremidades del paciente

Examen pulmonar: Debe tener sonidos respiratorios iguales bilateralmente, con buena entrada de aire sin estertores, ronquidos o disminución de los sonidos respiratorios. Si el examen pulmonar es anormal, compruebe la saturación de O_2 y la radiografía de tórax.

Examen abdominal: Realícelo con suavidad; compruebe cuidadosamente si hay distensión (quizá esté asociada a un edema escrotal o labial). Examine el lugar de la herida en busca de dehiscencia, eritema o drenaje.

Examen de las extremidades: Examine si hay edema o un tiempo de llenado capilar anormal (>2 segundos).

Solicite estudios de laboratorio

Las apendicitis agudas quizá requieran sólo un día de análisis posoperatorio para asegurar que el recuento de leucocitos ha disminuido adecuadamente, lo que representa la resolución de la infección.

Las apendicitis perforadas requieren los siguientes análisis diarios:

- Química de 7 elementos: Le dará información acerca del estado de los fluidos del paciente. La hiponatremia con un BUN elevado es consistente con un paciente que tiene líquido en el tercer espacio.
- Hemograma: Un recuento de leucocitos persistentemente elevado representa una infección en curso y a menudo se correlaciona con fiebres continuas.

A Apendicitis aguda o perforada, día posoperatorio __

Asegúrese de evaluar las cuatro áreas siguientes:

- *Dolor:* ¿Bien controlado?
- *Fiebre:* Infección en curso frente a una de las causas posquirúrgicas
- *Motilidad intestinal:* Signos como los flatos y el apetito representan recuperación, y signos como emesis y distensión sugieren íleo y, posiblemente, incluso obstrucción.

Prevención: Asegúrese de que su paciente camina y utiliza el espirómetro de incentivo para mejorar la motilidad intestinal y evitar la fiebre por atelectasia y DVT.

P El manejo incluye antibióticos, control del dolor, líquidos intravenosos y cuidados de apoyo

Antibióticos

Apendicitis aguda: Inicie una cefalosporina de segunda generación durante 24 horas postoperatorias.

Apendicitis perforada: Cubierta para todos los organismos potenciales de la flora colónica:

- Grampositivos (*Enterococcus*)
- Coliformes gramnegativos aerobios
- Microorganismos anaeróbicos

Tradicionalmente, se utilizan la ampicilina, la gentamicina y el metronidazol. También pueden utilizarse agentes únicos de amplio espectro como la piperacilina-tazobactam, la ticarcilina-clavulanato o los carbapenémicos.

Los apósitos perforados deben recibir antibióticos durante al menos cinco días después de la operación, y más si el paciente sigue febril.

Los narcóticos ayudan a controlar el dolor. La analgesia puede complementarse con ketorolaco o acetaminofeno. Empiece con analgésicos parenterales y pase a los orales cuando el niño beba bien

Apendicitis agudas: La mayoría necesitan <1 día de morfina y luego unos días de acetaminofeno con codeína por vía oral.

Apendicitis perforadas: Suelen necesitar morfina mediante analgesia controlada por el paciente durante varios días.

Líquidos intravenosos

A todos los pacientes se les debe aumentar la tasa de líquidos IV, generalmente comenzando con el doble de la tasa de mantenimiento, y disminuyendo hasta 1.5 veces el mantenimiento. Cuando el paciente tolere la dieta, sin vómitos, se puede bloquear la IV.

Otros cuidados de apoyo

Los pacientes deben recibir una espirometría de incentivo y se les debe animar a usarla 10 veces por hora mientras están despiertos para prevenir la atelectasia.

CUIDADOS POSOPERATORIOS DEL PACIENTE CON ESTENOSIS PILÓRICA

S

¿Cómo se encuentra el bebé desde su operación?

Permita que los padres comenten todas sus preocupaciones sobre el periodo posoperatorio.

Pregunte a los padres si creen que el bebé tiene algún dolor

Las piloromiotomías son pequeñas cirugías con incisiones diminutas que suelen realizarse en <20 minutos; sin embargo, incluso con una pequeña incisión en la parte superior del abdomen, los padres suelen percibir dolor en su hijo.

¿Tiene el bebé algún tipo de vómito?

Es bueno volver a evaluar la queja principal y abordar cualquier preocupación que puedan tener los padres.

¿Cómo tolera el bebé el nuevo horario de alimentación?

El nuevo programa de alimentación (véase más adelante) puede iniciarse en el primer día posoperatorio. Es una evaluación importante del éxito de la cirugía. Hacer esta pregunta es un seguimiento importante de la última pregunta. Aunque el paciente no esté vomitando, es posible que aún no esté preparado para comer.

O

Compruebe los signos vitales del bebé

La taquicardia (frecuencia cardiaca >160 en este grupo de edad) puede indicar dolor.

El bebé debe estar afebril, con respiraciones y presión arterial normales.

Compruebe la ingesta y las deposiciones del bebé para asegurarse de que tolera las tomas, recibe suficientes líquidos intravenosos y produce orina

Las entradas y salidas del bebé deben estar equilibradas, siendo la ingesta ligeramente mayor que la salida. Si la salida total de fluidos es pequeña (<1 cc/kg/hora), considere la posibilidad de administrar un bolo de fluido intravenoso de 10 a 20 cc/kg de solución salina normal durante 1 hora.

Compruebe si el paciente tolera el nuevo programa de alimentación. Debe registrarse la emesis.

Realice una exploración física general

Haga un examen focalizado a menos que el paciente esté sintomático. Se hizo un examen exhaustivo al ingreso, y es poco probable que cambien cosas como el reflejo rojo o el examen testicular.

Pulmones: Los estertores o ronquidos quizá representen una aspiración durante la cirugía o el posoperatorio.

Corazón: El soplo cardiaco debe estar ausente. El soplo puede representar una pérdida de sangre importante, lo que es muy poco probable con este tipo de cirugía.

Relleno capilar: Debe ser inferior a 2 segundos porque este paciente debe estar bien hidratado.

Ahora examine suavemente el abdomen. Compruebe la herida

La herida debe tener aproximadamente 1.5 a 2 cm de longitud en el epigastrio y estar limpia. No debe haber eritema circundante ni secreción de la herida; estos signos quizá representen el comienzo de una infección.

Palpe suavemente el abdomen en una zona alejada de la herida. No debe estar distendido ni hipersensible; quizá el bebé ni siquiera llore. La distensión y la hipersensibilidad debe hacerle pensar en una inflamación peritoneal.

La sangre debe ser revisada al menos una vez en el posoperatorio con una biometría hemática completa y panel metabólico básico

De nuevo, el hemograma debería confirmar una pérdida de sangre mínima. No debería haber prácticamente ningún cambio en los niveles de hemoglobina o hematocrito desde el ingreso.

El panel metabólico básico tendría que ser normal. En el momento del ingreso, el bebé quizá muestre algunas derivaciones metabólicas graves, como alcalosis, hipocalemia e hipocloremia. La relación BUN/creatinina quizá se ubicó por arriba de 20:1. Con la hidratación, estas cifras deberían volver a la normalidad.

Si se sospecha una aspiración, debe obtenerse una radiografía de tórax

A

Estado pospiloromiotomía, día posoperatorio __

Su evaluación debe mencionar también la resolución de los desórdenes metabólicos y cómo se encuentra el paciente con la alimentación.

Vigile también las complicaciones de la cirugía, como la infección de la herida, la peritonitis, la fiebre postoperatoria y la reaparición del problema original (poco frecuente).

P

Comience a alimentar de nuevo al paciente el primer día del posoperatorio, normalmente dentro de las 6 horas siguientes a la cirugía. Debe tener apetito

La regurgitación moderada es común debido al espasmo pilórico y antral, y a la irritación gástrica. La alimentación debe comenzar con una solución electrolítica. Empiece con sólo 5 cc.

Si el paciente lo tolera sin emesis, se pueden dar 10 cc de la solución electrolítica 2 horas después.

Si todavía no hay emesis, puede cambiar a 10 cc de fórmula de media potencia 2 horas después.

Esto puede aumentarse a 15 cc 2 horas después.

Si el paciente tolera 15 cc de fórmula de media potencia, puede pasar ahora a la fórmula de potencia completa. Repita 15 cc.

Ahora, cada 2 horas se puede aumentar la cantidad: 20 cc, luego 30 cc, luego 45 cc, y finalmente 60 cc. Una vez que el paciente tolere 60 cc, alimente regularmente cada 3 horas.

Si el paciente tiene emesis con cualquiera de las dosis de alimento, la alimentación debe ser retenida durante 4 horas y luego reiniciada con la última dosis tolerada.

Suspenda los líquidos intravenosos cuando tolere las alimentaciones (al menos dos alimentaciones de ≥60 cc).

Controle el dolor con acetaminofeno, 15 mg/kg rectal q4h PRN. Puede utilizar cantidades mínimas de narcóticos IV si es necesario

Una vez que el paciente tolere las tomas regulares de fórmula o leche materna, y el dolor no sea un problema, el paciente puede ser dado de alta

Debe haber un seguimiento en una clínica quirúrgica para revisar la herida y retirar los puntos de sutura según sea necesario, y un seguimiento con un pediatra general en la visita regular de los dos meses.

ATENCIÓN AL PACIENTE ORTOPÉDICO HOSPITALIZADO

S

¿Tiene el paciente algún dolor? Si es así, ¿dónde y cuánto le duele en una escala de 1 a 10?

Asegúrese de que si su paciente tiene dolor, se descubre la etiología y se controla el dolor.

¿Puede el paciente mover los dedos de los pies o de las manos?

Si el niño es incapaz de mover los dedos del pie o de la mano de la extremidad enyesada y se trata de un problema nuevo, esto puede significar un daño neurológico o un síndrome compartimental (véase más adelante).

¿Es capaz el paciente de sentir los dedos de los pies o de las manos?

Si el paciente no puede sentir los dedos de los pies o de las manos, o tiene una sensibilidad anormal, compruebe si hay otros signos de síndrome compartimental.

¿Los dedos de los pies o de las manos del paciente han cambiado de color o los siente entumecidos o fríos?

Si los dedos de las manos o de los pies se ven azules o negros, o se sienten inusualmente entumecidos o fríos, compruebe los pulsos proximales. Si están disminuidos o no son palpables, avise urgentemente al ortopedista o, si es posible, al cirujano vascular.

¿Ha utilizado el paciente el espirómetro de incentivo?

El uso del espirómetro de incentivo disminuirá la incidencia de atelectasia y posiblemente de neumonía postoperatoria, así que fomente su uso.

O

Examine al paciente

Realice una buena exploración física general.

Observe las constantes vitales en busca de cualquier signo preocupante

Infección: La fiebre quizá sea un signo de infección.

Si el pico de fiebre está cerca de la cirugía, tenga en cuenta las causas posquirúrgicas de la fiebre:

- Atelectasia
- Fiebre por fármacos
- UTI
- DVT
- Infección de la herida

Teniendo esto en cuenta, ordene los análisis adecuados. Revise una radiografía de tórax, obtenga cultivos de orina y de sangre, y cultivos de heridas si procede.

Hemorragia interna: La taquicardia puede ser un signo de nerviosismo, dolor o, peor aún, de hipovolemia. Si se produce taquicardia, vigílela de cerca. Si persiste y el dolor no es la causa, considere la posibilidad de administrar un bolo de líquido intravenoso. Si el bolo mejora la taquicardia, considere la posibilidad de que el paciente siga sangrando. Los pacientes pueden sangrar en lugares como el abdomen, el muslo, el tórax o el espacio subgaleal con pocos signos externos del problema, excepto la taquicardia persistente. Si sospecha esto, notifique al residente de inmediato.

Émbolo pulmonar: La taquicardia, con o sin hipoxia y nerviosismo, podría sugerir un émbolo pulmonar de grasa o coágulo. Si la sospecha es lo suficientemente alta, ordene una TC de tórax con contraste. Llame al cirujano ortopédico antes de iniciar el tratamiento con heparina u otros anticoagulantes.

Observe los dedos distales a la fractura, el yeso o la férula para detectar signos de síndrome compartimental

Estos son frío glacial, palidez, parestesias (hormigueo o sensación anormal), falta de pulso o dolor particularmente intenso con el movimiento pasivo de los dedos de la extremidad afectada. Véase Traumatismo de una extremidad, p. 220.

Busque signos de infección

Busque celulitis (piel caliente, roja, hinchada y sensible) o secreción purulenta cerca de cualquier implante o dispositivo ortopédico. Vigile cuidadosamente el posible desarrollo de osteomielitis. Compruebe una radiografía (o una resonancia magnética si la sospecha clínica es lo suficientemente alta) de la extremidad afectada para ver si hay alteración de la corteza o inflamación de los tejidos blandos.

A

Estado posoperatorio __ , día posoperatorio __

Evalúe el control del dolor

Véase Control del dolor, p. 230.

Evalúe el síndrome compartimental

El aumento de la presión suele ser causado por la inflamación y la hinchazón en un espacio delimitado por planos fasciales. Cuando la presión supera la del flujo sanguíneo arterial local, se produce una isquemia. Evalúe cuidadosamente.

Evalúe si hay una hemorragia interna

Busque con atención:

- Taquicardia persistente
- Disminución del hematocrito
- Palidez
- Hipotensión
- Inflamación local

Evalúe la infección

Es importante descartar la osteomielitis, ya que el tratamiento para ésta es con antibióticos crónicos, y cuanto más tiempo pase sin reconocerse, más difícil será erradicarla.

Considere la posibilidad de ofrecer fisioterapia y/o terapia ocupacional

Normalmente la respuesta a esta oferta es sí. Llame al fisioterapeuta y al terapeuta ocupacional para ver si pueden ofrecer alguna ayuda para la rehabilitación del paciente.

P

Controle el dolor del paciente

Véase Control del dolor, p. 230.

Trate el síndrome compartimental si está presente

El tratamiento consiste en liberar quirúrgicamente la presión abriendo el espacio delimitado por la fascia = fasciotomía. Si hay que hacerlo de forma urgente, avise al cirujano ortopédico.

Reanime al paciente y controle/detenga la hemorragia interna si está presente

Si sospecha que hay una hemorragia interna, estabilice/reanime al paciente con bolos de solución salina normal de 20 mL/kg hasta tres veces y luego comience a transfundir sangre. Mientras tanto, contacte urgentemente al cirujano para una posible intervención quirúrgica para conseguir la hemostasia.

Si sospecha de una infección, obtenga cultivos de sangre, radiografías, resonancia magnética y otros estudios según corresponda

En función de los resultados de los análisis de fiebre, radiografía, U/A, sangre, orina o cultivo de la herida, trate la infección de forma adecuada. Si se diagnostica una osteomielitis (a menudo en la resonancia magnética), el paciente necesitará un tratamiento a largo plazo (al menos seis semanas) con antibióticos, y posiblemente incluso la inserción quirúrgica de gránulos de antibiótico en el hueso para una mejor administración local del antibiótico.

Prepare al paciente para el alta

Mantenga bien controlado el dolor. Consiga que el paciente sea lo más activo posible dentro de las limitaciones de la lesión. Consulte al fisioterapeuta y al terapeuta ocupacional para que le indiquen al paciente cómo hacerlo, así como que lo orienten acerca de ejercicios y estrategias que pueda utilizar para hacer la transición del hospital a la casa.

III
OBSTETRICIA Y GINECOLOGÍA

CLÍNICA DE OBSTETRICIA

VISITA INICIAL

S

¿Está la paciente segura de la fecha de su última menstruación (LMP)?

La LMP se utiliza habitualmente para establecer la edad gestacional estimada (EGA) y la fecha estimada de parto (EDC) (o "fecha de parto").

Un EGA/EDC exacto es el dato más importante que debe conocerse sobre un embarazo.

Una LMP *insegura* justifica una ecografía para establecer la EGA/EDC.

- Un historial de periodos irregulares o de uso de anticonceptivos hormonales antes de la concepción también puede justificar una ecografía, en especial si la exploración física del útero no coincide con las fechas propuestas (véase más adelante).
- Los métodos para "datar" un embarazo de edad desconocida (p. ej., la ecografía, la exploración física) se vuelven progresivamente más inexactos a medida que avanza el embarazo.

- Por tanto, es crucial establecer el EGA/EDC al principio del embarazo.

Revise el historial obstétrico

Identifique cualquier problema obstétrico que pueda repetirse con el embarazo actual.

Las pacientes con embarazos anteriores afectados por el defecto del tubo neural (NTD) deben recibir folato 4 mg/día.

Realice la revisión de los sistemas (ROS) y obtenga el historial médico anterior (PMH)

Obtenga un historial de cualquier problema médico potencial que complique el embarazo o complicaciones de embarazos anteriores.

Obtenga el historial quirúrgico anterior (PSH)

Las pacientes con cesárea anterior deben ser asesoradas sobre las opciones de parto para el embarazo actual:

- Prueba de trabajo de parto
- Repite cesárea

Obtenga la historia social

El consumo de alcohol, tabaco y sustancias debe ser identificado y aconsejado adecuadamente.

Obtenga los antecedentes familiares

Las pacientes con antecedentes familiares de anomalías congénitas, discapacidad intelectual o enfermedades metabólicas deben ser identificadas y remitidas para su diagnóstico prenatal (véase Visita del segundo trimestre, p. 242).

¿Tiene la paciente algún factor de alto riesgo de diabetes mellitus gestacional?

La diabetes mellitus gestacional es una de las principales causas de morbilidad en el embarazo (véase Diabetes mellitus gestacional, p. 254).

La identificación temprana de los individuos potencialmente afectados puede minimizar las complicaciones.

La presencia de cualquiera de los siguientes factores de alto riesgo justifica la prueba de detección de la diabetes mellitus gestacional en el primer trimestre:

- Antecedente de intolerancia a la glucosa
- Pariente de primer grado con diabetes mellitus
- Resultados obstétricos adversos generalmente asociados a la diabetes mellitus gestacional

¿Tiene la paciente algún factor de riesgo de síndrome antifosfolípido (APS)?

La presencia de cualquiera de los siguientes factores justifica un estudio para el APS (véase Síndrome antifosfolípido, p. 250):

- Historial de abortos recurrentes (tres o más pérdidas en el primer trimestre) o una única pérdida fetal en el segundo o tercer trimestre
- Preeclampsia severa <34 semanas
- Restricción severa del crecimiento fetal
- Antecedentes de trombosis

O

Confirme una prueba de embarazo positiva (β hCG)

El embarazo puede confirmarse con una β hCG cualitativa (la prueba se realiza con una muestra de orina y se informa como positiva o negativa) o una β hCG cuantitativa (la prueba se realiza con una muestra de sangre y se informa como un valor numérico).

¿Tiene la EGA 10 semanas o más?

Si es así, intente obtener los tonos cardiacos fetales mediante un monitor Doppler.
Establecer los tonos del corazón ayuda a confirmar el EGA.

Realice una exploración física

Debe prestarse especial atención a los sistemas tiroideo, cardiaco y pulmonar, que son los que más comúnmente se asocian a complicaciones médicas graves en el embarazo.
El tamaño del útero debe confirmarse para que sea consistente con la EGA.
Si la exploración física del útero es incompatible con la EGA, obtenga una ecografía.

¿Es la paciente obesa? (BMI >30)

Las pacientes obesas tienen mayor riesgo de intolerancia a la glucosa, y también deben someterse a pruebas de diabetes mellitus gestacional en el primer trimestre.
Las necesidades calóricas durante el embarazo deben ser limitadas (aumento de peso total = 30 libras).

¿Muestra glucosuria la prueba de orina?

Se espera cierta glucosuria (causada por la disminución de la reabsorción tubular), pero un resultado positivo en una segunda micción en ayunas justifica la realización de una prueba de diabetes mellitus gestacional en el primer trimestre. Si una paciente tiene antecedentes de diabetes mellitus gestacional, realice también la prueba del primer trimestre.

A

Embarazo intrauterino (IUP) a las 8 semanas

El diagnóstico diferencial de un IUP temprano incluye cualquier forma de embarazo anormal:

- Embarazo ectópico
- Aborto fallido
- Embarazo molar

P

Realice o programe una ecografía si el EGA no está claro

Las indicaciones incluyen una LMP insegura o una discrepancia en la exploración física.

Dibujar los laboratorios "prenatales"

Grupo sanguíneo, estado del Rh y análisis de anticuerpos; hemograma, rubéola, RPR, HBsAg y HIV
Realice la citología y los cultivos de gonococo/clamidia.
Realice alfa-fetoproteína sérica materna (MSAFP) y pruebas prenatales no invasivas (NIPT) si está entre las 15 y 20 semanas en la visita inicial (véase Visita del segundo trimestre, p. 242)

Prescriba vitaminas prenatales y suplementos de hierro

El folato es el elemento más importante por su asociación con la prevención de los NTD (ingesta recomendada de 0.4 mg/día).
Lo ideal es que las pacientes tomen alguna fuente de suplemento de folato durante tres meses antes de la concepción.
Los suplementos de hierro ayudan a la madre a mantener las reservas de hierro ante el aumento de las necesidades durante el embarazo.

Instruya a la paciente acerca de las preguntas y quejas más comunes

La dieta, el sueño, los hábitos intestinales, el ejercicio, el baño, la ropa, el ocio y los viajes

> Hasta 30% de todas las pacientes experimentarán manchado vaginal durante el primer trimestre.

Programe la próxima cita

En caso de un embarazo sin complicaciones, la paciente deberá acudir al médico cada cuatro semanas en el primer trimestre.

Considere la derivación a una clínica de alto riesgo

Una paciente con cualquier problema médico siempre debe ser considerada para recibir atención o consulta en una clínica de alto riesgo.

VISITA DEL SEGUNDO TRIMESTRE

S

Si la paciente padecía anteriormente síntomas asociados al primer trimestre, ¿se están resolviendo?

Las náuseas y los vómitos del embarazo, la fatiga y los síntomas asociados deberían disminuir normalmente en el segundo trimestre. Ofrezca antieméticos para los vómitos.

Cualquier síntoma persistente obliga a trabajar en busca de la etiología.

¿Tiene la paciente alguna queja nueva?

A medida que el útero se agranda, algunas mujeres empiezan a experimentar molestias por el estiramiento de los ligamentos pélvicos.

El "dolor del ligamento redondo" es un diagnóstico común durante el segundo trimestre. Las contraciones uterinas (UC) prematuras deben ser atendidas.

¿Pertenece la paciente a un grupo étnico con alto riesgo de padecer determinados trastornos genéticos?

Considere las pruebas de detección en las siguientes poblaciones:

- Judíos de Europa del Este azquenasis: Tay-Sachs y enfermedad de Canavan
- Cajún y franco-canadiense: Tay-Sachs

Caucásico: Fibrosis quística, SMA

O

Compruebe la presión arterial

La presión sanguínea materna desciende durante las primeras 24 semanas de embarazo y luego vuelve a los valores normales a término, secundario al efecto de relajación de la progesterona sobre el músculo liso.

La presión diastólica cae más que la sistólica, ampliando la presión del pulso.

Compruebe la glucosa y las proteínas en la orina

Una glucosa >1+ (>100 mg/dL) puede requerir la detección más temprana de la diabetes mellitus gestacional.

La proteinuria ≥2+ (≥100 mg/dL) requiere un análisis de orina para detectar infecciones y una estrecha observación de la presión arterial para detectar preeclampsia.

Confirme el aumento de peso materno adecuado

El aumento de peso total para el embarazo debe ser de ~13 kg en mujeres con un BMI normal.

En las mujeres con un BMI >30, el aumento de peso ideal es de 5-7 kg.

- En el primer trimestre se deben ganar 2 kg.
- Se debe ganar 0.2-0.5 kg/semana durante el resto del embarazo.

- Un aumento de peso menor de 4.5 kg a las 20 semanas debería ser motivo de una revisión nutricional.

Provoque los tonos cardiacos fetales con el Doppler

Esto confirma la viabilidad en curso del embarazo.

Mida la altura del fondo uterino (FH)

Esto ayuda a confirmar el crecimiento fetal en curso.

- Si la EGA es de menos de 20 semanas, se puede hacer una estimación aproximada por palpación.
- Si la EGA es de más de 20 semanas, evalúe midiendo la altura del fondo uterino en centímetros.

La medida del FH en centímetros debe ser igual al EGA en semanas.

A

IUP a las 17 semanas

P

Ofrezca una detección prenatal

El análisis prenatal varía en función de lo que ofrezca su centro. Algunos ejemplos son la prueba del primer trimestre, la prueba del segundo trimestre o la combinación de las pruebas del primer y segundo trimestres. Algunos ejemplos son la prueba triple con translucencia nucal, la prueba cuádruple del segundo trimestre, la prueba secuencial y la prueba integrada. La prueba más reciente es la NIPT (prueba prenatal no invasiva), que evalúa el cariotipo fetal a partir de una muestra de sangre materna.

La prueba MSAFP ampliada (también conocida como "triple pantalla")

La prueba MSAFP ampliada es una prueba de detección utilizada para detectar los NTD y las trisomías 18 y 21 en la población general.

- Esta prueba está disponible para *todas* las pacientes embarazadas y se realiza entre las 15 y 20 semanas.
- Detecta 90% de los NDT y 60% de las trisomías 18 y 21.
- Los siguientes marcadores se miden en el suero materno:
  - Alfa-fetoproteína (MSAFP)
  - hCG
  - Estriol

La detección de NTD utiliza el valor de MSAFP (solo).

- Se utilizan algoritmos que se ajustan al peso materno y al EGA.
- Los resultados se presentan como MOM.
  - Los valores de MSAFP >2.5 MOM se consideran como positivos y requieren más estudios en forma de amniocentesis y ecografía (véase más adelante).

Se analizan la MSAFP, la hCG y el estriol para determinar el riesgo de trisomías 18 y 21 (síndrome de Down).

- Los resultados varían en función de la edad de la madre, siendo las mujeres de más edad quienes tienen una mayor tasa de positivos en la detección.
  - Una MSAFP *baja* (<0.7 MOM) y un estriol bajo junto con una hCG elevada se considera positivo para la trisomía 21, y justifica una amniocentesis y una ecografía para una evaluación adicional.
  - Un valor bajo para los tres analitos se considera positivo para la trisomía 18.

Ofrezca el diagnóstico prenatal a todas las pacientes con indicación

El diagnóstico prenatal es un proceso por el que se trabaja con las pacientes de alto riesgo de sufrir anomalías genéticas.

El proceso consiste en un asesoramiento genético seguido de una o más de las siguientes pruebas:

- Muestreo de vellosidades coriónicas (CVS)
- Ecografía
- Amniocentesis
  - El líquido amniótico se obtiene por aspiración con aguja transabdominal bajo guía ecográfica.
  - El líquido recogido (con sus células amnióticas) puede ser analizado para:
  - Cromosomas (para detectar trisomías) o pruebas de microdeleción
  - Acetilcolinesterasa y α fetoproteína (ambas elevadas con los NTD)
  - Defectos genéticos específicos

A las pacientes con los siguientes antecedentes se les debe ofrecer un diagnóstico prenatal:

- Pacientes con un análisis positivo para un NTD o una trisomía
- Defectos de nacimiento en embarazos anteriores
- Trastornos genéticos
- Exposición a teratógenos
- Sospecha de anomalías fetales
- Diabetes mellitus pregestacional
- Pacientes que son ≥35 años por su EDC

- Las mujeres en edad reproductiva avanzada tienen mayor riesgo de padecer síndrome de Down y, por tanto, requieren una prueba más sensible que la triple pantalla.

Programe la próxima cita

Para un embarazo sin complicaciones, vea a la paciente cada dos a cuatro semanas entre las semanas 13 y 36.

VISITA DEL TERCER TRIMESTRE

S

¿Se mueve el feto?

Cualquier informe acerca de la disminución de los movimientos fetales puede indicar intolerancia del feto al entorno intrauterino, siendo obligatorio realizar algún tipo de prueba anteparto (véase más adelante).

¿Tiene el paciente alguna contracción uterina?

Cualquier contracción de menos de 35 semanas debe someterse a un estudio para detectar un parto prematuro (véase Trabajo de parto prematuro, p. 280).

Las pacientes con contracciones de más de 35 semanas deben someterse a un examen cervical para evaluar la dilatación.

¿Tiene la paciente algún síntoma de preeclampsia?

Las molestias visuales de nueva aparición, las cefaleas o los dolores abdominales deben hacer sospechar que se trata de preeclampsia, y debe examinarse detenidamente la presión arterial.

O

Compruebe la presión arterial

La presión arterial debe controlarse cuidadosamente en el tercer trimestre para detectar preeclampsia.

> Dado que la presión arterial suele disminuir en el embarazo, incluso un valor normal alto debe volver a comprobarse.

Compruebe la presencia de proteínas en la orina

La proteinuria ≥2+ (≥100 mg/dL) requiere un análisis de orina para detectar infecciones y una estrecha observación de la presión arterial para detectar preeclampsia.

Confirme el aumento de peso materno adecuado

Se debe ganar ½ a 1 lb/semana a lo largo del tercer trimestre.

> Un aumento excesivo de peso puede ser señal de retención excesiva de líquidos, que puede estar asociada a preeclampsia.

Provoque los tonos cardiacos fetales con el Doppler

Los tonos cardiacos Doppler confirman la viabilidad del embarazo.

Mida la altura del fondo uterino

Esto ayuda a confirmar el crecimiento fetal en curso.

Después de las 20 semanas, la altura del fondo uterino en centímetros debe ser igual a la edad gestacional estimada en semanas.

Pida la glucosa en sangre posprandial de 1 hora (PPBS)

A las 24-28 semanas, la paciente debe someterse a una prueba de diabetes con un PPBS de 1 hora.

- Las pacientes ingieren una carga de 50 g de glucosa (en forma de bebida aromatizada).
- Los niveles de glucosa en suero se miden 1 hora después.

Los valores superiores a 140 mg/dL son anormales y requieren una evaluación adicional (véase Diabetes mellitus gestacional, p. 254).

Repita la biometría hemática completa y la reagina plasmática rápida (RPR) a las 24-28 semanas

Administre inmunoglobulina anti-D a las pacientes elegibles a las 28 semanas

La inmunoglobulina anti-D se administra alrededor de las 28 semanas a las pacientes que son Rh negativos sin anticuerpos actualmente en el suero (véase Isoinmunización, p. 260).

A

IUP a las 28 semanas

P

Instruya a la paciente acerca de posibles problemas relacionados

Todas las pacientes deben ser instruidas para ir inmediatamente a trabajo de parto y parto (L&D) para la evaluación de cualquier síntoma de parto o ruptura de membranas.

La disminución de los movimientos fetales (FM) puede ser signo de morbilidad fetal y requiere evaluación (véase prueba anteparto, más adelante).

Programe la visita de seguimiento

Visitas cada 2-3 semanas hasta las 36 semanas

Visitas cada semana desde la semana 37 hasta el parto

Compruebe un cultivo de GBS a las 35 a 37 semanas

El estreptococo del grupo B (GBS) puede encontrarse como parte de la flora normal alrededor del introito vaginal y la zona rectal de algunas mujeres.

Los portadores pueden transmitir verticalmente el GBS al neonato durante el parto, donde puede causar septicemia, neumonía o meningitis durante la primera semana de vida.

- Dicha enfermedad se conoce como infección por GBS de inicio temprano (para distinguirla de la infección por GBS de inicio tardío, que es nosocomial o adquirida en la comunidad).

La administración de antibióticos a las portadoras del GBS durante el parto ayuda a prevenir la aparición temprana de la enfermedad.

- Penicilina 5 millones de unidades IV de carga, luego 2.5 millones de unidades IV q 4 horas hasta el parto (Rec)
- Clindamicina 900 mg IV q 8 horas hasta el parto (Alt)

Considere la posibilidad de realizar prueba anteparto

Los embarazos de alto riesgo presentan mayor cantidad de morbilidad y mortalidad fetal.

Las pruebas anteparto proporcionan una forma objetiva de evaluar el bienestar del feto durante el tercer trimestre del embarazo.

Las *indicaciones para las pruebas anteparto* actualmente aceptadas incluyen las siguientes:

- Fetal: Disminución de los FM, postdatos (EGA >40 semanas), PIH, IUGR, oligohidramnios, polihidramnios, gestaciones múltiples, muerte fetal previa
- Materna: CHTN, DM, SLE, CRF, APS, hipertiroidismo incontrolado, hemoglobinopatías, cardiopatía cianótica

El método más popular de prueba anteparto es la combinación de prueba de no estrés (NST) e índice de líquido amniótico (AFI).

- La NST consiste en la monitorización de la frecuencia cardiaca fetal durante un periodo de 20 minutos.
  - Una NST reactiva, definida como dos episodios de aumento de la frecuencia cardiaca fetal de al menos 15 lpm durante al menos 15 segundos, es un signo tranquilizador de bienestar fetal.
  - La ausencia de aceleraciones (NST no reactiva) requiere una evaluación adicional (véase más adelante).
- El AFI es una medición ultrasonográfica de la cantidad de líquido amniótico.
  - El AFI normal es de 5 a 25 cm

Otros métodos de prueba de anteparto son la prueba de esfuerzo de contracción (CST) y el perfil biofísico (BPP).

- La CST consiste en la monitorización de la frecuencia cardiaca fetal en presencia de contracciones inducidas.
  - Esto evalúa cómo responde el feto a un entorno de estrés (contracciones).
- El BPP es una evaluación del bienestar fetal basada en cinco criterios objetivos:
  - NST, AFI, FM, tono y respiración (evaluados por ecografía).
  - Cada parámetro se puntúa con un 0 o un 2 (puntuación máxima de 10).
  - La gestión posterior se basa en la puntuación.

VISITA POSPARTO

S

¿Cómo se encuentra la paciente desde el parto?

Esta pregunta abierta da a la paciente la oportunidad de plantear cualquier preocupación que pueda tener.

- Revise el parto antes de comenzar la conversación, anotando cualquier complicación.
- Este es un momento apropiado para detectar la *depresión posparto* o *psicosis*.

¿Está la paciente amamantando?

Infórmese sobre cualquier problema.

¿Tiene la paciente alguna hemorragia anormal? ¿Fiebre?

Los loquios suelen cesar en la tercera semana posparto, pero pueden estar presentes en una minoría de mujeres en el momento de la revisión posparto (véase más adelante).

Si la paciente se sometió a cesárea, ¿cómo está sanando la herida?

En ocasiones las pacientes se quejan de una sensación de hormigueo o ardor alrededor de la herida, que es resultado de los nervios cortados.

¿La paciente experimenta evacuaciones y movimientos intestinales normales?

La incontinencia de urgencia y de esfuerzo posparto suele mejorar con el tiempo.
El estreñimiento posparto puede ser una fuente de malestar.

¿La paciente ha reanudado las relaciones sexuales?

La vaginitis atrófica, los cambios en la libido, la fatiga y las molestias generales en el perineo pueden afectar la reanudación de las relaciones en el periodo posparto.

¿Cuál es la dieta de la paciente?

Fomente la ingesta de líquidos en abundancia para lograr suficiente producción de leche y como profilaxis o tratamiento del estreñimiento.

¿Cuáles son los planes de la paciente para futuros embarazos?

Conocer los planes de maternidad futuros proporciona la base para seleccionar un anticonceptivo adecuado.

O

Realice una exploración física

Senos: Compruebe si hay masas, congestión o signos de infección.
La herida de la césarea debe estar seca, cerrada y normalmente de color rosa.
Pelvis

- Genitales externos
  - Verifique la curación de cualquier episiotomía o laceración del parto.
  - Verifique que los genitales externos sean anatómicamente correctos.
- Cuello uterino
  - Observe si hay lesiones.
- Revise el último examen de Papanicolau y repítalo si esto se justifica.
- Los exámenes de Papanicolau previamente anormales deben tener un seguimiento completo después del parto.
- Útero
  - Compruebe que el útero está involucionado y no es sensible.
  - Compruebe que la secreción posparto del útero (loquios) está ausente o es escasa.
  - Hay tres etapas en los loquios:
  - Loquia rubra: 3-4 días, mayormente sanguinolenta y espesa
  - Loquia serosa: 1-2 semanas, más oscura y fina
  - Loquia alba: Varias semanas, color blanco amarillento
- Anexos
  - Palpación bimanual de cualquier masa

A

Control de 4 a 6 semanas después del parto

P

Prescriba anticonceptivos

La regla general para la reanudación de la ovulación depende del estado de la lactancia:

- Madres no lactantes → cuatro semanas
- Madres lactantes (regulares, con intervalos cortos) → seis meses

Consulte las notas individuales del SOAP de planificación familiar para obtener más detalles.

- Métodos de barrera
  - Anticoncepción popular después del parto
- Métodos hormonales
  - Se puede empezar en las primeras semanas del posparto
    - Anticonceptivos orales
    - Parche anticonceptivo
    - Anillo intravaginal
- Anticonceptivos inyectables
  - Los patrones de sangrado anormales pueden confundirse con los loquios si aparecen demasiado pronto
- Dispositivos intrauterinos
  - Puede colocarse inmediatamente después del parto
  - Aceptable para nulíparas y adolescentes
- Diafragma
  - Requiere la involución del útero antes de la adaptación

Proporcione asesoramiento acerca de la lactancia materna

Varias molestias comunes en el periodo posparto pueden aliviarse con algunas intervenciones sencillas.

- Dolor
  - Pezones doloridos y agrietados
- Asesoramiento sobre la sujeción/colocación del bebé
- Pezones secos al aire
- Evitar cremas y jabones irritantes
  - Congestión/conductos tapados
- Alimentación frecuente
- Compresas calientes antes y durante la alimentación, compresas frías después de la alimentación
- Infección
  - Aconsejar a la paciente acerca del regreso al consultorio para evaluación
  - No es necesario interrumpir la lactancia materna

Ordene pruebas de diabetes mellitus si el paciente tuvo diabetes mellitus gestacional

Las pacientes que padecen diabetes mellitus gestacional tienen mayor riesgo de padecer diabetes manifiesta y deben someterse a pruebas de intolerancia a la glucosa en su visita posparto (véase Diabetes mellitus gestacional, p. 254).

Programe el seguimiento

Tres meses

- En el caso de mujeres que comienzan un nuevo método anticonceptivo, programe un seguimiento a los tres meses para abordar cualquier dificultad con el uso.

Anual

- Todas las demás pueden seguir para su examen anual de mujer sana.

ANEMIA

S

¿Tiene el paciente algún síntoma de anemia?

Los síntomas de la anemia incluyen:

- Fatiga
- Letargo
- Dolor de cabeza
- Parestesias
- Pica (apetito por sustancias sin valor nutritivo, por ejemplo, tierra, hielo)

¿Está la paciente en alto riesgo de sufrir deficiencia nutricional?

El embarazo puede causar náuseas/vómitos severos o anorexia, lo que provoca deficiencia de folato.

Las personas que consumen dietas carentes de verduras de hoja verde o de proteínas animales pueden sufrir deficiencia de folato.

Los vegetarianos estrictos pueden carecer de vitamina B_{12}.

¿Cuál es el origen étnico del paciente?

Ciertas etnias tienen un alto riesgo de padecer hemoglobinopatías hereditarias:

- Afroamericano: Células falciformes
- Asia/Mediterráneo: Talasemia

¿Está la paciente tomando vitaminas prenatales y suplementos de hierro?

Se debe animar a todas las embarazadas a tomar suplementos de hierro y vitaminas (fuente de folato) durante el embarazo.

- El suplemento de folato es más crítico durante los primeros meses del embarazo.
  - Cantidad diaria recomendada (RDA): 400 µg de folato
- El hierro suplementario es más crítico después de las 20 semanas
  - RDA en el embarazo sin complicaciones: 30 mg de hierro elemental
  - RDA en gestaciones múltiples o pacientes con un cuerpo voluminoso: 60 mg de hierro elemental

La anemia persistente a pesar de la suplementación debe alertar al médico sobre la posibilidad de una anemia hereditaria.

O

Realice una exploración física

Los signos físicos de la deficiencia de hierro incluyen:

- Glositis
- Palidez
- Queilitis
- Coiloniquia

¿Cuáles son los resultados de hemoglobina/hematrocrito (Hb/Hct) y del volumen corpuscular medio (MCV) del paciente?

La Hb/Hct normal desciende durante el embarazo debido a un mayor aumento del volumen plasmático (50%) en relación con la masa de eritrocitos (30%).

La anemia ferropénica y las talasemias suelen tener un MCV reducido.

¿Cuáles son los resultados de la ferritina sérica?

La ferritina sérica refleja la cantidad de hierro almacenada en los tejidos del organismo es el mejor indicador del grado de anemia en el embarazo.

- Los niveles normales de ferritina en el embarazo son de 55 a 70 µg/L.
  - La ferritina baja es consistente con la deficiencia de hierro.
  - La ferritina normal se observa con la deficiencia de hierro *temprana*, las talasemias o la enfermedad crónica.

Frotis periférico

Los rasgos morfológicos de la anemia ferropénica (microcitosis e hipocromía) no se observan con tanta frecuencia como en la ausencia de embarazo.

En el caso de las pacientes afroamericanas, ¿cuál es el resultado de la electroforesis de Hb?

La Hb S debe obtenerse en su primera visita (si se ha perdido, obténgala ahora).

A

Anemia

La anemia durante el embarazo suele definirse según los valores de hemoglobina del quinto percentil para el embarazo (las pacientes con valores inferiores al percentil 5 se consideran anémicas).

- Los valores del percentil 5 de Hb durante el embarazo son:
  - Primer trimestre 11.0 g/dL
  - Segundo trimestre 10.5 g/dL
  - Tercer trimestre 11.0 g/dL

La anemia por deficiencia de hierro es la etiología en 75% de los casos en el embarazo. El folato inadecuado es la segunda deficiencia nutricional más común. Otras causas son:

- Anemia por enfermedad crónica
- Anemias hereditarias
  - Hemoglobinopatías
  - Talasemias

P

Comience el tratamiento de la anemia con terapia de hierro empírica

Dado que la deficiencia de hierro es la etiología más probable de la anemia en el embarazo, comience con una terapia de hierro empírica.

- La anemia por deficiencia de hierro requiere 200 mg de hierro elemental/día, y puede administrarse con cualquiera de los siguientes:
  - Gluconato ferroso 325 mg (37 a 39 mg de hierro elemental)
  - Sulfato ferroso 325 mg (60 a 65 mg de hierro elemental)
  - Fumarato ferroso 325 mg (107 mg de hierro elemental)

Vigile la respuesta con el recuento de reticulocitos

Normalmente se observa una respuesta a la terapia con hierro en forma de un aumento del recuento de reticulocitos una semana después de iniciar la terapia.

- La respuesta al tratamiento quizá tome más tiempo que en una persona no embarazada.
  - Una respuesta de la Hb podría estar enmascarada por los aumentos progresivos fisiológicos del volumen plasmático, que acompañan al embarazo normal.
  - Si está presente, un aumento de la Hb (1 a 2 g/dL) será evidente a las cuatro semanas.
  - En el caso de la anemia megaloblástica grave, el volumen plasmático está relativamente disminuido en comparación con un embarazo normal, y el tratamiento de la anemia puede asociarse a aumentos de volumen que enmascaran el aumento de la hemoglobina.

Seguimiento sobre otros tipos de anemia

La electroforesis del suero quizá revele talasemia.

SÍNDROME ANTIFOSFOLÍPIDO

S

¿Tiene el paciente antecedentes obstétricos sospechosos de síndrome antifosfolípido (APS)?

Los siguientes resultados obstétricos pueden asociarse con el APS:

- Pérdidas recurrentes de embarazos (tres o más abortos espontáneos en el primer trimestre con no más de un nacido vivo, o pérdidas inexplicables en el segundo o tercer trimestre)
- Preeclampsia severa con <34 semanas de gestación
- Restricción del crecimiento intrauterino (IUGR) o insuficiencia uteroplacentaria en el segundo o en los primeros meses del tercer trimestre

¿Tiene el paciente un historial *médico* sospechoso de APS?

Los siguientes problemas médicos pueden estar asociados al APS:

- Tromboembolismo arterial o venoso no traumático
- Accidente vascular cerebral, ataque isquémico transitorio o amaurosis fugaz en una mujer en edad reproductiva
- Lupus eritematoso sistémico
- Anemia hemolítica o trombocitopenia autoinmune

O

¿Muestra la piel de la paciente evidencia de *livedo reticularis*?

Se trata de una afección cutánea asociada a la APS que se caracteriza por cambios en la piel de color rojo-azulado visibles en las extremidades y que se intensifican con la exposición al frío.

¿Los análisis de laboratorio muestran trombocitopenia o anemia?

Aunque ambos estados de la enfermedad tienen múltiples etiologías, siempre debe considerarse la asociación entre el APS y la trombocitopenia autoinmune o la anemia hemolítica.

¿Tiene la paciente una prueba serológica falsa positiva para la sífilis?

Las pacientes con un falso positivo en la reagina plasmática rápida (RPR) deben someterse a pruebas de anticuerpos antifosfolípidos (véase Vulvovaginitis, p. 336)

¿Cuáles son las interpretaciones de las pruebas serológicas del APS?

Se utilizan dos pruebas principales para detectar la presencia de antifosfolípidos:

- El *anticoagulante lúpico* (LAC) es un "fenómeno" de ensayo funcional por el que se prolonga la coagulación *in vitro* (aunque se promueve la trombosis *in vivo*).
  - Actualmente se dispone de múltiples ensayos de LAC:
    - Tiempo de tromboplastina parcial activado
    - Tiempor del veneno de la víbora de Russell diluido
    - Tiempo de coagulación del caolín
  - Los resultados se comunican como positivos o negativos.
- La prueba de *anticuerpos contra la anticardiolipina* es una prueba de ensayo inmunoenzimático que detecta los antifosfolípidos dirigidos contra la cardiolipina.
  - Los resultados se miden para la IgM y la IgG y se informan como de baja positividad, media positividad o alta positividad. Los resultados poco positivos o la IgM aislada son de dudosa relevancia y no se consideran diagnósticos.

A

Síndrome antifosfolípido

El diagnóstico se realiza por la presencia de los dos elementos siguientes:

- Cualquiera de las características clínicas anteriores
- Prueba positiva de anticuerpos antifosfolípidos (cualquiera de los siguientes):
  - Anticoagulante lúpico presente en dos muestras, tomadas con al menos 12 semanas de diferencia.
  - Anticuerpos contra la anticardiolipina (IgG o IgM) en título medio o alto (>GPL o MPL, o >99º percentil) en dos ocasiones, con un intervalo mínimo de 12 semanas.
  - Anticuerpos anti-β2-glucoproteína-1 (IgG y/o IgM) en títulos >99% en dos ocasiones, con al menos 12 semanas de diferencia.

P

Instruya a la paciente en relación con las complicaciones obstétricas (y sus síntomas) asociadas al APS

Los embarazos afectados por el APS tienen alto riesgo de:

- Desprendimiento de la placenta
- Parto prematuro
- Preeclampsia

Los pacientes deben tomar precauciones estrictas sobre los *síntomas* de estas posibles complicaciones:

- Sangrado doloroso (abrupción)
- Contracciones uterinas pretérmino (parto prematuro)
- Cefalea, molestias visuales o epigástricas (preeclampsia)

Inicie la anticoagulación

El tratamiento se basa en la historia clínica.

- Para pacientes con antecedentes de muerte fetal o aborto recurrente:
  - Aspirina diaria de baja dosis
  - Heparina no fraccionada diaria en dosis profilácticas (5000 a 10 000 U bid)
  - La monitorización del PTT no es necesaria
- Para pacientes con antecedentes de trombosis o derrame cerebral:
  - Aspirina diaria de baja dosis
  - Heparina para lograr anticoagulación completa (10 000 U bid a tid)
  - Prolongación del PTT de 1.5 a 2.5 de referencia
  - Puede producirse una trombocitopenia inducida por la heparina con dosis completas de ésta
  - Compruebe el recuento de plaquetas el día 5 y periódicamente durante las dos primeras semanas
  - La osteoporosis inducida por la heparina puede producirse tras siete semanas de uso

Ecografías fetales seriadas para el crecimiento cada 4-6 semanas a partir de las semanas 18 a 20 de gestación

Los embarazos afectados por el APS tienen alto riesgo de IUGR.

Pruebas de anteparto a partir de las semanas 30 a 32 de gestación

Los embarazos afectados por el APS tienen alto riesgo de sufrir patrones de frecuencia cardiaca fetal anormales.

HIPERTENSIÓN CRÓNICA

S

¿Se le ha diagnosticado previamente hipertensión crónica (CHTN) a la paciente?

Revise el historial, los estudios previos y cualquier complicación (por ejemplo, infarto de miocardio, afectación de órganos finales).

Para muchas pacientes, el embarazo es la primera entrada en el sistema sanitario y una oportunidad para descubrir problemas crónicos como la hipertensión.

La CHTN no diagnosticada previamente obliga a realizar un estudio completo (véase más adelante).

¿Está la paciente tomando actualmente algún medicamento antihipertensivo?

Revise los medicamentos actuales y pasados, las dosis y la duración de su uso.

Los inhibidores de la enzima convertidora de angiotensina están contraindicados durante el embarazo porque pueden tener efectos renales teratogénicos.

¿Cuál es el nivel de actividad actual de la paciente?

La restricción de la actividad debe aplicarse durante el embarazo para evitar la disminución de la perfusión placentaria.

O

Verifique la presión arterial

Las mediciones de la presión arterial deben realizarse en serie durante periodos de tiempo para establecer el diagnóstico y confirmar el grado de la enfermedad.

La CHTN grave (SBP ≥180 mm Hg o DBP ≥110 mm Hg) debe alertar al clínico sobre posibles causas reversibles (véase más adelante).

Realice una exploración física

Compruebe las diferencias entre los pulsos radiales y femorales.

- La coartación de la aorta es una causa rara, pero fácilmente detectable, de hipertensión. Compruebe los signos del síndrome de Cushing
- Adelgazamiento de la piel, hematomas y debilidad/atrofia muscular

¿Cuáles son los últimos resultados de la ecografía?

Una ecografía temprana (<20 semanas) establece una datación precisa del embarazo.

- Esta información es útil para gestionar las complicaciones asociadas a la CHTN (hipertensión inducida por el embarazo [PIH], parto prematuro [PTL]), que surgen más tarde en el embarazo.
- La comparación de la ecografía posterior con esta línea de base es útil para evaluar l sospecha de restricción del crecimiento intrauterino (IUGR).

Considere la evaluación de la función renal

Análisis de orina para detectar proteinuria

Creatinina sérica para evaluar insuficiencia renal

La insuficiencia renal hace que la paciente corra mayor riesgo de pérdida fetal y de desarrollar preeclampsia superpuesta.

Estudios de flujo Doppler para detectar estenosis de la arteria renal

Considere los estudios de laboratorio para detectar las causas *primarias* de la CHTN

Potasio: Bajo en el hiperaldosteronismo

Catecolaminas urinarias de 24 horas: Elevadas con el feocromocitoma

Prueba de supresión con dexametasona: El cortisol plasmático elevado sugiere síndrome de Cushing

A

Hipertensión crónica

CHTN leve: SBP ≥140 mm Hg o DBP ≥90 mm Hg antes de las 20 semanas de gestación

CHTN grave: SBP ≥180 mm Hg o DBP ≥110 mm Hg antes de las 20 semanas de gestació

Las causas reversibles de la hipertensión deben considerarse siempre como etiologías e incluyen:

- Enfermedad renal
- Feocromocitoma
- Coartación de la aorta
- Síndrome de Cushing
- Aldosteronismo primario

P

Controle la presión arterial en serie y determinae la necesidad de terapia

La presión arterial disminuye fisiológicamente durante el embarazo normal, por lo que las pacientes con CHTN leve (la mayoría de los embarazos afectados) pueden a veces suspender la medicación y ser seguidas de cerca.

- El objetivo principal de la vigilancia y el control de la presión arterial es el beneficio materno (evitar daños en los órganos finales).

- Aunque la CHTN se asocia a mayor riesgo de parto prematuro, desprendimiento de la placenta, preeclampsia superpuesta, IUGR y muerte fetal, el tratamiento **no** parece reducir la morbilidad perinatal.

El tratamiento se inicia habitualmente para las SBP >180 mm Hg o las DBP >110 mm Hg.

- La metildopa ha sido el antihipertensivo más estudiado que se ha utilizado durante el embarazo y está reconocido como seguro.
  - Metildopa 250 mg bid (máximo 2 g/d)
- El labetalol también es popular y seguro.
  - Labetalol 100 mg bid (máximo 2400 mg/d)

Recolección de orina de 24 horas

Una recolección de proteínas en orina de 24 horas revelará cualquier proteinuria subyacente.

Un valor de referencia (al principio del embarazo) suele ayudar a evaluar la preeclampsia superpuesta si los signos se desarrollan más tarde en el embarazo.

Remita a los especialistas adecuados

Debe evaluarse el daño de los órganos finales, especialmente en el caso de la enfermedad de larga duración.

Remita al paciente al cardiólogo, al nefrólogo y al oftalmólogo para que evalúen los respectivos sistemas orgánicos.

Vigile los signos de preeclampsia superpuesta

La preeclampsia superpuesta afecta 25% de los embarazos con CHTN.

Controle semanalmente la presión arterial a partir de las 30 semanas.

Considere las pruebas anteparto

Las indicaciones para las pruebas anteparto deben ser individualizadas.

Inicie la búsqueda de signos de IUGR o preeclampsia.

Considere la posibilidad de un parto prematuro

El parto precoz debe iniciarse en caso de CHTN grave, no controlada o de pacientes con mal resultado obstétrico previo.

DIABETES MELLITUS GESTACIONAL

S **¿Tiene la paciente un riesgo alto de diabetes mellitus gestacional por sus antecedentes?**

Los antecedentes de cualquiera de los siguientes factores sitúan a la paciente en un alto riesgo de diabetes mellitus gestacional y justifican la detección en el primer trimestre:

- Antecedentes de intolerancia a la glucosa
- Antecedentes de un resultado obstétrico adverso normalmente asociado a la diabetes mellitus gestacional, como:
  - Macrosomía
  - Anomalías congénitas (especialmente defectos neurológicos y cardiacos)
  - Fallecimiento fetal inexplicable
- Un familiar de primer grado con diabetes

O **¿Tiene la paciente alguna evidencia objetiva que la sitúe en alto riesgo de diabetes mellitus gestacional?**

Cualquiera de los siguientes hallazgos objetivos sitúan a la paciente en mayor riesgo de diabetes mellitus gestacional y justifican la detección en el primer trimestre:

- Hipertensión
- Obesidad (BMI >30)
- Edad materna avanzada (≥35 años)
- Glucosa en sangre posprandial
- Embarazo anterior complicado por diabetes mellitus gestacional

¿Cuál es el resultado de la prueba de tolerancia a la glucosa (GCT) de 1 hora?

La detección de la diabetes gestacional se realiza con una GCT de 1 hora.

- Realice a las 24 a 28 semanas para las pacientes sin factores de riesgo (véase antes).
- La prueba consiste en que la paciente ingiera una carga de glucosa de 50 g, normalmente en forma de suspensión líquida.
- Una hora después, se mide el nivel de glucosa venosa de la paciente.
- La paciente **no** necesita estar en ayuno para realizar la prueba.
  - Un GCT de 1 hora anormal es de 140 mg/dL o más.
  - Algunas clínicas utilizan un valor de corte de 130 mg/dL, que mejora la sensibilidad de la prueba.
  - En las mujeres que se sometieron a una derivación gástrica, la GCT está contraindicada por el riesgo de síndrome de vaciamiento rápido (*dumping*). Para estas pacientes, realice un análisis de detección con un nivel de glucosa en ayunas.

Todas las pacientes con una GCT de 1 hora anormal requieren una prueba de tolerancia a la glucosa (GTT) de 3 horas.

¿Cuál es el resultado del GTT de 3 horas de la paciente?

El diagnóstico de la diabetes gestacional se realiza con la GTT oral de 3 horas.

- Esta prueba consiste en que la paciente ingiera 100 g de glucosa.
- La glucosa venosa se mide durante el ayuno y a las 1, 2 y 3 horas después de la ingesta.
- Las pacientes deben estar en ayunas y haber seguido una dieta sin restricciones durante 3 días antes de la prueba.
- Las participantes deben estar sentadas durante la prueba.

Los valores que superan los siguientes se consideran anormales:

– Agotamiento	95 mg/dL
– 1 hr	180 mg/dL
– 2 hr	155 mg/dL
– 3 hr	140 mg/dL

Una paciente con dos o más valores anormales cumple con el diagnóstico de diabetes mellitus gestacional.

Revise los registros de glucosa en sangre de la paciente

Una vez realizado el diagnóstico, los valores de glucosa suelen controlarse y asentarse en el expediente médico.

En cada visita, el expediente médico debe ser revisado y los datos registrados.

- Las decisiones de gestión se basan en las tendencias (véase más adelante).

A **Diabetes mellitus gestacional**

La diabetes mellitus gestacional es una forma de intolerancia a la glucosa que resulta de la acción antiinsulínica del lactógeno placentario humano, una hormona del embarazo.

La diabetes mellitus gestacional se divide en dos subgrupos, A1 y A2, que se diferencian en función de las glucemias en ayuno y posprandiales del paciente y de la necesidad de insulina.

- A1 diabetes mellitus gestacional: La *dieta terapéutica* controla la glucosa en sangre en ayuno a <95 y la glucosa en sangre posprandial de 2 horas a <120.
- A2 diabetes mellitus gestacional: La paciente no puede mantener estos valores objetivo de glucosa en sangre en ayunas <95 y glucosa en sangre posprandial de 2 horas <120 con terapia dietética y *se inicia la insulina.*

P

Indique a la paciente iniciar la terapia dietética, con un total de calorías diarias de 30 kcal/kg

Un consejero nutricional puede participar para individualizar la terapia.

Los protocolos para evaluar el control de la glucemia varían desde la obtención de valores semanales de glucemia en ayunas hasta el control domiciliario de la misma.

Controle los niveles de glucosa en la sangre

Los niveles de glucosa en sangre se autocontrolan (por el paciente en casa) o se controlan mediante una extracción de sangre semanal en ayunas (en la consulta).

- Los azúcares autocontrolados se comprueban y registran cada día (en ayunas y 2 horas después de cada comida).
- Los resultados se registran por escrito para observar las tendencias.

Indique iniciar la insulina a las pacientes que han fracasado en la terapia dietética

La terapia dietética suele considerarse fallida cuando la paciente no puede mantener la glucosa en ayunas <95 o los azúcares posprandiales de 2 horas <120 durante dos semanas.

Para iniciar la insulina, primero *calcule el total diario de insulina* requerido, el cual se basa en el peso de la paciente en kilogramos y en la edad gestacional, como se indica a continuación:

– Primer trimestre	0.7 unidades/kg
– Segundo trimestre	0.8 unidades/kg
– Tercer trimestre	0.9 unidades/kg

A continuación, *divida el total de insulina diaria* requerida en dos dosis, de la siguiente manera:

– Dosis matutina (2/3 del total diario)	2/3 de NPH y 1/3 de insulina regular
– Dosis vespertina (1/3 del total diario)	1/2 NPH y 1/2 insulina regular

Ecografía

Estudio anatómico a las 18 a 20 semanas

Considere la posibilidad de realizar ecografías en serie para determinar el crecimiento.

Inicie las pruebas de preparto en A2 a las 32 semanas

Deben iniciarse las pruebas anteparto dos veces por semana en todas las pacientes de diabetes mellitus gestacional A2 (véase Visita del tercer trimestre, p. 244).

Escaneo A2 para el peso fetal estimado a las 38 a 39 semanas

Las pacientes con diabetes mellitus gestacional A2 tienen mayor riesgo de macrosomía y requieren una ecografía para el peso fetal estimado a término.

Parto A2 a las 38 a 39 semanas

Por lo general, el parto de A2 DM se produce a las 38 a 39 semanas.

Parto A1 a las 41 semanas

HIPERTIROIDISMO

S **¿Se queja el paciente de algún síntoma comúnmente asociado al hipertiroidismo?**

- Fatiga
- Palpitaciones
- Temblores
- Diarrea
- Sudor
- Pérdida de peso o no aumento de peso
- Problemas visuales
- Ansiedad

¿Tenía la paciente quejas similares antes de quedar embarazada?

Muchas molestias asociadas al hipertiroidismo también son comunes a un embarazo normal.

Determinar si la paciente experimentaba estas molestias antes del embarazo puede ayudar a distinguir la etiología.

Además, en el primer trimestre, algunos embarazos normales sufren de *hipertiroidismo transitorio.*

Este fenómeno es secundario a la presencia de gonadotropina coriónica humana (hCG), una hormona del embarazo que reacciona de forma cruzada con el receptor de la hormona estimulante de la tiroides (TSH), para provocar un aumento de la producció de la hormona tiroidea.

Esta reacción alcanza su punto máximo alrededor de las 10 semanas con la meseta natural de los niveles de hCG y disminuye a partir de entonces.

Si el paciente tiene antecedentes de hipertiroidismo, ¿cuál es la etiología?

El 95% de las mujeres embarazadas con hipertiroidismo tienen la *enfermedad de Graves.*

Esta enfermedad se caracteriza por los anticuerpos del receptor de la TSH (TSHR-Abs), autoanticuerpos que reaccionan con el receptor de la TSH para estimular la producción de la hormona tiroidea.

Los TSHR-Abs deben ser controlados en la mayoría de las pacientes de la enfermedad d Graves durante el embarazo (véase más adelante).

O **Revise los signos vitales**

La taquicardia y la pérdida de peso (o la ausencia de aumento de peso) son dos de los signos más favorables del hipertiroidismo en el embarazo.

La presencia de fiebre o de aumento de la presión del pulso debe alertar al médico sobr la posibilidad de una tormenta tiroidea.

¿Muestra la paciente algún signo de hipertiroidismo en la exploración física?

- Bocio
- Temblor de la mano
- Ptosis palpebral
- Debilidad muscular proximal
- Sonido de flujo sistólico
- Exoftalmos
- Onicólisis

¿Cuáles son los resultados de las pruebas de la función tiroidea?

Los cambios fisiológicos normales del embarazo pueden alterar ciertas pruebas de la función tiroidea (tabla 14-1).

- Los niveles elevados de estrógeno estimulan la producción de globulina de unión a la tiroides, que normalmente se une a la hormona tiroidea.
- Esto, a su vez, eleva el total de T3 y T4, lo que hace que la interpretación de estos valores no sea fiable durante el embarazo.
- La TSH, la T3 libre y la T4 libre (las hormonas activas) están inalteradas.

TABLA 14-1 Resultados de las pruebas de la función tiroidea

	TSH	T3 y T4 libres	T4 y T3 totales	Captación de resina T3
Embarazo	↔	↔	↑	↓
Hipertiroidismo	↓	↑	↑	↓
Hipotiroidismo	↑	↓	↓	↑

Para pacientes con hipertiroidismo de nueva aparición, ¿hay presencia de TSHR-Abs?

La presencia de Abs TSHR confirma la enfermedad de Graves.

En el caso de los pacientes con enfermedad de Graves que reciben tratamiento médico en la actualidad o los que han sido tratados previamente con yodo radioactivo o cirugía, ¿cuáles son los títulos de TSHR-Abs?

Incluso ante una enfermedad de Graves controlada o previamente tratada, quizá haya títulos elevados de TSHR-Abs en el suero materno.

Títulos elevados de TSHR-Abs pueden atravesar la placenta y reaccionar con la glándula tiroidea del feto para causar hipertiroidismo neonatal (poco frecuente).

Detecte los embarazos afectados mediante la monitorización de la frecuencia cardiaca fetal para detectar taquicardias y documentar el crecimiento fetal (véase más adelante).

A

Hipertiroidismo

El diagnóstico de hipertiroidismo se realiza al detectar *una* TSH *baja* junto con una T3 y una T4 libres *elevadas.*

El diagnóstico de la enfermedad de Graves se apoya en los hallazgos de bocio y oftalmopatía, y se confirma con la detección de los Abs de TSHR.

El diagnóstico diferencial incluye:

- Bocio multinodular tóxico
- Tiroiditis
- Hormona tiroidea exógena
- Adenoma tóxico
- Hiperémesis gravídica (véase p. 265)
- Enfermedad trofoblástica gestacional (véase p. 344)

P

Inicie la medicación antitiroidea para pacientes recién diagnosticadas

Las tioamidas, el metimazol y el propiltiouracilo (PTU) son los dos tratamientos actualmente aceptados para el hipertiroidismo en el embarazo.

El PTU es la medicación preferida debido a su menor paso transplacentario.

- PTU 100 mg PO tid (valorar hasta 800 mg/d)

- Efecto secundario poco frecuente: Agranulocitosis, vigilar la fiebre y el dolor de garganta.

Controle los niveles de T4 libre

La T4 libre se utiliza para controlar la respuesta a los medicamentos durante el embarazo.

- La normalización inicial de la T4 libre tarda entre 3 y 6 semanas.
- Una vez confirmado el eutiroidismo, compruebe los valores de T4 libre cada 2-3 semanas.
- La dosis puede reducirse a menudo a medida que avanza el embarazo.
- Un tercio de las pacientes puede interrumpir la medicación en el tercer trimestre.

Considere las pruebas AP

Inicie las pruebas de AP para las pacientes con hipertiroidismo no controlado o títulos altos de TSHR-Ab.

- Las pruebas de AP consisten tradicionalmente en una prueba de no estrés/índice de líquido amniótico (véase Visita del tercer trimestre, p. 244).
- En pacientes con títulos elevados de TSHR-Abs, considere la posibilidad de realizar ecografía para evaluar el crecimiento fetal y detectar el bocio fetal.

RESTRICCIÓN DEL CRECIMIENTO INTRAUTERINO

S

¿Tiene la paciente algún factor de riesgo de restricción del crecimiento intrauterino (IUGR)?

La mayoría de los casos de embarazos con restricción de crecimiento tienen factores de riesgo conocidos, como los siguientes:

- IUGR previo
- Diabetes
- CHTN
- Anemia
- APS
- Otras enfermedades crónicas (renales, pulmonares cardiacas)
- Múltiples gestaciones
- Elevada MSAFP/hCG
- Poca ganancia de peso
- Tabaquismo o abuso de sustancias
- Desnutrición
- Exposición a teratógenos
- Enfermedad primaria de la placenta (previa, corioangioma)

¿Tiene la paciente antecedentes de exposición a agentes infecciosos?

Aunque suponen <10% de todos los casos, las siguientes infecciones se han asociado con el IUGR:

- CMV
- Rubéola
- Varicela
- Toxoplasmosis

¿Tiene la paciente antecedentes de hemorragia vaginal o de parto prematuro?

Ambos se han asociado con mayor riesgo de IUGR.

¿Se ha sometido el paciente a una ecografía previa?

Una ecografía de referencia, preferiblemente antes de las 20 semanas de gestación, puede ayudar en el diagnóstico del IUGR al verificar que el crecimiento ha sido el adecuado en la gestación temprana.

Una buena datación del feto es el dato más importante en el manejo del IUGR.

O

¿Cuáles son los resultados de la medición de la altura del fondo uterino?

Las mediciones de la altura del fondo uterino (FH) se realizan durante *todos* los embara zos como *herramienta de detección.*

- Después de las 20 semanas, la FH en centímetros debe ser igual a la edad gestaciona estimada (EGA) en semanas.
  - Considere la posibilidad de realizar una ecografía si la FH < EGA.

¿Cuáles son los hallazgos ecográficos?

Cuando se sospecha de IUGR, se realizan ecigrafías seriadas de U/S.

- Se pueden utilizar varios parámetros de ecografía para identificar y gestionar el feto con IUGR:
  - Circunferencia abdominal (AC) o la relación circunferencia de la cabeza/AC

La AC es el marcador individual más sensible para el IUGR.

  - Peso fetal
    - Los pesos fetales, trazados en una curva de crecimiento estandarizada, pueden seguirse a lo largo del tiempo para evaluar el crecimiento.
    - Una única evaluación ecográfica del feto tiene una utilidad limitada, pero el IUGR es más sospechoso si el peso fetal estimado es < el percentil 5.
  - Velocimetría Doppler
    - La velocimetría Doppler es una técnica ecográfica que evalúa el flujo sanguíneo través de varios órganos.
    - En el IUGR, el flujo sanguíneo de la placenta se *ralentiza* y el flujo hacia el cerebro del feto (secundario a la redistribución fisiológica) *aumenta.*
  - Índice de líquido amniótico
  - Los embarazos con IUGR presentan oligohidramnios secundarios a la reducción d la perfusión de los riñones del feto.

A

Restricción del crecimiento intrauterino

El IUGR se define como el peso fetal estimado < percentil 10.

- Dado que algunos embarazos con peso fetal estimado < percentil 10 representarán el extremo inferior del espectro de una población normal, el IUGR abarca tanto los fetos patológicos como los "normales" de pequeño tamaño.
  - Se sospecha de un IUGR patológico cuando un peso fetal estimado < percentil 10 sigue cayendo de la curva de crecimiento con el tiempo.
    - Las curvas de crecimiento tienen varias imprecisiones inherentes (población heterogénea de Estados Unidos, sin ajuste por paridad o estatura materna/paterna).
  - El peso fetal estimado < percentil 5 se asocia a una mayor morbilidad perinatal.

La IUGR se divide clásicamente en dos categorías:

- Simétrica, en la que todas las medidas de la ecografía fetal son pequeñas: Suele ocurrir al principio del embarazo y se asocia a problemas cromosómicos o genéticos.
- Asimétrica, en la que la cabeza del feto es "escasa" y el resto de las medidas del cuerpo son pequeñas: Ocurre más tarde en el embarazo y es resultado de insuficiencia uteroplacentaria (no llegan suficiente sangre y nutrientes al feto).

P

Realice ecografías en serie cada 2-3 semanas

Un intervalo de 2-3 semanas permite una evaluación precisa del crecimiento fetal.

Los intervalos inferiores a 2-3 semanas son susceptibles a interpretación errónea derivada de la inconsistencia en el crecimiento fetal y a los errores de medición intrínsecos a la ecografía.

Inicie las pruebas anteparto

Los embarazos con sospecha de IUGR deben someterse a algún tipo de prueba de anteparto.

La prueba de no estrés, la prueba de estrés por contracción y el perfil biofísico son todos aceptables (véase Visita del tercer trimestre, p. 244).

Considere la velocimetría Doppler

La velocimetría Doppler de la arteria umbilical puede utilizarse para vigilar al feto.

- La ausencia o la inversión del flujo diastólico final de la arteria umbilical se asocia con un resultado perinatal adverso.
- Un flujo diastólico final normal en un feto con sospecha de IUGR es tranquilizador.

Planifique el momento del parto

El momento del parto implica riesgo de prematuridad frente a los riesgos de prolongar la gestación en un entorno intrauterino hostil.

La decisión es individualizada y se basa en:

- Edad gestacional
- Hallazgos en la prueba anteparto, ecografía y velocimetría Doppler
  - En general, el parto por EGA >34 semanas o signos de compromiso fetal avanzado.

Considere la administración de esteroides para beneficiar la madurez pulmonar del feto

Si es probable que el parto ocurra en <34 semanas como resultado de un IUGR, considere la posibilidad de utilizar esteroides.

Betametasona 12 mg IM q 24 horas × 2 dosis

ISOINMUNIZACIÓN

S

¿Cuál es el estado de Rh del padre?

El estado del Rh paterno puede ser muy importante en la gestión de los embarazos afectados por la isoinmunización al Rh.

- Si el padre es Rh negativo y es definitivamente el padre, no hay riesgo de tener un feto Rh positivo.
- Si el padre es Rh positivo o se desconoce su estado, un intento de determinar su genotipo (heterocigoto frente a homocigoto para el antígeno "D") puede ayudar a aconsejar a la paciente sobre las posibilidades de tener un feto Rh positivo.

¿Cuál es el historial obstétrico de la paciente?

Los embarazos anteriores afectados por la enfermedad hemolítica del Rh proporcionan un pronóstico para el embarazo actual.

- Buen pronóstico para el embarazo actual con antecedentes de fetos afectados previamente de forma leve.
- Mal pronóstico y alto potencial de enfermedad grave recurrente con antecedentes de hidropesía fetal.

O

¿Cuál es el nivel de anticuerpos anti-D?

Los niveles de anticuerpos anti-D (suero materno) reflejan el grado de sensibilización y la probabilidad de que el feto se vea afectado.

El seguimiento de los niveles en serie determinará la necesidad de una amniocentesis.

El título inicial debe tomarse en la primera visita prenatal y luego cada cuatro semanas partir de las 20 semanas.

- Los títulos que son ≤1:8 pueden ser seguidos de forma conservadora con la repetición de los títulos cada 2-4 semanas y exámenes ecográficos en serie para buscar evidencias de anemia fetal (véase más adelante).
- Los títulos que son >1:8 requieren una amniocentesis en serie.

¿Cuáles son los resultados de la ecografía?

A partir del segundo trimestre se realizan evaluaciones ecográficas seriadas del feto par detectar cualquier signo de hidropesía fetal.

Los marcadores ecográficos de la hidropesía incluyen:

- Polihidramnios
- Hepatosplenomegalia
- Derrames pericárdicos y pleurales
- Edema intestinal

¿Cuáles son los resultados de la amniocentesis?

La amniocentesis seriada puede comenzar alrededor de las 24 semanas en embarazos *con títulos >1:8.*

El análisis de la amniocentesis para evaluar el grado de anemia fetal se realiza mediante densidad espectrofotométrica.

- El líquido amniótico normal tiene una densidad que oscila entre las longitudes de onda de 525-375 nm.
- Cuando la bilirrubina está presente en el líquido amniótico (liberada por los eritrocitos fetales afectados), se produce un aumento de la longitud de onda a 450 nm.
- La diferencia entre la densidad a 450 nm y la del líquido amniótico normal se denomina ΔOD 450.
- Este valor se traza en un gráfico llamado gráfico de Liley (véase más adelante).

A

Isoinmunización

La isoinmunización se refiere al proceso por el que los anticuerpos maternos se dirigen hacia el antígeno de los eritrocitos fetales, lo que provoca la hemólisis de los eritrocitos fetales y la anemia fetal.

- **Eritroblastosis fetal** y **enfermedad hemolítica del recién nacido** son términos para describir este fenómeno.
- **Hidropesía fetal** es un término utilizado para describir el producto final de la enfermedad grave, que se caracteriza por una anemia severa y una insuficiencia cardiaca secundaria de alto rendimiento y un edema generalizado.

El tipo más común de isoinmunización es con anticuerpos anti-D, y se conoce como **isoinmunización Rh**.

- "D" se refiere a un antígeno que forma parte de un sistema sanguíneo llamado grupo sanguíneo Rhesus o Rh.

- Otros antígenos del grupo Rh son "C", "c", "E" y "e". Los anticuerpos maternos son el resultado de la exposición a antígenos sanguíneos extraños de:
  - Un embarazo anterior con un feto con antígenos sanguíneos diferentes a los de la madre.
  - Una transfusión de sangre anterior que expuso directamente a la madre a antígenos extraños.

Análisis del gráfico de Liley

Un gráfico de Liley traza mediciones seriadas de ΔOD 450 frente a la edad gestacional.

El trazado de las mediciones en serie sigue la tendencia en el tiempo y es predictivo de la anemia fetal.

Un gráfico de Liley se divide en tercios o zonas I, II y III.

- Los valores de la zona I representan una enfermedad leve y suelen ser objeto de seguimiento con una repetición del valor en 3-4 semanas.
- Los valores de la zona II representan una enfermedad moderada y pueden ser objeto de seguimiento con la repetición de las pruebas cada 1-4 semanas en función de la tendencia.
- Los valores de la zona III señalan una muerte fetal inminente y requieren una intervención en forma de transfusión de sangre o parto.

Plan del parto

Enfermedad leve

- Parto a término.

Enfermedad moderada

- Siga las tendencias en el gráfico de Liley.
  - Si se eleva, considere la posibilidad de un parto prematuro.
  - En caso de caída, considere la posibilidad de temporizar el parto (transfusión) hasta que el feto esté maduro. Enfermedad grave.
- Considere la **toma de muestras de sangre umbilical percutánea** (PUBS).
  - Las PUBS miden directamente la hemoglobina fetal y el hematocrito.
    - Orientan la gestión de las imágenes poco claras (Zona II) en el gráfico de Liley.
    - También son útiles para las gestaciones que son demasiado tempranas para ser interpretadas mediante la curva de Liley.
- Considere la posibilidad de una transfusión intrauterina.
  - La transfusión intrauterina se utiliza para tratar al feto gravemente anémico.
    - Se inicia habitualmente cuando el hematocrito fetal (determinado por PUBS) es <25%.

PREECLAMPSIA LEVE

S

¿Tiene la paciente algún síntoma de preeclampsia (hipertensión inducida por el embarazo [PIH])?

La mayoría de los casos de preeclampsia leve no presentan ningún síntoma.

La presencia de síntomas hace sospechar que se trata de una enfermedad grave (véase Preeclampsia grave, p. 266).

¿Tiene el paciente algún factor de riesgo de PIH?

- PIH Previa
- DM
- Nuliparidad
- CHTN
- Ascendencia africana
- Múltiples gestaciones
- Enfermedad renal crónica
- Edades extremas de reproducción (<17 o >40 años)

O

¿Qué es la presión arterial?

La presión arterial en un embarazo NORMAL sigue un patrón predecible de cambios fisiológicos:

– Primer trimestre	Disminución (sistólica menor que diastólica, aumento de la presión del pulso)
– Segundo trimestre	Nadir a las 24 semanas
– Tercer trimestre	Aumenta a término (cualquier aumento por encima de los valores de no embarazo es anormal)

La presión arterial debe medirse con una técnica correcta y reproducible.

- Mida siempre con el brazo a la misma altura que el corazón.
- Utilice el tamaño de manguito adecuado.
  - Manguitos más grandes para pacientes obesas (los manguitos que se ajustan demasiado pueden causar lecturas anormalmente elevadas)

> Una SBP ≥140 mm Hg o una DBP ≥90 mm Hg tomadas en dos ocasiones con un intervalo de al menos 6 horas después de 20 semanas de gestación cumple el diagnóstico de PIH leve.

¿Hay alguna proteína en el análisis de orina en el consultorio o en el U/A?

Normalmente, sólo debería haber trazas de proteínas en la orina de una paciente embarazada.

Cantidades mayores pueden significar niveles de proteinuria que son diagnósticos de preeclampsia.

La siguiente terminología se utiliza con frecuencia al cuantificar la proteinuria en la consulta

– 1+	30 mg/dL
– 2+	100 mg/dL
– 3+	300 mg/dL
– 4+	2000 mg/dL

¿Cuál es el hemograma y el panel químico ampliado de la paciente?

Los siguientes hallazgos de laboratorio apoyan el diagnóstico de PIH:

- Hemoconcentración (hemoglobina/hematocrito alto o normal)
- Ácido úrico elevado

Los siguientes hallazgos de laboratorio son signos de enfermedad grave (véase Preeclampsia grave, p. 266):

- Plaquetas bajas
- Enzimas hepáticas elevadas

¿Cuál es el resultado de la depuración de proteínas y creatinina en orina de 24 horas?

Una recolección de proteínas en orina de 24 horas cuantificará cualquier proteinuria.

- Una paciente no embarazada tiene una excreción de 24 horas de 100 a 125 mg de proteínas.
- Una paciente embarazada excreta hasta 150 mg de proteínas en 24 horas.

> La preeclampsia leve se diagnostica cuando la proteinuria supera los 300 mg en 24 horas.

Preeclampsia moderada

La preeclampsia moderada se diagnostica por la presencia de lo siguiente:

- SBP ≥140 mm Hg o DBP ≥90 mm Hg
    - Después de 20 semanas de embarazo en dos ocasiones con más de 6 horas de diferencia
- Proteinuria de ≥300 mg en 24 horas

Admisión hospitalaria

Todas las pacientes con sospecha de preeclampsia moderada deben ser admitidas y observadas.

Ecografía

Realice una ecografía en el momento del ingreso para confirmar la edad gestacional estimada (EGA)

- El manejo de la IUGR se basa en la EGA.
- La ecografía puede utilizarse como referencia para comparar con las exploraciones posteriores el crecimiento del feto.

Vigile la presión arterial

Las pacientes deben tener la presión arterial vigilada mientras estén en reposo.

- Controle la presión arterial cada hora al principio del ingreso y luego de forma rutinaria si está estable.
- Las mediciones seriadas ayudan a identificar cualquier progresión hacia la PIH grave.

Vigile los síntomas de preeclampsia grave (véase Preeclampsia grave, p. 266)

Debe vigilarse cada día sobre cualquier síntoma de PIH que pudiera indicar empeoramiento de la enfermedad.

Pida las pruebas de laboratorio y las recolecciones de orina de 24 horas en serie

Controle los valores de laboratorio al menos una vez por semana.

- Identifique cualquier tendencia graficando los valores en una hoja de flujo.
- Realice las pruebas de laboratorio inmediatamente ante cualquier síntoma o signo de empeoramiento de la enfermedad. La recolección periódica de orina de 24 horas permite controlar el empeoramiento de la proteinuria.

Dé seguimiento al bienestar del feto

Monitoreo fetal continuo inicialmente, y luego vigilancia diaria a dos veces por semana (NST) para las pacientes que permanecen estables mientras están bajo observación.

Considere los esteroides

Administrar esteroides prenatales para gestaciones <34 semanas en previsión de un parto prematuro.

- Los esteroides ayudan a la maduración pulmonar.
    - Betametasona 12 mg IM q 24 horas × 2 dosis

Plan de parto

> El parto es el único tratamiento definitivo para la PIH.

Inducción del parto para todas las gestaciones a término.

En el caso de gestaciones pretérmino, continúe con el reposo en cama hasta que se alcance uno de los dos resultados:

- La enfermedad empeora: La progresión a una preeclampsia grave obliga al parto.
- El embarazo alcanza las 35 semanas.

Todas las pacientes deben recibir sulfato de magnesio ($MgSO_4$) durante *el parto* para prevenir las convulsiones.

- Carga de 4 g por vía intravenosa y luego empuje continuo a 2 g/hora.
    - La toxicidad puede controlarse clínicamente comprobando la disminución de los reflejos tendinosos profundos y el edema pulmonar.
    - Tenga cuidado con la insuficiencia renal (el $MgSO_4$ se excreta por los riñones).
- Vigile de cerca la entrada de fluidos por vía intravenosa y la salida de orina.

NÁUSEAS Y VÓMITOS DEL EMBARAZO

S

Obtenga el historial general

Inicio: El *inicio* de las náuseas y los vómitos (NVP) después de las 10 semanas es inusual y requiere un estudio para buscar otras etiologías distintas al embarazo.
Duración
Frecuencia
Posibilidad de "mantener" cualquier ingesta

¿Tiene la paciente dolor abdominal asociado, fiebre o dolores de cabeza?

Un dolor distinto al asociado a las arcadas o al reflujo gástrico de los vómitos sugiere un proceso abdominal independiente del embarazo.
La fiebre también sugiere una etiología alternativa.

La pielonefritis, que es común en el embarazo, a veces ocurre inicialmente como náuseas y vómitos.

Los dolores de cabeza pueden sugerir un proceso del sistema nervioso central.

¿Existen agentes desencadenantes específicos?

Ciertos olores desagradables pueden provocar una respuesta refleja de náusea.
Las vitaminas prenatales y los preparados de hierro también llegan a provocar náuseas.

¿Las náuseas y los vómitos afectan a las actividades diarias con la familia o el empleo?

La respuesta a esta pregunta dará al profesional una idea de la gravedad del problema y orientará el tratamiento.
Esta es también una buena oportunidad para invitar a la pareja del paciente a que se involucre en su cuidado asistiendo a las visitas prenatales.

El apoyo en casa puede mejorar los resultados.

O

¿Tiene la paciente evidencia de pérdida de peso, fiebre o cetonuria?

La fiebre, como ya se ha dicho, no debe asociarse a la NVP.
La pérdida de peso (o el no aumento de peso) y la cetonuria son signos de una enfermedad más grave.

Realice una exploración física

Cuello: Compruebe la presencia de bocio.
Abdomen: Una sensibilidad más que leve es sospechosa de proceso gastrointestinal.
Neurológico: Compruebe si hay efecto de lesión masiva (déficits neurológicos focales).

Obtenga hemograma, panel metabólico completo, amilasa y lipasa

Una persona con NVP puede presentar varias anomalías de laboratorio que pueden confundirse con otros estados de enfermedad:
- La bilirrubina puede ser de hasta 4 mg/dL.
- La amilasa puede ser de hasta 900 U/L.
- La TSH se suprime de forma secundaria a los altos niveles de hCG en el embarazo.
  - Si la TSH es >2.5 µU/mL, sospeche de hipotiroidismo.

Confirme el IUP viable

Las NVP refractarias o graves quizá estén asociadas a la enfermedad trofoblástica gestacional.
- Si la EGA es >10 semanas, realice tonos Doppler.
- Si la EGA es <10 semanas, realice una ecografía.

A

Náuseas y vómitos del embarazo (NVP)

Las NVP se clasifica como leve, moderada o grave.
La clasificación se basa en:
- Impacto en la vida cotidiana
- Peso (falta de aumento o pérdida de peso) y presencia de cetonuria

NVP leve: No tiene efectos en la vida doméstica ni en el empleo
NVP moderado: Alguna interferencia con la vida doméstica o el empleo
NVP grave o hiperémesis gravídica: Evidencia de pérdida de peso (superior al 5% del peso pregestacional), cetonuria o vómitos refractarios que requieran hidratación intravenosa u hospitalización.

P

NVP leve a moderada

La NVP debe ser controlada tempranamente para evitar el empeoramiento de los síntomas.

El tratamiento ambulatorio puede comenzar con medidas conservadoras, seguidas de diversos agentes farmacológicos de forma escalonada.

Las medidas conservadoras incluyen:

- Bocadillos a lo largo del día
- Consumir comidas altas en carbohidratos y bajas en grasas
- Consumir una dieta blanda y seca
- Beber entre comidas
- Cambiar de posición lentamente
- Descanso de manera frecuente
- Convertir el PNV en suplementos de ácido fólico únicamente
- Cápsulas de jengibre 250 mg QID

Si falla el tratamiento conservador, inicie la farmacoterapia.

- La elección de la medicina varía mucho entre los profesionales y las instituciones.
- Las opciones de medicación oral incluyen la vitamina B_6, los antagonistas de la dopamina y los antihistamínicos:
    - Primera línea: Vitamina B_6 10 a 25 mg PO tid a qid sola o con doxilamina 12.5 mg tres a cuatro veces al día

Entonces añada:

Dimenhidrinato 25 a 40 mg cada 4-6 horas

O

Difenhidramina 25 a 50 mg PO cada 4-6 horas

O

Proclorperazina 25 mg Q12 horas por vía rectal

O

Prometazina 12.5 a 25 mg cada 4-6 horas PO o por vía rectal

Los medicamentos con dosis "qid" deben administrarse 30 minutos antes de las comidas y a la hora de acostarse.

NVP graves

Suele requerir hospitalización

- NPO
- Metoclopramida 5 a 10 mg PO tid a qid
    - Hidroxizina 25 a 50 mg PO tid a qid
- Hidratación intravenosa hasta que la cetonuria haya desaparecido
- Multivitaminas intravenosas
- Opciones de farmacoterapia intravenosa:
    - Prometina 12.5 a 25 mg IV q4h
    - Metoclopramida 5 a 10 mg IV tid a qid
    - Ondansetrón 8 mg IV bid
    - Metilprednisolona 16 mg IV tid durante tres días, disminuir a la dosis más baja durante dos semanas, duración máxima seis semanas

PREECLAMPSIA GRAVE

S

¿Tiene la paciente algún síntoma de preeclampsia grave (PIH)?

La aparición de los siguientes hallazgos, en presencia de una presión arterial elevada, sugiere una preeclampsia grave:

- Dolores de cabeza persistentes y severos
- Cambios visuales: Escotoma, manchas
- Dolor abdominal: Epigástrico o RUQ

O

¿Qué es la presión arterial?

Una SBP ≥160 mm Hg o una DBP ≥110 mm Hg tomadas en dos ocasiones con un intervalo de al menos seis horas después de 20 semanas de gestación cumple el diagnóstico de PIH grave.

¿Tiene la paciente proteinuria? (véase Preeclampsia leve, p. 262)

La proteinuria se define como >300 mg de proteínas en la recolección de orina de 24 horas, o una relación proteína/creatinina >0.3. Las pruebas de tira reactiva son variables en las determinaciones cualitativas y se desaconsejan para su uso diagnóstico.

Si la recolección de orina de 24 horas no es una opción, una lectura de la varilla de 1+ indica proteinuria

¿Cuál es el hemograma y el panel químico ampliado de la paciente?

Las pruebas de laboratorio de la PIH grave incluyen:

- Insuficiencia renal (creatinina sérica elevada >1.1 mg/dL o una duplicación de la creatinina sérica)
- Síndrome HELLP
  - Hemólisis: Hemoglobina baja y deshidrogenasa láctica elevada
  - Enzimas hepáticas elevadas: Alanina aminotransferasa y aspartato aminotransferasa elevadas
  - Plaquetas bajas: Plaquetas <100 000 células/mm^3

¿Cuál es el resultado de la depuración de proteínas y creatinina en orina de 24 horas?

Una recolección de proteínas en orina de 24 horas cuantificará la proteinuria.

La preeclampsia grave se diagnostica cuando la proteinuria es igual o superior a 5 g en 24 horas.

A

PIH grave

La preeclampsia grave se diagnostica por la presencia de lo siguiente:

- La SBP ≥160 mm Hg o la DBP es ≥110 mm Hg
  - Después de 20 semanas de embarazo en dos ocasiones con más de seis horas de diferencia
- Proteinuria de ≥5 g en 24 horas

Trombocitopenia (<100 000 plaquetas/mL)

Edema pulmonar

Signos y síntomas adicionales (en presencia de preeclampsia leve):

- Dolores de cabeza persistentes y fuertes
- Cambios visuales
- Dolor epigástrico
- Insuficiencia renal/oliguria
- IUGR
- Oligohidramnios
- Plaquetas <100 000 células/mm^3
- Enzimas hepáticas elevadas
- Síndrome HELLP (hemólisis, enzimas hepáticas elevadas, plaquetas bajas)

P

Admita

Todas las pacientes con sospecha de preeclampsia grave deben ser ingresadas.

Ecografía

Realice una ecografía al momento del ingreso para confirmar la EGA.

El manejo de la PIH grave se basa en la EGA. Considere los corticosteroides si la EGA es de 24-33 6/7 semanas.

Vigile la presión arterial

Las pacientes deben tener la presión arterial vigilada mientras están en reposo para confirmar el diagnóstico de preeclampsia grave (≥160/110).

Vigile cada 15 minutos al llegar y luego cada hora si está estable.

Trate la presión arterial

Debe tratarse la SBP persistente ≥160 mm Hg o la DBP ≥110 mm Hg.

- Primera línea: Labetalol 20 mg IV q 20 a 30 minutos hasta 80 mg hasta respuesta (no exceder 300 mg en total).
- Segundo: Hidralazina 5-10 mg IV q 20 minutos hasta la respuesta (no exceder de 20 a 30 mg en total).
- Tercero: Nifedipino 10 a 20 mg por vía oral, repetir en 30 minutos, luego 10 a 20 mg cada 2 a 6 horas.

Considere la posibilidad de repetir los estudios de laboratorio

Para las pacientes con resultados anormales en los laboratorios iniciales (plaquetas bajas, prueba de la función hepática [LFT] elevadas), repita los estudios de laboratorio en 4 a 6 horas para evaluar la tendencia.

Plan de parto

La preeclampsia grave requiere un parto inmediato.

- Si el feto tiene entre 24 y 34 semanas EGA y la paciente está por lo demás estable, se puede considerar el uso de esteroides antes de inducir el parto para ayudar a la maduración pulmonar del feto.
  - Betametasona 12 mg IM q 24 horas × 2 dosis

La vía de administración depende del escenario clínico.

- El modo de parto no tiene por qué ser por cesárea. El modo de parto debe determinarse en función de la edad gestacional, la presentación fetal, el estado cervical y el estado materno-fetal.
- Las multíparas con presión arterial y resultados de laboratorio estables pueden tener una prueba de parto.
- $MgSO_4$ durante el parto (véase Preeclampsia leve, p. 262).

GESTACIÓN GEMELAR

S

¿Está la paciente recibiendo suficiente apoyo nutricional?

Las gestaciones gemelares requieren 300 kcal/día adicionales y 1 mg de ácido fólico al día.

El aumento de peso total de la madre debe ser de 18 kg (40 libras; 4.5 kg [10 libras] más que en el embarazo único).

¿Tiene la paciente algún síntoma que sugiera una complicación obstétrica?

Las gestaciones múltiples tienen una mayor incidencia de múltiples complicaciones obstétricas, lo que exige un umbral más bajo para atender cualquier síntoma sospechoso:

- Pielonefritis → Disuria, frecuencia, urgencia, fiebre, dolor de espalda
- Parto prematuro (PTL) → UC prematuras
- Rotura espontánea prematura de membranas → Pérdida de líquido por la vagina
- Hipertensión inducida por el embarazo (PIH) → Hipertensión arterial, cambios visuales, dolor epigástrico.
- Previa/abrupto → Sangrado vaginal

O

Revisión de signos vitales

Vigile si hay signos de PIH:

- Elevación de la presión arterial
- Aumento excesivo de peso de la madre

Realice exploración física

Provoque dos tonos cardiacos fetales separados.

- La detección de dos frecuencias cardiacas diferentes ayuda a distinguir las gestaciones.
- La incapacidad de documentar claramente dos gestaciones viables hace necesaria la ecografía.

Examine el cuello uterino si la paciente tiene síntomas de PTL.

A

Gestación de gemelos

P

Aconseje a la paciente sobre los riesgos de una gestación múltiple

Aconseje a la paciente sobre los síntomas de las numerosas complicaciones obstétricas posibles asociadas a los gemelos (véase antes).

En el primer trimestre, utilice la ecografía para establecer la EGA

Establecer una EGA precisa al principio del embarazo ayudará a gestionar cualquier complicación que se produzca más adelante.

En el primer trimestre, intente identificar la corionicidad por ecografía

La identificación de la corionicidad es importante en la gestión de las gestaciones gemelares.

- "Corionicidad" se refiere a la membrana exterior que rodea al embarazo (la interior se llama amnios).
- Los gemelos pueden tener membranas dicoriónicas o monocoriónicas.
- La *cigosidad* establece qué membranas se producen.
  - Los gemelos pueden ser monocigóticos (que se produce cuando la concepción de un solo óvulo y un solo espermatozoide se divide en dos) o dicigóticos (que se produce cuando dos espermatozoides fecundan dos óvulos).
    - Los gemelos dicigóticos siempre dan lugar a la dicorionicidad porque cada concepción forma sus propias membranas.
    - Los gemelos monocigóticos tienen tres posibilidades, dependiendo de la edad de la concepción cuando se divide (nota: el amnios se divide antes que el corion):
      - De 0 a 3 días: Monocoriónico, monoamniótico
      - 4-8 días: Monocoriónico, diamniótico
      - 9-13 días: Dicoriónico, diamniótico
      - >13 días: Gemelos unidos
- Las gestaciones monocoriónicas son más raras pero llevan asociados ciertos resultados obstétricos adversos graves:
  - Síndrome de transfusión gemelar (cuando las anomalías vasculares de la placenta favorecen el suministro de sangre a un feto sobre el otro)
  - Gemelos monoamnióticos (que provocan enredos del cordón umbilical y nacimientos de niños muertos)
  - Gemelos unidos

La corionicidad puede inferirse por varios hallazgos ecográficos.

Cualquiera de los siguientes elementos sugiere la dicorionicidad:

- Dos placentas
- Sexos fetales discordantes
- Espesor de la membrana de separación >4 mm (que representa dos amnios/dos coriones)
- Signo de "pico gemelo" (una forma triangular que se presenta cuando los dos coriones se juntan y se fusionan en la membrana de separación)

A las 18 a 20 semanas, realice una exploración ecográfica anatómica

Las gestaciones múltiples presentan mayores tasas de anomalías fetales. Debe realizarse un estudio anatómico exhaustivo.

- Los gemelos dicigóticos presentan mayores anomalías cromosómicas.
- Los gemelos monocigóticos presentan un mayor número de anomalías estructurales.

A partir de las 24 semanas, controlar el crecimiento fetal mediante ecografía

Realice ecografías seriadas (q 3-4 semanas) para evaluar el crecimiento fetal y los niveles de líquido amniótico.

El seguimiento del crecimiento fetal detecta las complicaciones de la monocorionicidad y la restricción del crecimiento intrauterino (IUGR) (mayor incidencia en los gemelos).

Considere las pruebas anteparto

No se recomienda la realización de pruebas anteparto rutinarias en gemelos.

Inicie las pruebas anteparto ante la sospecha de IUGR, discordancia de crecimiento fetal, anomalías fetales, PIH o gestaciones monoamnióticas.

Haga planes para el parto según la presentación de los gemelos

Las presentaciones de gestación gemelar en el momento del parto se producen con las siguientes frecuencias:

- Vértice/vértice: 40%.
- No vértice/primer gemelo: 20%.
- Vértice/no vértice: 40%.

En lo que respecta a la gestión, las presentaciones se colocan en *una de las tres categorías*:

- Vértice del gemelo A, vértice del gemelo B
- Gemelo A no vértice
- Vértice del gemelo A, no vértice del gemelo B
- El manejo de las dos primeras categorías es sencillo: en la categoría 1 se debe intentar el parto vaginal y en la categoría 2 se debe realizar cesárea.
- El manejo de la categoría 3 depende de la experiencia y la preferencia del profesional:
  - El gemelo A puede nacer por vía vaginal seguido de la extracción de nalgas del gemelo B.
  - El gemelo A puede nacer por vía vaginal seguido de la versión externa del gemelo B.
  - Ambos gemelos pueden ser entregados por césarea.

INFECCIÓN DEL TRACTO URINARIO

S

¿Tiene la paciente algún síntoma de uretritis?

Flujo vaginal
Secreción mucopurulenta

¿Tiene la paciente algún síntoma de cistitis?

La tríada clásica de la cistitis es:

- Frecuencia
- Urgencia
- Quemado

Otros síntomas son:

- Flujo vaginal
- Dificultades en la micción
- Dolor suprapúbico

¿Ha tenido la paciente infecciones previas del tracto urinario (UTI)?

Las pacientes con antecedentes de infección previa deben recibir cursos de tratamiento más largos.

Los cultivos de orina anteriores pueden utilizarse para seleccionar los antibióticos.

¿Presenta la paciente algún síntoma más común a una pielonefritis? (véase Pielonefritis, p. 282)

Los siguientes síntomas son más sugestivos de una enfermedad genitourinaria superior:

- Fiebre
- Escalofríos
- Dolor de espalda (zona costovertebral)

O

Revisión de signos vitales

La fiebre no suele observarse en las cistitis no complicadas y debe alertar al clínico sobre la posibilidad de una pielonefritis.

Las pacientes con pielonefritis pueden mostrar signos de septicemia (hipotensión y taquicardia).

Realice una exploración física

Sensibilidad suprapúbica
Espalda
La sensibilidad del ángulo costovertebral se asocia a la pielonefritis

¿Cuál es el resultado de la prueba de tiras reactivas (orina)?

Una prueba de orina con tira reactiva en el consultorio puede apoyar el diagnóstico de una UTI por la presencia de:

- Leucocitos: Indicación de proceso infeccioso
- Nitritos: Representación de la actividad enzimática de los coliformes
- Esterasa leucocitaria: Representación de la actividad enzimática de los gránulos de los neutrófilos

¿Cuáles son los resultados del U/A y del cultivo y la sensibilidad?

El U/A dará un diagnóstico presuntivo de infección al demostrar alguna combinación de bacteriuria, piuria (>5 células/cc de orina), proteinuria, nitritos o esterasa leucocitaria.

El U/A con cilindros leucocitarios sugiere una afectación renal (pielonefritis). El cultivo de orina revelará el organismo específico.

Las sensibilidades deben utilizarse para guiar la elección del antibiótico.

A

Infección del tracto urinario

Uretritis aguda
Cistitis aguda
Bacteriuria asintomática

- >100 000 microorganismos/cc de orina
- Existe una asociación entre la bacteriuria asintomática y el parto prematuro, la restricción del crecimiento intrauterino, la hipertensión inducida por el embarazo y la anemia

P

Obtenga un cultivo de orina

El cultivo de orina confirma el diagnóstico y proporciona sensibilidades para la selección de antibióticos.

- *Escherichia coli* es, con mucho, el agente etiológico más común, ya que representa alrededor de 90% de los casos.
- Otros patógenos son *Klebsiella pneumoniae*, *Proteus mirabilis*, los estreptococos del grupo B y los enterococos.

Una muestra limpia de >10 000 colonias/cc de orina se considera positiva.

Una muestra cateterizada se considera positiva para >100 unidades/cc.

Trate empíricamente con antibióticos

Se aceptan varios antibióticos que cubren los bacilos gramnegativos.

- Cefalexina 250 mg PO qid × 3 días
- Amoxicilina-ácido clavulánico 250 mg PO tid × 3 días
  - Evite los medicamentos con sulfonamidas a finales del tercer trimestre por los efectos potenciales sobre la unión a proteínas de la bilirrubina.

> - Es mejor evitar la ampicilina para el tratamiento empírico porque 25% de las tinciones de *E. coli* son resistentes.

- Para la uretritis, considere el tratamiento para el gonococo y la clamidia.
  - Ceftriaxona 125 mg IM × 1 día
  - Azitromicina 1 g PO × 1 día

Considere un conteo de leucocitos

En los casos en que se sospecha pielonefritis, un recuento elevado de leucocitos apoya este diagnóstico.

Tradicionalmente, los leucocitos no son elevados en las cistitis no complicadas.

Seguimiento de la sensibilidad a fármacos

Se puede hacer un seguimiento de la sensibilidad a los fármacos para asegurarse de que se han administrado los antibióticos adecuados.

Realice una prueba de curación

A todas las pacientes se les debe repetir el cultivo de orina después del tratamiento.

Una repetición negativa del cultivo de orina asegura un tratamiento adecuado (prueba dos semanas después del tratamiento).

Todas las visitas clínicas posteriores deben incluir un análisis de detección de la infección recurrente con una inmersión para nitritos en orina y esterasa leucocitaria.

TRABAJO DE PARTO Y PARTO

TRABAJO DE PARTO A TÉRMINO

S

Anote la hora de inicio de las contracciones, el estado de las membranas fetales, la presencia de hemorragia vaginal y la actividad fetal reciente

El estado de las membranas fetales es importante en el manejo de la corioamnionitis y el estado del estreptococo del grupo B (EGB, *group B streptococcus*) (véase Visita del tercer trimestre, p. 244)

¿La paciente utiliza algún medicamento o tiene alguna alergia?

La respuesta a estas preguntas es importante de establecer por adelantado en caso de una urgencia obstétrica repentina.

O

¿Cuáles son los signos vitales basales del paciente?

La preeclampsia suele detectarse en la evaluación inicial del parto.

Los signos vitales basales pueden compararse con los valores posteriores ante una urgencia obstétrica.

¿Cuál es la presentación y la posición del feto?

Las presentaciones fetales distintas del vértice suelen requerir un parto por cesárea.

La posición del feto es relevante para evaluar la *distocia del trabajo de parto* (véase p. 278).

¿Cuál es el patrón de las contracciones uterinas?

Deben verificarse las contracciones uterinas en cuanto a su frecuencia, duración y calidad.

¿Cómo resultó el examen cervical de la paciente?

El examen del cuello uterino debe observar la dilatación, el borramiento y la posición.

Con frecuencia se observa que el cuello uterino de las multíparas está un tanto dilatado antes del inicio del parto.

El estado de la membrana puede observarse cuando la dilatación es adecuada.

La parte de presentación puede ser confirmada.

Revise el historial prenatal de la paciente

Haga una lista de problemas, recabe la historia obstétrica y anote el estado de la Rh/rubéola/GBS.

Revise el trazado de la frecuencia cardiaca fetal

Es importante tomar nota del trazado de la frecuencia cardiaca fetal (FHRT, *fetal heart rate tracing*) en el momento de la presentación.

Los patrones anormales que se desarrollan más tarde en el parto pueden compararse con los patrones anteriores, con el objetivo de ayudar a la evaluación y el manejo.

La siguiente terminología estandarizada debe utilizarse al describir la FHRT:

- Línea de base
  - Ritmo cardiaco medio aproximado durante un periodo de 10 minutos (redondee a los 5 latidos/min más cercanos)
  - Debe ser constante por al menos un lapso de 2 minutos
    - Normal 110-160 lpm (taquicardia >160 lpm, bradicardia <110 lpm)
- Variabilidad
  - Fluctuaciones en la línea de base con dos o más ciclos/minuto
    - Ausente, mínimo ≤5 lpm, moderado 6-25 lpm, marcado >25 lpm
- Aceleraciones
- Desaceleraciones
  - Tempranas: asociadas a la compresión de la cabeza
    - El nadir se produce con el pico de contracción
  - Variables: asociadas a la compresión del cordón umbilical
    - Disminución rápida desde la línea de base hasta el nadir
  - Tardías: asociadas a la insuficiencia uteroplacentaria
    - Disminución gradual desde la línea de base con retorno tras el final de la contracción
    - El nadir se produce después del pico de contracción

      Categoría I: trazado de la FHR de referencia de 110-160 latidos por minuto, variabilidad moderada, sin desaceleraciones tardías o variables, con o sin desaceleraciones y aceleraciones tempranas.

      Categoría II: trazado de la FHR que no son de categoría I o III

      Categoría III: ausencia de variabilidad y cualquiera de las siguientes características:

      Desaceleraciones tardías recurrentes, desaceleraciones variables recurrentes, bradicardia

A

Trabajo de parto a término

"A término" alude a una gestación entre las semanas 37 y 42

- <37 semanas se considera pretérmino
- 41 semanas se clasifica como a término tardío
- >42 es postérmino
- >40 es "en los últimos días" pero aún se le considera a término

"Trabajo de parto" se define como la presencia de contracciones uterinas acompañadas de dilatación o cambios en el cuello uterino.

- *Trabajo de parto en fase latente* se define como las contracciones regulares con dilatación del cuello uterino de <4 cm.
- *Trabajo de parto en fase activa* alude a contracciones regulares con dilatación del cuello uterino de >4 cm.

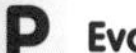

Evaluación inicial

La valoración del trabajo de parto puede detectar con frecuencia otras indicaciones para el ingreso hospitalario.

La evaluación inicial para el parto debe incluir lo siguiente:

- Monitorización continua de la frecuencia cardiaca fetal: cualquier FHRT que indique un estado no tranquilizador exige el ingreso.
- Presión arterial: una presión arterial elevada sugiere la existencia de preeclampsia.
- Prueba de orina con tira reactiva en el consultorio: la proteinuria de nueva aparición es sospechosa de preeclampsia.
- Examen cervical: obtenga un examen cervical inicial. Si el cuello uterino está dilatado 4 cm o más, la paciente está en parto activo y debe ser ingresada.

Observe si hay cambios en el cuello uterino

A las pacientes que están en la *fase latente* en el momento de la presentación (<4 cm), manténgalas en observación durante un breve intervalo (1 a 2 horas), y luego compruebe el cambio del cuello uterino.

La ausencia de cambios en el cuello uterino sugiere la ausencia de parto.

Admisión hospitalaria

Ingrese a las pacientes que estén en parto activo.

- Inicie los fluidos IV. Los fluidos estándar para las pacientes de parto son D5LR a 125 cc/hora.
- Compruebe los exámenes de laboratorio. Hemograma, RPR, U/A, clasificación y detección (si es TOL, prueba cruzada).
- Obtenga los registros prenatales.

Evalúe con periodicidad el dolor de parto

El nivel de comodidad durante el parto debe valorarse con regularidad a lo largo del mismo.

Es posible emplear una escala de dolor para obtener datos objetivos.

El manejo farmacológico incluye:

- Narcóticos: Fentanilo, morfina, nalbufina, remifentanilo o
  - Butorfanol 1-2 mg IV cada 2 horas
- Anestesia local (epidural)

HEMORRAGIA DEL TERCER TRIMESTRE

S

¿Qué intensidad tiene la hemorragia?

Aunque la evaluación subjetiva de la hemorragia por parte de la paciente puede ser inexacta, tratar de distinguir la cantidad entre "unas cuantas gotas" y "un chorro de sangre" permite orientar el trabajo.

¿Siente la paciente algún dolor asociado?

La presencia o ausencia de dolor es el principal factor de distinción entre la placenta previa y el desprendimiento de la placenta.

- La placenta previa se presenta con una hemorragia *indolora en* el tercer trimestre.
- El desprendimiento de la placenta se manifiesta con una hemorragia *dolorosa en* el tercer trimestre.

¿Ha tenido la paciente esta queja antes? ¿Algún estudio previo?

Algunas pacientes pueden tener ingresos y estudios previos por una placenta previa CONOCIDA.

Revise estos registros si están disponibles.

¿Se ha sometido el paciente a una ecografía previa?

Si dispone de los resultados de una ecografía anterior, consulte el informe referente a la localización de la placenta para auxiliarse a descartar con rapidez la placenta previa.

¿Tiene la paciente algún factor de riesgo de placenta previa?

- Cesárea anterior
- Multiparidad
- Placenta previa anterior

¿Tiene la paciente algún factor de riesgo de desprendimiento de la placenta?

- Cocaína
- Tabaquismo
- Desprendimiento previ
- Traumatismo
- Múltiples gestaciones
- Multiparidad
- Anomalías uterinas
- Rotura prematura de membranas
- Hipertensión crónica/hipertensión inducida por el embarazo (PIH, *pregnancy-induced hypertension*)

O

Revise los signos vitales

Debe obtenerse y revisarse los signos vitales para detectar cualquier signo de inestabilidad cardiovascular (taquicardia y presión arterial baja).

La hipertensión (como resultado de la PIH o del consumo de cocaína) puede ser evidente con los desprendimientos de la placenta.

Verifique el FHRT

El FHRT debe ser revisado para detectar cualquier signo de sufrimiento fetal (desaceleraciones tardías, bradicardia).

Un FHRT anormal indica una disminución de la perfusión sanguínea al feto, que puede observarse en caso de hemorragia materna.

- El sufrimiento fetal ante una hemorragia materna obliga a un parto inmediato.

Realice la exploración física

Observe los genitales externos (los labios pueden estar separados) en busca de signos de sangrado activo o reciente.

Hasta que se descarte la placenta previa, evite el examen digital del cuello uterino para impedir la exacerbación de la hemorragia.

Efectúe una ecografía

La placenta previa puede diagnosticarse con buena precisión mediante ecografía.

Observe la relación exacta de la placenta con el orificio interno del cuello uterino.

- Previa total: el orificio cervical está por completo cubierto por la placenta.
- Previa parcial: el orificio cervical está cubierto de manera parcial por la placenta.
- Previa marginal: el borde de la placenta se encuentra junto al orificio cervical (pero no sobre él).

¿Cuál es el resultado del hemograma?

El resultado de la hemoglobina después de una pérdida aguda de sangre puede no reflejar con precisión el grado de anemia si el volumen de plasma aún no se ha repuesto.

Desprendimiento de la placenta

El diagnóstico de desprendimiento de la placenta se realiza de forma clínica por una hemorragia dolorosa en el tercer trimestre.

Placenta previa

El diagnóstico de placenta previa se lleva a cabo mediante ecografía.

Diagnósticos diferenciales

- Sangrado a simple vista
- Vasa previa

Asegure los hemoderivados

Si la sospecha de placenta previa o desprendimiento de placenta es alta, asegure 4 unidades de eritrocitos envasados por tipo y prueba cruzada.

Parto inmediato para pacientes con hemorragia activa

En el caso de las pacientes que presentan una hemorragia activa (causada por una placenta previa *diagnosticada* o por la *sospecha* de un desprendimiento), el parto debe ejecutarse de inmediato mediante cesárea.

Admisión hospitalaria para pacientes estables

Admita a todas las pacientes que no tengan una hemorragia en ese momento pero que tengan un diagnóstico de placenta previa (hecho por ecografía) o una sospecha clínica de desprendimiento de placenta.

La gestión posterior es individualizada.

- Placenta previa
  - Todas las pacientes a término con placenta previa deben ser atendidas.
    - La vía del parto depende del grado de placenta previa.
      - Las pacientes con placenta previa total o parcial requieren un parto por cesárea.
      - Las pacientes con placenta previa marginal pueden intentar el parto vaginal si la paciente y el feto no muestran signos de sufrimiento (ausencia de desaceleraciones tardías en la FHRT).
  - Si es prematuro, la paciente puede ser admitida en observación.
    - Si la edad gestacional estimada (EGA) es <34 semanas, administre esteroides para la madurez pulmonar del feto.
      - Los esteroides contribuyen a la madurez pulmonar del feto en caso de que éste deba nacer de forma prematura (lo que es muy probable ante un diagnóstico de placenta previa).
        - Betametasona 12 mg IM q24 horas × 2 dosis
      - Si la paciente permanece estable, la observación puede continuar hasta que el parto sea obligado por una nueva hemorragia abundante o hasta que el feto alcance una EGA que permita su nacimiento con seguridad.
        - Por lo general, una vez que el feto alcanza las 35 semanas EGA, se puede realizar una amniocentesis para demostrar la madurez pulmonar del feto
- Desprendimiento de la placenta
  - De manera regular, requiere una cesárea inmediata.
    - Es viable intentar el parto vaginal en determinados escenarios clínicos (paciente multípara que está dando a luz de modo activo, el cuello uterino se dilata rápidamente y la FHRT no muestra signos de angustia).

CORIOAMNIONITIS

S

¿Muestra la paciente algún síntoma de corioamnionitis?

Los síntomas maternos incluyen fiebre/escalofríos y dolor uterino.

¿Tiene la paciente algún factor de riesgo de corioamnionitis?

Los factores de riesgo incluyen:

- Trabajo de parto prolongado
- Infección preexistente
- Monitoreo fetal interno
- Edad joven
- Rotura prolongada de membranas
- Múltiples exámenes vaginales
- Nuliparidad
- Nivel socioeconómico bajo

O

Revisión de los signos vitales

Compruebe si hay fiebre.

Verifique si existen signos de sepsis (taquicardia, presión arterial baja, disminución de la diuresis).

Lleve a cabo la exploración física

Examen físico exhaustivo para descartar otras fuentes de infección.

- HEENT: Evalúe si se trata de una infección de las vías respiratorias superiores (URI) → Exudados de la garganta, congestión nasal.
- Pulmones: Evalúe si hay neumonía → Disminución de los ruidos respiratorios, roncus.
- Abdomen: Verifique si hay apendicitis/colecistitis → Rebote, guardia, signo de Murphy
- Espalda: Valore si hay pielonefritis → Sensibilidad del ángulo costovertebral
- Extremidades: Evalúe si hay trombosis venosa profunda (DVT) → Hinchazón, cambios de color, signo de Homans

Pélvico

- Vagina: La secreción maloliente es sugestiva de corioamnionitis.
- Útero: La sensibilidad uterina indicaría corioamnionitis.

¿El recuento de leucocitos es elevado?

Un recuento elevado de leucocitos es consistente con una infección.

El propio parto puede elevar un poco el recuento de leucocitos.

Evalúe el FHRT

La taquicardia fetal suele acompañar a la fiebre materna.

Revise la FHRT en busca de signos de compromiso (véase Trabajo de parto a término, p. 272).

A

Corioamnionitis

La *Escherichia coli* y el estreptococo del grupo B (EGB), ambos colonizadores de la zona vaginal-rectal, son los dos microbios más comunes implicados en la corioamnionitis.

Otros patógenos son bacterias anaerobias, lo que convierte a la corioamnionitis en una *infección polimicrobiana*.

El diagnóstico diferencial comprende:

- Neumonía
- Pielonefritis
- URI
- DVT
- Apendicitis
- Colecistitis

P

Comience a administrar antibióticos

Se seleccionan antibióticos de amplio espectro centrándose en la cobertura de *E. coli* y GBS. Régimen estándar de oro:

- Ampicilina 2 g IV q6h y gentamicina 1.5 mg/kg q8h

Las pacientes alérgicas a la penicilina pueden recibir alternativas:

- Clindamicina 900 mg IV q8h o vancomicina 1 g q12h

Medidas de enfriamiento

Inicie las medidas de enfriamiento para las fiebres:

- Tylenol 650 mg PO/PR q4-6 horas
- Manta de enfriamiento

Considere la posibilidad de examinar para verificar una fuente alternativa

Cultivos de sangre, U/A, Rx de tórax

Ecografía para la DVT

Considere la amniocentesis si es prematuro

El diagnóstico de sospecha de corioamnionitis en un feto *prematuro* puede confirmarse mediante la evaluación de los siguientes elementos en el líquido amniótico (no se utiliza con pacientes a término y en parto):

- Glucosa: suele bajar con la infección
- Interleucina-6: niveles elevados (prueba muy sensible)
- Esterasa leucocitaria: producto de la acción de los leucocitos que significa infección
- Tinción de Gram y cultivo: la tinción de Gram puede pasar por alto algunas infecciones

En el caso de las pacientes que están en trabajo de parto, valore la curva correspondiente hasta este punto

Si el parto se prolonga, considere el manejo activo para disminuir el tiempo hasta el parto, así como el riesgo de sepsis.

Vigile la distocia del parto

Las pacientes con corioamnionitis tienen un mayor riesgo de distocia de parto.

Estas pacientes también tienen una pobre respuesta a la oxitocina.

Vigile la posibilidad de hemorragia posparto (PPH)

La amnionitis sitúa a la paciente en un mayor riesgo de atonía uterina.

DISTOCIA DEL TRABAJO DE PARTO

S

¿Cuál es el grado de fatiga de la paciente?

Un parto prolongado puede provocar el agotamiento materno y la incapacidad de completar un parto vaginal con éxito.

¿Cómo se controla el dolor de la paciente?

Un dolor de parto incontrolado puede hacer que no progrese un parto normal.

Si la paciente está en la segunda fase del parto, ¿siente que sus pujos son eficaces?

La anestesia epidural puede impedir los esfuerzos óptimos de empuje.

O

Revise la curva de trabajo de parto de la paciente hasta ese momento

Observe el aspecto general de la curva de trabajo de parto.

Vea las definiciones de las anomalías más adelante.

¿Cuál es el resultado del examen cervical y pélvico de la paciente?

En general, el examen cervical debe realizarse cada 4 horas cuando la paciente está en fase latente (<4 cm de dilatación) y cada 2 horas en fase activa (>4 cm de dilatación).

- Es preferible contar con el mismo examinador para cada "chequeo", ya que los exámenes del cuello uterino pueden ser subjetivos, sobre todo al anotar la posición o estadio.
- El examen pélvico debe detectar cualquier vejiga sobredistendida o cuerpo perineal firme, los cuales pueden interferir con el segundo estadio.
- Los hallazgos anatómicos poco frecuentes que podrían contribuir a la distocia son el tabique vaginal, los fibromas o los tumores pélvicos.

¿Qué es la presentación fetal?

Debe reconfirmarse que las presentaciones fetales son cefálicas (también llamadas de vértice). Observe cualquiera de los siguientes aspectos:

- Formación de *caput succedaneum* (edema del cuero cabelludo)
- Moldeado (cambios en la relación de los huesos del cráneo en las suturas para acomodar la pelvis)
- Presentación compuesta
  - La extremidad fetal se encuentra junto a la parte principal de presentación del feto (la cabeza).

¿Cuál es el patrón de la frecuencia cardiaca fetal?

Debe confirmarse el bienestar del feto antes de iniciar cualquier intervención para la distocia (véase Trabajo de parto a término p. 272).

A

Distocia del trabajo de parto

La distocia del trabajo de parto es un parto "difícil" o anormal.

El parto normal se divide en tres etapas:

- La primera etapa va desde el inicio del parto hasta la dilatación completa del cuello uterino.
  - Esta etapa se divide a su vez en dos fases:
    - Fase latente: 0-4 cm de dilatación
    - Fase activa: dilatación de 4-10 cm (completa)
- La segunda etapa transcurre desde la dilatación cervical completa hasta el parto.
- La tercera etapa abarca desde el nacimiento del bebé hasta el alumbramiento de la placenta.

Los patrones de parto anormales pueden ocurrir en cualquier etapa.

- La fase latente del parto se considera prolongada cuando supera:
  - >20 horas para las mujeres nulíparas
  - >14 horas para las pacientes multíparas
- Los trastornos de la fase activa del parto pueden dividirse en *detención*, *protracción* o trastornos *combinados*.
  - Los trastornos de detención se definen como la ausencia de dilatación cervical durante >2 horas.
  - Los trastornos de protracción se definen como:
    - Dilatación cervical <1.2 cm/h en nulíparas
    - Dilatación cervical <1.5 cm/h en pacientes multíparas

- Los trastornos de la segunda fase del parto pueden dividirse en trastornos de detención y de protracción.
  - Los trastornos de detención se definen como la incapacidad de descender más allá de una posición o etapa determinada durante >2 horas.
  - La segunda etapa de protracción se define como:
    - Descenso <1 cm/h en pacientes nulíparas
    - Descenso <2 cm/h en pacientes multíparas

P

Evalúe la potencia, el pasajero y el pasaje

La potencia se refiere a la contractilidad uterina.

- Las contracciones uterinas adecuadas pueden evaluarse por la frecuencia (>3/10 minutos) o la fuerza (unidades Montevideo >200).

- Unidades Montevideo = Frecuencia de UC por 10 minutos × Fuerza de UC en mm Hg

El pasajero se refiere al feto.

- Estime el peso del feto
- Posición
  - Occipucio anterior/posterior/transversal
- Actitud
  - Postura que asume el feto a término
    - Lo normal es la columna vertebral curvada, la cabeza flexionada
    - Lo anormal es cierto grado de extensión de la cabeza
- Asinclitismo
  - Cuando la sutura sagital del feto se desvía de la línea media del eje transversal de la pelvis

El pasaje se refiere a la pelvis materna.

- Utilice la pelvimetría clínica para evaluar de forma cualitativa la arquitectura de la pelvis.
  - ¿Se puede alcanzar el promontorio sacro con el dedo corazón? (conjugado en diagonal)
  - ¿El sacro es cóncavo, plano, anterior?
  - ¿Las espinas isquiáticas son medias, prominentes?
  - ¿El arco subpúbico es medio, estrecho, ancho?

Considere las intervenciones

Los trastornos de protracción pueden ser considerados para las siguientes intervenciones:

- No operativo
  - Analgésicos para el alivio del dolor
  - Amniotomía
  - Aumento del parto (oxitocina)
- Parto vaginal quirúrgico
  - Fórceps
  - Ventosa

Los trastornos de detención suelen requerir una cesárea.

TRABAJO DE PARTO PREMATURO

S

¿Cuándo empezaron las contracciones y qué intensidad tienen?

Es probable que el verdadero trabajo de parto prematuro (PTL) tenga un inicio rápido con contracciones de intensidad similar a las del parto a término.

¿Hay algún otro síntoma acompañante?

Otros síntomas del PTL son:

- Dolor de espalda
- Manchado vaginal
- Aumento del flujo vaginal

¿Tiene la paciente antecedentes de PTL o de nacimiento prematuro (PTB) con un embarazo anterior?

Los antecedentes de parto prematuro hacen que la paciente corra un mayor riesgo de que se repita el problema.

O

¿Cuáles son los resultados de la ecografía?

Debe realizarse una ecografía completa.

- Feto
  - Edad gestacional estimada/peso fetal estimado (EFW): constituye el dato más importante a la hora de elaborar planes de gestión de la PTL.
  - Varios hallazgos contraindican la tocolisis:
    - Restricción del crecimiento intrauterino, muerte fetal intrauterina
    - Anomalías fetales letales
    - Estado fetal no tranquilizador
    - Preeclampsia grave o eclampsia
    - EFW >2500 g
    - Corioamnionitis
  - Tenga en cuenta la presentación: la posición fetal transversal es una contraindicación para el parto vaginal.
- Índice de líquido amniótico
  - Evalúe la rotura prematura de membranas si hay oligohidramnios.
- Localización de la placenta
- Anomalías uterinas
  - Los fibromas uterinos pueden contribuir a la PTL.
- Cuello uterino
  - La longitud del cuello uterino puede evaluarse para su acortamiento mediante ecografía transvaginal.
  - Una longitud >3.5 cm sitúa a la paciente en un riesgo bajo de parto inminente.
  - Observe cualquier embudo (a medida que el orificio interno se abre, la relación de cuello uterino con la parte inferior del útero cambia de una forma "T" a una "Y" a una "U").
  - Observe cualquier cambio con la paciente al realizar la maniobra de Valsalva.

¿Cuál es el resultado de la fibronectina fetal (FFN)?

La FFN es una proteína que se encuentra entre la decidua y la placenta.

- De manera habitual, está ausente en las secreciones cervicales/vaginales entre las 24 y 34 semanas.
- La detección (por medio de un hisopo cervical/vaginal) durante este tiempo coloca a la paciente en un mayor riesgo de PTB.
  - Los resultados se comunican como positivos o negativos.

> - No se puede hacer la detección por medio de un hisopo si la paciente ha tenido un tacto vaginal, relaciones sexuales o sangrado vaginal en las 24 horas anteriores.

¿Cómo resultó el examen cervical del paciente?

El examen cervical debe realizarse después de la toma de muestras para el FFN. Observe la dilatación, el borramiento y la posición.

¿Hay alguna evidencia de infección?

Debe evaluarse el hemograma para detectar una posible elevación de los leucocitos. Debe realizarse un U/A para descartar una posible infección.

Trabajo de parto prematuro

El PTL se define como el inicio del parto antes de las 37 semanas de gestación.

- El PTL no es tan fácil de diagnosticar como el parto a término, y el diagnóstico suele hacerse *a posteriori*.
  - La gestión debe proceder con base en todos los hallazgos, a riesgo de incurrir en el lado conservador.
  - De manera habitual, un cambio cervical en observación o un examen cervical con una dilatación >2 cm o un borramiento de 80% se considera diagnóstico.

Las etiologías incluyen:

- Infección
- Factores mecánicos
- Sobredistensión uterina
- Anomalías uterinas
- Activación prematura intrínseca del parto por parte del feto
- Incompetencia del cuello uterino

P

Inicie la tocólisis

Comience un ensayo de tocólisis en todas las gestaciones de menos de 35 semanas para permitir la administración prenatal de corticosteroides. No hay pruebas de que la tocólisis mejore los resultados aparte de hacer factible el suministro de corticosteroides y sulfato de magnesio para la neuroprotección del feto.

- Esta edad gestacional es empírica porque, después de las 35 semanas, el riesgo de que el feto desarrolle el síndrome de dificultad respiratoria (RDS) es mínimo.

Las contraindicaciones de la tocólisis comprenden la hipertensión grave, la hemorragia y la enfermedad cardiaca.

Existen varios tocolíticos aceptables:

- Sulfato de magnesio 4 g IV de carga y luego 2 g IV qh; también se utiliza para la neuroprotección fetal (reduce la parálisis cerebral) en gestaciones <32 semanas
  - Vigile la depresión respiratoria y los reflejos tendinosos profundos embotados.
  - Considere la posibilidad de comprobar el nivel si sospecha de toxicidad.
  - Reduzca la dosis con insuficiencia renal.
- Bloqueadores de los canales de calcio
  - Nifedipino 10 mg SL × 3 carga y luego 10 mg tid.
    - Evite su uso con $MgSO_4$.
- β adrenérgicos
  - Terbutalina 0.25 mg SQ q1-4 horas (máximo 5 mg/24 horas).
    - Evite su administración con hipertiroidismo y diabetes mellitus no controlada.
- AINE
  - Indometacina 25 mg PR carga y luego 25 mg PO q4-6 horas.
  - Cierre potencial del conducto arterioso y oligohidramnios

Considere los esteroides

Todas las gestaciones de menos de 34 semanas deben recibir esteroides para mejorar el desarrollo pulmonar del feto y minimizar el riesgo de que el bebé prematuro desarrolle un RDS.

- Existen dos agentes y regímenes disponibles:
  - Betametasona 12 mg IM q24 horas × 2 (Rec)
  - Dexametasona 6 mg IM q12 horas × 4 (Alt)

> Debe tenerse precaución con las pacientes con diabetes porque los esteroides pueden aumentar la glucosa en sangre e incrementar el riesgo de que la paciente desarrolle DKA.

Obtenga un cultivo para el GBS y comience los antibióticos

Los recién nacidos prematuros son en especial susceptibles de contraer la enfermedad por estreptococos del grupo B de forma precoz y deben someterse a un cultivo para comprobarlo a su llegada (véase Visita del tercer trimestre, p. 244).

Mientras espera los resultados del cultivo, comience los antibióticos:

- Penicilina G 5 millones de U de carga y luego 2.5 millones de U q4h (Rec)
- Ampicilina 2 g IV de carga y luego 1 g q4h (Alt)
- Clindamicina 900 mg IV q8h (Alt)

PIELONEFRITIS

S

¿Tiene la paciente fiebre documentada?

Quienes tienen pielonefritis suelen presentar fiebre.

Compruebe si hay alguna otra fuente de fiebre (véase Corioamnionitis, p. 276).

¿Tiene la paciente náuseas y vómitos (N/V)?

Las N/V están por lo común asociadas a la pielonefritis.

- Evalúe el grado del problema al preguntar cuándo fue la última vez que la paciente comió.
- Las N/V de moderadas a graves tendrán una hipocalemia asociada.

¿Muestra la paciente algún síntoma de infección del tracto urinario (UTI)?

Verifique los antecedentes de la tríada clásica de UTI: disuria, frecuencia y urgencia de la micción.

¿Ha tenido la paciente pielonefritis o UTI con anterioridad durante este embarazo?

Algunas pacientes habrán tenido infecciones previas y no habrán cumplido con su terapia supresora (véase más adelante).

¿Tiene la paciente alguna patología GU subyacente?

La patología GU subyacente predispone a la persona a la pielonefritis.

Pregunte por los antecedentes de cálculos renales, endoprótesis ureterales o anomalías congénitas de los riñones.

¿Tiene la paciente alguna alergia?

El historial de alergias es importante a la hora de seleccionar el tratamiento antibiótico.

O

Revise los signos vitales

Registre si hay fiebre.

Compruebe en los signos vitales si hay indicios de septicemia (presión arterial baja, taquicardia, oliguria).

¿Tiene el paciente sensibilidad en el ángulo costovertebral (CVAT)?

La CVAT suele ser muy evidente; quizá esté ausente en infecciones muy tempranas.

Realice una exploración física completa para descartar otras etiologías (véase Corioamnionitis, p. 276).

Evalúe las contracciones

Las contracciones uterinas son comunes con la pielonefritis.

¿Cuáles son los resultados del U/A, hemograma y panel metabólico completo

El U/A suele estar muy "sucio" con la presencia de bacterias, leucocitos, nitritos y esterasa leucocitaria.

- Observe el nivel de leucocitos, que suele ser elevado.
- Quienes tienen pielonefritis presentan con frecuencia emesis con la consiguiente hipocalemia.

A

Pielonefritis

El embarazo predispone a la paciente a la pielonefritis por dos mecanismos principales

- A través de la progesterona
  - El efecto del músculo liso de la progesterona relaja los uréteres y permite que las bacterias ascendentes infecten el riñón.
- Mediante cambios mecánicos
  - El útero descansa sobre los uréteres en el borde de la pelvis.
  - El lado derecho se ve más afectado (la pielonefritis se produce más a menudo en el lado derecho).

P

Admisión hospitalaria

Todas las pacientes embarazadas con pielonefritis deben ser ingresadas.

Comience a administrar antibióticos

Los antibióticos se seleccionan para cubrir los organismos más probables.

- Los más comunes son *E. coli*, estreptococos del grupo B, *Klebsiella* y *Proteus*
- Cefazolina 1-2 g IV q8h (Rec)
- Gentamicina/Ampicilina (Alt)

Medidas de enfriamiento

Las pacientes con pielonefritis en ocasiones muestran fiebre muy alta (>40 ºC [104° F]).

Las intervenciones incluyen:

- Acetaminofeno 650 mg PO q4h
- Manta de enfriamiento

Hidratación IV

Inicie la hidratación IV con líquidos de reposición para asegurar una adecuada producción de orina.

Reponga el potasio

El potasio perdido con la emesis debe ser restituido con fluidos IV.

Dieta en función de las N/V

En las pacientes con N/V de moderados a graves, considere mantener la ingesta PO hasta que los síntomas mejoren.

Compruebe si hay signos o síntomas de sobrecarga de líquidos o del síndrome de dificultad respiratoria del adulto (ARDS)

El embarazo es un estado de alto volumen, lo que lo hace susceptible a la sobrecarga de líquidos cuando los pacientes están recibiendo fluidos y antibióticos IV.

Vigile de cerca el equilibrio de líquidos.

- La producción de orina debe mantenerse en >30 cc/hora.
- Compruebe con periodicidad los campos pulmonares para ver si hay evidencia de sobrecarga de líquidos.
  - Obtenga una Rx de tórax si hay crepitaciones.
- Limite los líquidos IV después de dar los primeros litros. Las pacientes embarazadas con pielonefritis son susceptibles de padecer ARDS.
- Las bacterias gramnegativas liberan endotoxinas cuando son eliminadas.
- La endotoxina daña el endotelio respiratorio.

Cultura de seguimiento y sensibilidad

Es necesario que confirme la sensibilidad a los antibióticos actuales.

Un 25% de la *E. coli* es resistente a la ampicilina.

Considere realizar una ecografía de los riñones si no hay mejora

Aquellas pacientes que no responden dentro de las 48 a 72 horas de tratamiento deben ser evaluadas en busca de una posible patología subyacente.

Contemple la posibilidad de un absceso perinéfrico o de cálculos renales que obstruyan el uréter.

Dé el alta tras 48 horas en que la paciente esté afebril

Prescriba antibióticos vía oral para *completar un curso de 10 días de* tratamiento. Cefalexina 250 mg PO qid.

Profilaxis antibiótica a largo plazo

Todas las pacientes requieren antibióticos a largo plazo en dosis profilácticas durante el resto del embarazo.

Verifique la sensibilidad a la nitrofurantoína (100 mg PO qd) o a la cefalexina (250 mg PO qd).

ROTURA DE MEMBRANAS

S

Obtenga un historial detallado del evento

¿Qué ha pasado? ¿Cuánto líquido salió? ¿Es el primer episodio?

¿Ha experimentado la paciente fiebre/escalofríos? ¿Hace cuánto tiempo se produjo la pérdida de líquido?

- Una rotura prolongada puede provocar una corioamnionitis.

¿Existe la posibilidad de que la fuga no fuera de líquido amniótico?

O

Revise los signos vitales

La taquicardia y la fiebre quizá indiquen una infección.

Verifique el bienestar fetal

La paciente debe ser puesta de inmediato en monitorización cardiaca fetal continua.

Efectúe un examen con espéculo estéril

Visualice el cuello uterino en el examen con espéculo para comprobar la dilatación cervical; no realice un examen cervical si es prematuro.

Compruebe que no ocurra polihidramnios.

- El polihidramnios es la presencia de una gran acumulación de líquido amniótico en la vagina.
  - En las gestaciones de más de 32 semanas, la recogida y el análisis del líquido amniótico para evaluar la madurez pulmonar del feto pueden ser útiles para el manejo.
    - Es posible emplear fosfatidilglicerol.
    - La relación lecitina/esfingomielina quizá se vea afectada por la contaminación.

Realice la prueba de la nitrazina.

- El papel de nitrazina es sensible al pH y se volverá azul oscuro en presencia de un pH >6.
  - El pH del líquido amniótico es de 7.1 a 7.3 y el papel se torna azul oscuro.
  - El semen y la sangre también tienen un pH alcalino, lo que puede dar un resultado falso-positivo.

Compruebe la presencia de helechos.

- Realice un frotis del fórnix vaginal posterior y páselo a un portaobjetos. Tras el secado, el portaobjetos puede examinarse al microscopio en busca de un patrón similar al de los helechos.
- Evalúe la dilatación del cuello uterino.

> • Intente visualizar el cuello uterino con un espéculo estéril para evitar el examen digital y la introducción de infecciones.

Realice una ecografía

Índice de líquido amniótico (AFI)

- Si la SSE es equívoca, evalúe el AFI para el oligohidramnios.
  - El oligohidramnios, <5 cm de líquido, proporciona una evidencia indirecta de rotura de membranas.

Feto

- Confirme la EGA.
- Mida el peso del feto.
- Tome nota de la presentación.
  - Las presentaciones que no son de vértice tienen un mayor riesgo de prolapso del cordón.

Exámenes de laboratorio

El recuento elevado de leucocitos puede servir para apoyar el diagnóstico de infección intraamniótica, pero no ayuda en ausencia de pruebas clínicas.

- Los corticoesteroides, tal y como se utilizan en el tratamiento del ROM prematuro, pueden elevar los leucocitos.

Considere el índigo carmín

Si las pruebas anteriores no pueden confirmar el diagnóstico, una opción es inyectar tinte de índigo carmín en la cavidad amniótica mediante una amniocentesis.

Se observa a la paciente para ver si pasa el tinte de la vagina, lo que confirma el diagnóstico.

Rotura prematura de membranas (PROM)

Rotura de membranas a término (>37 semanas) antes del inicio del parto

Rotura prematura de membranas pretérmino (PPROM)

Rotura de membranas antes de las 37 semanas de gestación

Diagnóstico diferencial

- Incontinencia urinaria
- Duchas vaginales
- Secreciones vaginales
- Semen
- Cervicitis
- Sangrado a simple vista

Gestione la PROM con inducción

Si desconoce el estado de los estreptococos del grupo B (EGB) y la rotura se produjo >18 horas antes, inicie la administración de antibióticos (véase Trabajo de parto prematuro, p. 280).

El manejo de la PPROM depende de la EGA

Si es <32 semanas

- Corticosteroides
- Sulfato de magnesio para la neuroprotección
- Antibióticos de amplio espectro
  - Aumenta el periodo de latencia y puede disminuir la sepsis neonatal
    - Ampicilina 2 g y eritromicina 250 mg IV q6h durante 2 días seguido de amoxicilina 250 mg y eritromicina 333 mg PO q8h por 5 días
- Seguimiento continuo
- Reposo estricto en cama
- Inducción por cualquier síntoma/signo de corioamnionitis
- Vigile si hay detención (mayor incidencia con la rotura de membranas)

Si está entre 32 y 33 6/7 semanas:

- Gestión expectante
- Antibióticos, corticosteroides de un solo uso, profilaxis del GBS
- Monitorización fetal continua
  - Si es de vértice y está bien acoplado, puede considerar la monitorización intermitente tras las primeras 48 horas.
- Reposo estricto en cama
  - Alto riesgo de prolapso del cordón umbilical, en especial si la presentación no es de vértice
- Sin tocólisis
- Tome un cultivo de GBS e inicie los antibióticos (*véase* Trabajo de parto prematuro, p. 280)
- Inducción por cualquier síntoma/signo de corioamnionitis

Si tiene 34 semanas o más:

- Inicie la inducción
- Antibióticos para el GBS hasta las 37 semanas (si se desconoce el estado)

SALA DE MATERNIDAD

DÍA 1 DE POSPARTO

¿Ha experimentado la paciente alguna hemorragia intensa o calambres?

La preocupación por una hemorragia abundante debe provocar una evaluación objetiva

Preguntar cuándo se cambió la compresa actual le ayudará a evaluar la actividad hemorrágica reciente.

Los calambres pueden estar asociados a la involución del útero y, a veces, se notan con la lactancia, ya que se libera oxitocina.

Las pacientes que requieran más que acetaminofeno con codeína deben sospechar que tienen etiologías patológicas del dolor.

¿Ha caminado la paciente?

La ambulación temprana reduce el riesgo de trombosis venosa profunda (DVT), así com las complicaciones de la vejiga y el intestino posparto.

¿Ha comido o defecado la paciente?

Debe confirmarse la función gastrointestinal.

¿Ha orinado la paciente de forma espontánea?

Debe confirmarse la función urinaria.

¿Tiene la paciente alguna pregunta referente al parto?

Aborde cualquier pregunta que la paciente pueda tener en referencia al parto, en especial si ha habido alguna complicación.

O

Revise los signos vitales

Evaluar la estabilidad cardiovascular.

Evalúe si hay fiebre.

Verifique las entradas y las salidas.

- Debe confirmarse que la diuresis es adecuada (>30 cc/hora), ya que suele haber un aumento de la capacidad y una disminución de la sensibilidad en el periodo posparto.
- Los siguientes factores aumentan el riesgo de retención urinaria de la paciente:
  - Anestesia de conducción
  - Parto operatorio vaginal
  - Dolor incontrolado de una zona de episiotomía

Realice la exploración física

Senos

- Examine si hay signos de congestión o sensibilidad.

Compresa actual

- La evaluación del grado de saturación de la compresa actual proporciona una prue objetiva de la actividad hemorrágica reciente.

Genitales externos

- Evalúe cualquier hinchazón anormal en busca de un hematoma.
- Confirme que la episiotomía está intacta.

Útero

- La palpación del abdomen debe revelar el fondo uterino.
- Confirme la involución y la firmeza.

Controle los niveles de glucosa en sangre en las pacientes con diabetes mellitus pregestacional y gestacional A2

A

Estado del primer día de posparto: después de un parto vaginal espontáneo normal

Otros tipos de partos vaginales:

- Estado del día 1 de posparto-parto vaginal asistido por vacío
- Estado del día 1 de posparto-después del parto con fórceps

P

Fomente la frecuente ambulación

El riesgo de las siguientes complicaciones posparto puede reducirse con la ambulación temprana y frecuente:

- DVT
- GI (estreñimiento, hinchazón)
- GU (retención)

Considere las intervenciones para el dolor de la episiotomía

Las pacientes con dolor de episiotomía persistente pueden beneficiarse de los aerosoles anestésicos tópicos, las compresas calientes y los analgésicos orales.

Hemograma de seguimiento

La hemoglobina debe reflejar su nivel previo al parto junto con la pérdida de sangre estimada.

La leucocitosis es común después de un parto normal.

Confirme la inmunidad a la rubéola

A los pacientes no inmunes a la rubéola se les debe ofrecer y recibir la vacuna contra la rubéola antes del alta.

Confirme el estado del Rh

Las pacientes con Rh negativo y anticuerpos negativos deben someterse a una prueba de anticuerpos actualizada durante su ingreso para el parto.

Para quienes han permanecido con anticuerpos negativos es preciso hacer que el bebé se someta a un control del estado del Rh.

Si el bebé es Rh positivo, la paciente puede recibir inmunoglobulina anti-D.

- La inmunoglobulina anti-D se administra en un vial de 300 µg.
- 300 µg de IgG anti-D pueden suprimir la inmunidad de hasta 30 cc de sangre fetal Rh-positiva.

Considere la consulta de lactancia

Las pacientes que parecen tener problemas para amamantar justo después del parto se beneficiarán de una consulta de lactancia temprana.

Disponga la ligadura de trompas posparto (PPTL) (si procede)

La PPTL puede realizarse en cualquier fase, desde el momento inmediato posterior al parto hasta el primer día de posparto.

DÍA 2 DE POSPARTO

S **¿Ha experimentado la paciente alguna hemorragia intensa o calambres?**

Los loquios (secreción uterina posparto) deberían seguir disminuyendo en cantidad hacia el segundo día de posparto.

Los calambres han de ser mínimos y no requerir más que acetaminofeno.

¿Tiene la paciente alguna molestia en el pecho?

La congestión de los senos (hinchazón por la sangre, la linfa y la leche) suele producirse en este periodo y puede ser incómoda.

Cualquier molestia excesiva hace sospechar de una mastitis o de un conducto obstruido

¿Piensa la paciente amamantar a su bebé?

Las conversaciones relativas a la lactancia materna ofrecen una oportunidad para ofrecer instrucción y ayudan a planificar la atención de seguimiento en el periodo posparto.

- Los beneficios maternos incluyen la disminución del riesgo de hemorragia posparto y el retraso en el retorno de la fertilidad.
- Las ventajas neonatales comprenden una menor incidencia de trastornos cutáneos atópicos, diarrea e infecciones (GI, respiratorias; meningitis, otitis media).

¿Tiene la paciente alguna pregunta sobre el alta del hospital?

Las pacientes sin complicaciones suelen ser dadas de alta el segundo día de posparto.

Éste es un buen momento para discutir cualquier pregunta que la persona pueda tener sobre lo que cabe esperar en las siguientes semanas después del parto.

¿Cómo está el aspecto afectivo de la paciente?

"La melancolía posparto" (ansiedad, tristeza o inquietud) puede esperarse en la mayoría de las pacientes en algún momento de los primeros 10 días de posparto.

Los síntomas son transitorios y por lo regular sólo requieren una explicación y comprensión. Cualquier paciente con una historia previa de afecto depresivo debe ser observada de cerca para detectar la depresión posparto, una complicación grave que amerita tratamiento médico.

O **Revise los signos vitales**

Confirme que la persona está afebril.

En pacientes preeclámpticas, revise la presión arterial.

Las pacientes con hipertensión inducida por el embarazo deben tener una presión arterial normal durante al menos 24 horas antes del alta.

Realice la exploración física

Senos
- La firmeza de los senos secundaria a la congestión es común.
- Los signos de inflamación (enrojecimiento, calor) en el pezón o en la piel son anormales y deben hacer que se evalúe la existencia de pezones agrietados, mastitis o abscesos.

Abdomen
- Confirme la firmeza del útero.
- Si la paciente se sometió a una ligadura de trompas posparto (PPTL), verifique que la herida está limpia, seca e intacta.

Compresa actual
- Corrobore que el grado de saturación de la compresa a este momento disminuye.

Genitales externos
- Constate que la episiotomía permanece intacta.

Útero
- Compruebe que la involución y la firmeza se mantienen.

A **Estado del día 2 de posparto: después de un parto vaginal espontáneo normal**

Otros tipos de partos vaginales:
- Parto vaginal asistido por ventosa
- Parto con fórceps

P

Alta de la paciente hacia su casa

Reposo pélvico durante 4 semanas

Se debe instruir a la paciente para que evite las relaciones sexuales hasta que el perineo esté cómodo y el sangrado haya disminuido.

El uso de tampones debe evitarse en las pacientes con reparaciones perineales, pero son aceptables por lo demás (siempre que se cambien con frecuencia).

Programe la visita de seguimiento en la clínica

Es habitual una visita de seguimiento de 4 semanas.

- Programe la cita antes si hubo alguna complicación durante el parto o el posparto.
- Un seguimiento de 6 semanas es aceptable para las pacientes sin complicaciones que están amamantando. (La ovulación puede regresar a las 5 semanas posparto en quienes no lactan).
- Es necesario un seguimiento de una semana para revisar la herida en el caso de quienes han tenido una PPTL.

> Indique a la paciente que regrese de inmediato por cualquier signo de sangrado abundante, infección o depresión.

Prescriba suplementos de hierro, analgésicos y ablandadores de heces según sea necesario

A las personas con anemia (Hb <10.0) debe recetarles un suplemento de hierro antes del alta.

A las pacientes con un PPTL se les suele administrar un preparado analgésico que contiene acetaminofeno y codeína.

Las pacientes con estreñimiento posparto se benefician de los ablandadores de heces.

- Docusato sódico 100 mg PO bid

Considere una visita de enfermería a domicilio

Toda paciente con alto riesgo de complicaciones que se produzcan antes de su cita en la clínica de posparto debe ser controlada en casa.

- Pacientes con antecedentes de preeclampsia y retraso en la resolución de la presión arterial elevada en el posparto
  - Pacientes en riesgo de depresión posparto

Considere una consulta de lactancia antes del alta

Todas las pacientes que presentan problemas de lactancia tendrán más éxito si reciben asesoramiento antes de volver a casa.

Considere la anticoncepción

Por lo general, la anticoncepción puede ofrecerse en la visita posparto en 4 a 6 semanas.

Piense en la posibilidad de ofrecer anticonceptivos antes del alta para:

- Pacientes que es posible que no cumplan las indicaciones médicas
- Secuelas potenciales
- Mujeres que no deben volver a quedar embarazadas

Consulte las secciones particulares de Planificación familiar (pp. 306-317) para obtener más detalles.

DISNEA

S

¿Tiene la paciente algún otro síntoma aparte de la disnea?

Las pacientes con émbolo pulmonar también pueden experimentar dolor torácico pleur tico y aprensión.

¿Cuenta la paciente con antecedentes de enfermedad cardiaca, valvular o vascular

Una enfermedad cardiaca subyacente puede predisponer a la paciente a un edema pulmona

- El periodo posparto quizá sea la primera presentación de dicha enfermedad.
- Personas con enfermedad arterial coronaria tienen un mayor riesgo de sufrir un infarto de miocardio.

¿Tiene la paciente algún factor de riesgo de trombosis venosa profunda (DVT) émbolo pulmonar?

DVT/embolismo pulmonar previo

Estado hipercoagulable (trombofilia familiar o adquirida)

Síndrome antifosfolípido (véase Síndrome antifosfolípido, p. 250)

O

Revise el historial del parto

Compruebe si hubo complicaciones en el parto, que pudieran predisponer a la paciente a algunas de las etiologías de la disnea.

- Las pacientes con hipertensión inducida por el embarazo (PIH) tienen un mayor riesgo de sufrir un edema pulmonar.
  - Estas pacientes a menudo toman $MgSO_4$ en el periodo posparto.
    - Las presiones hipooncóticas asociadas a la PIH y el aumento de fluidos asociado al uso de $MgSO_4$ colocan a la persona en mayor riesgo de edema pulmonar.
    - El $MgSO_4$ también tiene la capacidad de suprimir de manera directa la frecuencia respiratoria.
- Las pacientes con infección intraparto corren peligro de sufrir sepsis.
- Quienes recibieron anestesia general (endotraqueal) tienen un mayor riesgo de aspiración.

Revise los signos vitales

Temperatura: La fiebre baja quizá esté asociada a la embolia pulmonar.

Verifique si hay taquipnea y estabilidad cardiovascular.

Compruebe las entradas y las salidas: Un balance de fluidos positivo sugiere una sobrecarga de fluidos.

Realice la exploración física

Corazón

- La fibrilación auricular propicia la formación de coágulos y embolias pulmonares.

Pulmones

- Compruebe si hay signos de edema pulmonar o disminución de los ruidos respiratorios asociados a un émbolo o infiltrado pulmonar.

Extremidades

- Examine la presencia de signos en las extremidades inferiores que puedan indicar una DVT:
  - Hinchazón
  - Hipersensibilidad
  - Signo de Homans (dolor en la pantorrilla a la dorsiflexión del tobillo)

Obtenga la oximetría de pulso

La oximetría de pulso puede utilizarse para evaluar con rapidez la oxigenación de la sangre.

Los valores de saturación <90% implican una oxigenación inadecuada.

A

Disnea

Diagnóstico diferencial:

– Émbolo pulmonar	– Edema pulmonar
– Aspiración	– Síndrome de dificultad respiratoria del adulto (ARDS)
– Neumonía	– Sepsis
– Infarto de miocardio	– Neumotórax

Obtenga la gasometría arterial (ABG)

Los hallazgos de la exploración física incluyen disminución de O_2 y CO_2, así como alcalosis respiratoria.

El valor de pO_2 >90 mm Hg descarta en esencia la embolia pulmonar.

Obtenga una Rx de tórax

Compruebe si hay infiltrado o edema.

Suele ser normal con la embolia pulmonar, aunque quizá tenga un área radiolúcida.

Obtenga un ECG

Compruebe si hay isquemia o infarto de miocardio.

Los hallazgos de la exploración física son inconsistentes pero pueden tener inversiones de onda T inespecíficas o una tríada de S1Q3T3.

Obtenga un hemograma completo

Los leucocitos elevados son consistentes con una infección.

Considere el nivel de dímero D

El nivel de dímero D <0.25 mg/L es muy sensible para descartar la DVT.

Considere el nivel de $MgSO_4$

Si la paciente está tomando $MgSO_4$, considere comprobar el nivel de toxicidad.

La toxicidad por $MgSO_4$ (>15 mg/dL) puede provocar una depresión respiratoria.

Contemple la posibilidad de realizar un estudio de imagen para detectar una DVT o una embolia pulmonar

Ecografía: Permite evaluar la DVT con una sensibilidad >90%.

TC en espiral: Detecta el émbolo pulmonar con un alto grado de sensibilidad.

Evalúe el tratamiento empírico de la embolia pulmonar

Línea de base de PT/PTT.

Cargue con 7500 U de heparina (70-80 U/kg) seguidas de 1500 U/h (20 U/kg/h).

Vigile los valores de PTT cada 4 horas y titule hasta 1.5-2.5 veces el control (60-80 segundos).

Trate la etiología subyacente

Diuréticos en cuanto a evidencia de sobrecarga de líquidos

Antibióticos por evidencia de neumonía

Consulta

Consulta temprana para el manejo de embolia pulmonar, infarto de miocardio, ARDS o neumotórax.

FIEBRE POSPARTO

S

¿Tiene la paciente algún síntoma que permita localizar la fuente de infección

HEENT/pulmón: infección de las vías respiratorias superiores (URI), neumonía
Molestias en las mamas: absceso, mastitis
Dolor en la herida: infección
Extremidades: trombosis venosa profunda (DVT)
Molestias GU: infección del tracto urinario, pielonefritis

¿Tiene la paciente algún factor de riesgo de endometritis posparto?

Los factores de riesgo incluyen:

- Cesárea
- Rotura prolongada de membranas
- Nivel socioeconómico bajo
- Trabajo de parto prolongado
- Infección preexistente
- Múltiples exámenes vaginales

O

Compruebe los signos vitales

La fiebre leve es común en las primeras 24 horas posoperatorias y carece de importanci clínica. La estabilidad cardiovascular debe confirmarse mediante la presión arterial y la frecuencia cardiaca. Documente todas las entradas y las salidas.
La producción de orina debe ser >30 cc/hora.

Efectúe la exploración física

Una exploración física exhaustiva para descartar otras fuentes de infección

- HEENT
  - Evalúe si se trata de una URI → Exudados de garganta, congestión nasal.
- Pulmones
  - Valore si hay neumonía → Disminución de los ruidos respiratorios, roncus.
- Abdomen
  - Verifique si hay apendicitis/colecistitis → Rebote, guardia, signo de Murphy.
  - Compruebe si existe infección de la herida (por cesárea) → Cambios en el color de la piel, secreción de la herida.
- Espalda
  - Evalúe si hay pielonefritis → Sensibilidad del ángulo costovertebral
- Extremidades
  - Valore la presencia de DVT → Hinchazón, cambios de color, signo de Homans.

Pélvico

- Vagina
  - Secreción maloliente, compatible con la endomiometritis
- Útero
  - Compruebe la presencia de sensibilidad uterina, que es sugestiva de endomiometritis
    - Hallazgo muy subjetivo si la paciente tuvo cesárea (secundario a la sensibilidad de la incisión)

¿Cuál es el resultado de la biometría hemática completa?

La hemoglobina debe reflejar la pérdida de sangre estimada intraoperatoria.
Los leucocitos elevados pueden ser el resultado de la cirugía.

A

Endomiometritis

Infección polimicrobiana con los mismos patógenos que la corioamnionitis (véase Corioamnionitis, p. 276)
Las bacterias anaerobias son en particular predominantes tras la cesárea
Diagnóstico diferencial

- Infección enterocócica
- Tromboflebitis pélvica séptica
- Choque séptico

P

Empiece a administrar antibióticos

Se seleccionan antibióticos de amplio espectro, incluyendo la cobertura de las bacterias anaerobias.

Régimen estándar de oro:

Gentamicina 1.5 mg/kg IV q8h y clindamicina 900 mg IV q8h.

Medidas de enfriamiento

Inicie las medidas de enfriamiento para las fiebres:

- Acetaminofeno 650 mg PO/PR q4-6 horas
- Manta de enfriamiento

Considere dar seguimiento a otras fuentes

Rx de tórax

Cultivos de sangre

Ecografía para la DVT

Vigile los niveles de gentamicina

Los niveles máximos y mínimos deben ser evaluados para lo siguiente:

- Pacientes. bacteriémicas
- >5 días de tratamiento
- Pacientes obesas
- Pacientes con insuficiencia renal

Valore la respuesta al tratamiento

La respuesta al tratamiento se evalúa mediante la defervescencia.

La respuesta debería ser evidente en 48 a 72 horas.

Considere la cobertura enterocócica

El enterococo no es sensible al régimen de gentamicina/clindamicina y puede ser en ocasiones un patógeno contribuyente a la endomiometritis.

Para quienes no presenten disminución de la fiebre en 48 a 72 horas, añada ampicilina para la cobertura de enterococos.

- Ampicilina 2 g IV q6h

Considere la tromboflebitis venosa séptica

Si la paciente continúa con un pico de fiebre, contemple la posibilidad de una tromboflebitis venosa séptica.

- El diagnóstico suele ser por exclusión y la terapia consiste en heparina empírica.
  - Carga con 7500 U de heparina (70-80 U/kg) seguida de 1500 U/h (20 U/kg/h).
  - Siga los valores de PTT cada 4 horas y titule hasta 1.5-2.5 veces el control (60-80 seg).
  - Continúe con la heparina intravenosa hasta la defervescencia.
- La TC puede proporcionar pruebas de imagen del trombo.

HEMORRAGIA POSPARTO

S

¿La paciente es receptiva?

Una observación inicial del estado de la paciente le da una idea de su estado cardiovascular.

¿Se siente mareada la paciente?

El mareo es otro indicador subjetivo de la gravedad de la pérdida de sangre.

Obtenga el historial de Enfermería

El personal de enfermería podrá revisar la historia de la hemorragia *inmediata*, el recuento compresas y la periodicidad para darle una idea del grado de la hemorragia.

Revise el historial del parto

Busque una historia de laceraciones o de parto difícil de la placenta que pueda centrar el examen en cuanto a la etiología.

Los siguientes son factores de riesgo de hemorragia posparto (PPH):

- Uso de oxitocina
- Macrosomía
- Alta paridad
- Distensión de la cavidad uterina (múltiplos, polihidramnios)
- Uso de tocolíticos
- Corioamnionitis
- Parto rápido o prolongado

Revisión de los signos vitales

Se debe revisar el estado de los signos vitales en cuanto a la estabilidad cardiovascular.

La diuresis es el principal indicador del estado del volumen de líquidos.

La oliguria es la producción de orina <30 cc/hora.

Realice la exploración física

La inspección y la palpación adecuadas son fundamentales para encontrar la etiología de la hemorragia.

Si el examen junto a la cabecera de la cama no es adecuado, considere la posibilidad d trasladar a la paciente del área de maternidad a una sala de partos.

Esto también hace viable que la persona esté preparada en caso de que sea necesario llevar a cabo un procedimiento de dilatación y legrado o una exploración quirúrgica. Utilice una linterna o una buena fuente de iluminación para la inspección.

Genitales externos y vagina

- Observe cualquier laceración.

Examen bimanual

- Evacúe todos los coágulos de sangre.
  - Los coágulos de sangre pueden causar un bloqueo en el cuello uterino e impedir l involución del útero.
- Observe la firmeza del útero.
  - Un útero grande y empantanado es consistente con una atonía uterina.

¿Cuáles son los resultados del hemograma de la paciente?

Registrar el resultado de Hb/Hct (de antes del parto) le dará una idea de las reservas de la paciente. Tenga en cuenta la PT/PTT.

Considere solicitar una ecografía

Si la exploración física no arroja una etiología, considere una ecografía para buscar fragmentos de placenta retenida.

Los productos retenidos se ven de forma ecográfica como focos ecogénicos a lo largo de revestimiento endometrial (franja).

Hemorragia posparto

Se define como un cambio de 10% en el Hct desde el ingreso hasta el posparto o la necesidad de transfusión.

- La pérdida de sangre media estimada (EBL) para el parto vaginal es de 500 mL y pa la cesárea de 1000 mL.
- La evaluación subjetiva del EBL es bastante inexacta.

El diagnóstico diferencial de la PPH en el posparto inmediato incluye:

- Atonía uterina
- Laceración genital
- Productos de la placenta retenidos
- Inversión uterina
- Rotura uterina
- Placenta accreta

P

Acceso venoso seguro

Bolo de fluido para la hipovolemia

Asegure los productos sanguíneos

Ordene exámenes de grupo sanguíneo y prueba de detección de anticuerpos, si no lo ha hecho ya.

- Pruebas cruzadas la compatibilidad de eritrocitos envasados si se prevé una transfusión.
- Criterios de transfusión basados en el cuadro individual:
  - Considerados para *pacientes sintomáticas* o *Hb <8 g/dL*

Trate la etiología subyacente

Atonía

- Masaje uterino y evacuación de cualquier coágulo de sangre
- Tratamientos farmacológicos:
  - Oxitocina
    - 20-30 U en 1 L de fluidos IV con infusión continua
  - Prostaglandinas
- E^1 análogo 400-100 µg PR
- E^2 dinoprostona 20 mg PR q2h (puede causar hipotensión)
- F2α 0.25 mg IM o IMM q15 minutos (contraindicado con asmáticas)
  - Metilergonovina 0.2 mg IM q2h (puede causar o empeorar la hipertensión)

Laceración genital

- Reparada de forma quirúrgica

Productos retenidos

- Requiere dilatación y legrado (es útil disponer de una ecografía para orientarse)

Inversión uterina

- Sustitución manual INMEDIATA (puede ayudarse con halotano para la relajación uterina)

Considere la exploración quirúrgica (laparotomía)

En caso de etiología poco clara o de hemorragia persistente del útero (sospecha de rotura uterina o acretismo), considere la laparotomía.

Las intervenciones intraoperatorias para detener la hemorragia incluyen la ligadura de las arterias uterinas u ováricas, la reparación de la rotura del útero o la histerectomía.

Considere la embolización selectiva de las arterias

Procedimiento realizado en la sala de angiografía por un radiólogo intervencionista.

Trabaja por cateterismo de la arteria femoral seguido de la identificación de la arteria sangrante (por fluoroscopia) y la embolización.

CLÍNICA DE GINECOLOGÍA

EXAMEN DE LA MUJER SANA

S

¿Cuándo fue la última menstruación de la paciente y cuál es su historial menstrual reciente?

Revise el historial menstrual en busca de molestias que requieran un estudio:

- Sangrado uterino anormal, oligomenorrea y amenorrea
- Anotar el día en el ciclo actual ayudará a interpretar los hallazgos sobre la exploración física

Revise el historial médico anterior (PMH), el historial quirúrgico anterior (PSH), los medicamentos, las alergias y la historia social

Anote las posibles interacciones entre medicamentos y anticonceptivos.

Deben asentarse las cirugías ginecológicas previas en relación con las quejas actuales y la exploración física.

Revise la historia familiar

Debe prestarse especial atención a los cánceres ginecológicos o de mama.

O

Efectúe la exploración física

Senos

- El examen clínico de las mamas permite detectar precozmente el cáncer de mama y otras enfermedades mamarias (véase Masa mamaria, p. 300).
- Se realiza de forma óptima en la primera mitad del ciclo menstrual.

Pelvis

- Vulva
  - Inspeccione
  - Palpe
    - Las glándulas de Skene desembocan en la uretra en el meato, que se encuentra antes de la apertura de la vagina.
    - Las glándulas de Bartolino pueden palparse justo dentro de la abertura vaginal en la porción lateral posterior (posición de las 5:00 y las 7:00 en punto).

Introduzca el espéculo para exponer la vagina y el cuello uterino.

- Vagina
  - Son visibles múltiples rugosidades o pliegues.
  - Compruebe la presencia de flujo (véase Vulvovaginitis, p. 336).
- Cuello uterino
  - El orificio externo (apertura a la cavidad endometrial) es visible en la inspección.
  - Quizá visualice el ectropion y una cantidad normal de moco cervical.
  - Los "granos" pequeños y blancos son quistes nabóticos.
  - El cuello uterino de las nulíparas es más pequeño; el de las multíparas, más grande.
  - Inspeccione para ver si hay lesiones gruesas o cualquier secreción anormal.
  - Lleve a cabo la prueba de Papanicolaou.
    - Gire la espátula dos veces en el orificio externo para tomar muestras de la zona de transformación.
    - Gire el citocepillo una vez dentro del orificio cervical para tomar muestras del endocérvix.
  - Ofrezca pruebas de detección de enfermedades de transmisión sexual (STD).
    - Para las pacientes que desean detección de STD, los cultivos de *Neisseria gonorrhoeae* y *Chlamydia* pueden realizarse mediante reacción en cadena de la polimerasa a partir de la muestra de Papanicolaou.

Retire el espéculo y realice un examen bimanual.

- Útero
  - Al palpar en la exploración bimanual, compruebe la movilidad, el tamaño, la sensibilidad, el contorno y las masas.
  - Las mujeres nulíparas tienen úteros más pequeños que las multíparas.
- Anexos
  - Mediante palpado en el examen bimanual, compruebe el tamaño, la consistencia y la presencia de cualquier masa.
  - Anote el día del ciclo en presencia de un agrandamiento de los ovarios.
    - Los quistes funcionales pueden agrandarse hasta 3.5 cm

- Recto
  - Inicie el examen rectal digital a los 35 años.
  - Compruebe si hay nodularidad del ligamento uterosacro, que puede indicar endometriosis.

Verifique los exámenes de Papanicolau y las mamografías anteriores

El examen anual es un buen momento para detectar cualquier problema en curso.

A

Examen de la mujer sana

P

Pruebas anuales

A partir de los 21 años, todas las mujeres deben hacerse una prueba de Papanicolaou cada 3 años.

Las mujeres de más de 30 años de edad deben someterse al examen de HPV con una citología cervical cada 5 años.

Las mujeres de más de 40 años de edad tienen que hacerse una mamografía cada 1 a 2 años.

Las mujeres de más de 50 años de edad deben realizarse una mamografía cada año y una colonoscopia.

Asesoramiento anticonceptivo

El examen anual ofrece la oportunidad de reforzar la utilización continuada en las usuarias actuales de anticonceptivos.

Las pacientes que no emplean en el momento presente anticonceptivos (o que son abstinentes) tienen que recibir asesoría y se les ha de ofrecer algún tipo de control de la natalidad.

Asesoramiento sobre STD

Proporcione información sobre la protección, la selección de la pareja y las prácticas sexuales.

Instruya a la paciente sobre enfermedades específicas, factores de riesgo y pruebas de detección.

Orientación sobre fertilidad

El examen anual es una buena oportunidad para revisar los planes de maternidad futuros.

La fertilidad disminuye con rapidez a la edad de 35 a 37 años, por lo que debe hacerse un esfuerzo para promover la maternidad en consecuencia.

Las mujeres que planean concebir después de los 35 años de edad deben ser orientadas en cuanto a su mayor riesgo de trisomías.

Consejería dietética

Todas las mujeres en edad reproductiva deberían tomar:

- Folato 0.4 mg diarios
- Calcio 1000 mg de ingesta total diaria

Asesoramiento acerca del cáncer ginecológico

Proporcione información sobre todos los cánceres ginecológicos, y haga hincapié en los factores de riesgo y la prevención.

- El cáncer de útero es el tipo más común de neoplasia ginecológica
  - Factores de riesgo: hipertensión, obesidad, exceso de estrógenos
- Cáncer de cuello uterino
  - Factores de riesgo: múltiples parejas sexuales, coitarquía precoz, exposición al virus del papiloma humano, nivel socioeconómico bajo
- Cáncer de ovario
  - Factores de riesgo: antecedentes familiares, nuliparidad, cánceres ambientales, de mama o gastrointestinales (GI)

SANGRADO UTERINO ANORMAL

S

Obtenga una historia menstrual detallada

Ciclo normal

- Duración: la duración normal del ciclo es de 21 a 35 días.
- Características de la menstruación: la menstruación normal dura de 4 a 7 días y tiene un flujo medio de 30 cc.

Características de la queja

- Cambios del ciclo, cambios del flujo, sangrado intermenstrual
- Duración del problema
- Los síntomas de dismenorrea confirman la presencia de ovulación

¿Está la paciente utilizando algún método anticonceptivo o medicamentos?

Las hormonas anticonceptivas, los DIU, numerosos medicamentos y hierbas pueden causar sangrado uterino anormal (AUB).

¿La paciente fuma?

El tabaquismo puede ser una etiología independiente de un AUB.

¿Tiene la paciente algún factor de riesgo de cáncer de endometrio?

El AUB es la presentación más común del cáncer de útero.

Los siguientes son factores de riesgo para el cáncer de útero:

- Hipertensión
- Obesidad
- Nuligravidez
- Largo historial de anovulación
- Diabetes
- Uso de tamoxifeno

¿Tiene la paciente un historial de hemorragias o hematomas fáciles?

Considere una coagulopatía como etiología.

¿Tiene la paciente algún antecedente que impida la terapia con estrógenos?

La terapia con estrógenos desempeña un papel importante en el tratamiento médico del AUB.

Las fumadoras de más de 35 años de edad o las pacientes con antecedentes de trombosis venosa profunda no deben utilizar la terapia de estrógenos.

O

Efectúe la exploración física

Generalidades: Observe si hay obesidad (BMI >30).

Cuello: Compruebe la presencia de bocio en la tiroides.

Piel: Examine si hay hematomas, hirsutismo o acantosis nigricans.

Abdomen: Verifique la existencia de hepatoesplenomegalia, que puede sugerir que la causa subyacente es una enfermedad sistémica.

Pelvis: Inspeccione y palpe en busca de patología evidente y posibles cuerpos extraños.

Compruebe los exámenes de laboratorio

- β-hCG (para descartar embarazo)
- Hemograma (verifique si hay anemia)
- Prolactina
- TSH
- PT/PTT y enfermedad de von Willebrand (si se sugiere una coagulopatía)
- Examen de Papanicolau, gonococo y pruebas de *Chlamydia* (si no están al día)

Realice ecografía transvaginal

La ecografía puede detectar una lesión intracavitaria como un pólipo o un fibroma.

Considere biopsia endometrial (EMB)

Descarte el cáncer mediante EMB en *cualquier paciente >35 años* o con factores de riesgo.

A

Sangrado uterino anormal

Éste es el diagnóstico general que se da a estas pacientes mientras se intenta encontrar una etiología definitiva. Las posibles etiologías incluyen:

PALM: Causas estructurales	COEIN: Causas no estructurales
Pólipo	Coagulopatía
Adenomiosis	Trastornos ovulatorios
Leiomioma	Endometrial
Malignidad o hiperplasia	Iatrogenia (anticoagulantes)
	No clasificado aún

Muchas veces no se encuentra una etiología definitiva y se hace un diagnóstico de exclusión.

- En caso de no hallar una etiología aparente y si la paciente tiene evidencia de ovulación, el diagnóstico puede especificarse además como AUB ovulatorio (AUB-O).
- Si no es posible encontrar una etiología aparente y la paciente carece de evidencia de ovulación, es viable especificar el diagnóstico además como AUB-O anovulatorio.

P

Identifique y trate cualquier enfermedad subyacente (orgánica)

Trate cualquier etiología identificada durante el examen anterior.

Si no se encuentra una etiología orgánica, maneje según el diagnóstico de exclusión.

Trate el AUB ovulatorio con hormonas, AINE, agentes antifibrinolíticos, DIU de progesterona o ácido tranexámico

Anticonceptivos orales (existen numerosas formulaciones)

AINE (Motrin 400 mg PO tid durante los primeros 3 a 4 días del periodo)

Agentes antifibrinolíticos (ácido tranexámico 1 g PO qid durante los primeros 3 a 4 días del periodo)

DIU de progesterona (levonorgestrel)

Trate la hemorragia uterina disfuncional (DUB) con hormonas

Anticonceptivos orales

Progestinas (acetato de medroxiprogesterona 10 mg PO durante 10 días cada mes)

Considere la posibilidad de operar

La AUB refractaria al tratamiento médico puede requerir una terapia quirúrgica.

Las opciones incluyen:

- Histeroscopia para eliminar pólipos endometriales o miomas
- Histerectomía
- Ablación: uso de calor o energía eléctrica para "quemar" el revestimiento endometrial

MASA MAMARIA

S

¿Siente la paciente un bulto?

Las pacientes se presentan con frecuencia a consecuencia de que han "sentido un bulto en la autoexploración mamaria.

Las masas apreciadas por la paciente y no por el clínico justifican un estudio completo.

¿Desde cuándo está presente esta masa?

Las masas nuevas son más sospechosas de malignidad.

Considere la posibilidad de un fibroadenoma en una masa establecida. El fibroadenoma es un tumor benigno de crecimiento lento, común en la edad reproductiva (su aparición suele ser antes de los 20 años).

¿Ha aumentado el tamaño de la masa?

Cualquier masa que crezca con rapidez debe ser extirpada, incluso si la biopsia anterior la ha documentado como benigna.

¿Tiene la paciente algún síntoma asociado a su ciclo menstrual?

Considere la posibilidad de una enfermedad fibroquística de la mama en las pacientes que se quejan de bultos múltiples y bilaterales que aumentan de tamaño y se vuelven sensibles o "arden" antes de la menstruación.

¿Presenta la paciente alguna secreción mamaria?

La secreción unilateral sanguinolenta o serosa del pezón puede indicar malignidad.

¿Se somete la paciente a mamografías de detección?

Se recomiendan las mamografías cada 1 o 2 años (la detección debe comenzar a los 40 años o 10 años antes de que la paciente alcance la edad en que un familiar de primer grado fue diagnosticado de cáncer).

¿Cuenta la paciente con algún factor de riesgo de cáncer de mama?

Deben revisarse los factores de riesgo de cáncer de mama; sin embargo, todas las masas palpables han de estudiarse al margen de los factores de riesgo.

- Historia del cáncer de mama
- Historia del carcinoma ductal *in situ*
- Familiares de primer grado con cáncer d mama; familiares con brca1 o 2
- Historia de la hiperplasia atípica

O

Realice un examen de ambas mamas

El mejor momento es poco después de la menstruación (documente en qué momento de ciclo menstrual se encuentra la paciente).

General

- Examen en posición sentada
  - Inspección: Observe cualquier zona de engrosamiento de la piel o retracción del pezón.
  - Palpación: Evalúe la axila en busca de un agrandamiento de los ganglios linfáticos
- Examen en posición supina
- Brazos levantados por encima de la cabeza.
- Palpe de forma ligera, media y profunda para evaluar el tejido a varias profundidades.
- Utilice las yemas de tres dedos con movimientos circulares del tamaño de una moneda.
- Examine una zona amplia (desde el esternón hasta la línea axilar media y desde la clavícula hasta la línea del sujetador) en filas verticales y superpuestas.
- Apriete la areola para extraer cualquier secreción del pezón.

Masa

- Tamaño
- Consistencia → Los fibroadenomas son gomosos
- Movilidad → Las masas fijas son sospechosas de malignidad
- Contorno → Liso (probablemente benigno) frente a irregular (sospechoso)
- Cambios en la piel → *Peau d'orange* (piel de naranja, fibrosis intersticial secundaria a edema)

A

Masa mamaria palpable

El diagnóstico diferencial incluye el fibroadenoma, el quiste simple, los cambios fibroquísticos, las lesiones benignas con o sin atipia, el cáncer, la necrosis grasa y las metástasis en la mama.

P

Efectúe una aspiración con aguja fina (FNA) o una ecografía

Si la masa es palpable con facilidad por parte del médico, el primer paso es diferenciar entre una masa sólida (en potencia maligna) y una quística (tal vez benigna).

Tanto la FNA como la ecografía ayudan a calificar una masa mamaria palpable como quística o sólida.

- La FNA utiliza una aguja de calibre 21 a 24 para aspirar tejido o líquido de una masa palpable.
  - Si el líquido es claro u oscuro, la masa es un quiste simple.
  - Si se obtiene tejido o líquido sanguinolento (sangre brillante), la muestra se envía a un patólogo para que realice un examen citológico en busca de malignidad.
  - La ausencia de cualquier aspirado sugiere una masa sólida y obliga a realizar más exámenes.
- La ecografía caracteriza en forma directa el tamaño, el borde y la ecogenicidad (sólida o quística) de la masa.
- Una vez detectados en la ecografía, los quistes simples pueden ser objeto de un seguimiento rutinario o de una aspiración para aliviar los síntomas o la ansiedad del paciente.

Considere la posibilidad de hacer una mamografía de diagnóstico

Si la FNA o la ecografía no son concluyentes o *el clínico* no puede palpar una masa aparente para *la paciente*, realice una mamografía diagnóstica (en mujeres <30 años, se prefiere la ecografía a la mamografía porque se esperan quistes y se evita la radiación).

Una mamografía de diagnóstico se diferencia de una mamografía de detección en que la primera requiere la presencia de un radiólogo para la revisión inmediata y la planificación de un estudio posterior.

El siguiente sistema de clasificación se utiliza para informar de los resultados de las mamografías:

- Bi-Rads 1: no se detecta ninguna anomalía, seguimiento de rutina
- Bi-Rads 2: hallazgos benignos, reanudar la mamografía de detección
- Bi-Rads 3: lo más probable es que sea benigno, pero se recomienda un seguimiento con imágenes en ≤6 meses
- Bi-Rads 4: aspecto sospechoso, se aconseja la biopsia (véase más adelante)
- Bi-Rads 5: es casi seguro que se trata de un tumor maligno; se requiere una biopsia/excisión (véase más adelante)
- Bi-Rads 0: utilizado por los radiólogos para definir un examen como no concluyente y que se necesitan más estudios o imágenes previas para comparar

Considere la biopsia con aguja gruesa

La biopsia con aguja gruesa se realiza bajo guía ecográfica o utilizando un dispositivo estereotáctico (radiografía digital y posicionamiento asistido por ordenador de una pistola de biopsia cargada con una aguja de calibre 14 a 18).

Valore realizar la biopsia abierta

Se utiliza para el estudio posterior de los resultados positivos de la mamografía cuando no se dispone de una biopsia con aguja gruesa o cuando se cree que existe una anomalía en la mama, pero la mamografía y la ecografía no detectan la lesión.

- NO SE EXCLUYE LA NEOPLASIA MALIGNA con estudios de imagen negativos.
- Hasta 15% de las mamografías arrojan falsos negativos, y se necesita una biopsia abierta para el diagnóstico del tejido en presencia de una sospecha de patología.

DOLOR PÉLVICO CRÓNICO

S

Obtenga una historia cronológica detallada del dolor

- ¿Dónde está exactamente el dolor?
- ¿En qué momento se presenta el dolor?
- ¿Eventos de vida asociados?
- ¿Hay otros sitios de dolor, como la espalda o cefaleas?
- ¿Hay evaluaciones médicas previas?
- ¿Alguna intervención?
- ¿Alguna molestia GI o GU

Recabe una historia menstrual detallada

¿Cuál es la duración y la regularidad del ciclo? ¿Algún dolor cíclico?

- El dolor durante la menstruación sugiere la presencia de endometriosis.
- El dolor en la mitad del ciclo indica un dolor ovulatorio. ¿Hay alguna hemorragia uterina anormal?

¿Tiene la paciente antecedentes de infecciones o procedimientos pélvicos o abdominales?

Las adherencias pélvicas podrían ser una posible etiología.

¿Sufre la paciente en la actualidad algún tipo de malestar emocional o psicológico?

Instruir a las pacientes acerca de las contribuciones psicológicas al dolor hace que estén más dispuestas a discutir este tema.

¿Cuál es la historia social de la paciente?

- ¿Cómo son los hábitos de trabajo y ocio de la paciente?
- ¿Algún estrés importante de niña, adolescente o adulta?
- ¿Existe un apoyo familiar actual?
- ¿Está la paciente casada? ¿Tiene hijos?
- ¿Cómo funciona la familia?
- ¿Hay antecedentes de abuso sexual?

Obtenga un historial sexual

¿Tiene la paciente antecedentes de dispareunia? ¿A qué edad comenzó a ser sexualmente activa? ¿Ha sufrido algún tipo de abuso sexual?

O

Realice una exploración física generalizada

Evalúe el HEENT en busca de cualquier fuente neurológica de dolor.
Examine la tiroides para ver si contribuye al letargo o a la ansiedad.
Analice la CVAT para descartar una pielonefritis.

Haga que la paciente identifique la fuente del dolor

Pida a la paciente que señale el lugar con un dedo.

- Es necesario examinar los puntos sensibles fuera de la pelvis.
  - Múltiples puntos sensibles focales en el tronco y las extremidades pueden sugerir fibromialgia.

Realice un examen abdominal

Comience con la palpación de los cuadrantes superiores, en busca de cualquier hepatoesplenomegalia.

La sensibilidad provocada por la pared abdominal puede diferenciarse del dolor viscera al solicitar a la paciente que contraiga los músculos de la pared abdominal. Esto aumentará el dolor originado en ella.

Examine cualquier cicatriz quirúrgica anterior a fin de detectar posibles atrapamientos nerviosos.

Efectúe un examen pélvico

Comience por los genitales externos, inspeccionando la vulva, los labios, el clítoris y las zonas perianales. Un aplicador con punta de algodón suele ser útil para comprobar los puntos focales de sensibilidad.

Las pacientes que experimentan vaginismo durante el examen con espéculo pueden aliviarse tras contraer y relajar los músculos perineales.

El examen rectal quizá sugiera proctitis, colitis o endometriosis.

Obtenga los estudios de laboratorio adecuados

Debe comprobarse el recuento de leucocitos para detectar la posibilidad de una infección, en especial si el dolor ha empeorado en tiempos recientes.

Es preciso conseguir cultivos de *N. gonorrhoeae* y *Chlamydia* para descartar una enfermedad inflamatoria pélvica.

El U/A puede descartar la participación del GU.
Tome en cuenta la velocidad de sedimentación globular como marcador cuando dé seguimiento a las pacientes durante un cierto tiempo.

Considere el uso de pruebas psicológicas estandarizadas

Inventario Multifásico de Personalidad de Minnesota
Inventario de Depresión de Beck

A

Dolor pélvico crónico

El dolor pélvico crónico (CPP) se define como el dolor que causa una discapacidad funcional y

- >3 meses de duración y sin relación con la menstruación **o**
- >6 meses de duración y relacionados con la menstruación

Recuerde que se trata de un síntoma, no de una enfermedad. La endometriosis es el principal diagnóstico ginecológico.
Otras etiologías son:

- Dismenorrea grave
- Fibromialgia
- Hernia
- Síndrome uretral
- Síndrome del intestino irritable
- Cistitis intersticial
- Artritis
- Depresión/somatización

P

Descarte fuentes no ginecológicas de CPP

Primero intente excluir las causas no ginecológicas de la CPP.
Sistemas: psicológico (ansiedad, depresión, TEPT, abuso, fibromialgia).
Musculoesquelético: lesiones de la columna vertebral, espasmos musculares, trastornos nerviosos (nervio ciático)
GI: IBS, enfermedad de Crohn, colitis ulcerosa, celiaquía
GU: Cistitis intersticial, UTI crónica
Si no se encuentra un origen no ginecológico, se suele iniciar un tratamiento empírico para la endometriosis.

Inicie un tratamiento empírico para la endometriosis

La sospecha de endometriosis se maneja en principio con tratamiento médico empírico.

- Anticonceptivos orales
  - 3 meses de prueba (la respuesta a ellos suele ser mediocre)
- AINE: se recomienda iniciar la píldora anticonceptiva oral (OCP) y los AINE de manera simultánea
  - Ibuprofeno hasta 800 mg PO q6h
- Agonista de la hormona liberadora de gonadotropina
  - Acetato de leuprolida de depósito 3.75 mg IM qmes hasta 6 meses
    - Este medicamento actúa al desactivar el eje hipotálamo-hipófisis-ovario para disminuir el estrógeno sérico, fuente de estimulación de los implantes endometriales.
    - A veces se administra con dosis bajas de sustitución de estrógenos para contrarrestar los efectos secundarios hipoestrogénicos de los síntomas vasomotores y la pérdida de hueso.

Valore la posibilidad de una intervención quirúrgica

Considere la posibilidad de realizar una intervención quirúrgica para ayudar al diagnóstico de la CPP.
También se puede recurrir a la cirugía para tratar la endometriosis documentada (por lo común, la resección de los implantes).

Tenga en mente un enfoque de equipo multidisciplinar para obtener un resultado óptimo

El equipo podría incluir expertos en psicología y nutrición.

DISMENORREA

S

¿Cuál es el historial menstrual de la paciente?

El grado de dismenorrea está correlacionado con la cantidad de flujo, la duración del mismo y el momento de la menarquia.

- Un flujo escaso con síntomas durante todo el periodo es consistente con una estenosis cervical.
- La dismenorrea primaria por lo regular comienza unos meses después de la menarquia, cuando la paciente se vuelve ovulatoria.

¿Tiene la paciente algún síntoma acompañante?

La dismenorrea quizá esté acompañada de náuseas, vómitos, diarrea, dolor de cabeza y mareos.

Los síntomas deben registrarse y darles seguimiento durante el tratamiento. La dispareunia y los antecedentes de infertilidad sugieren una endometriosis.

¿Tiene la paciente antecedentes de cirugía pélvica o infecciones pélvicas?

Las adherencias y las zonas de inflamación cicatrizadas pueden causar dolor durante la menstruación.

¿Tiene la paciente antecedentes familiares de dismenorrea?

Los antecedentes familiares consistentes pueden condicionar la respuesta al dolor de la persona.

¿Cuál es la historia social actual y pasada de la paciente?

El estrés y la tensión quizá desempeñen un papel importante en la etiología de la dismenorrea.

El dolor con frecuencia es de aparición gradual y empeora en momentos puntuales de estrés. La falta de sueño y el consumo de cafeína pueden intensificar los síntomas.

¿La paciente utiliza actualmente un DIU?

El DIU es una causa potencial de dismenorrea.

¿Tiene la paciente alguna condición médica que contraindique los AINE?

Los AINE desempeñan un papel importante en el tratamiento de la dismenorrea.

Las condiciones médicas que contraindican su uso comprenden:

- Úlceras o inflamación del tracto GI
- Enfermedad renal crónica
- Alergia a la aspirina (pólipos nasales, angioedema y broncoespasmo)

O

Realice un examen pélvico

Un cuello uterino cicatrizado o desfigurado debe sondearse para asegurarse de que el orificio es patente.

La nodularidad del ligamento uterosacro haría sospechar una endometriosis.

El útero puede contener fibromas.

Es posible que el examen de los anexos revele masas.

¿Tiene la paciente cultivos actualizados de *Chlamydia* y gonococo?

La infección pélvica puede provocar síntomas de dismenorrea.

Deben realizarse cultivos a las pacientes si no disponen de resultados recientes o si los antecedentes revelan una posible exposición.

Considere estudios de imagen complementarios

Los siguientes estudios suelen ayudar a dilucidar las causas de la dismenorrea secundaria:

- Ecografía pélvica
  - Hidrosonografía
- Histerosalpingografía
- Histeroscopia
- Laparoscopia

A

Dismenorrea

La dismenorrea primaria es un dolor sin enfermedad orgánica.

- De manera típica se encuentra en adolescentes, con inicio poco después de la menarquia.

La dismenorrea secundaria es el dolor como resultado de una enfermedad orgánica.

- La aparición típica es después de los 20 años y está asociada a alguna enfermedad orgánica identificable.
- Éstas son las causas:
  - Estenosis cervical o malformaciones müllerianas
  - Adherencias intrauterinas
  - Adenomiosis/endometriosis
  - Pequeños quistes ováricos
  - Congestión pélvica
  - Retroversión uterina
  - DIU
  - Fibroides
  - Pólipos

P

Dismenorrea primaria

El tratamiento se selecciona en función del estado actual de la actividad sexual de la paciente.

- Activa sexualmente: Hay dos agentes de primera línea
  - Los anticonceptivos orales proporcionan anticoncepción y son eficaces en 90% de las pacientes que sufren dismenorrea.
  - Los DIU que contienen progesterona también son eficaces para tratar los síntomas.
- Actualmente abstinente
  - AINE
    - Ibuprofeno 600 mg PO q6h PRN
    - Naproxeno 250 PO q6h PRN
  - Inhibidores específicos de la COX-2
  - Valdecoxib 20 mg PO q12h PRN
- Los anticonceptivos orales o los AINE pueden añadirse al tratamiento primario según sea necesario para quienes no respondan

Dismenorrea secundaria

El tratamiento se centra en la etiología subyacente.

- Estenosis cervical
  - Dilatación del orificio cervical
    - Dilatación y legrado
    - Laminaria o Cytotec
- Endometriosis
  - Tratamientos médicos y quirúrgicos (véase Dolor pélvico crónico, p. 302)
- Adherencias intrauterinas, fibromas y pólipos
  - Resección histeroscópica

Considere tratamientos alternativos

La reducción del estrés, la modificación del comportamiento, la biorretroalimentación y las técnicas de fisioterapia del suelo pélvico podrían ser útiles.

MÉTODOS DE PLANIFICACIÓN FAMILIAR: DE BARRERA

S

¿Cuáles son los futuros planes de maternidad de la paciente?

Las pacientes que estén interesadas en la anticoncepción a largo plazo deben considera la anticoncepción hormonal, ya que los métodos de barrera son difíciles de utilizar de forma constante durante periodos prolongados.

Si la paciente tiene una contraindicación absoluta para el embarazo (condición médica coexistente), debe utilizarse un método de barrera además de un método anticonceptivo primario.

¿Está la paciente en una relación nueva o no monógama en la actualidad?

Los métodos de barrera son la técnica anticonceptiva preferida para las relaciones nuevas o no monógamas.

¿Tiene la paciente antecedentes de STD o de enfermedad inflamatoria pélvica (PID)

Las pacientes con antecedentes de infección por gonococo, *Chlamydia* o PID deben utilizar preservativos para evitar la reaparición.

La transmisión de STD virales, como el HIV, el HPV y el HSV, disminuye con los preservativos.

¿Tiene la paciente antecedentes de síndrome de choque tóxico (TSS)?

Los pacientes con antecedentes de TSS deben evitar los métodos de barrera que no sean preservativos.

¿Tiene la paciente alergia al látex?

La alergia al látex puede ser mortal.

Es preciso que utilice materiales alternativos como el poliuretano.

¿Se siente la paciente cómoda al insertar y retirar un dispositivo de barrera?

Esto es un requisito previo para su uso.

O

Exploración física

Conviene fomentar un examen anual de la mujer y su actualización cuando se prescrib asesoramiento en materia de anticonceptivos, pero no es por fuerza un requisito previo para utilizar métodos de barrera.

A

Asesoramiento anticonceptivo: desea un método de barrera

P

Prescriba el método

Capuchón cervical

- Requiere la adaptación y el uso conjunto de espermicidas.
- Debe colocarse <6 horas antes de su uso.
- Puede utilizarse hasta 48 horas.
- Los índices de fracaso típicos son de 20 a 40%.

Diafragma

- Requiere la adaptación y el uso conjunto de espermicidas.
- Debe colocarse <6 horas antes de su uso.
- Puede utilizarse hasta 24 horas.
- La tasa de fracaso típica es de 12%.

Preservativos

- Los tipos incluyen el preservativo masculino y el femenino.
- Los materiales de su composición serían látex, poliuretano, goma de silicona y piel de cordero.
  - Los preservativos de piel de cordero no protegen contra las STD.
- Deben colocarse antes del contacto genital y retirarse antes de la pérdida de la erección (preservativo masculino).
- Suelen emplearse con espermicida.
  - Es conveniente utilizar lubricantes con base de agua (los lubricantes con base oleosa pueden provocar la rotura del preservativo).
- La tasa de fracaso típica es de 14 a 20%.

Prescriba la anticoncepción de emergencia

A todas las pacientes que utilicen un método de barrera se les debe prescribir un anticonceptivo de emergencia para tenerlo como reserva y emplearlo en caso de deslizamiento, rotura o retención en la vagina (véase Anticoncepción de emergencia, p. 310)

PLANIFICACIÓN FAMILIAR: MPA DE DEPÓSITO INYECTABLE

S

¿Ha utilizado la paciente alguna vez un anticonceptivo inyectable?

Las personas que han tenido una buena experiencia con anterioridad no deberían pasar problemas.

Las pacientes con molestias previas habrían de tener en mente una alternativa.

¿Cuál es el historial menstrual y de relaciones sexuales recientes de la paciente?

Si existe la posibilidad de que la paciente esté embarazada, tendrá que esperar hasta que esto sea descartado antes de comenzar la anticoncepción inyectable.

¿Cuenta la paciente con un historial de periodos irregulares?

Las menstruaciones irregulares necesitan un estudio antes de iniciar la anticoncepción inyectable.

¿Tiene la paciente alguno de los siguientes factores que puedan contraindicar el uso de acetato de medroxiprogesterona de depósito (MPA) inyectable?

Antecedentes de depresión u otro trastorno del estado de ánimo. El MPA de depósito puede exacerbar la depresión, la ansiedad o los síntomas del síndrome premenstrual.

Obesidad o preocupación por el aumento de peso. Es posible que empeore con el uso de MPA de depósito.

Enfermedad hepática

Cáncer de mama

Uso de aminoglutetimida. Reduce la eficacia del MPA de depósito.

Dolor torácico, enfermedad cardiovascular, infarto de miocardio, derrame cerebral

¿Tiene la paciente antecedentes de diabetes gestacional?

Estas pacientes presentan un mayor riesgo de padecer diabetes si utilizan MPA de depósito y deben seleccionar un anticonceptivo alternativo.

¿Cuáles son los planes de maternidad futuros de la paciente?

El uso de MPA de depósito puede retrasar el retorno a la fertilidad durante una media de 10 meses tras su cese.

Debe evitarse en quienes deseen una fertilidad inmediata al suspender el anticonceptivo.

¿Es consciente la paciente de los beneficios no anticonceptivos del MPA de depósito?

El conocimiento de los siguientes beneficios no anticonceptivos aumenta el cumplimiento del tratamiento por parte de la paciente:

- Disminuye la pérdida de sangre menstrual (reduce el riesgo de anemia)
- Mitiga los síntomas de la dismenorrea (calambres y dolor)
- Puede mejorar los síntomas de la endometriosis
- Reduce el riesgo de PID y de embarazo ectópico

Aminora el riesgo de cáncer de endometrio (y es posible que de ovarios)

O

Realice una prueba de embarazo en función de los antecedentes menstruales y de relaciones sexuales recientes

Las pacientes exentas de la prueba de embarazo incluyen a aquellas que:

- En la actualidad tienen una menstruación regular
- Utilizan en el presente un método anticonceptivo alternativo y fiable
- Practican la abstinencia desde la última menstruación

A

Asesoramiento anticonceptivo; desea MPA de depósito

El MPA de depósito consiste en un depósito de 150 mg de acetato de medroxiprogesterona y proporciona 13 semanas de protección

Mecanismos de acción:

- Espesa el moco cervical (bloquea el paso de los espermatozoides)
- Inhibe el aumento de hormona luteinizante (LH) (evita la ovulación)
- Modifica la motilidad tubárica
- Puede alterar el endometrio

P

Comience la anticoncepción inyectable

Si no existe ninguna de las contraindicaciones anteriores, inicie a la paciente con MPA de depósito.

- Las pacientes pueden empezar en cualquier momento durante los primeros 5 días de la menstruación.
- Si existe alguna posibilidad de embarazo actual, la paciente tiene dos opciones:
  - Esperar hasta la próxima menstruación para iniciar.
  - Utilizar un método de barrera durante 2 semanas, establecer una prueba de embarazo negativa y luego comenzar.
- Las personas que lo utilicen por primera vez deben ser vigiladas durante 15 minutos para detectar una reacción alérgica o vasovagal.

Asesore a la paciente acerca de los efectos secundarios

El MPA de depósito puede causar aumento de peso.

El MPA de depósito tiene la capacidad de provocar cambios de humor:

- Depresión
- Ansiedad
- Fatiga
- Síndrome premenstrual (PMS)

El MPA de depósito puede provocar un estado hipoestrogénico, que es posible que ocasione:

- Pérdida de hueso
  - Anime a la paciente a tomar suplementos de calcio y vitamina D.
  - Las adolescentes deben tomar 1300 mg y las adultas 1000 mg de calcio suplementario al día.
- Sofocos
- Disminución de la libido
- Sequedad vaginal, dispareunia

Aconseje a la paciente sobre los posibles cambios menstruales

Las usuarias de MPA de depósito se encontrarán con un sangrado irregular que suele disminuir con el tiempo.

El 50% de las mujeres alcanzan la amenorrea al año.

Programe la siguiente inyección

Seguimiento del MPA de depósito en 11 a 13 semanas

PLANIFICACIÓN FAMILIAR: ANTICONCEPCIÓN DE EMERGENCIA

S

¿Cuál es el historial menstrual y de relaciones sexuales recientes de la paciente?

Último periodo menstrual
Periodo anterior
¿Alguna relación sexual previa sin protección en el ciclo actual?

¿Cuándo fue el último acto sexual sin protección?

Debe revisarse la fecha y la hora de la última relación sexual sin protección.

- La regla general es iniciar la anticoncepción de emergencia (EC) en un plazo de 72 horas.
- Puede comenzarse después de 72 horas hasta 5 días tras el coito sin protección; sin embargo, funciona mejor más cerca del momento del coito.

¿Ha utilizado la paciente EC o anticonceptivos orales con anterioridad?

Revise con la paciente el uso y la tolerancia de cualquier EC o anticonceptivo oral anterior.

La paciente puede tener preferencia por un régimen concreto si lo ha utilizado antes y lo ha tolerado bien.

¿Tiene la paciente alguna contraindicación para usar la EC?

Los antecedentes de cualquiera de los siguientes factores contraindican el uso de EC:

- Sangrado uterino anormal no diagnosticado
- Hipersensibilidad al estrógeno o a la progesterona

Las siguientes contraindicaciones son para la EC que contiene estrógenos:

- Dolor de cabeza por migraña actual
- Antecedentes de trombosis venosa profunda o embolia pulmonar
- Fumadora mayor de 35 años de edad

¿Está la paciente amamantando en la actualidad?

Las mujeres que se hallan lactando deben utilizar píldoras de progesterona.

¿Conducirá un automóvil la paciente o manejará maquinaria mientras usa la EC?

Los antiheméticos, de manera tradicional prescritos con la EC para minimizar el efecto secundario de las náuseas y los vómitos, pueden provocar somnolencia.

O

Considere la posibilidad de una prueba de embarazo

Si el historial de relaciones sexuales hace sospechar de una concepción antes del último coito, realice una prueba de embarazo.

La EC no funcionará como abortivo en las pacientes que ya están embarazadas.

Exploración física

La presión arterial y la exploración física no son necesarias antes de prescribir la EC.

A

Relaciones sexuales sin protección: desea la anticoncepción de emergencia

P

Instruya a la paciente en cuanto a los posibles efectos secundarios

Náuseas/vómitos
Sensibilidad en los senos
Cambios de humor
Cambio en el momento de la próxima menstruación

- Menstruación temprana si se toma la EC en la primera mitad del ciclo
- Retraso de la menstruación si se toma la EC en la segunda mitad del ciclo

Prescriba la anticoncepción de emergencia

La EC está disponible en dos formas:

- Píldoras combinadas (estrógeno y progesterona)
- Píldoras de sólo progesterona

Se pueden utilizar múltiples formulaciones.

- La selección del régimen se basa en:
  - Preferencia/experiencia del profesional de la salud
  - Costos

- Preferencia de la paciente
- Disponibilidad
  - No todos los kits preenvasados son asequibles (véase más adelante).
- La EC con píldoras combinadas está disponible en un kit preenvasado que contiene 4 píldoras.
  - Cada píldora contiene etinilestradiol 50 µg y levonorgestrel 0.25 mg.
  - La paciente habrá de tomar 2 pastillas inmediatamente y 2 pastillas 12 horas después.
  - Si no se dispone de un kit preenvasado, *se puede utilizar casi CUALQUIER anticonceptivo oral.*
    - La paciente deberá tomar varias píldoras para que cada dosis contenga al menos 100 µg de etinilestradiol y 1 mg de norgestrel o 0.50 mg de levonorgestrel.
    - Tendrá que tomar una dosis de manera inmediata y otra 12 horas después.
- La EC que utiliza la *píldora de sólo progesterona* se puede encontrar en un kit preenvasado, que contiene dos comprimidos de 0.75 mg o un comprimido de 1.5 mg de levonorgestrel. Es de venta libre; no es necesario un documento de identidad para comprarla.
- La paciente tomará 1 píldora enseguida y 1 píldora 12 horas después para las dos tabletas.

Si no utiliza el kit preenvasado, muestre a la paciente en detalle cómo emplear los anticonceptivos orales.

- El DIU de cobre es el método más eficaz de anticoncepción de emergencia. Se coloca entre 5 y 10 días después del coito sin protección.

Planifique el uso regular de anticonceptivos (véanse las secciones particulares de Planificación familiar, pp. 306-317)

Las píldoras pueden reanudarse enseguida del uso de la EC. Incorpore un respaldo de 7 días (preservativos) si se trata de un nuevo comienzo.

El acetato de medroxiprogesterona de depósito puede administrarse de forma inmediata.

Instrucciones de seguimiento

La prueba de embarazo es necesaria si la menstruación no se ha producido después de 3 semanas.

PLANIFICACIÓN FAMILIAR: DISPOSITIVO INTRAUTERINO

S

¿Cuál es el historial menstrual y de relaciones sexuales recientes de la paciente?

Si existe la posibilidad de que la paciente esté en la actualidad embarazada, es preciso retener la anticoncepción hasta que se pueda confirmar que no hay embarazo.

La inserción del dispositivo intrauterino (DIU) durante la menstruación se asocia a un mayor riesgo de expulsión.

¿Tiene la paciente un historial de periodos irregulares?

El sangrado uterino anormal (AUB) requieren un estudio antes de iniciar la anticoncepción intrauterina (véase Sangrado uterino anormal, p. 298).

¿Presenta la paciente periodos abundantes o con calambres?

El DIU de levonorgestrel mejora la dismenorrea y la menorragia.

El DIU de cobre puede *aumentar la* dismenorrea y la menorragia.

¿Cuáles son los planes de maternidad futuros de la paciente?

Debido a su costo, los DIU se utilizan por lo general para las pacientes que desean un periodo prolongado (>2 años) de anticoncepción.

- Quienes pretendan concebir antes deberán utilizar un método anticonceptivo alternativo.
- El DIU de cobre es eficaz durante 10 años.
- El DIU de levonorgestrel mantiene su efectividad por un lapso de 5 años.

¿Tiene la paciente múltiples parejas o antecedentes de enfermedad inflamatoria pélvica (PID)?

Por lo general, estas pacientes no se consideran candidatas al uso del DIU.

La PID cuando se usa el DIU puede conducir a una mayor probabilidad de infertilidad.

¿Manifiesta la paciente alguna queja de flujo vaginal?

Las pacientes con infección por vaginosis bacteriana tienen un mayor riesgo de PID con el uso del DIU.

¿Están actualizadas las pruebas de Papanicolaou y de STD de la paciente?

Se debe confirmar que todas las pruebas sean normales y estén actualizadas antes de qu se utilice el DIU.

¿Tiene la paciente alguna pregunta general sobre el uso del DIU?

Existen varias percepciones erróneas en cuanto al uso del DIU (p. ej., el modo de acción entre otras cosas).

¿Presenta la paciente alguna contraindicación para el uso del cobre?

La enfermedad de Wilson o la alergia al cobre contraindican el DIU de cobre.

O

Realice un "montaje húmedo" para cualquier flujo vaginal no diagnosticado

Véase Vulvovaginitis, p. 336

Efectúe una prueba de embarazo en función de los antecedentes menstruales y de las relaciones sexuales recientes

Las pacientes exentas de una prueba de embarazo son aquellas que:

- En el presente tienen una menstruación regular
- Utilizan en la actualidad un método anticonceptivo alternativo y fiable
- Practican la abstinencia desde la última menstruación

Lleve a cabo un examen pélvico

Cuello uterino

- Inspeccione en busca de cualquier secreción que pueda indicar una cervicitis.

Útero

- Verifique la posición uterina.
  - Anterior/media/posterior.
- Evalúe cualquier contorno anormal.
- Los fibromas pueden distorsionar la cavidad uterina y aumentar la tasa de expulsión

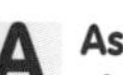

Asesoramiento anticonceptivo: desea un DIU de cobre

El DIU de cobre es un dispositivo de polietileno en forma de T con dos brazos flexibles para su inserción.

- Cada brazo está envuelto con mangas de cobre.
- Resultados anticonceptivos al funcionar como espermicida funcional.
- Efectivo durante 10 años.

Asesoramiento anticonceptivo: desea el DIU de levonorgestrel

El DIU de levonorgestrel es un dispositivo en forma de T que libera 20 µg de levonorgestrel al día.

- El efecto sobre la anticoncepción se produce por el espesamiento del moco cervical, la alteración del fluido uterotubario y la migración de los espermatozoides.
- Puede impedir la implantación y la ovulación.
- Con efecto por un periodo de 5 años.

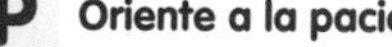

Oriente a la paciente sobre los riesgos de la inserción

Perforación uterina

- Mayor riesgo cuando no se establece la posición uterina antes de la inserción

Infección

- Suele ocurrir en las primeras 3 semanas después de la inserción
- Mayor riesgo con vaginosis bacteriana actual o infección cervical activa

Reacción vasovagal

- Mayor riesgo con un umbral de dolor bajo o un orificio estenótico

Asesore a la paciente en relación con los riesgos del uso

Posible falla: Aumento de la tasa de ectópicos si el dispositivo falla.

Posible daño tubárico/infertilidad: La PID durante el uso del DIU aumenta el riesgo de cicatrices en las trompas y de infertilidad secundaria.

Aconseje a la paciente acerca de los posibles cambios menstruales

Las usuarias del DIU de cobre se encontrarán con un sangrado irregular que suele disminuir durante las primeras semanas. El 50% de las mujeres alcanzan la amenorrea al cabo de un año.

Las usuarias del DIU de levonorgestrel pueden tener manchado hasta 6 meses. El 20% de las pacientes tienen amenorrea al año.

Inserte el DIU de cobre o el DIU de levonorgestrel. Programe el seguimiento

El seguimiento habitual se realiza en *1 mes* para verificar que el DIU sigue en su sitio.

Asesore a la paciente en cuanto a las señales de "advertencia"

Quienes presenten alguno de los siguientes síntomas deben volver a la clínica inmediatamente:

- Dolor, sangrado vaginal: quizá sea señal de perforación.
- Ausencia del periodo: puede ser señal de embarazo (anticoncepción fallida).
- Fiebre, escalofríos: en ocasiones es señal de infección.
- Falta de hilos: tal vez constituye una señal de expulsión o migración del DIU.

PLANIFICACIÓN FAMILIAR: ANTICONCEPTIVOS ORALES

S

¿Ha utilizado la paciente la píldora antes?

Algunas pacientes tienen en mente una marca específica que les funciona bien.

¿Cómo le funcionaba la píldora en el pasado?

¿Cuál es el último periodo menstrual de la paciente y su historial de relaciones sexuales?

Si existe la posibilidad de que la paciente esté embarazada, deberá esperar hasta que esto pueda ser descartado antes de comenzar con los anticonceptivos orales.

¿Tiene la paciente un historial de periodos irregulares?

Las menstruaciones irregulares necesitan un estudio previo a comenzar a tomar la píldora.

¿Fuma la paciente?

Las fumadoras de más de 35 años de edad no deben utilizar la píldora.

¿Tiene la paciente algún problema médico que contraindique el uso de una píldora que contenga estrógenos?

- Hipertensión no controlada
- Enfermedad biliar
- Diabetes no controlada
- Cáncer de mama
- Enfermedad del hígado
- Convulsiones, migrañas, visión borrosa
- Coágulos de sangre
- Dolor de pecho, enfermedades cardiovasculares

¿Está la paciente tomando actualmente alguna medicación?

Muchos anticonvulsivos y algunos antibióticos disminuyen los niveles de esteroides en las mujeres que toman anticonceptivos orales, haciéndolos subterapéuticos. Considere de manera firme los DIU.

Tenga cuidado con el uso simultáneo de lo siguiente:

- Barbitúricos
- Carbamazepina
- Topiramato
- Rifampicina
- Fenitoína
- Felbamato
- Vigabatrina
- Griseofulvina

¿La paciente está amamantando? Si es así, ¿durante cuánto tiempo más lo hará?

Los anticonceptivos orales combinados reducen el volumen de la leche materna. Estas pacientes son candidatas a la píldora sólo de progestina hasta que completen la lactancia.

O

Mida la presión arterial

El estrógeno puede exacerbar la hipertensión.

Realice una prueba de embarazo en función de los antecedentes menstruales y de relaciones sexuales recientes

Las pacientes exentas de la prueba de embarazo son aquellas que:

- En el presente tienen una menstruación regular
- Utilizan en la actualidad un método anticonceptivo alternativo y fiable
- Practican la abstinencia desde su última menstruación

A

Asesoramiento en materia de anticoncepción: desea anticonceptivos orales

P

Descarte el embarazo

Si existe alguna posibilidad de embarazo actual, la paciente tiene dos opciones:

- Esperar hasta la siguiente menstruación para empezar a tomar la píldora.
- Utilizar un método de barrera durante dos semanas y luego comprobar una prueba de embarazo negativa.

Inicie a la paciente en un anticonceptivo oral

Si no hay ninguna de las contraindicaciones anteriores, inicie a la paciente con un anticonceptivo oral. La fecha de inicio se basará, ante todo, en el día actual del ciclo menstrual y en el historial de relaciones sexuales recientes y, en segundo lugar, en la preferencia de la paciente. Los exámenes pélvicos/exploraciones físicas y las pruebas de Papanicolaou no son necesarios antes de iniciar la anticoncepción hormonal.

- Las pacientes que están menstruando pueden comenzar en cualquier día de la primera semana del ciclo (de manera habitual, el domingo). La protección de barrera debe utilizarse durante una semana.
- Quienes no tienen en ese momento la menstruación y no utilizan un método anticonceptivo alternativo necesitan, descartar primero un embarazo (véase antes)

Familiarícese con algunas fórmulas de distinta potencia y elija entre ellas

Los siguientes son ejemplos de formulaciones de anticonceptivos orales:

- Monofásica (la dosis de progesterona siempre es la misma)
  - 20 μg de etinilestradiol/0.1 mg de levonorgestrel
  - 30 μg de etinilestradiol/1.5 mg de acetato de noretindrona
  - 30 μg de etinilestradiol/0.15 mg de desogestrel
  - 35 μg de etinilestradiol/0.4 mg de noretindrona
- Trifásica (la dosis de progesterona cambia durante el ciclo)
  - 35 μg de etinilestradiol/0.18- 0.215-0.25 mg de norgestimato
- Sólo progestina
  - 0.35 mg de noretindrona

Si una paciente ha tenido una buena experiencia antes con una formulación concreta, pruebe de nuevo la misma formulación.

Las mujeres que amamantan y las que tienen contraindicaciones al estrógeno deben utilizar la píldora de sólo progestina.

Familiarícese con los problemas comunes relacionados con cuando se pasa por alto tomar las píldoras

Si la paciente se salta 1 píldora:

- Tiene que tomar de inmediato la píldora olvidada y la siguiente según lo previsto.

Si la paciente se salta 2 píldoras:

- Durante la primera mitad del ciclo: Debe tomarse 2 píldoras/durante los siguientes 2 días y utilizar el método de barrera hasta la menstruación.
- Durante la tercera semana del ciclo (o 3 píldoras en cualquier momento), habrá de iniciar un nuevo ciclo y emplear protección de barrera durante 1 semana.

Considere la anticoncepción de emergencia (EC)

- Una alternativa para "compensar" las píldoras perdidas es tomar la EC.
- En especial es útil si el coito se ha producido en los últimos 3 a 5 días.
- Si la paciente utiliza la EC, *omita las píldoras que haya omitido* y reanude la toma de las píldoras restantes al día siguiente de terminar la EC (véase Planificación familiar: Anticoncepción de emergencia, p. 310).

PLANIFICACIÓN FAMILIAR: ESTERILIZACIÓN

S

¿Cuáles son los planes de maternidad futuros de la paciente?

Sólo las pacientes que están seguras de haber completado la maternidad son candidatas a la esterilización. Las mujeres menores de 30 años de edad tienen un alto riesgo de arrepentirse y deben recibir asesoramiento en cuanto a las opciones de anticonceptivos reversibles de acción prolongada.

¿Sabe la paciente que hay alternativas a la esterilización?

Necesita explicar a la paciente las alternativas a largo plazo y sus tasas típicas de fracaso en comparación con la esterilización.

- DIU
  - Eficacia hasta 10 años
  - Tasa de fracaso comparable a la esterilización tubárica
- Vasectomía
  - Eficacia y tasa de fracaso similares a la esterilización tubárica
  - Menor morbilidad y mortalidad en comparación con la esterilización tubárica

¿Comprende la paciente que la esterilización es permanente?

La reanastomosis tubárica es la reparación quirúrgica de las trompas de Falopio para que vuelvan a ser funcionales.

- Aunque este procedimiento está disponible, su *éxito es muy variable* y no debe confiarse en él como una forma de que las pacientes recuperen su fertilidad si más adelante "cambian de opinión". La esterilización debe considerarse como permanente.

¿Entiende la paciente los riesgos de este procedimiento?

Proporcione asesoramiento a la persona en cuanto a los riesgos generales de someterse a una intervención quirúrgica:

- Sangrado
- Infección
- Daños quirúrgicos en los órganos adyacentes a las trompas de Falopio
- Riesgos de la anestesia

¿Se da cuenta la paciente que existe la posibilidad de fracasar?

Todo procedimiento de esterilización conlleva un riesgo de fracaso (véase más adelante).

- Cuanto más joven sea la paciente en el momento de la esterilización, mayor será la tasa de fracaso.
- Los fracasos de la esterilización tubárica traen consigo un mayor riesgo de embarazo ectópico.

> • Un tercio de los fracasos están asociados a un embarazo ectópico.

¿Entiende la paciente que la esterilización no protege contra las STD?

Se debe advertir a las pacientes que la esterilización no protege contra las STD y que se requiere un método de barrera para dicha protección.

¿Está la pareja de la paciente de acuerdo con este método?

Es preciso indagar la opinión de la pareja sobre el procedimiento.

- La oposición de la pareja o, a la inversa, la presión de la misma no es inusual.
- La discordancia entre los miembros de la pareja puede afectar a la relación después de la esterilización y ser una fuente de arrepentimiento de la paciente.

En términos generales, ¿cómo es la relación de la paciente?

Las personas que tal vez se arrepientan de la esterilización tienen relaciones inestables.

O

¿Qué edad tiene la paciente?

La esterilización debe evitarse en las jóvenes porque suelen tener más tiempo en su vida reproductiva para cambiar de opinión.

¿Cuál es el peso de la paciente?

Las pacientes obesas son malas candidatas quirúrgicas debido a las dificultades técnicas asociadas a su constitución física.

A

P

Desea la esterilización permanente

Planifique el momento del procedimiento

Debe descartarse el embarazo antes del procedimiento.

Una prueba de embarazo negativa es fiable si la paciente informa de un historial de abstinencia o de uso constante de anticonceptivos durante las dos semanas anteriores.

Elija el procedimiento

La esterilización puede realizarse mediante tres métodos diferentes:

- Ligadura
  - Por lo común se realiza para las pacientes de posparto.
  - Implica la oclusión de las trompas con sutura seguida de transección.
  - Se extrae un trozo de cada trompa y se envía a patología para su identificación.
    - Debido a la extracción e identificación de un segmento de la trompa, este procedimiento tiene menores tasas de fracaso que el electrocauterio o los procedimientos mecánicos.
  - Tasa de fracaso = 0.7%.
- Técnica Pomeroy
  - Tracción de la trompa hacia arriba para formar un bucle, ligadura en la base y transección
- Técnica de Irving
  - Resección segmentaria, extremo proximal enterrado en el útero, distal en el mesosalpinge
- Técnica de Uchida
  - Disección del tubo de la cubierta serosa y enterramiento del extremo proximal en el mesosalpinge
- Procedimientos de electrocoagulación
  - Realizados para intervenciones de intervalo (paciente no posparto)
  - Ejecutados mediante laparoscopia
  - Tasa de fracaso = 1-2%
    - Coagulación unipolar
    - Coagulación bipolar
- Oclusión mecánica
  - Realizada para procedimientos de intervalo (paciente no posparto)
  - Utiliza anillos y clips para ocluir la trompa
  - Mayores tasas de éxito de la reanastomosis tubárica (si la paciente se arrepiente de la esterilización en el futuro)
  - Tasa de fracaso = 1-3.5%
    - Anillo de silicona
    - Pinza de muelle

Asesore a la paciente acerca del seguimiento a largo plazo

La esterilización se hace efectiva de manera inmediata.

> Debido al aumento del riesgo de embarazo ectópico asociado a los fracasos de la esterilización, la paciente debe someterse a una prueba de embarazo si alguna menstruación no se ha presentado.

Si la prueba de embarazo es positiva, hay que descartar que sea ectópico.

GALACTORREA

S

¿De qué color es la descarga?

La leche suele ser clara o blanca.

Una secreción amarilla o verde debe hacer sospechar la existencia de una enfermedad mamaria local.

¿Presenta la paciente alguna secreción sanguinolenta?

Esto es más sospechoso para el cáncer.

¿Tiene la paciente periodos anormales?

Las menstruaciones anormales o la amenorrea pueden representar un estado hipoestrogénico que deberá abordarse en los planes de gestión.

Un tercio de las pacientes con galactorrea tendrán una menstruación normal.

¿La persona ha dado a luz hace poco?

En ausencia de lactancia materna, la galactorrea más allá de los 12 meses posparto justifica un estudio.

¿Consume la paciente alguna medicación o droga callejera?

Varios compuestos similares a la fenotiazina, los antidepresivos, los antihipertensivos, los opioides y las anfetaminas pueden inducir galactorrea.

¿Ha pasado la paciente por algún traumatismo, procedimientos quirúrgicos o anestesia recientes?

Todo ello puede provocar un aumento de la secreción de prolactina.

¿Tiene la paciente estrés excesivo o un historial de amamantamiento prolongado?

Ambas pueden ser la causa de la elevación de la prolactina.

O

Realice un examen detallado de las mamas

Examine todos los cuadrantes de la mama, empezando por la base y avanzando hacia e pezón.

- Las secreciones deben salir de múltiples conductos cuando la etiología es un desequilibrio hormonal.
- La descarga de un solo conducto es más sospechosa de patología grave.

¿La paciente presenta hirsutismo?

La anovulación secundaria a la hiperprolactinemia puede causar hirsutismo.

¿Cuál es el resultado de la prueba de prolactina?

La sangre debe extraerse por la mañana.

Los niveles normales de prolactina son de 1-20 ng/mL. Los niveles de prolactina <50 n mL suelen ser fisiológicos.

Los niveles de prolactina >100 ng/mL requieren una atención especial (revise el estudi radiológico).

¿Cuál es el resultado de la prueba de la hormona estimulante de la tiroides (TSH)?

Todas las pacientes con galactorrea deberían hacerse un chequeo del nivel de TSH.

El hipotiroidismo (diagnosticado por una TSH elevada) provoca un incremento de la hormona liberadora de tiroides, que estimula en forma directa la liberación de prolac tina desde la hipófisis.

¿Cuáles son los resultados del estudio radiológico?

Todas las pacientes con galactorrea deben someterse a una resonancia magnética (MRI) con vista descendente de la silla turca. El objetivo principal de este procedimiento es descartar un prolactinoma lo bastante grande como para causar una distorsión anatómica en el cráneo.

Quienes presentan una silla turca anormal o prolactina >100 ng/mL deben someterse a una evaluación por MRI.

El valor de corte de 100 ng/mL es empírico y se basa en el hecho de que la mayoría de los tumores grandes tendrán valores por encima de este nivel. Sin embargo, si la repetición de un nivel aún es elevada, aunque esté por debajo de 100 ng/ mL, debe realizarse una MRI. Cuando se repita un nivel de prolactina, asegúrese de que la persona está en ayunas, en su fase folicular, y que ha evitado el ejercicio, la estimulació del pezón y las relaciones sexuales.

Descarte la enfermedad sistémica

Biometría hemática completa
Química del suero
U/A (las enfermedades hepáticas y renales pueden provocar una elevación de la prolactina)

A Galactorrea

> Todas las etiologías hormonales de la galactorrea conducen a la vía común final de los *niveles elevados de prolactina.*

- La mayoría de los casos de hiperprolactinemia no fisiológica pueden atribuirse a adenomas secretores de prolactina de la hipófisis anterior.
  - Estos tumores se clasifican en uno de dos grupos en función de su tamaño
    - Microadenomas de tamaño <10 mm
    - Macroadenomas de tamaño ≥10 mm
- El diagnóstico diferencial de la hiperprolactinemia incluye:
  - Medicamentos: anticonvulsivos, antidepresivos, neurolépticos, antihistamínicos, antihipertensivos
  - Fisiológico: estrés, ejercicio, sueño, sexo, embarazo, lactancia
  - Sistémico: lesión en la pared torácica-herpes zoster, convulsiones, insuficiencia renal, cirrosis
  - Hipófisis: prolactinoma, acromegalia, masa paraselar, idiopática
  - Patológico: daño en el tallo hipotalámico, granulomas, infiltración, metástasis, quiste de Rathke

P Considere el tratamiento de los microadenomas

El tratamiento de un microadenoma secretor de prolactina no siempre es necesario y se basa en:

- Deseo de fertilidad de la paciente
- Grado de molestia en los senos por la lactancia
- Presencia de amenorrea (estado hipoestrogénico)

Inicie la bromocriptina o la cabergolina para las pacientes que pretendan quedarse embarazadas o que tengan una molestia importante en las mamas por la galactorrea.

- La bromocriptina es un agonista de la dopamina que se une al receptor de la dopamina en la hipófisis y bloquea la liberación de prolactina.
  - La dosis inicial es de bromocriptina 2.5 mg PO qd.
  - Aumente a 2.5 mg bid, según sea necesario.
  - Tiene importantes efectos secundarios de náuseas en comparación con la cabergolina. Raro riesgo de enfermedad cardiaca valvular para la cabergolina.

Si la paciente tiene amenorrea (y no desea la fertilidad y la lactancia no es un problema importante), el reemplazo de estrógenos en forma de píldoras anticonceptivas puede ser el único tratamiento.

Los microadenomas deben someterse a vigilancia radiológica y a niveles de prolactina de forma anual durante 2 años.

Si se mantiene estable, es posible dar seguimiento a la paciente más adelante con niveles anuales de prolactina.

Trate todos los macroadenomas

Trate todos los macroadenomas para reducir el tamaño del tumor y mantenerlo.
Un nivel de prolactina >500 µg/L es diagnóstico de macroprolactinoma.

- Empiece con la medicación.
  - Los macroadenomas podrían requerir bromocriptina hasta 10 mg/día. Controle los niveles de prolactina para comprobar la respuesta cada 3 meses y repita la resonancia magnética al cabo de 1 año.
  - Cirugía en caso de no haber respuesta médica (extensión del tumor), tumores muy grandes, síntomas visuales persistentes o efectos secundarios de la bromocriptina. Neurocirugía transesfenoidal.

HIRSUTISMO

S

¿Desde cuándo ha notado la paciente el hirsutismo?

Un inicio rápido de los síntomas es sospechoso de un tumor secretor de andrógenos. El síndrome de ovario poliquístico (PCOS) suele tener una aparición gradual de hirsutismo que comienza al final de la adolescencia o a principios de los 20 años de edad. El hirsutismo está presente en 70% de las mujeres con PCOS.

¿Tiene la paciente periodos anormales?

La anovulación está asociada de manera sólida al hirsutismo.

Las pacientes que son anovulatorias e hirsutas deben ser sometidas a pruebas de resistencia a la insulina.

¿Está la paciente tomando algún medicamento o suplemento de venta libre?

- Fenitoína-minoxidil
- Ciclosporina
- Diazoxido
- Andrógenos exógenos (el sulfato de dehidroepiandrosterona [DHEAS], un andrógeno, es un suplemento alimenticio muy popular)

¿Tiene la paciente algún signo de hiperandrogenismo aparte del hirsutismo?

Otras características clínicas son el acné, la libido aumentada y la virilización.

Historia familiar

Ciertos grupos étnicos y patrones familiares están asociados al hirsutismo (hirsutismo idiopático) y a la hiperplasia suprarrenal.

Historia social

Revise el estilo de vida en busca de posibles fármacos o factores ambientales asociados al hirsutismo.

¿Está la paciente embarazada?

Los luteomas y los quistes de luteína de la teca pueden surgir de forma secundaria a la gonadotropina coriónica humana.

¿La paciente es peripuberal?

Estas pacientes son más propensas a sufrir una hiperplasia suprarrenal no clásica.

O

Realice una exploración física

General

- La facies lunar y la joroba de búfalo sugieren el síndrome de Cushing.
- La obesidad generalizada se asocia al PCOS, y la obesidad troncal apunta hacia el síndrome de Cushing.

Piel

- Observe el tipo de crecimiento del pelo y su distribución.
  - El pelo velloso no está pigmentado y es suave, mientras que el pelo terminal es oscuro y áspero.
- Acné
  - El acné es un signo de hiperandrogenismo.
- Acantosis pigmentaria: es un signo de resistencia a la insulina
  - Áreas oscurecidas de la piel alrededor de las axilas, el cuello y las ingles, secundarias a la hiperinsulinemia.
- Signos cutáneos del síndrome de Cushing
  - Estrías abdominales de color púrpura, piel fina y magullada.

Extremidades

- El adelgazamiento de las extremidades y el desgaste muscular se asocian al síndrome de Cushing.

A

Hirsutismo

El hirsutismo puede describirse como un cambio de pelos vellosos a pelos terminales.

Esta condición representa un estado hiperandrogénico procedente de una anomalía metabólica subyacente.

Existen tres "compartimentos" en los que se producen los andrógenos, cada uno con un andrógeno *específico*:

- Ovarios → testosterona
- Glándulas suprarrenales → DHEAS
- Tejidos periféricos → 3α-diol G

El diagnóstico diferencial incluye:

- Anovulación, estado hiperandrogénico
- Síndrome de Cushing
- Hirsutismo idiopático (familiar)
- Hiperplasia suprarrenal congénita no clásica (de inicio tardío)
- Tumor productor de andrógenos (ovario o suprarrenal) hiperplasia suprarrenal

P

Descarte tumores ováricos y suprarrenales

La parte más importante del estudio de hirsutismo es descartar los tumores ováricos y suprarrenales.

- Cabe esperar que los tumores originados en el ovario que causan hiperandrogenismo produzcan un exceso de testosterona. Un nivel de testosterona total >200 ng/dL hace sospechar la existencia de un tumor.
- Resulta previsible que los tumores productores de andrógenos que se originan en la glándula suprarrenal tengan niveles elevados de DHEAS. Un DHEAS >800 µg/dL indica una patología suprarrenal.

Descarte la hiperplasia suprarrenal no clásica (de inicio tardío)

La medición de un nivel de 17α-hidroxiprogesterona prueba la hiperplasia suprarrenal no clásica

Un nivel <200 ng/dL excluye la enfermedad

Descarte el síndrome de Cushing

El síndrome de Cushing debe considerarse en todas las pacientes con hirsutismo y debe descartarse cuando la anamnesis y la exploración física sugieran el diagnóstico.

La detección se realiza con una prueba de supresión de dexametasona durante la noche.

- Se administra dexametasona 1 mg PO a las 11 de la noche; se extrae cortisol plasmático a las 8 de la mañana.
  - Cortisol >10 µg/dL sugiere síndrome de Cushing.
  - Cortisol <5 µg/dL es normal.

Considere la posibilidad de realizar pruebas de hiperinsulinemia

A las pacientes con PCOS o anovulación e hirsutismo se les debe comprobar la resistencia a la insulina con una prueba de tolerancia a la glucosa de 2 horas.

Empiece por administrar anticonceptivos orales de baja dosis (tratamiento primario)

Los anticonceptivos orales tratan el hirsutismo por varios mecanismos:

- El componente de progesterona suprime la LH, lo que reduce la producción de testosterona.
- El componente de estrógeno induce la globulina fijadora de hormonas sexuales, que aumenta la fijación de la testosterona y disminuye la testosterona libre.

Los efectos del tratamiento tardarán al menos 6 meses en notarse, debido a la vida útil de los folículos pilosos.

Los pelos viejos no se verán afectados y tendrán que ser eliminados de forma mecánica.

Tenga en cuenta la adición de antiandrógenos (tratamiento secundario)

La espironolactona trata el hirsutismo por varios mecanismos:

- Inhibición de la producción de andrógenos en las suprarrenales y los ovarios
- Competencia por el receptor de andrógenos en el folículo piloso e inhibición de la 5α-reductasa

La finasterida inhibe la actividad de la 5α-reductasa.

INFERTILIDAD

S

¿Qué edad tiene la paciente?

La edad es el factor más importante para evaluar la fertilidad.

La fertilidad desciende de manera notable después de los 35 años.

¿Cuánto tiempo lleva la pareja intentando el embarazo? ¿Tiene la pareja relaciones sexuales regulares y sin protección?

Revise el historial de relaciones sexuales, como la frecuencia y la técnica, la presencia de dispareunia, el posible uso de lubricantes espermicidas.

¿Ha estado la paciente embarazada antes? ¿Ha engendrado la pareja masculina algún hijo (sin la pareja actual)?

La concepción previa de cualquiera de los dos miembros de la pareja puede ayudar a enfocar el análisis.

¿Se ha sometido la paciente a algún estudio previo?

Anote las pruebas y los tratamientos anteriores.

¿Cuenta la paciente o su pareja con antecedentes de STD?

Las STD hacen que la paciente corra el riesgo de que se produzcan cicatrices en los órganos reproductores, lo que puede causar infertilidad.

¿Tiene la paciente periodos normales (mensuales)?

Las menstruaciones regulares y mensuales son el signo más fácil para confirmar la ovulación mensual.

El síndrome de Mittelschmerz (dolor intermenstrual), los síntomas premenstruales y el cambio del moco cervical también sugieren la ovulación.

¿Presenta la paciente un historial de problemas ginecológicos?

Los antecedentes de dolor pélvico, la cirugía ginecológica previa y el uso de dispositivo intrauterinos hacen sospechar la existencia de anomalías anatómicas.

O

Realice la exploración física

Generalidades: ¿Hirsutismo? (síndrome de ovario poliquístico) ¿Acantosis pigmentaria? (resistencia a la insulina)

Cuello: Tiroides (las anomalías se asocian a la infertilidad)

Pélvico: ¿Anomalías anatómicas? ¿Dolor?

¿Hay evidencia de ovulación?

La ovulación puede inferirse o confirmarse mediante lo siguiente:

- Historial de ciclos menstruales normales
- Elevación de la progesterona en la fase secretora media
- Evidencia bruta de ovulación en ecografía

¿Cuál es el resultado del análisis de semen?

El análisis normal del semen es:

– Volumen	2 mL o más
– Concentración	15 millones/mL o más
– Motilidad	40% o más con progresión hacia delante
– Morfología	60% o más formas normales
	4% de criterios estrictos de Kruger

¿Cuál es el resultado de la histerosalpingografía?

Una histerosalpingografía es una imagen radiográfica de la anatomía pélvica.

- Se realiza al inyectar un tinte radiopaco en la cavidad uterina y las trompas.
- Se evalúan las imágenes para detectar cualquier anomalía estructural (fibromas, pólipos, distorsión de las trompas).
- El "derrame" del tinte desde las trompas de Falopio en la cavidad peritoneal indica la permeabilidad de las mismas.

Considere efectuar una ecografía

La ecografía permite inspeccionar los órganos pélvicos más allá de la exploración física

Contemple la histerosonografía o la histeroscopia

La histerosonografía es un estudio por ecografía del útero después de que su cavidad haya sido distendida con agua (mediante un catéter).

La histeroscopia implica la visualización directa de la cavidad uterina y de los ostia tubáricos (aberturas de las trompas hacia el útero).

Infertilidad

Incapacidad para concebir a pesar de mantener relaciones sexuales regulares sin protección durante 1 año si tiene <35 años de edad, 6 meses si tiene 35 años o más.

- Infertilidad primaria: sin embarazos previos
- Infertilidad secundaria: al menos un embarazo anterior

Etiología

– Anatómica (tubárica o pélvica)	35%
– Factor masculino	35%
– Anovulación	15%
– Inexplicable	10%
– Otros (incluidos los cervicales)	5%

P

Trate la anovulación con agentes de inducción ovulatoria

Hay dos clases principales de agentes de inducción:

- Citrato de clomifeno
  - Funciona a nivel central para antagonizar los receptores de estrógeno y "engañar" al cuerpo para que piense que tiene una deficiencia de estrógeno.
  - En respuesta, se aumentan las gonadotropinas naturales para estimular a los ovarios a producir un óvulo.
  - La dosis inicial es de 50 mg (máximo hasta 250 mg) diarios en los días 3 al 7 del ciclo menstrual.
- Gonadotropinas
  - Medicamentos inyectables que estimulan de forma directa los ovarios para producir óvulos.
  - Los ejemplos incluyen preparados de FSH solamente o de FSH/LH/hCG.

Trate la infertilidad por factor masculino con inseminación intrauterina (IUI) o inyección intracitoplasmática de esperma (ICSI)

La IUI utiliza un catéter para sortear el cuello uterino e introducir los espermatozoides de manera directa en la cavidad uterina.

- Las indicaciones incluyen la oligospermia, los anticuerpos antiespermáticos y el factor cervical. La ICSI ha revolucionado el tratamiento de la infertilidad por factor masculino.
- La ICSI se realiza en el laboratorio; el proceso consiste en inyectar un solo espermatozoide en el óvulo.

Aborde los problemas anatómicos con corrección quirúrgica

Los defectos corregibles de forma quirúrgica son los fibromas, los pólipos y las adherencias.

La cirugía se efectúa con histeroscopia o laparoscopia.

Maneje la infertilidad inexplicable con la fecundación *in vitro* (IVF)

Proceso de varios pasos por el que se extraen los gametos de ambos miembros de la pareja, se fecunda el óvulo en el laboratorio y se coloca el embrión de modo directo en el útero.

Los óvulos se extraen quirúrgicamente de la mujer tras la estimulación de los ovarios con gonadotropinas.

MENOPAUSIA

S

¿Cuándo fue la última menstruación de la paciente?

Esta información proporciona al profesional una idea del tiempo que la paciente lleva en la menopausia y orienta los tratamientos.

¿Tiene la paciente en la actualidad algún síntoma?

Sofocos, sudores diurnos, sudores nocturnos; insomnio (secundario a los síntomas nocturnos)
Disminución de la libido
Sequedad genital (dispareunia secundaria)
Incontinencia urinaria

¿Fuma la paciente?

Fumar exacerba los síntomas de la menopausia y aumenta el riesgo de osteoporosis.

¿Tiene la paciente algún factor de riesgo de depresión?

La menopausia no causa depresión, pero las mujeres con antecedentes de depresión (incluida la depresión posparto y el PMS) son susceptibles de presentar recurrencias durante esta época de estrés físico y emocional.

¿Cuenta la paciente con algún factor de riesgo de osteoporosis?

La osteoporosis es una de las principales causas de morbilidad en las mujeres posmenopáusicas.
Los factores de riesgo incluyen:

- Tabaquismo
- Bajo peso corporal
- Menopausia sin sustitución de estrógenos
- Estilo de vida sedentario

O

Realice una exploración física

Peso y presión arterial
Senos
Pélvico

- Genitales externos: atrofia, signos de inflamación
- Espéculo: realización de frotis de Papanicolaou
- Bimanual: nomalías en el útero, masas pélvicas

Considere la hormona estimulante del folículo (FSH)

La menopausia puede confirmarse con FSH >30-40 IU/L

Revise los resultados de la mamografía más reciente

El examen anual posmenopáusico es un buen momento para revisar la mamografía anterior; los resultados animan a continuar la vigilancia.

A

Menopausia

12 meses de amenorrea después de los 40 años de edad
La edad media es de 51 años

P

Proporcione alivio para los síntomas

La mayoría de los síntomas de la menopausia pueden aliviarse con la sustitución hormonal (estrógenos). En las mujeres con el útero intacto, debe administrarse también una progesterona para proteger el endometrio de los estrógenos sin oposición. Utilice la dosis más baja durante el menor tiempo posible.

- Ejemplos de terapia de sustitución hormonal (HRT) combinada:
  - 0.625 mg de estrógenos equinos conjugados/2.5 mg de acetato de medroxiprogesterona
  - 1 mg de estradiol/0.5 mg de acetato de noretindrona
  - 5 µg de etinilestradiol/1 mg de acetato de noretindrona
  - Alternativas: terapia no hormonal: SERM, Wellbutrin, Gabapentin

Proporcione orientación sobre el uso a corto y largo plazo de la HRT:

- En la actualidad existe un gran debate en la literatura en relación con el uso de la HRT.
- Debe proveerse un asesoramiento adecuado en cuanto a la interpretación de la literatura actual y los riesgos relativos a todas las personas que inician la HRT.

Otros tratamientos

- Sofocos: La paciente ha de eliminar los desencadenantes, vestirse en capas
- Sequedad vaginal: lubricantes, humectantes
- Depresión: SSRI

Proporcione asesoría para la prevención de la osteoporosis

Osteoporosis/fracturas

- Terapia no farmacológica
  - Ejercicio de carga de peso
  - Asesoramiento para la prevención de caídas
  - Límites de alcohol
  - Dejar de fumar
- Tratamientos farmacológicos para la prevención de la osteoporosis y las fracturas
  - Bisfosfonatos: alendronato 5-10 mg PO qd o 35-70 mg PO semanal
  - SERM: raloxifeno 60 mg PO qd
  - Calcitonina: calcitonina-salmón 1 pulverización (200 unidades) en fosas nasales alternas a diario
  - Calcio/vitamina D
    - La ingesta diaria total de calcio (dieta y suplemento) debe ser de al menos 1500 mg sin HRT y de 1000 mg con HRT.
    - Considere la posibilidad de administrar suplementos de vitamina D a las pacientes con riesgo de tener niveles bajos.
- Considere efectuar una absorciometría de rayos X de doble energía (DEXA). Utilice la calculadora FRAX para identificar el riesgo de osteoporosis.
  - El escáner DEXA se utiliza para diagnosticar la osteopenia y la osteoporosis, así como para orientar el tratamiento y la prevención.
  - Los resultados se comunican como "una puntuación".
  - Una "puntuación T" compara la densidad mineral ósea (BMD) del paciente con el valor medio de la BMD de un adulto joven:
    - Normal: Menos de –1.0 DE de la media del adulto joven
    - Osteopenia: Entre –1.0 y –2.5
    - Osteoporosis: Más de –2.5

PERIMENOPAUSIA

S

¿Cuál es el historial menstrual de la paciente?

Los ciclos menstruales oscilan por lo regular entre 21 y 35 días.

- A medida que se acerca la menopausia, los ciclos se vuelven irregulares.
- Es habitual una gran variabilidad entre ciclos consecutivos.

¿Tiene la paciente la sensación de estar entrando en la perimenopausia?

La percepción de la paciente puede ser predictiva de la aparición de la menopausia.

¿Experimenta la paciente alguno de los siguientes síntomas de la perimenopausia?

Sofocos, sudores nocturnos
Sequedad vaginal
Incontinencia urinaria

¿Presenta la paciente alguna disfunción sexual?

La disfunción sexual es un problema común entre las mujeres perimenopáusicas.

Los síntomas pueden ser secundarios a los cambios físicos u hormonales de la perimenopausia.

¿Cuenta la paciente con un historial de depresión?

Aunque la perimenopausia no causa depresión, las mujeres con antecedentes de depresión son susceptibles de recaer durante esta época de estrés físico y emocional.

¿Se ha sometido la paciente a una histerectomía?

La histerectomía con conservación de ovarios se asocia a una menopausia más temprana, secundaria a la alteración del flujo sanguíneo ovárico.

¿Fuma la paciente?

Las fumadoras experimentan una menopausia más temprana que las no fumadoras, y suelen tener una transición más corta.

O

¿Qué edad tiene la paciente?

La edad es uno de los factores más importantes para determinar el estado perimenopáusico. La edad media de la perimenopausia es de 46-47 años.

Efectúe la exploración física

Peso y presión arterial
Tiroides

- El hipotiroidismo es una enfermedad común en las mujeres de 40 años y puede imitar los síntomas de la perimenopausia.
  - Debe ser examinada en presencia de irregularidades menstruales y sospecha a partir de la exploración física.

Senos
Pélvico

- Genitales externos: atrofia, signos de inflamación
- Espéculo: realice la prueba de Papanicolaou
- Bimanual: anomalías en el útero, masas pélvicas

¿El pH vaginal es elevado?

Un pH vaginal elevado en ausencia de patógenos se asocia a un estado hipoestrogénico.

Considere los niveles de la hormona estimulante del folículo (FSH) y de la inhibina B

Los cambios en estas hormonas pueden señalar la perimenopausia; sin embargo, aquéllas pueden fluctuar de manera notable.

La perimenopausia se asocia con una FSH elevada (>24 IU/L) y una inhibina B baja (<3 ng/L).

El estradiol es muy variable, en particular en la perimenopausia temprana, donde pued estar en verdad elevado.

A

Perimenopausia

Tiempo entre los periodos regulares y el cese de la menstruación, cuando los periodos se vuelven de duración irregular y, a menudo, más abundantes.

- Perimenopausia temprana: Irregularidad del ciclo con <3 meses de amenorrea.
- Perimenopausia tardía: Irregularidad del ciclo con 3-11 meses de amenorrea. La edad media de aparición es de 46 años; la duración media es de 5 años.

P

Provea alivio para los síntomas

La mayoría de los síntomas de la perimenopausia pueden aliviarse con anticonceptivos orales (OC).

- Los OC regulan los periodos, alivian los síntomas vasomotores o la atrofia genitourinaria, a la vez que brindan anticoncepción.
- Comience con dosis bajas de OC
  - Formulaciones que contienen 20 µg de etinilestradiol
  - Evítense con fumadoras (>15 cigarrillos/d)

Tome en cuenta los antidepresivos para los síntomas depresivos

Considere la biopsia endometrial (EMB)

Todas las pacientes en edad perimenopáusica con hemorragias irregulares necesitan una EMB.

Proporcione asesoría en cuanto al estilo de vida

La perimenopausia es el comienzo de un cambio importante en la vida de una mujer y ofrece una excelente oportunidad para la educación y la promoción de una existencia saludable en general.

- Dieta
  - Revise los hábitos dietéticos saludables haciendo hincapié en la ingesta de calcio para la prevención de la osteoporosis.
    - Las mujeres en edad reproductiva deberían tomar un total de 1000 mg de calcio al día.
    - Considere la posibilidad de administrar suplementos de vitamina D a las pacientes con riesgo de tener niveles bajos.
- Ejercicio
  - El ejercicio aeróbico promueve un sistema cardiovascular saludable.
  - El ejercicio con pesas mantiene la salud de los huesos.
- Tabaquismo
- Contribuye al empeoramiento de muchos problemas perimenopáusicos como la sequedad vaginal, las enfermedades cardiovasculares y la osteoporosis.

Ofrezca pruebas de detección

Mamografía

- Cada 1 a 2 años a partir de los 40 años de edad
- Anual después de los 50 años de edad

Colesterol

- A partir de los 45 años de edad, pruebas de colesterol cada 5 años

Diabetes y tiroides

- Desde la edad de 45 años, glucosa en ayunas y TSH cada 3 años

SÍNDROME PREMENSTRUAL

S

Obtenga un historial detallado de las molestias

Los síntomas del PMS pueden ser muy variados, incluyendo:

- Hinchazón
- Dolores de cabeza
- Incomodidad en el pecho
- Irritabilidad
- Llanto
- Fatiga
- Sed
- Sensación de aumento de peso
- Dolor pélvico
- Sofocos
- Depresión
- Disminución de la libido
- Insomnio
- Hambre

Revise el historial médico

Es importante verificar que los síntomas no sean atribuibles a ningún otro problema médico. Todo lo siguiente puede empeorar en el periodo premenstrual.

- Depresión
- Problemas intestinales
- Migrañas
- Artritis

O

Exploración física

Realice una exploración física completa para descartar cualquier problema médico com etiología.

A

Síndrome premenstrual

Un grupo de síntomas, tanto físicos como de comportamiento, que se producen en la segunda mitad del ciclo menstrual

Van seguidos de un periodo totalmente libre de síntomas y suelen interferir en el trabaj y las relaciones personales.

Hasta 50%-75% de las mujeres experimentan alguna combinación de síntomas del PMS

Trastorno dismórfico premenstrual

Término psiquiátrico para diagnosticar una forma "grave" del PMS que se caracteriza por una marcada interferencia de éste en las actividades y relaciones diarias.

Sólo 5% de las pacientes cumplen este criterio.

P

Diario de síntomas

Un diario de síntomas es la forma más eficaz de controlar el síndrome premenstrual.

- Los síntomas se registran a diario y se califican en una escala de gravedad de 1 a 4.
  - Haga hincapié en la importancia de documentar los 3 o 4 síntomas principales qu más afectan a la calidad de vida de la paciente.
  - Documente los días del periodo menstrual.

Llevar un diario ayuda a dirigir los tratamientos a los síntomas específicos.

- Documente los síntomas a lo largo del tiempo con patrones y asociaciones.
- Evite subestimar los síntomas.

Inicie el tratamiento

Enfoques médicos de la terapia

- AINE
  - Buenos si el síntoma principal son los calambres, la intolerancia al calor o la diarrea
  - En general, muy seguro
  - Utilícese de forma intermitente (según sea necesario durante los síntomas)
- Medicamentos contra la ansiedad
  - Benzodiazepinas
  - Buenos para los síntomas que predominan en torno a la ansiedad
  - Inadecuados para el uso a largo plazo
- Diuréticos
  - Buenos si el síntoma principal es la sensación de hinchazón o el aumento de pesc

- Píldoras anticonceptivas: primera línea
- Agonistas de la hormona liberadora de gonadotropina
  - Potencial de peligro de efectos secundarios: osteoporosis
- Inhibidores selectivos de la recaptación de serotonina (SSRI)
  - La serotonina está implicada en el PMS a través de una relación poco clara con el estrógeno.
    - Parece que el estrógeno promueve la producción de serotonina y evita su degradación.
    - Tres regímenes para tomar SSRI para el PMS:
      - Continuo
      - Intermitente
        - Tomar SSRI sólo durante las dos últimas semanas del ciclo
      - Según sea necesario
  - Los efectos secundarios incluyen la interrupción del sueño y la disfunción sexual.

Medicina complementaria y alternativa

- Enfoques nutricionales (dieta)
- Medicamentos botánicos
- Vitaminas
  - Magnesio: 200-400 mg/día
  - Vitamina B_6: puede dañar los nervios >100 mg/d
  - Calcio: 1200-1600 mg/día
    - Beneficio añadido de prevención de la osteoporosis
- Enfoques mente-cuerpo
  - Relajación
  - Imágenes guiadas
  - Terapia de grupo
  - Yoga
  - Ejercicio aeróbico
  - Terapia de luz
  - Masaje

PÉRDIDA RECURRENTE DEL EMBARAZO

S

Obtenga un historial detallado de todos los embarazos y pérdidas

Es importante tener en cuenta la *edad gestacional* del feto en el momento de la pérdida.

- Las etiologías de las pérdidas recurrentes tienden a agruparse según la edad gestacional.
  - Las pérdidas del segundo trimestre deben hacer sospechar de problemas anatómicos.
    - El síndrome antifosfolípido (APS) se asocia a la pérdida de embarazos tras 10 semanas de gestación y pérdida recurrente en el primer trimestre.
- Las estimaciones de la edad por el último periodo menstrual no siempre son precisas porque la muerte del feto suele producirse "de manera silenciosa" varias semanas antes.
- La estimación de la edad mediante la medición del tamaño del feto en la ecografía es más precisa.

Recabe cualquier antecedente de enfermedades o anomalías genéticas

Los problemas reproductivos familiares sugieren posibles etiologías genéticas.

¿En la actualidad la paciente toma algún medicamento o droga, fuma o consume alcohol, o tiene alguna exposición laboral a sustancias teratogénicas?

Todos estos factores se han asociado a la pérdida temprana del embarazo.

El plomo, el mercurio, los disolventes y las radiaciones ionizantes son todos teratógenos.

¿Ha tenido la paciente alguna infección pélvica previa, instrumentación uterina o exposición al dietilbestrol (DES)?

Esta historia puede sugerir una distorsión anatómica que conduce a la pérdida del embarazo.

- Las sinequias son cicatrices en la cavidad uterina por lo general secundarias a la instrumentación.
- El DES es un estrógeno sintético que se utilizó en el decenio de 1970-1979 para la amenaza de aborto, y que se ha asociado a las pérdidas de embarazos tempranos.

¿Es la historia compatible con la incompetencia cervical?

La incompetencia cervical sigue un patrón clásico:

- Dilatación indolora
- Pérdida de líquido (rotura de membranas)
- Parto de un feto vivo

¿Tiene la paciente alguna enfermedad crónica o galactorrea?

La diabetes no controlada, la enfermedad tiroidea y las trombofilias se asocian a la pérdida recurrente del embarazo (RPL).

La hiperprolactinemia también está asociada a las pérdidas de embarazos.

¿Algún estudio o tratamiento previos?

Anote los estudios y tratamientos previos para enfocar el manejo del caso.

El cariotipo de las pérdidas anteriores proporciona información importante sobre posibles problemas cromosómicos.

O

Altura, peso, hábito corporal y presión arterial. Realice la exploración física

Senos

- Galactorrea

Cuello uterino

- Pruebas de traumatismo
- Malformación

Útero

- Observe el tamaño y la forma

¿Tiene la paciente algún signo de diabetes o hiperandrogenismo?

Los signos de diabetes mellitus (DM) obligan a realizar una prueba de intolerancia a la glucosa.

El acné y el hirsutismo son signos de hiperandrogenismo.

Pérdida recurrente del embarazo

La RPL se define de modo clásico como la pérdida de tres embarazos en el primer trimestre, pero la evaluación debe comenzar después de las dos primeras pérdidas consecutivas en el primer trimestre. (Una única pérdida en el segundo trimestre no es RPL: es un resultado fetal adverso en el APS).

La causa de la RPL sólo se elucida en 60% de los casos. Esa es una estimación alta: la ASRM PB 2012 dice que 75% de los casos de RPL no tendrán una causa.

Las causas propuestas de RPL y sus incidencias son las siguientes:

- Genética (5%): la aneuploidía es de 60%.
- Anatómica (12%)
- Infecciosa (5%): no es una causa de RPL
- Endocrina (17%): tiroides, prolactina, diabetes, obesidad
- Autoinmune (50%): la incidencia del APS es de 5% a 20%.
- Otras (10%): factores anatómicos, estilo de vida (tabaquismo, EtOH, cafeína, cocaína)

P

Descarte las etiologías anatómicas

Histerosalpingografía: radiografía simple de la *cavidad uterina y las trompas* después de rellenarlas con un tinte radiopaco

Hidrosonograma: instilación de suero salino en la cavidad uterina seguida de visualización por ecografía

Histeroscopio (el estándar de oro): instrumento utilizado para visualizar de manera directa la cavidad uterina y los orificios tubáricos

Excluya el APS

Las dos pruebas de laboratorio más comunes para descartar el APS (véase Síndrome antifosfolípido, p. 250) son:

- Anticuerpos anticardiolipina
- Anticoagulante lúpico

Obtenga el cariotipo de ambos miembros de la pareja

La anomalía más común que se encuentra son las translocaciones equilibradas:

- Dos tercios recíprocos
- Un tercio robertsoniano

Considere otros trastornos endocrinos o metabólicos

- TSH
- Obesidad
- DM
- Prolactina

Trate los defectos anatómicos

Dé tratamiento a los defectos anatómicos según los antecedentes obstétricos:

- Incompetencia cervical
  - Vigilancia de la longitud del cuello del útero y terapia IM 17 OHP4
- Cerclaje
- Útero tabicado, miomas submucosos y sinequias
- Resección histeroscópica

Trate el APS

Dosis diarias de aspirina (80 mg)

Heparina subcutánea 7500 U q12h

Aborde las anomalías cromosómicas

Orientación preconcepcional

Asesoramiento genético al principio del embarazo

Maneje las causas endocrinas

Trastornos de la tiroides: trate el hipotiroidismo con levotiroxina

Hiperprolactinemia: trate con cabergolina

Controle la diabetes

Obesidad: reduzca el BMI a <30 con dieta y ejercicio

AMENORREA SECUNDARIA

S

¿Existe la posibilidad de que la paciente esté embarazada en el presente?

Siempre hay que considerar primero el embarazo cuando la paciente se queja de amenorrea.

Recabe un historial menstrual y anticonceptivo detallado

Último periodo menstrual
Duración de los ciclos anteriores

¿Está la paciente tomando algún anticonceptivo hormonal?

Los anticonceptivos hormonales como el DIU de levonorgestrel o la inyección de acetato de medroxiprogesterona de depósito pueden causar amenorrea.

¿Sufre la paciente algún tipo de estrés en la actualidad?

La angustia emocional o psicológica puede causar una disfunción hipotalámica.

¿Cuál es la dieta de la paciente?

La restricción dietética que da lugar a un BMI bajo puede provocar una disfunción hipotalámica.

¿Cuáles son los hábitos de ejercicio de la paciente?

El ejercicio excesivo tiene la capacidad de ocasionar una disfunción hipotalámica.

¿Tiene la paciente antecedentes familiares de menopausia prematura?

Revise los antecedentes familiares en busca de una posible herencia genética de la insuficiencia ovárica, como el síndrome del cromosoma X frágil

¿Tiene la paciente una historia reciente de legrado uterino?

El síndrome de Asherman (sinequias uterinas) es más probable después de un legrado uterino.

O

Compruebe la edad del paciente

Las pacientes mayores de 45 años deben ser consideradas para la perimenopausia o la menopausia.

Realice la exploración física

Generalidades: La obesidad (BMI >30) está asociada a una producción excesiva de cortisol y al PCOS.
Piel: Verifique si hay indicios de hirsutismo y acantosis pigmentaria, que se observan en el PCOS.
Pélvico: La atrofia o sequedad vaginal sugiere un estado hipoestrogénico.

Efectúe la prueba de embarazo

Es la prueba más importante en el estudio de la amenorrea secundaria.

Ordene los siguientes análisis para evaluar el estado hormonal

- TSH
- FSH
- Estradiol
- Prolactina

Descarte la enfermedad sistémica con lo siguiente

Biometría hemática completa
Química del suero
U/A

A

Amenorrea secundaria

La amenorrea secundaria se define como 6 meses sin menstruación o un tiempo equivalente a tres de los intervalos del ciclo anterior sin menstruación. Se puede iniciar un estudio en el momento de la presentación del paciente, más allá de la duración.
A estas pacientes se les da un diagnóstico general de “amenorrea secundaria” mientras se intenta encontrar una etiología definitiva.
La mayoría de las pacientes tendrán una amenorrea secundaria causada por la anovulación.
Otras posibles etiologías son:

- Síndrome de Asherman
- Tumores de prolactina
- Exceso de cortisol
- Insuficiencia ovárica
- Hipotiroidismo
- Exceso de andrógenos (PCOS)
- Supresión hipotalámica causada por el estrés, la dieta o el ejercicio
- Antecedentes de uso del acetato de medroxiprogesterona de depósito

P

Realice la prueba de provocación con progesterona

El tratamiento de la amenorrea secundaria consiste en una serie de pruebas destinadas a localizar en qué punto del eje hipotálamo-hipófisis-ovario-uterino se encuentra la disfunción.

El primer paso es llevar a cabo una prueba de provocación progestacional.

- Esta prueba confirma la existencia de un ovario funcional (capaz de producir estrógenos) y un útero funcional (tracto de salida).
- La prueba se efectúa al administrar acetato de medroxiprogesterona 10 mg PO al día durante 5 días.
  - Si ocurre una menstruación, se ha confirmado que el útero y los ovarios funcionan y se puede hacer un diagnóstico de anovulación.

Si la prueba de provocación progestacional es negativa, administre estrógeno seguido de progesterona

La administración de estrógeno y progesterona imita un ciclo hormonal normal tal y como lo producen un hipotálamo, una hipófisis y un ovario que funcionan de manera normal.

- Si se produce una menstruación, el problema radica en los ovarios o en el sistema nervioso central.
- Si la hemorragia por privación está ausente, sospeche el síndrome de Asherman u otros problemas del tracto de salida, como las anomalías müllerianas (ausencia de cuello uterino, tabique vaginal)

Si el periodo se produce con estrógeno y progesterona, compruebe los niveles de gonadotropina

Los gonadotrofos (FSH y LH) son liberados por la hipófisis en respuesta a la hormona liberadora de gonadotropinas liberada por el hipotálamo. Su órgano objetivo es el ovario.

- En consecuencia, los niveles elevados de gonadotrofos indican una falta de respuesta del ovario (insuficiencia ovárica).
- Los niveles bajos o normales manifiestan un problema hipofisario o hipotalámico.

Si los gonadotrofos son bajos, efectúe una resonancia magnética de vista cónica de la silla turca

La silla turca es el hueso craneal en el que se encuentra la hipófisis.

- Un tumor hipofisario que afecte a la secreción de gonadotrofos distorsionaría de modo visible la anatomía craneal en la MRI.
  - Una MRI normal implica que la amenorrea es el resultado de una disfunción hipotalámica.

A continuación se describe un encuentro para pacientes que solicitan la detección de STD. Consulte los SOAP individuales (úlceras vulvares, vulvovaginitis, PID) para el tratamiento de la infección actual.

INCONTINENCIA URINARIA

S

Obtenga un historial detallado

¿Cuántas veces al día orina la paciente? (> 8 veces/d se considera excesivo)
¿Pierde orina al toser, reír o estornudar? ¿Con qué frecuencia?
¿Tiene nicturia? ¿Cuántas veces se levanta por la noche?
¿Experimenta urgencia o frecuencia?
¿Pierde orina antes de "llegar al baño" (síntoma de incontinencia de urgencia)?
¿Lleva una compresa para la incontinencia?

¿La paciente tiene dolor?

El dolor puede indicar una cistitis intersticial o una infección del tracto urinario (UTI).

¿Se ha sometido la paciente a una cirugía anterior por incontinencia urinaria? ¿Ha tenido tratamiento farmacológico previo?

Las pacientes con tratamiento previo requieren una evaluación más detallada.

Un registro de los medicamentos utilizados con anterioridad puede ayudar a adaptar las recomendaciones.

¿Tiene la paciente glaucoma, enfermedad por reflujo gastroesofágico o demencia?

Estos problemas médicos pueden verse exacerbados por los anticolinérgicos, los fármacos de elección en el tratamiento de la vejiga hiperactiva.

¿La paciente tiene diabetes?

Puede conducir a la frecuencia urinaria
Es posible que sea un factor de riesgo para la vejiga neurógena (paresia)

¿La paciente toma algún medicamento en la actualidad?

Los antihipertensivos, los agentes colinérgicos, los neurolépticos y las xantinas pueden provocar incontinencia.

¿Es la paciente posmenopáusica?

Los estados hipoestrogénicos pueden provocar atrofia urogenital y síntomas irritativos.
El tejido urogenital responde a la crema de reemplazo de estrógenos.

O

Realice una exploración física detallada

Uretra: compruebe el dolor asociado a los divertículos
Vejiga
Signos de relajación del suelo pélvico (cistocele, rectocele, enterocele)
Evidencia de pérdida de orina en Valsalva (en posición supina, sentada y de pie)

¿Cuáles son los resultados de la evaluación citométrica simple?

- Se realiza una citometría simple para definir la etiología del problema.
- Visualización directa de la anatomía genitourinaria (uretra y vejiga) con un cistoscopio.
- Simulación del llenado de la vejiga con gas CO_2 o agua y observación de los signos de contracciones de la vejiga (músculo detrusor) y de la capacidad de la vejiga (hiperdistensión).
- "Prueba del Q-tip"
  - Se introduce un aplicador con punta de algodón en la uretra.
  - El ángulo que forma el aplicador con punta de algodón con el suelo representa el ángulo de la unión uretral-vesicular (UVJ).
  - La prueba se considera positiva si, bajo la presión de Valsalva, se observa que este ángulo cambia >30 grados.

¿Cuál es el resultado del U/A y el cultivo?

> Descarte siempre una UTI en el estudio de la paciente incontinente.

A

Incontinencia urinaria

Los diagnósticos más comunes son:

- Incontinencia urinaria de esfuerzo
- Incontinencia urinaria mixta
- Incontinencia urinaria de urgencia (conocida de manera común como vejiga irritable)

Las etiologías menos comunes abarcan (los nuevos términos son): vejiga hiperactiva, incontinencia urinaria insensible, retención urinaria crónica, incontinencia urinaria coital, incontinencia urinaria continua, incontinencia urinaria extrauretral, incontinencia urinaria funcional, enuresis nocturna, incontinencia de esfuerzo oculta, fugas posmicturiales, incontinencia urinaria de esfuerzo, incontinencia urinaria de urgencia

- Incontinencia por rebosamiento
- Vejiga hiperactiva
- Cisitis intersticial
- Deficiencia del esfínter intrínseco

P La incontinencia urinaria se trata con agentes farmacológicos y modificaciones del comportamiento

Los agentes farmacológicos más comunes son:

- Anticolinérgicos y antiespasmódicos
  - Actúan al bloquear la actividad muscarínica, lo cual evita la estimulación de la vejiga.
  - Advierta a las pacientes acerca de los efectos secundarios comunes como la xerostomía y la visión borrosa.
    - Propantelina 15 mg PO bid
    - Clorhidrato de oxibutinina 5 mg PO tid/oxibutinina ER 5-10 mg PO qd
    - Tartrato de tolterodina 1-2 mg PO bid/tolterodina ER 4 mg qd
- Adrenérgicos
  - Actúan al relajar el músculo detrusor con la estimulación β adrenérgica y estimular el esfínter uretral a través de los receptores α adrenérgicos
    - Imipramina 25 mg PO tid
    - Amitriptilina 50 mg PO tid

Las modificaciones del comportamiento comprenden:

- Mantener una ingesta normal de líquidos durante el día (5-6 vasos de agua)
- Evitar la ingesta de líquidos por la noche
- Evitar el alcohol y las bebidas con cafeína, que aumentan la producción de orina
- "Entrenamiento" de la vejiga
  - Se trata de aumentar de forma gradual el intervalo de tiempo entre los episodios de vaciado con la esperanza de establecer un nuevo umbral más alto en el que se produzca la incontinencia de urgencia.
- Ejercicios de Kegel
  - Contracción y relajación de los músculos pubococcígeos

La incontinencia urinaria de esfuerzo (SUI) se trata con cirugía

Se han descrito más de 300 procedimientos para la SUI.

El estándar de oro es un cabestrillo de polipropileno miduretral.

Otras opciones son:

Uretropexia retropúbica:

- Consiste en "restaurar" la UVJ a su ángulo original.
- Las suturas se colocan en los tejidos que rodean la UVJ y se utilizan para tirar de ella y anclarla.
  - Procedimiento de Burch: UVJ anclada al ligamento iliopectíneo (Cooper).
  - Técnica de Marshall-Marchetti-Krantz: UVJ anclada a la sínfisis del pubis.

VULVOVAGINITIS

S

Obtenga un historial detallado de la queja actual

Descarga
- Duración
- Consistencia
- Factores relacionados con el inicio
- Color
- Tratamientos previos sin receta médica

Prurito

Olor: Las pacientes con vaginosis bacteriana pueden experimentar un aumento del olor después de las relaciones sexuales, secundario a la liberación de aminas de las bacterias anaerobias provocada por el semen.

¿Da la paciente un historial de algo que pueda alterar el entorno vaginal normal?

- ¿Ha utilizado recientemente antibióticos?
- ¿Duchas vaginales?
- ¿Cambios de pareja?
- ¿Cuerpo ajeno/uso de tampones?
- ¿Uso de hormonas/anticonceptivos?
- ¿Aumento de las relaciones sexuales?

¿La molestia se limita a la vulva?

Los síntomas que se circunscriben sólo a los genitales externos deben provocar una revisión de alergias:
- ¿Jabones desodorantes?
- ¿Detergentes para la ropa?
- ¿Papel higiénico perfumado o teñido?
- ¿Químicos para piscinas?
- ¿Ropa sintética?

O

Realice la exploración física

Genitales externos
- Inspeccione en busca de cualquiera de los siguientes elementos:
  - Eritema
  - Edema
  - Úlceras
  - Palidez
  - Excoriaciones
  - Ampollas

Vagina
- Inspeccione si hay alguna descarga:
  - La *Candida* es cuajada, blanca, parecida al requesón.
  - La vaginosis bacteriana (BV) es fina, oscura y homogénea.
  - Las *Trichomonas* son de color amarillogrisáceo o verdoso y espumosas.
- Verifique el pH vaginal
  - Compruebe el pH vaginal mediante el contacto de la pared lateral de la vagina con papel de nitrazina.
  - El pH vaginal es por lo regular ácido (pH = 3.8-4.2) secundario a la flora predominante, el lactobacilo.
  - Un pH alcalino (>4.5), como indica el hecho de que el papel se vuelva azul oscuro es anormal y compatible con la BV o la vaginitis por *Trichomonas*.

Realice un montaje húmedo y la "prueba del olor"

Recoja una muestra de secreción con un aplicador con punta de algodón y colóquela en 1-2 cc de solución salina normal (NS) en un tubo de ensayo.

Haga la preparación húmeda al colocar una gota de NS en la mitad de un portaobjetos y una gota de hidróxido de potasio (KOH) al 10% en la otra cara.
- A cada uno de ellos, añada una gota del preparado de flujo vaginal.
- Examine el lado con NS en busca de células clave (consistentes con la BV) y *Trichomonas* (protozoos flagelados).
  - La presencia de muchos leucocitos en esta preparación también es compatible con la tricomoniasis.
- Examine el lado de KOH para ver si hay hifas (evidencia de levadura).

Realice la "prueba del olor" al añadir una gota de KOH al flujo vaginal.
- La liberación de un fuerte olor a pescado (aminas) ocurre en presencia de una infección por BV y *Trichomonas*.

Considere una tinción de Gram y un cultivo

Considere llevar a cabo un cultivo en el caso de una infección por hongos que haya fracasado con un tratamiento médico previo o de venta libre.

El cultivo también es más sensible que el montaje húmedo para el diagnóstico de *Trichomonas*.

La tinción de Gram es más útil para la BV porque el cultivo no es específico.

Vulvovaginitis

Vulvovaginitis

La mayoría de las causas de la vulvovaginitis son infecciosas.

Las tres principales etiologías son:

- Vulvovaginitis por *Candida*
- Vaginosis bacteriana
- Vaginitis por *Trichomonas*

Las causas menos comunes son las no infecciosas:

- Irritante/química
- Atrófica
- Dermatitis (de contacto, seborreica, atópica)
- Dermatosis (liquen simple, liquen escleroso)
- Dermatosis sistémicas (eczema, psoriasis)

P

Trate la candidiasis vulvovaginal con antifúngicos

Crema de miconazol al 2% 5 mg por vía intravaginal durante 7 días

- Terconazol al 0.8% en crema 5 g por vía intravaginal durante 3 días
- Clotrimazol 500-mg, tableta vaginal para una dosis

Un tratamiento oral disponible:

- Fluconazol 150 mg PO × 1

Dé tratamiento a la vaginosis bacteriana con metronidazol

Gel de metronidazol 0.75%, 5 g por vagina qd durante 5 días (recomendado)

Metronidazol 500 mg PO bid durante 7 días (recomendado)

Metronidazol 2 g PO en una sola dosis (alternativo)

- La paciente debe evitar el alcohol mientras toma la medicación.

- El metronidazol quizá produzca una reacción similar a la del disulfiram.

Maneje la vaginitis por *Trichomonas* con metronidazol

- Metronidazol 2 g PO en una sola dosis (recomendado)
- Metronidazol 500 mg PO bid durante 7 días (Alt)
- Sólo el metronidazol oral es eficaz contra las *Trichomonas*.
- La infección por *Trichomonas* se considera una enfermedad de transmisión sexual.
    - Organice el tratamiento de la pareja del paciente.

SALA DE URGENCIAS Y CONSULTAS

HEMORRAGIA DEL PRIMER TRIMESTRE: ABORTO

S

Obtenga una historia menstrual detallada

Describa el inicio y la duración de la hemorragia.

Número de compresas utilizadas y grado de saturación (pesado, medio o ligero).

¿Hay calambres asociados?

La respuesta a esta pregunta puede ayudar a diferenciar entre la amenaza de aborto y el aborto completo; a menudo la persona experimenta calambres cuando los productos de la concepción (POC) pasan por el útero en un aborto completo.

Un dolor intenso siempre debe hacer sospechar de un posible embarazo ectópico.

O

Revise los signos vitales

Compruebe si hay signos de inestabilidad cardiovascular.

Realice una biometría hemática completa

Los leucocitos elevados pueden indicar una infección; un hematocrito bajo puede reflejar un hemoperitoneo.

Verifique el nivel de p-hCG

Este nivel es importante para interpretar los hallazgos de la ecografía.

Evalúe el estado del Rh

Todas las pacientes con hemorragias en el primer trimestre deben someterse a una comprobación de su estado de Rh D.

- Administre 50 µg de inmunoglobulina anti-D a las pacientes con sangre Rh D negativa.

Realice un examen pélvico

¿Está el orificio cervical abierto o cerrado?

- Un orificio abierto es consistente con un aborto inevitable.
- Un orificio cerrado es consistente con una amenaza de aborto o un aborto completo.

¿Hay una hemorragia activa?

¿Existe algún POC visible dentro del orificio que se pueda eliminar de forma manual?

¿Cuál es el tamaño y la posición del útero?

- Esta información puede ser importante si se requiere una terapia quirúrgica.

¿Existe alguna sensibilidad o masa anexial?

Considere siempre la posibilidad de un embarazo ectópico.

Obtenga una ecografía

La ecografía sondea de manera directa el contenido del útero.

- La primera estructura embrionaria que se desarrolla y que es identificable por medio de ecografía es el saco gestacional, seguido del saco vitelino y, por último, el polo fetal.
  - La ecografía abdominal es capaz de detectar un saco gestacional cuando el nivel de β-hCG es >6000 IU/L.

La ecografía transvaginal puede identificar un saco gestacional cuando el nivel de β-hCG es >1000-1500 IU/L.

> La ausencia de un saco gestacional en presencia de niveles de β-hCG por encima de estos valores de corte significa que la paciente tiene un aborto completo o un embarazo ectópico.

- Los siguientes hallazgos en la ecografía apoyan un diagnóstico de aborto inevitable o Perdido:
  - Saco gestacional colapsado
  - Ausencia del saco vitelino cuando el saco gestacional es de 8 mm
  - Inexistencia del polo fetal cuando el saco gestacional es de 16-18 mm
  - Falta de movimiento cardiaco cuando el embrión tiene 4-5 mm de longitud

A

Aborto espontáneo

Se trata de un diagnóstico general que puede concretarse de la siguiente manera:

- Embarazo o gestación anembrionaria
  - Saco gestacional >17-18 mm sin que se visualice un embrión

- Aborto completo
  - Expulsión espontánea y completa de todos los POC del útero
  - Diagnóstico apoyado por un orificio cerrado, historia de calambres y un grosor endometrial <15 mm
- Aborto incompleto
  - Expulsión parcial de los POC del útero
  - Espesor endometrial >15 mm o sangrado activo continuado
- Aborto inevitable
  - Dilatación cervical y hemorragia uterina antes de la expulsión de los POC
- Aborto fallido
  - Muerte fetal antes de las 20 semanas de embarazo sin expulsión de los POC
- Aborto séptico
- Infección intrauterina que acompaña al aborto

P **Las opciones terapéuticas para el aborto incluyen el manejo quirúrgico, médico y expectante**

La elección del tratamiento depende de:

- Estado de la paciente en el momento de la evaluación
- Preferencia de la paciente

Manejo quirúrgico

- Dilatación y legrado (D&C)
  - Requiere un quirófano
- Aspiración manual al vacío (MVA)
  - Puede hacerse en el Departamento de urgencias o en la clínica

Manejo médico

- Administre 800 µg de misoprostol vía vaginal (puede repetir la dosis una vez en 24 horas, según sea necesario) y espere hasta 2 a 3 días

Aborto completo
No es necesario intervenir

Aborto incompleto
D&C o MVA

Aborto inevitable
D&C, MVA o tratamiento expectante

Aborto fallido
D&C, misoprostol o tratamiento expectante

Aborto séptico
Antibióticos intravenosos

D&C después de la administración de antibióticos

HEMORRAGIA DEL PRIMER TRIMESTRE: EMBARAZO ECTÓPICO

S

Recabe una historia menstrual detallada

¿Cuándo fue la última menstruación de la paciente?
¿Ha habido alguna hemorragia irregular?
La hemorragia asociada al embarazo ectópico suele ser menor que la del aborto.

Obtenga una descripción detallada del dolor

Características del dolor

- El dolor antes de la rotura suele ser de tipo cólico o vago; tras la rotura, tal dolor se intensifica.

¿Dónde se localiza el dolor?

- El lugar del dolor suele corresponder al sitio ectópico, aunque quizá sea bilateral.
- El dolor en el hombro quizá represente la irritación diafragmática que se observa con el hemoperitoneo.

Evalúe el deseo de la paciente de mantener su fertilidad

Los planes de maternidad por lo regular se tienen en cuenta a la hora de tomar decisiones referentes al tratamiento del embarazo ectópico.

O

Compruebe primero los signos vitales

Verifique si hay signos de inestabilidad cardiovascular (hipotensión y taquicardia).
Considere los ortostáticos.

Realice un examen abdominal y pélvico

¿Hay signos de peritonitis?
¿Existe sensibilidad anexial o masas?
Tenga cuidado de no ocasionar la rotura del embarazo ectópico al aplicar demasiada presión.

Verifique la biometría hemática completa

El hematocrito le dará una idea de la estabilidad de la paciente.

Compruebe el nivel de β-hCG

El nivel de β-hCG, junto con la ecografía, constituyen la base de las decisiones de gestión.

Evalúe el estado del Rh

Las pacientes Rh-negativas con una prueba de detección de anticuerpos negativa necesitan inmunoglobulina anti-D antes del alta.

Obtenga una ecografía

Intente visualizar en forma directa la evidencia más temprana de un embarazo: el saco gestacional (GS).

- Se basa en el principio de que cuando el nivel de β-hCG alcanza un determinado punto, el GS debe ser visible (en el útero) mediante ecografía.
- Este valor se denomina “nivel discriminatorio”.
  - La ecografía abdominal es capaz de detectar una GS cuando el nivel de β-hCG es >6000 IU/L.
  - La ecografía transvaginal permite detectar una GS cuando el nivel de β-hCG es >1500 IU/L.
- Si el nivel de β-hCG está por encima de estos “niveles discriminatorios” y no es posible visualizar un embarazo, se puede hacer un diagnóstico de “embarazo anormal”.
  - Si la evaluación clínica es muy sospechosa de ectópico, el embarazo debe ser tratado como tal.

Un embarazo ectópico a menudo puede *visualizarse en forma directa* por medio de ecografía.

- Los hallazgos van desde una masa anexial compleja o quística hasta la visualización de un embrión real.

> El líquido libre en la ecografía es sugestivo de hemoperitoneo.

A

Embarazo ectópico

El diagnóstico diferencial incluye:

- Aborto
- Rotura del cuerpo lúteo/quiste hemorrágico
- Sangrado uterino disfuncional
- Endometriosis
- Salpingitis
- Apendicitis
- Torsión anexial
- Miomas con degeneración

P

Observación por cuadro clínico poco claro

Si el estado de la paciente empeora, es necesario realizar una exploración quirúrgica.

En caso de que el estado de la persona permanezca estable, realice hemogramas seriados, exámenes abdominales y, en 48 horas, una repetición de la β-hCG.

Si el nivel de β-hCG no se duplica, el diagnóstico puede especificarse como un *embarazo anormal* y manejarse como un ectópico si el cuadro clínico coincide.

Manejo quirúrgico

Los siguientes escenarios clínicos exigen una exploración quirúrgica:

- Pacientes inestables
- Pacientes con rotura de ectópicos
- Pacientes que han completado su etapa reproductiva
- Pacientes con contraindicaciones al manejo médico (véase más adelante)

Exploración quirúrgica inmediata tras la estabilización:

Dos vías IV de gran calibre, fluidos abundantes, pruebas sanguíneas de tipo y cruzadas, disponer el manejo operativo mediante laparotomía

Tratamiento médico (metotrexato)

Cabe considerar el manejo médico para las pacientes que están estables y desean una futura fertilidad.

Las contraindicaciones absolutas para su uso incluyen:

- Inestabilidad hemodinámica
- Inmunodeficiencia
- Falta de apego al tratamiento
- Rotura de embarazo ectópico
- Trombocitopenia, anemia grave o leucopenia
- Úlcera péptica activa
- Embarazo intrauterino
- Lactancia materna
- Pruebas de función hepática elevadas
- Disfunción hepática clínicamente importante
- Insuficiencia renal
- Enfermedad pulmonar activa

Contraindicaciones relativas:

Actividad cardiaca fetal detectada en la ecografía transvaginal

Alta concentración inicial de hCG o nivel de hCG >6500

Embarazo ectópico de más de 4 cm

Rechazo a recibir transfusiones sanguíneas

La dosis es de 50 mg/m^2 en función de la superficie corporal.

Es necesario un seguimiento estrecho del descenso de los niveles de β-hCG.

- Compruebe el nivel de β-hCG los días 4 y 7.
  - El nivel de β-hCG debe disminuir 15% entre los días 4 y 7.
    - Si el nivel disminuye, siga con los niveles de β-hCG cada semana.
    - Si no es así, repita el metotrexato o realice una intervención quirúrgica.

Haga un seguimiento de todas las pacientes después del tratamiento hasta que la β-hCG sea negativa con una β-hCG semanal.

DOLOR PÉLVICO AGUDO

S

Obtenga un historial detallado de la queja

Naturaleza del dolor

- Los órganos huecos, como el intestino o las trompas de Falopio, se asocian a dolores de tipo cólico.
- Las etiologías ováricas se asocian a un dolor constante y agudo.

Localización del dolor

- El dolor unilateral en el cuadrante inferior es sospechoso de un problema anexial.
- El dolor bilateral en el cuadrante inferior puede indicar una enfermedad inflamatoria pélvica (PID).
- Las etiologías ginecológicas pueden presentarse con síntomas y signos referidos a los cuadrantes superiores.

¿Hay una hemorragia presente?

Los calambres asociados a una hemorragia vaginal hacen sospechar que se trata de un aborto espontáneo o inevitable o de un embarazo ectópico.

¿Hay náuseas y vómitos (N/V)?

Las N/V se asocian a la torsión de los anexos.

¿Tiene la paciente algún factor de riesgo de proceso infeccioso?

Procedimientos ginecológicos recientes

Revise el historial médico anterior (PMH)

Las mujeres en edad reproductiva o posmenopáusicas pueden tener antecedentes de un problema médico (diverticulitis, PUD) que podría centrar el estudio.

O

Edad

Las pacientes prepúberes o adolescentes tienen una mayor incidencia de torsión ovárica.

Signos vitales

Verifique que la paciente está estable.

La presencia de fiebre hace sospechar un proceso infeccioso.

Realice la exploración física

Pélvica

- Abdomen
  - Rebote, hipersensibilidad
  - Ruidos intestinales
  - Distensión
- Cuello uterino
  - Descarga
  - Sensibilidad al movimiento cervical
- Útero
  - Agrandamiento: asociado a los fibromas
  - Sensibilidad: asociada a la endometritis
- Anexos
  - Hipersensibilidad
  - Masas
- Recto
  - La información complementa el examen bimanual

A

Dolor pélvico agudo

El diagnóstico diferencial se divide en ginecológico y no ginecológico.

Es factible clasificar además los problemas de origen ginecológico en función del estado del embarazo:

- Ginecológico-relacionado con el embarazo
  - Ectópico
  - Aborto
- No ginecológico
  - Apendicitis
  - Obstrucción intestinal
  - Pancreatitis

 - Infecciones GU
 - Diverticulitis
- Ginecológico-no relacionado con el embarazo
 - Cervicitis
 - Torsión
 - PID (incluido el absceso tubo-ovárico)
 - Mioma con degeneración
 - Endometritis

P

Realice la prueba de embarazo

La prueba de embarazo es la evaluación más importante en el estudio del dolor pélvico agudo.

> Una prueba positiva centra de forma drástica el diagnóstico diferencial y sitúa el embarazo ectópico en el primer lugar de la lista.

Obtenga otros exámenes de laboratorio

Hemograma: Los leucocitos elevados pueden indicar un proceso infeccioso.

Panel metabólico completo: Las anomalías hepáticas o biliares permiten orientar el diagnóstico diferencial.

Amilasa/lipasa: Considere la pancreatitis.

Considere realizar estudios de imagen

Los estudios de imagen complementan la exploración física para acotar el diagnóstico.

- Ecografía
 - Estándar de oro de las pruebas de imagen de las vísceras pélvicas
 - Capaz de evaluar el tamaño de los órganos, las masas y el líquido libre
 - Puede ser capaz de visualizar de manera directa el embarazo ectópico
- TC
 - Útil cuando la etiología no puede distinguirse con claridad entre el origen abdominal y el pélvico
- MRI
 - Por lo general no se utiliza en el entorno ginecológico agudo, pero quizá sea necesario en presencia de dolor agudo con un embarazo normal

ENFERMEDAD TROFOBLÁSTICA GESTACIONAL

S

¿Cuál es el historial menstrual de la paciente?

Las pacientes con embarazo molar suelen presentarse con una hemorragia vaginal indolora tras una falta de menstruación. La mujer quizá informe de la expulsión de vesículas similares a uvas.

Se considera que la mayoría de las pacientes están embarazadas en el momento en que ocurre la hemorragia.

¿Tiene la paciente antecedentes obstétricos recientes?

Los embarazos molares parciales han recibido con frecuencia el diagnóstico previo de aborto fallido o incompleto.

Algunas enfermedades trofoblásticas gestacionales (GTD) aparecen después de un embarazo a término.

¿Tiene la paciente N/V excesivos?

Los embarazos molares suelen presentar síntomas de N/V.

¿Muestra la paciente algún síntoma de hipertiroidismo?

El alto nivel de hCG asociado al embarazo molar quizá estimule la producción de hormonas tiroideas, lo que conduce al hipertiroidismo.

O

Compruebe primero los signos vitales

Inestabilidad cardiovascular (hipotensión y taquicardia): Pueden producirse émbolos del tejido molar.

Presión arterial elevada: La preeclampsia temprana (<20 semanas) se ha asociado a la GTD.

Lleve a cabo la exploración física

El cuello uterino puede estar abierto y expulsar vellosidades hidrópicas.

El útero en ocasiones es de mayor tamaño en relación con las fechas en algunas molas completas (50%).

Es posible que los ovarios aumenten de tamaño como consecuencia de la estimulación hormonal.

Evalúe la biometría hemática completa

Pueden producirse hemorragias masivas con las molas.

Compruebe el nivel de β-hCG

El nivel de β-hCG es, con frecuencia, muy elevado.

- La β-hCG puede ser >1 millón de IU/L con embarazos molares completos.

> • En un embarazo normal, la β-hCG alcanza un máximo de 100 000 IU/L en torno a las 10 semanas.

Hormona estimulante de la tiroides (TSH)

Los niveles elevados de β-hCG pueden provocar la estimulación de la glándula tiroidea y síntomas de hipertiroidismo.

> La β-hCG y la TSH son hormonas similares que comparten la misma "subunidad alfa".

Verifique el estado del Rh

Las pacientes Rh-negativas sin anticuerpos requieren inmunoglobulina anti-D antes del alta.

¿Cuáles son los resultados de la ecografía?

Los embarazos molares completos suelen diagnosticarse antes del tratamiento. El aspecto clásico de una mola completa es un patrón de "tormenta de nieve" en la ecografía.

La ecografía también puede captar los quistes de luteína teca, que son el resultado de niveles elevados de β-hCG.

> La β-hCG y la hormona luteinizante (LH) son hormonas similares que comparten la misma "subunidad alfa".

¿Cuál es el resultado de la Rx de tórax?

Debe realizarse una Rx para buscar enfermedad metastásica o émbolos trofoblásticos.

A

Enfermedad trofoblástica gestacional

GTD benigna

- Los embarazos molares pueden calificarse como molas *completas* o *parciales*.
  - Una mola completa es el resultado de la fecundación de un *óvulo vacío* por un solo espermatozoide, lo que da lugar a un conjunto haploide de cromosomas.
    - Las molas completas son más comunes en general y se presentan con mayor frecuencia con úteros agrandados, niveles de β-hCG muy elevados (y sus secuelas sistémicas, como se ha descrito antes) y un diagnóstico claro en la ecografía.
  - Una mola parcial es el resultado de la fecundación de un óvulo normal y haploide con *dos espermatozoides*, lo que ocasiona un embarazo triploide.
    - Una mola parcial es un diagnóstico patológico realizado tras examinar el tejido recuperado de un aborto fallido o incompleto.

GTD maligna

- Mola invasiva
- Coriocarcinoma
- Tumor trofoblástico de localización placentaria

P

Dilatación y evacuación

La base del tratamiento del embarazo molar es la evacuación del contenido uterino.

- El cuello uterino debe estar dilatado.
- A la succión le sigue un legrado agudo y la administración de oxitocina.
- Los productos sanguíneos deben estar disponibles porque estas pacientes pueden tener una hemorragia masiva intraoperatoria.
- La laparotomía ha de hallarse preparada para el caso de que sea necesaria una histerotomía para controlar la hemorragia.

Seguimiento a largo plazo

Todos los embarazos molares tienen el potencial de transformarse en una enfermedad maligna (véase más adelante).

Esto puede ocurrir como una demora desde el momento del tratamiento.

Por tanto, se debe dar seguimiento a todas las pacientes durante un periodo de 1 año con determinaciones de β-hCG negativas.

- Empiece con β-hCG cada 1 a 2 semanas hasta que sea negativa dos veces, y luego de manera mensual durante 6 a 12 meses.
- Las pacientes con una caída lenta de la β-hCG deben recibir seguimiento a lo largo de 2 años.
- Realice exámenes físicos cada 2 semanas hasta que la β-hCG sea negativa y luego cada 3 meses.

Prescriba la anticoncepción durante el periodo de seguimiento.

- Los anticonceptivos orales son habituales.

Evalúe en cuanto a GTD maligna

Las pacientes que presenten cualquiera de los siguientes síntomas necesitan una evaluación de GTD maligna:

- Enfermedad metastásica (hallazgos positivos en la Rx de tórax)
- Coriocarcinoma
- β-hCG >20 000 IU/L más de 4 semanas después del tratamiento inicial
- La β-hCG aumenta en cualquier momento de la vigilancia
- Meseta de β-hCG durante 3 semanas
- β-hCG detectable de manera persistente 4 a 6 meses después de la evacuación

Trate la GTD maligna

Existe una variedad de regímenes de quimioterapia de uno o varios agentes.

ENFERMEDAD INFLAMATORIA PÉLVICA

S

¿Qué síntomas experimenta la paciente?

Los síntomas de la enfermedad inflamatoria pélvica (PID) varían mucho: desde ninguno hasta una peritonitis grave.

El dolor abdominal es la queja más constante.

Las molestias en el cuadrante superior derecho pueden indicar un síndrome de Fitz-Hugh-Curtis (PID con afectación perihepática).

¿Cuál es la cronología de los malestares?

La duración de los síntomas suele ser corta (<2 semanas).

El dolor secundario a la infección por *Neisseria gonorrhoeae* tiene un inicio agudo durante o justo después de la menstruación.

¿Tiene la paciente un alto riesgo en cuanto a las STD?

Los siguientes se consideran factores de alto riesgo:

- Antecedentes de STD
- Nueva pareja
- Pareja sintomática
- Sin anticoncepción
- PID previa
- Múltiples parejas
- Edad joven

¿Tiene la paciente un historial de intervención reciente?

Cualquier procedimiento que rompa el tapón mucoso del cuello uterino aumenta las posibilidades de infección ascendente:

- Biopsia de endometrio
- Colocación de dispositivos intrauterinos
- D&C
- Histeroscopia

¿Parece la paciente fiable y dispuesta a seguir el tratamiento?

Debe tenerse en cuenta el apego al tratamiento de la paciente cuando se prescriba la terapia ambulatoria (véase más adelante).

O

¿Qué edad tiene la paciente?

Las pacientes más jóvenes tienen un mayor riesgo de padecer PID.

Obtenga los signos vitales

A veces hay fiebre, pero no es necesario que ocurra para el diagnóstico.

Efectúe la exploración física

Cuello uterino: Evalúe la presencia de secreción mucopurulenta y la hipersensibilidad cervical motora (CMT).

Útero: Valore la presencia de sensibilidad.

Anexos: Examine la sensibilidad y las masas.

Descarte un embarazo ectópico

Obtenga una prueba de embarazo.

¿Cuál es el resultado de la biometría hemática completa?

Los leucocitos pueden estar elevados pero no de forma consistente.

Obtenga cultivos y considere la tinción de Gram

Cultivos

- Obtenga cultivos para *Chlamydia trachomatis* y *N. gonorrhoeae*.

Tinción de Gram

- Suele ser útil en presencia de pus cervical.
- Realice una preparación salina de la descarga.
  - La presencia de muchos leucocitos sugiere una PID.

A

Enfermedad inflamatoria pélvica

El diagnóstico debe cumplirse por la presencia de TODOS los siguientes elementos (y la ausencia de otro diagnóstico):

- Dolor y sensibilidad en la parte baja del abdomen
- Sensibilidad anexial
- CMT

Con un signo adicional indicativo de la presencia de infección:

- Fiebre >38.3 °C
- Secreción mucopurulenta cervical
- Velocidad de sedimentación eritrocitaria elevada
- Proteína C reactiva elevada
- Infección documentada por *C. trachomatis* o *N. gonorrhoeae*

Los patógenos más probables son *N. gonorrhoeae, C. trachomatis,* anaerobios, bacterias gramnegativas facultativas y estreptococos.

Evalúe la gravedad de la enfermedad

Las pacientes con PID pueden ser tratadas como pacientes externas u hospitalarias.

- Se han establecido ciertos criterios para guiar a los profesionales del cuidado de la salud a la hora de tomar esta decisión.
  - Los siguientes escenarios clínicos obligan a un tratamiento hospitalario:
    - Falta de apego al tratamiento por parte de la paciente
    - Fiebre >38 °C
    - Diagnóstico incierto
    - Fracaso del tratamiento oral
    - Sospecha de absceso tuboovárico
    - Embarazo
    - Náuseas y vómitos (incapaz de tomar medicamentos orales)

Comience la administración de antibióticos

Paciente externa

- Recomendado
  - Ofloxacina 400 mg PO bid × 14 días **y**
  - Metronidazol 500 mg PO bid × 14 días
- Alternativo
  - Ceftriaxona 250 mg IM × 1 **y**
  - Doxiciclina 100 mg PO bid × 14 días

Paciente hospitalizada

- Recomendado
  - Cefotetan 2 g q12h y
  - Doxiciclina 100 mg IV q12h
- Alternativo
  - Clindamicina 900 mg IV q8h **y**
  - Carga de gentamicina 2 mg/kg y luego 1.5 mg/kg q8h

Supervise la respuesta

Los antibióticos IV pueden suspenderse 24 horas después de la respuesta clínica. Complete un curso de 14 días de tratamiento con antibióticos PO (doxiciclina 100 mg bid).

Trate o remita a tratamiento a la pareja de la paciente

MASA PÉLVICA

S

Obtenga una historia ginecológica completa

Incluya todas las infecciones, operaciones y diagnósticos anteriores.

¿Tiene la paciente síntomas a causa de la masa?

La torsión debe considerarse en presencia de dolor y requiere cirugía urgente.

Los quistes funcionales por lo regular no causan dolor.

Los síntomas GI deben impulsar la evaluación del colon.

¿Desde cuándo se ha diagnosticado la masa?

Cualquier masa que no se resuelva durante más de un ciclo necesita una evaluación quirúrgica.

A una masa simple, quística y móvil unilateral de <8 cm en una mujer en edad reproductiva puede dársele seguimiento durante 6 a 8 semanas.

Historia familiar

Infórmese sobre un posible cáncer de ovario hereditario.

O

¿Qué edad tiene la paciente?

La edad es el factor más importante para predecir una posible malignidad.

Una masa anexial de *cualquier tamaño* en el grupo de edad premenárquica o posmenopáusica necesita una evaluación quirúrgica.

Realice la exploración física

Abdomen

- Palpe en busca de cualquier masa.
- El cáncer de ovario en fase avanzada puede producir un abdomen rígido.
  - Es el resultado de una infiltración tumoral masiva del epiplón, que lo convierte en un órgano sólido.

Pélvico (haga que las pacientes vacíen la vejiga y el recto antes del examen)

- Genitales externos: Inspeccione y palpe en busca de cualquier evidencia de una masa externa.
- Bóveda o cúpula: Inspeccione y palpe en busca de una masa.
- Cuello uterino: Examine el cuello uterino a grandes rasgos en busca de cualquier lesión.
- Cuerpo uterino
  - Palpe durante el examen bimanual.
  - Observe el tamaño, el contorno, la sensibilidad y la movilidad del útero.
- Anexos
  - Observe la masa.
  - Describa el tamaño (en cm), el contorno, la consistencia y la movilidad.
- Rectal
  - Un examen rectovaginal proporciona la mejor información sobre la naturaleza de cualquier masa anexial.
  - Es una parte obligatoria de cualquier evaluación.

Obtenga una biometría hemática completa

La elevación de los leucocitos orienta el trabajo hacia una etiología infecciosa como el absceso tuboovárico (TOA).

A

Masa pélvica

Etiologías ginecológicas

- Útero
  - Fibromas

Etiologías no ginecológicas

- Intestino
  - Absceso, trastorno del intestino irritable, cáncer
- Trompas
  - Salpingitis, quiste paraovárico, cáncer
- Retroperitoneal
  - Linfoma

- Ovarios
  - No neoplásico
    - Quiste funcional, quiste de luteína de la teca, endometrioma, TOA
  - Neoplásico
    - Teratoma maduro (dermoide), cistadenoma, fibroma, cáncer

P

Descarte un embarazo ectópico

El embarazo ectópico es una causa común de una masa anexial en la edad reproductiva.

Obtenga una ecografía para complementar la exploración física

La ecografía es la prueba de referencia en la evaluación de las pacientes con una masa pélvica.

Los siguientes hallazgos en la ecografía de una masa anexial hacen sospechar cáncer ovárico:

- Componentes sólidos
- Proyecciones papilares internas
- Presencia de ascitis
- Quistes bilaterales

Solicite un CA125

El CA125 es un antígeno de superficie asociado a tumor.

- Se encuentra en la mayoría de los cánceres de ovario epiteliales no mucinosos, pero también puede hallarse en asociación a muchas afecciones benignas.
- Por este motivo, no se utiliza como prueba de detección, sino que debe obtenerse en presencia de una masa pélvica.

Considere otros estudios radiológicos para la evaluación

La TC puede ayudar a evaluar las masas en la zona retroperitoneal.

El enema de bario o la colonoscopia tienen utilidad para distinguir una lesión GI.

Observe las masas <8 cm en la paciente de edad reproductiva

Se cree que el uso de anticonceptivos orales acelera la resolución de los quistes funcionales.

La persistencia más allá de 6 a 8 semanas obliga a una evaluación quirúrgica.

Efectúe la exploración quirúrgica de todas las masas sospechosas en pacientes de edad reproductiva

Esto implica:

- Masa >10 cm
- Presencia de ascitis
- Presencia de proyecciones papilares internas o componente sólido en la ecografía

Realice la exploración quirúrgica de todas las masas en pacientes premenárquicas o posmenopáusicas

Dado que estos grupos de edad no tienen ovarios funcionales, todas las masas son sospechosas de cáncer.

IV
CIRUGÍA Y MEDICINA DE URGENCIAS

CARDIOLOGÍA

DISECCIÓN AÓRTICA

S

Determine el inicio de los síntomas del paciente

¿Cuáles son los síntomas actuales del paciente?

Los pacientes suelen quejarse de un inicio agudo de dolor torácico desgarrador que se irradia a la espalda.

Alrededor de 10% de los casos son asintomáticos.

Otros síntomas son ronquera, síncope, náuseas/vómitos, dolor abdominal y parálisis.

¿Tiene el paciente algún síntoma neurológico?

La debilidad, el entumecimiento o los síntomas de accidente vascular cerebral (CVA) pueden representar una extensión de la disección a las arterias carótidas y ocasionar una isquemia.

Es menos probable que los pacientes con un CVA sean capaces de informar de su dolor por lo que debe seguir formando parte de su diferencial.

¿Tiene el paciente algún factor de riesgo de disección aórtica?

- Hipertensión (la más común)
- Coartación aórtica
- Trastornos del tejido conectivo (síndrome de Marfan, síndrome de Ehlers-Danlos, etc.)
- Consumo de cocaína
- Cateterismo o cirugía cardiacos recientes
- Sexo masculino (tiene 10 veces más probabilidades de sufrir una disección)
- Embarazo
- Tabaquismo
- Diabetes
- Ateroesclerosis
- Sífilis terciaria

Obtenga el historial médico anterior

Recabe un listado de los medicamentos actuales del paciente

¿Han cambiado, omitido o suspendido alguno de sus medicamentos actuales? Esto puede dar lugar a una hipertensión no controlada o de rebote que provoque una disección.

¿Está el paciente tomando algún suplemento de hierbas? Varias hierbas (p. ej., el regali en un aparente exceso de mineralocorticoides y la efedra) propician hipertensión.

Realice una revisión general de los síntomas

Hay muchos imitadores de la disección aórtica: espasmo esofágico, enfermedad por reflujo gastroesofágico, cólico biliar, enfermedad de úlcera péptica y pericarditis.

O

Revise los signos vitales

La hipertensión o la taquicardia pueden exacerbar la disección.

Efectúe una exploración física

Cardiaco: Constate los ruidos cardiacos aórticos. ¿Hay un soplo que sugiera una insuficiencia aórtica (de manera clásica diastólica, aunque puede ser sistólica)? ¿Roce pericárdico? Un nuevo soplo puede significar que la disección ha comprometido la válvula aórtica.

Cuello: Escuche si hay frotes carotídeos, que pueden indicar un flujo turbulento causac por anomalías en la pared del vaso.

Neurológico: Compruebe si hay déficits focales y cambios en el estado mental.

Obtenga un ECG

Se utiliza para excluir el infarto de miocardio del diagnóstico, aunque la disección puede extenderse a las arterias coronarias y provocar una isquemia miocárdica.

Los signos de hipertrofia ventricular izquierda pueden apoyar el diagnóstico de hipertensión de larga duración.

Consiga una Rx de tórax

La Rx de tórax es 90% sensible a la disección aórtica. Permite visualizar un mediastinc ensanchado, un cayado aórtico borroso, una doble densidad aórtica, desviación de la tráquea o derrame pleural.

Obtenga un estudio de diagnóstico

La TC de tórax, la MRI y el ecocardiograma transesofágico (TEE) se acercan a 100% en sensibilidad y especificidad para la disección.

La elección del examen depende de la disponibilidad y la experiencia de cada hospital.

- La TC de tórax requiere un contraste IV y necesitará premedicación si el paciente es alérgico al yodo.
- La TEE, aunque es invasiva, es ideal para el paciente crítico porque puede realizarse a pie de cama.
- La MRI, cuando está disponible, es menos invasiva; sin embargo, quizá sea difícil de obtener en el paciente crítico.
- Si la sospecha es alta, se precisan dos estudios diagnósticos negativos para excluir el diagnóstico.

Disección aórtica

La disección aórtica es un desgarro de la íntima aórtica, en el que la sangre pasa a la media aórtica, lo cual separa (diseca) así la íntima de la media o la adventicia circundante, y crea un falso lumen.

Diagnóstico diferencial

- Infarto de miocardio
- Pericarditis aguda
- Enfermedad de úlcera péptica
- Pancreatitis
- Émbolo pulmonar
- Neumotórax
- Espasmo esofágico
- Cólico biliar

Es necesario reducir de inmediato la presión arterial y controlar la frecuencia cardiaca

La presión arterial elevada y la taquicardia aumentan las fuerzas de cizallamiento en la aorta.

Debe alcanzarse el objetivo de una presión arterial sistólica inferior a 120 mm Hg.

La terapia inicial consiste en β bloqueadores o bloqueadores de los canales de Ca.

Añada vasodilatadores (p. ej., nitroprusiato, hidralazina) si la presión arterial aún es elevada. Vigile de cerca la frecuencia cardiaca porque puede producirse taquicardia refleja por el uso de vasodilatadores.

Proporcione alivio del dolor

Se prefieren los narcóticos.

El estudio diagnóstico dictará si se precisa una intervención quirúrgica

Stanford tipo A

- Todas las disecciones que afectan a la aorta proximal (ascendente)
- 70% de las disecciones aórticas
- Tiene un mayor riesgo de complicación con la extensión a las arterias carótidas/coronarias
- Requiere reparación quirúrgica. Consulte al cirujano cardiotorácico
- La tasa de mortalidad aumenta 1% por hora durante las primeras 48 horas
- Peor pronóstico que el tipo B

Stanford tipo B

- Disección que afecta sólo a la aorta distal (descendente)
- 30% de las disecciones
- Mayor probabilidad de ser manejado con éxito de manera médica
- Es necesaria la reparación quirúrgica si hay evidencia de extensión a las arterias renales o mesentéricas, como se observa en la insuficiencia renal o la isquemia mesentérica

Ingrese al paciente en la UCI

BRADICARDIA/BLOQUEO CARDIACO COMPLETO

S

Determine si el paciente tiene algún síntoma

Algunos pacientes no presentan síntomas y sólo se les detecta un bloqueo cardiaco completo o bradicardia en una exploración física rutinaria o en un ECG.

Los pacientes pueden quejarse de aturdimiento, palpitaciones, disnea, dolor en el pecho, síncope o cambios en el estado mental.

¿Se ha empezado a administrar al paciente alguna medicación nueva o ha habido aumento en alguna dosis?

Los β bloqueadores, los bloqueadores de los canales de Ca, los antidepresivos tricíclic (TCA) y la digoxina pueden causar un bloqueo del nodo auriculoventricular (AV) y provocar bradicardia.

Es factible que la toxicidad de la amiodarona y la clonidina se presente con bradicardi

Determine si el paciente pudiera haber tomado demasiada medicación.

¿Tiene el paciente antecedentes de enfermedad aterosclerótica coronaria (CAD) o de infarto de miocardio?

La progresión de la CAD y el infarto de miocardio pueden causar un bloqueo cardiaco completo.

¿El paciente se ha caído, ha tenido una apoplejía reciente o ha sufrido un traumatismo craneal?

El aumento de la presión intracraneal debido a una hemorragia intracerebral, un accidente vascular cerebral o una hemorragia subaracnoidea pueden provocar un bloque cardiaco (tríada de Cushing: bradicardia, hipertensión, bradipnea).

¿Tiene el paciente antecedentes de amiloidosis o sarcoidosis?

Esta enfermedad puede infiltrarse en el sistema de conducción, en especial en los nod sinoauricular (SA) y AV, lo que provoca un bloqueo cardiaco.

¿Ha viajado el paciente o ha estado al aire libre en tiempos recientes?

La enfermedad de Chagas y la enfermedad de Lyme provocan un bloqueo cardiaco.

Efectúe una revisión general de los síntomas

Esto permite elucidar cualquier problema médico potencial que complique el bloqueo cardiaco.

El aumento de peso o la intolerancia al frío pueden sugerir hipotiroidismo, una causa que tal vez sea reversible, de bloqueo cardiaco.

O

Realice una exploración física

Tiroides: Compruebe si hay masas o tiroidomegalia.

Cuello: Mida la distensión venosa yugular. Las ondas A grandes (*cannon*) pueden vers en el bloqueo cardiaco completo (contracción auricular contra una válvula tricúspid cerrada debido a la disincronía AV).

Cardiaca: Escuche si hay soplos, pulso irregular, S3 o S4 como signos de insuficiencia cardiaca congestiva.

Pulmones: Escuche si hay estertores, un signo de insuficiencia cardiaca.

Neurológico: Compruebe si hay déficits focales o cambios en el estado mental.

Compruebe la ortostática

Evalúe si el paciente es capaz de compensar con una frecuencia cardiaca más rápida.

Tenga precaución si el individuo está hipotenso o ha tenido un episodio sincopal.

Verifique el ECG

Preste especial atención a las ondas P y al intervalo PR.

- Bloqueo cardiaco de primer grado: Intervalo PR constante pero >200 ms
- Bloqueo cardiaco de segundo grado:
  - (Mobitz I-Wenckebach): Intervalo PR progresivamente prolongado con una onda intermitente no conducida.
  - (Mobitz II): Intervalo PR constante con ondas P intermitentes no conducidas.
- Bloqueo cardiaco de tercer grado (completo): Las ondas P no se conducen y no está relacionadas con el complejo QRS.

Intente diferenciar si el paciente tiene bradicardia sinusal, bloqueo cardiaco de primer segundo o tercer grados.

Evalúe si hay bloqueos de rama izquierda o rama derecha.

Verifique las siguientes pruebas de laboratorio

Enzimas cardiacas para descartar una isquemia o un infarto de miocardio reciente.
Pruebas de la función tiroidea para descartar el hipotiroidismo.
Nivel de digoxina o análisis de drogas en orina para comprobar el uso de TCA.

Bradicardia sinusal

Ritmo cardiaco <60 lpm.

Bloqueo cardiaco de primer grado

Un retraso de la conducción auriculoventricular con una duración del PR (tiempo desde el final de la onda P hasta el comienzo del complejo QRS) >200 ms (1 casilla grande en el papel del ECG).

Bloqueo cardiaco de segundo grado

Un bloqueo auriculoventricular en el que un impulso ocasional de las aurículas no se propaga a los ventrículos, lo que da lugar a un latido no conducido.

Bloqueo cardiaco de tercer grado (bloqueo cardiaco completo)

Disociación eléctrica completa entre la aurícula y los ventrículos

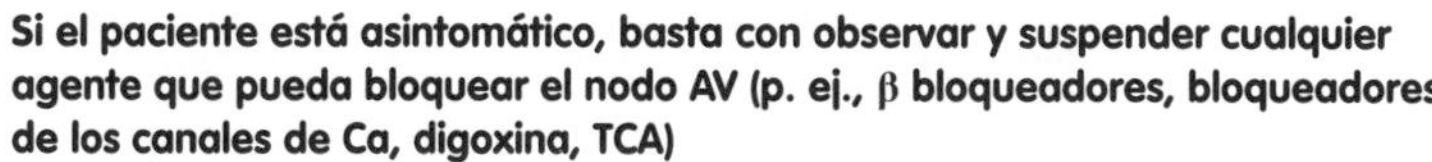

Si el paciente está asintomático, basta con observar y suspender cualquier agente que pueda bloquear el nodo AV (p. ej., β bloqueadores, bloqueadores de los canales de Ca, digoxina, TCA)

Si el paciente es sintomático, considere lo siguiente

Administre atropina.

- Aumenta la conducción del nódulo SA y AV.
- No es eficaz si el paciente ha recibido un trasplante de corazón.

Administre epinefrina.

- Se utiliza si el paciente está en asistolia o tiene bradicardia sintomática continua a pesar del uso de atropina.

Instale los cables del marcapasos transcutáneo en el paciente e inicie la estimulación si falla el tratamiento médico.

Coloque un marcapasos transvenoso si fallan las medidas anteriores.

Si la bradicardia está causada por una sobredosis de medicamentos y el paciente es sintomático, administre

Glucagón IM o IV para la sobredosis de β bloqueadores

Sales de Ca intravenosas (gluconato o cloruro de calcio) para la sobredosis de bloqueadores de los canales de Ca

Fragmentos de anticuerpos específicos contra la digoxina para la sobredosis de ésta (por lo regular restringidos sólo a la toxicidad en potencia mortal)

Disponga el ingreso en el área de vigilancia de enfermería o en una unidad de cuidados coronarios

PARO CARDIACO

S

Establezca cuánto tiempo ha estado el paciente en paro cardiaco

Determine cuánto tiempo estuvo inconsciente el individuo antes de que se iniciara la reanimación cardiopulmonar (CPR)

Un retraso de más de 5 minutos se asocia por lo regular a una lesión neurológica importante. Un paro asistido con inicio inmediato de la CPR mejora los resultados.

Obtenga un rápido historial médico anterior

¿Tiene el paciente antecedentes de muerte súbita cardiaca o arritmias?

- Arritmia recurrente

¿Ha tenido el paciente un infarto de miocardio en el pasado o un injerto de derivación arterial coronaria o una intervención coronaria percutánea (PCI)?

- Posible infarto agudo de miocardio

¿Tiene el paciente antecedentes de depresión o intentos de suicidio?

- Indicios de una posible sobredosis y repetición del intento de suicidio

¿Tiene el paciente establecida su decisión en cuanto a la aplicación de medidas de reanimación?

¿Qué hacía el paciente antes del paro?

Si estaba comiendo, es posible que el paciente se haya atragantado y haya sufrido un paro respiratorio primario.

Si el afectado estaba trabajando en su casa o en su automóvil, podría haberse electrocutado.

¿Se quejó el paciente de algún dolor u otros síntomas antes del paro?

El mareo, las palpitaciones o los latidos acelerados del corazón sugieren una arritmia como causa.

El dolor torácico puede observarse con el infarto de miocardio o la embolia pulmonar (PE).

La falta de aire también se asocia al infarto de miocardio y a la PE.

¿Es el paciente víctima de un traumatismo reciente?

Es preciso descartar lesiones internas y desangramiento.

¿Tiene el paciente algún factor de riesgo de PE?

Véase Embolia pulmonar, p. 376.

O

Ventile al paciente con una bolsa-válvula-máscara o intúbelo

Coloque a la persona de manera rápida en un monitor y determine el ritmo subyacente

Los pacientes en fibrilación ventricular o taquicardia ventricular tienen la mayor tasa de supervivencia si se les desfibrila pronto.

Siga el algoritmo apropiado de soporte vital avanzado (ACLS).

Si el paciente tiene un ritmo normal en el monitor, piense en las posibles causas tratables de la actividad eléctrica sin pulso:

- Hipovolemia
- Hipopotasemoa/hiperpotasemia
- Hipoxemia
- Acidosis
- Hipotermia
- Sobredosis
- Taponamiento cardiaco
- Embolia pulmonar
- Neumotórax a tensión

Inicie las compresiones torácicas y compruebe con frecuencia si hay pulso espontáneo

Realice una exploración física

Advierta si hay signos de traumatismo o de consumo de drogas.

Asegúrese de que el paciente tiene sonidos respiratorios iguales bilaterales.

Observe cualquier desviación traqueal como signo de neumotórax a tensión.

Si le preocupa la hipotermia, compruebe la temperatura corporal central

Establezca el acceso venoso para administrar los medicamentos

Si no es posible obtener un acceso venoso, es factible administrar los siguientes medicamentos por el tubo endotraqueal:

- Epinefrina
- Atropina
- Lidocaína
- Narcan

Obtenga una Rx de tórax
Busque signos de neumotórax, agrandamiento de la silueta cardiaca como marcador sustitutivo de taponamiento cardiaco y cualquier fractura de costillas u otros signos de traumatismo.

Obtenga un ECG
Si hay signos de un infarto de miocardio agudo, el paciente debe ser llevado al laboratorio de cateterismo cardiaco lo antes posible. Los trombolíticos están contraindicados con las compresiones torácicas prolongadas.

Verifique los siguientes análisis de laboratorio
Enzimas cardiacas para descartar la isquemia
Conjunto completo de electrólitos para excluir cualquier alteración electrolítica importante
Biometría hemática completa para excluir anemia
Gasometría arterial (ABG) para demostrar si el paciente ha sido oxigenado y ventilado bien, y si tiene un pH normal

A

Paro cardiopulmonar o
Infarto de miocardio o
Embolia pulmonar
Diagnóstico diferencial
- Sobredosis
- Accidente vascular cerebral

P

Siga los protocolos ACLS
Trate los trastornos subyacentes
Reemplace los electrólitos de inmediato.
Si el paciente tiene hiperpotasemia, puede administrar:
- Gluconato de Ca
- Albuterol
- Insulina IV (con dextrosa)
- Kayexalate
- Furosemida (diurético de asa)

En caso de sobredosis, trate como corresponde.
De haber hipovolemia o hemorragia, trate de forma agresiva con hidratación IV o administre productos sanguíneos (eritrocitos empaquetados, plasma fresco congelado, plaquetas, etc.).

Si el paciente tiene un infarto de miocardio
Si es posible, haga arreglos para una PCI inmediata.
De nuevo, los trombolíticos (tPA) suelen estar contraindicados por el riesgo de hemorragia tras la CPR.

Si no se consigue establecer un ritmo perfusible en 30 a 60 minutos, se suele declarar la muerte del paciente
Siga las directrices locales relativas a la notificación a su forense o médico local.

Disponga el ingreso en la unidad de cuidados coronarios
Si se restablece la circulación normal.

ENDOCARDITIS

S

¿Cuáles son los síntomas actuales del paciente?

Los síntomas más comunes que se presentan son:

- Fiebre
- Malestar
- Sueño
- Sudores
- Mialgias
- Artralgias
- Pérdida de peso
- Dificultad para respirar
- Dolor de pecho
- Sarpullido

Las complicaciones más comunes de la endocarditis son:

- Accidente vascular cerebral
- Insuficiencia renal
- Infarto de miocardio
- Dolor en el pecho por infarto pulmonar
- Bloqueo del corazón
- Insuficiencia cardiaca congestiva

¿Tiene el paciente algún factor de riesgo de endocarditis?

Catéter venoso permanente
Antecedentes de endocarditis
Dentición deficiente
Abuso de drogas por vía intravenosa (IVDA)
Diabetes
Procedimiento quirúrgico reciente
Enfermedad cardiaca valvular

- Prolapso de la válvula mitral
- Válvula aórtica bicúspide
- Válvula cardiaca protésica

¿Ha recibido el paciente antibióticos hace poco?

Esto en ocasiones afecta la sensibilidad de los hemocultivos.

Obtenga una buena revisión de los síntomas

Dicha revisión quizá haga surgir otras causas de fiebre o fuente de infección.

O

Realice una exploración física

Busque signos físicos de endocarditis:

- *Nódulos de Osler:* Lesiones nodulares dolorosas que se observan por lo común en la extremidades
- *Lesiones de Janeway:* Microhemorragias indoloras que suelen verse en las palmas d las manos o en las plantas de los pies
- *Hemorragias en astilla:* Microhemorragias bajo las uñas de las manos o de los pies
- *Manchas de Roth:* Hemorragias retinales con aclaración central
- *Petequias:* Pueden verse en las membranas mucosas, la conjuntiva y el paladar duro
- Soplo de nueva aparición

Obtenga un ECG

Quizá se observe un bloqueo cardiaco con la extensión de la infección al nodo auriculoventricular o al sistema de conducción.

En ocasiones se observan cambios isquémicos si las vegetaciones embolizan una arteria coronaria.

Obtenga una Rx de tórax

Quizá revele infartos pulmonares o neumonía.

Ordene cultivos de sangre

Dos o tres series tomadas a lo largo de varias horas maximizan el aislamiento del agente causal.

Solicite un hemograma, electrólitos y pruebas de función renal

Quizá se observe una elevación de los leucocitos.

La anemia está asociada a la endocarditis subaguda.

En ocasiones hay insuficiencia renal por embolización en las arterias renales.

Considere un ecocardiograma

Evalúa las válvulas del corazón y permite apreciar vegetaciones.

El ecocardiograma transesofágico (TEE) llega a pasar por alto 20% de las vegetaciones. Considere un TEE si la sospecha clínica es alta.

Endocarditis o

Endocarditis no infecciosa

Los criterios de Duke se utilizan para hacer el diagnóstico. Se necesitan dos criterios mayores ***o*** uno mayor y dos menores ***o*** cinco menores para hacer el diagnóstico.

- Criterios principales
  - Hemocultivo positivo para microorganismos típicos (HACEK, *Streptococcus viridans*, *Streptococcus bovis*) en dos hemocultivos diferentes
  - Evidencia de afectación endocárdica
    - Masa intracardiaca oscilante en la válvula o en las estructuras de soporte, en la trayectoria de los chorros regurgitantes o en el material implantado en ausencia de una explicación anatómica alternativa o
    - Absceso o
    - Nueva dehiscencia parcial de la válvula protésica
- Criterios menores
  - Predisposición: condición cardiaca predisponente o IVDA
  - Fiebre: temperatura >38.0 °C (100.4 °F)
  - *Fenómenos vasculares:* embolias arteriales mayores, infartos pulmonares sépticos, aneurisma micótico, hemorragia intracraneal, hemorragias conjuntivales y lesiones de Janeway
  - *Fenómenos inmunológicos:* glomerulonefritis, nódulos de Osler, manchas de Roth y factor reumatoide
  - *Evidencia microbiológica:* cultivo de sangre positivo pero que no cumple un criterio mayor, como ya se ha señalado, o evidencia serológica de infección activa con organismo consistente con endocarditis infecciosa (IE)
  - *Hallazgos ecocardiográficos:* consistente con IE pero no cumple un criterio mayor, como ya se ha mencionado

Diagnóstico diferencial

Vasculitis sistémica

Enfermedad reumatológica

Inicie con antibióticos empíricos

Considere la vancomicina, la gentamicina y la rifampicina.

Considere la posibilidad de una intervención quirúrgica para

Signos de insuficiencia cardiaca congestiva o compromiso hemodinámico causado por una valvulopatía

Evidencia de absceso paravalvular

Bloqueo cardiaco progresivo

Bacteriemia persistente a pesar de los antibióticos adecuados

Infección de una válvula cardiaca protésica

Disponga el ingreso en el área de vigilancia de enfermería o en una unidad de cuidados coronarios

Es necesario vigilar el bloqueo cardiaco progresivo y la inestabilidad hemodinámica.

CRISIS HIPERTENSIVA

S

¿Cuáles son los síntomas actuales del paciente?

La mayoría de los pacientes con hipertensión son asintomáticos.

Síntomas que se correlacionan con el daño de los órganos finales:

- Síntomas neurológicos
  - Cefalea
  - Confusión
  - Coma
  - Convulsión
  - Déficits focales
- Síntomas cardiacos
  - Dolor de pecho
  - Palpitaciones
  - Insuficiencia cardiaca congestiva (CHF)
- Síntomas renales
  - Hematuria
  - Oliguria
  - Proteinuria

¿Tiene el paciente antecedentes de hipertensión?

Si se trata de una presentación inicial, deben excluirse causas secundarias de hipertensión:

- Feocromocitoma
- Cocaína y consumo de drogas ilícitas
- Estenosis de la arteria renal
- Hiperaldosteronismo primario
- Coartación de la aorta

¿Qué medicamentos está tomando el paciente?

Pregunte por los suplementos de hierbas, en especial la efedra y el regaliz.

¿Ha omitido el paciente alguna dosis? Quizá ocurra una hipertensión de rebote con dosis omitidas de clonidina.

Obtenga una historia social detallada

Pregunte sobre el consumo de drogas ilícitas, de alcohol y de tabaco.

Realice una revisión de los síntomas

Dicha revisión podría revelar una causa secundaria de la hipertensión.

O

Efectúe una exploración física

Examen fundoscópico: Evalúe si hay hemorragia retiniana y edema papilar, signos de daño de órganos finales.

Pulmones: Podría escuchar estertores como signo de CHF.

Cardiaca:

- Evalúe el punto de máximo impulso para un impulso apical prominente.
- Palpe para ver si el ventrículo derecho se eleva.
- Tome nota de cualquier soplo o S4.

Abdomen: Escuche si hay ruidos renales, signo de estenosis de la arteria renal.

Neurológico: Asegúrese de que no hay déficits focales ni signos de accidente vascular cerebral (CVA).

Obtenga un ECG

Evalúe si hay isquemia cardiaca.

Quizá revele la hipertrofia ventricular izquierda como un signo de hipertensión de larga duración.

Considere la posibilidad de realizar una TC de la cabeza si hay algún signo neurológico

Descarte la hemorragia intracraneal (ICH) o la hemorragia subaracnoidea (SAH).

Obtenga electrólitos, pruebas de función renal, enzimas cardiacas y análisis de orina

Descarte la insuficiencia renal.

Puede observar hematuria y proteinuria.

Es posible que las enzimas cardiacas estén elevadas como resultado de una lesión y tensión cardiaca.

Solicite un análisis de drogas en orina si sospecha de abuso de drogas

Obtenga una Rx de tórax

Quizá haya signos de congestión pulmonar y cardiomegalia.

Evalúe el mediastino en busca de ensanchamiento, que puede estar asociado a una disección aórtica.

A

Hipertensión

Si la presión arterial del paciente es elevada, pero no hay evidencia de daño en los órganos finales

Urgencia hipertensiva

Hipertensión grave en la que existe un riesgo pendiente de daño en los órganos finales.

Es necesario reducir la presión arterial durante las siguientes 24 horas para evitar lesiones en los órganos finales.

Crisis/urgencia hipertensiva

Presión arterial elevada de manera considerable con evidencia de daño en los órganos finales.

Es necesario bajar la presión arterial de inmediato para evitar que continúe el daño en los órganos finales.

Diagnóstico diferencial

- Feocromocitoma
- CVA
- Tumor cerebral
- Consumo de cocaína o anfetaminas
- Disección aórtica
- ICH o SAH

P

Controle la presión arterial

Si el paciente es asintomático y no ha tomado su medicación en casa, administre la dosis habitual e implemente seguimiento estricto.

Si es asintomático, puede dar medicamentos orales. Considere:

- Clonidina
- β bloqueadores
- Bloqueadores de los canales de Ca
- Nitroglicerina
- Hidralazina
- Inhibidores ACE

Si hay evidencia de daño en los órganos finales, el control inmediato de la presión arterial justifica iniciar una medicación IV para un control titulable.

- Los medicamentos más comunes que se utilizan son:
  - Nitroprusiato
  - Esmolol
- El objetivo de descenso es de 20 a 25% de la presión arterial inicial durante los primeros 60 minutos.
- Debido a las medidas compensatorias en el cerebro y los riñones, el descenso de la presión arterial demasiado rápido puede provocar un CVA e hipoperfusión de los riñones.
- Coloque una línea arterial para una medición precisa y constante de la presión arterial.

Ingrese en la UCI si hay evidencia de daño en los órganos finales

Ingrese en el área de enfermería monitorizada por urgencia hipertensiva

Alta para regreso a casa

Si el paciente está asintomático, ha respondido al tratamiento en el servicio de urgencias y tendrá un seguimiento estrecho con un médico de atención primaria por la mañana, puede darle el alta para que se vaya a casa.

INFARTO DE MIOCARDIO

S

Determine el PQRST del dolor (véase Dolor de pecho, p. 170)

Cuando pregunte por el dolor, averigüe si los pacientes tienen alguna molestia, porque algunos negarán el dolor pero informarán de una presión intensa, pesadez o una molestia en el pecho.

¿Han tenido un dolor similar en el pasado? ¿Cambia el dolor con el esfuerzo o el estrés?

Sugiere una historia previa de angina

¿Tiene el paciente algún factor de riesgo de infarto de miocardio?

Entre los factores de riesgo se encuentran los antecedentes de tabaquismo, hipercolesterolemia, hipertensión, diabetes, obesidad, infarto de miocardio previo, sexo masculino, angioplastia o intervención coronaria percutánea (PCI) previa o antecedentes familiares de infarto de miocardio.

Las personas con diabetes se presentan con frecuencia sin los signos y síntomas típicos del infarto de miocardio y, por lo común, no experimentan dolor.

¿Tiene el paciente algún síntoma asociado?

Diaforesis, dificultad para respirar, náuseas o vómitos

¿Se ha iniciado algún tratamiento antes de su evaluación?

¿Los paramédicos han administrado nitroglicerina? ¿Hubo alguna mejora con el tratamiento aplicado?

¿Ha tomado el paciente aspirina o la toma a diario?

¿Ha probado la persona el autotratamiento con antiácidos? ¿Le ha servido de algo?

Consiga una lista de medicamentos

Pregunte si se ha saltado alguna medicación o si ha habido algún cambio reciente.

Obtenga el historial médico

Es preciso prestar especial atención a cualquier antecedente de injerto de derivación arterial coronaria o de PCI.

- ¿Cuándo se realizó, qué vasos; hubo alguna complicación tras el procedimiento?
- ¿Se ha realizado en tiempos recientes un cateterismo cardiaco o una prueba de esfuerzo?

O

Evalúe los signos vitales

Asegúrese de que el paciente está estable en términos hemodinámicos.

Realice una exploración física

Cardiaco: Tal vez escuche un S3 o un nuevo soplo.

Pulmones: Examen por lo común normal. Escuche si hay egofonía o roce pleural, que sugiere un diagnóstico alternativo. Los estertores quizá indiquen insuficiencia cardiaca aguda por infarto.

A menudo, el examen es normal y poco informativo.

Obtenga un ECG en los 10 minutos siguientes a su llegada

La elevación del ST en dos o más derivaciones contiguas o un nuevo bloqueo de rama izquierda justifica una revascularización emergente.

También es factible apreciar ondas T hiperagudas, ondas T invertidas o depresión del ST (cambios recíprocos).

Considere la posibilidad de realizar un ECG del lado derecho si hay signos periféricos de insuficiencia cardiaca.

Un 20% de los ECG iniciales no muestran cambios isquémicos; puede ser necesario llevar a cabo ECG seriados.

Obtenga enzimas cardiacas

La CK, la CK-MB y la Trop-I quizá estén elevadas apenas 4 horas después del inicio del dolor.

- La Trop-I puede permanecer elevada hasta 2 semanas (eliminada por los riñones).

Es factible que la mioglobina se eleve a partir de las 2 horas, pero carece de una especificidad significativa.

La Trop-I es la enzima más específica disponible.

Se necesitan varias series de enzimas durante un periodo de 8 a 12 horas para descartar por completo el infarto de miocardio.

Consiga una Rx de tórax

Permite excluir otras causas de dolor torácico.

Infarto de miocardio

Interrupción repentina o insuficiencia del suministro de sangre al corazón.

Diagnóstico diferencial

- Angina inestable
- Insuficiencia cardiaca congestiva
- Neumonía
- Dolor de pecho
- Pleuresía
- Enfermedad por reflujo gastroesofágico

P

Inicie de inmediato la terapia antiisquémica. Los pacientes deben recibir:

Aspirina: 325 mg o cuatro aspirinas de 81 mg. Si está en tratamiento crónico con aspirina, no es necesario repetirlo.

Administre clopidogrel si el paciente no tolera la aspirina o se planea una PCI.

Nitroglicerina: Existen comprimidos sublinguales, pasta tópica o formulaciones IV.

- Titule la nitroglicerina para aliviar el dolor mientras se asegura de que la SBP se mantenga por encima de 90.

Morfina: Proporciona alivio del dolor, disminuye la precarga y mitiga la ansiedad del paciente. El efecto resultante es una reducción de la demanda global de oxígeno del miocardio y una disminución de la isquemia miocárdica.

Heparina: Heparina no fraccionada o de bajo peso molecular; ayuda a prevenir la extensión del trombo.

β *bloqueador:* Debe evitarlo si el paciente está hipotenso, bradicárdico o tiene una enfermedad pulmonar grave.

- Disminuye la demanda de oxígeno del miocardio
- Se ha demostrado que reduce la mortalidad si se administra en las primeras 12 horas

Disponga de una revascularización de urgencia

La PCI primaria se ha asociado a una mejora de los resultados si se realiza en un plazo de 2 horas.

- Si el paciente va a someterse a una PCI primaria, considere la posibilidad de administrar clopidogrel o una glucoproteína IIb/IZIa. Se ha demostrado que disminuye la tasa de cierre prematuro del lugar de la PCI.

Deben suministrarse trombolíticos si el dolor ha estado presente durante <12 horas, y la PCI primaria no puede efectuarse en 2 horas.

- Las principales contraindicaciones de la terapia trombolítica son:
  - Sangrado activo
  - Cirugía mayor o traumatismo en las últimas 3 semanas
  - Neurocirugía o derrame cerebral en los últimos 3 meses
  - CPR prolongada (>10 minutos) o traumática

Vigile las arritmias de reperfusión

Suelen producirse en la primera hora después de la revascularización. La taquicardia ventricular y una taquicardia idioventricular acelerada son las más comunes. Puede observarse una bradicardia sinusal o un bloqueo cardiaco completo.

Ingrese en la unidad de cuidados coronarios

PALPITACIONES

S

¿Qué síntomas experimentó el paciente?

Los pacientes pueden quejarse de un ritmo cardiaco acelerado o de una sensación de que su corazón se salta los latidos.

¿Hubo mareos o síncopes asociados?

Se ve con arritmias que causan compromiso hemodinámico. Requiere un examen exhaustivo porque quizá esto sea un signo de advertencia de muerte súbita cardiaca.

¿Qué estaba haciendo el paciente cuando empezaron las palpitaciones?

El ejercicio y el estrés psicológico pueden inducir arritmias.

Indague acerca del consumo reciente de cafeína, alcohol, tabaco o cocaína/ anfetamina

Estos agentes pueden causar irritación y excitación del miocardio, provocando arritmias

¿Cuánto duraron las palpitaciones?; ¿siguen presentes?

¿Tiene el paciente antecedentes de palpitaciones, enfermedad aterosclerótica coronaria (CAD) o insuficiencia cardiaca congestiva (CHF)?

Las palpitaciones quizá sean un signo de isquemia o de exacerbación de la CHF.

Si ha tenido palpitaciones antes, ¿sabe qué arritmia tuvo y qué tratamiento se le dio? En ocasiones permite orientar su tratamiento actual.

¿Qué ha hecho el paciente para intentar detener las palpitaciones?

Algunos pacientes saben que es necesario intentar una maniobra de Valsalva agachándose, o bien toser o realizar un masaje carotídeo, que aumentan el tono vagal.

Obtenga un historial médico completo

Los antecedentes de enfermedad pulmonar obstructiva crónica EPOC o de trastornos pulmonares se asocian con el aleteo auricular, la fibrilación auricular y la taquicardia auricular multifocal.

Los antecedentes de CHF o EPOC se asocian a taquicardia, bloqueo cardiaco y contracciones ventriculares prematuras (PVC).

O

Realice una exploración física

Busque signos de una exacerbación de la CHF o de la EPOC. En general, el examen es normal y no es muy útil para determinar la causa de la arritmia.

Obtenga un ECG

Busque signos de isquemia, bloqueo cardiaco o arritmia.

El aleteo auricular mostrará ondas de aleteo, que son despolarizaciones organizadas y rápidas (300 lpm, "patrón de dientes de sierra" en el ECG) de la aurícula con conducción variable a los ventrículos.

La fibrilación auricular tendrá una ausencia de ondas P porque la actividad auricular está desorganizada, con una conducción irregular hacia los ventrículos.

La taquicardia ventricular mostrará, de forma típica, una respuesta ventricular regular con un complejo QRS ampliado. La respuesta ventricular es independiente de cualquier actividad auricular.

Busque ondas delta: un intervalo PR acortado con una desviación de la porción inicial del complejo QRS. Permite diagnosticar el síndrome de Wolff-Parkinson-White y representa un tracto de derivación entre la aurícula y los ventrículos.

Coloque al paciente en un monitor cardiaco

Obtenga una Rx de tórax

Quizá muestre signos de neumonía o exacerbación de la CHF

Cuantifique los electrólitos o la hormona estimulante de la tiroides (TSH)

El hipotiroidismo, el hipertiroidismo y los desequilibrios electrolíticos de potasio, calcio o magnesio pueden provocar arritmias.

Si se sospecha de isquemia cardiaca (p. ej., dolor en el pecho), verifique las enzimas cardiacas

Fibrilación/*flutter* auricular o

Taquicardia supraventricular/PSVT o

Taquicardia ventricular o

Contracciones ventriculares prematuras (PVC)

P **Considere una prueba de adenosina**

Si no se puede determinar el ritmo debido a una frecuencia rápida, considere una prueba de adenosina.

Administre 6, 12 o 18 mg de adenosina por IV. Provoca un bloqueo transitorio del nodo auriculoventricular (AV), lo que permite ver la actividad auricular. Quizá se asocie con un breve periodo de asistolia.

Puede corregir las palpitaciones causadas por la taquicardia reentrante del nódulo AV.

Contemple la cardioversión

Si el paciente se vuelve inestable en términos hemodinámicos según los protocolos de soporte vital cardiaco avanzado (ACLS)

Las contracciones ventriculares prematuras no requieren ningún tratamiento si no hay evidencia de compromiso hemodinámico

Si el paciente tuvo mareos o síncopes, hay que descartar una taquicardia ventricular no diagnosticada.

Fibrilación/*flutter* auricular

Por lo regular, se requiere la hospitalización para la monitorización cardiaca, la anticoagulación y el estudio que consiste en la TSH y el ecocardiograma.

No debe intentarse la cardioversión en el servicio de urgencias hasta que se haya evaluado de manera total al paciente, debido al riesgo de CVA.

Tratar cualquier trastorno pulmonar subyacente que pueda estar exacerbando la arritmia cardiaca.

Controle la frecuencia con bloqueadores de los canales de calcio, β bloqueadores o digoxina (poco común).

Si le preocupa el síndrome de Wolff-Parkinson-White, la frecuencia puede controlarse con procainamida. Evite la digoxina, los antagonistas del calcio y los β bloqueadores.

Taquicardia supraventricular/PSVT

Quizá esté asociado al consumo de tabaco, alcohol, cafeína y drogas.

Suele ser de naturaleza transitoria y el tratamiento consiste en suspender el agente causante.

Puede obtener el control de la frecuencia con β bloqueadores, bloqueadores de los canales de calcio.

Si es recurrente o hay evidencia de una vía accesoria, el paciente quizá requiera un estudio de electrofisiología (EP).

Taquicardia ventricular

Si el paciente está estable, puede intentar la conversión administrando lidocaína o amiodarona.

- La amiodarona incidirá en su capacidad para realizar un estudio de electrofisiología, aunque se considera el agente de primera línea según los protocolos ACLS.

Ingrese en la MNF o en la UCI

Considere el alta domiciliaria

Si los síntomas del paciente fueron leves, el examen en urgencias fue negativo y hay un buen seguimiento, piense en enviar al paciente a casa con un monitor Holter.

SÍNCOPE

S

¿Perdió en realidad la conciencia el paciente? ¿Fue presenciado el suceso?

Si fue atestiguado, determine cuánto tiempo estuvo inconsciente el paciente y si hubo algún síntoma que condujera al suceso.

Pregunte por la actividad convulsiva o la incontinencia. Algunos pacientes experimentan movimientos espasmódicos de sus extremidades que el espectador sin conocimientos médicos cree que son convulsiones.

¿Cuánto tiempo tardó el paciente en empezar a pensar y actuar con normalidad? El síncope debe tener un rápido retorno a la línea de base, mientras que una convulsión es posible que presente una fase postictal prolongada.

¿Qué hacía el paciente antes del episodio sincopal?

Estar de pie por mucho tiempo, levantarse de manera rápida y sentirse mal en términos emocionales tal vez desencadenen un episodio vasovagal, lo que puede provocar un síncope.

La defecación y la micción pueden suscitar un episodio sincopal al activar receptores periféricos hipersensibles.

¿Ha comido o bebido el sujeto de modo adecuado?

¿Tiene el paciente antecedentes de síncope?

Determine las circunstancias en torno a los episodios anteriores. ¿Se ha sometido la persona a alguna prueba para determinar la etiología?

¿Hubo algún síntoma antes del episodio?

El mareo, el dolor en el pecho, las palpitaciones y los latidos acelerados sugieren una causa cardiaca del síncope.

El dolor de cabeza, la confusión, la debilidad focal o el entumecimiento apuntan hacia un origen neurológico.

¿Tiene el paciente antecedentes de diabetes, convulsiones, enfermedad aterosclerótica coronaria, hipertensión, insuficiencia cardiaca congestiva o arritmias?

Los antecedentes cardiacos aumentan el riesgo de infarto de miocardio y de arritmias.

¿Hay antecedentes de hipoglucemia?

¿Ha empezado el paciente a tomar alguna medicación nueva? ¿Qué medicamentos está tomando?

Los nuevos agentes hipertensivos pueden causar hipotensión postural y síncope, como los α bloqueadores para la BPH.

O

Evalúe los signos vitales del paciente

Realice ortostatismo, que ayudará a determinar si la causa es la hipotensión postural (ortostática).

Efectúe una exploración física

Busque signos de traumatismos o lesiones.

Evalúe el estado mental y asegúrese de que no hay déficits neurológicos.

Lleve a cabo un examen rectal para descartar una hemorragia GI oculta.

En general, la exploración física es por completo normal.

Obtenga un ECG

Evalúe si hay signos de isquemia o arritmia.

Compruebe el nivel de glucosa en sangre del paciente

La diabetes de nueva aparición con deshidratación puede presentarse con un síncope.

Si la historia sugiere o el paciente tiene factores de riesgo de infarto de miocardio, cuantifique las enzimas cardiacas

Si hubo algún síntoma neurológico antes del evento, obtenga una TC de la cabeza

Excluya la hemorragia intracraneal, la hemorragia subaracnoidea o la masa ocupante de espacio como causas.

Contemple la posibilidad de realizar una TC si el paciente se ha caído y hay evidencia de una lesión en la cabeza.

Si hay posibilidad de embarazo, compruebe la β-hCG

Si el paciente tiene un trastorno convulsivo, tenga en mente comprobar los niveles de cualquier medicamento anticonvulsivo

A

Síncope

En la mayoría de los casos, no se puede determinar la causa del episodio sincopal. Un buen historial es su mejor arma para determinar la causa.

La mayoría de los estudios clínicos son normales y no son diagnósticos.

Diagnóstico diferencial

- Convulsión
- Accidente vascular cerebral
- Hipoglucemia
- Ansiedad o crisis de angustia (ataque de pánico)

P

Trate la hipoglucemia con líquidos intravenosos (IVF) y D50

Maneje las arritmias según lo indicado

Si hay ortostatismo o signos de deshidratación, suministre IVF

Vuelva a comprobar el ortostatismo después de la reanimación con líquidos para asegurarse de que los síntomas se han resuelto.

Si el paciente ha sufrido una lesión, se hace indispensable un estudio adicional en el hospital

En general, sugiere que no hubo advertencia o síntomas precedentes que indicaran una arritmia cardiaca repentina como causa.

Considere obtener un ecocardiograma

Si se sospecha de una valvulopatía

Ingrese en una planta de enfermería monitorizada o en la UCI a pacientes con cualquiera de los siguientes factores

- Síncope en posición supina
- Edad avanzada
- Traumatismo
- Síncope recurrente
- Pérdida de conciencia prolongada
- Dolor de cabeza o signos neurológicos focales
- Persona joven con síncope de esfuerzo

Considere dar el alta de regreso a casa

Los pacientes que presentan un síncope vasovagal clásico en el que se identifica el factor precipitante (p. ej., estar de pie durante mucho tiempo) y no muestran síntomas cardiacos ni factores de riesgo significativos pueden ser dados de alta y enviados a casa.

ANGINA INESTABLE

S

Determine el PQRST del dolor (véase Dolor de pecho, p. 170)

¿Tiene el paciente un historial conocido de angina?

¿Ha habido un cambio en la cantidad de ejercicio que la persona puede hacer antes de quedarse sin aliento o desarrollar dolor en el pecho?

¿Ha experimentado el paciente dolor en el pecho en reposo?

Todos los diagnósticos iniciales de angina se consideran inestables por definición, ya que son indiferenciados.

¿Hay alguna acción específica que exacerbe el dolor de pecho?

Caminar, subir escaleras o hacer ejercicio aeróbico son actividades más consistentes con la isquemia cardiaca.

¿Qué hace que el dolor o los síntomas se resuelvan?

El dolor que se resuelve con rapidez con el reposo o la nitroglicerina es compatible con la angina de pecho.

La nitroglicerina puede mitigar el dolor y el espasmo esofágico; por tanto, el alivio con nitroglicerina no es diagnóstico de angina.

¿Tiene el individuo algún síntoma asociado?

Dificultad para respirar, náuseas, vómitos y diaforesis. La diaforesis no es un síntoma común y debe aumentar su sospecha de dolor/isquemia verdadero.

¿Se ha sometido el paciente a algún procedimiento de revascularización coronaria en el pasado?

Los síntomas tras un injerto por derivación arterial coronaria (CABG) o una intervención coronaria percutánea (PCI) pueden ser causados por el cierre subagudo de los injertos, las endoprótesis (*stents*) o el lugar de la angioplastia.

¿Cuáles son los factores de riesgo del paciente para la aterosclerosis coronaria?

Véase Infarto de miocardio, p. 362.

Indague acerca de cualquier medicamento nuevo o si el paciente se ha saltado alguna dosis

La recurrencia de la angina puede ser causada por el incumplimiento del tratamiento médico por parte del paciente.

Realice una revisión general de los sistemas

Esto puede ayudar a dilucidar cualquier problema médico potencial que complique el dolor de pecho.

O

Efectúe una exploración física

Pulmones: Por lo regular, normal; quizá escuche estertores o sibilancias si hay insuficiencia cardiaca congestiva (CHF).

Tórax: Tome nota de cualquier dolor reproducible, aunque puede estar presente de manera incidental con la isquemia cardiaca.

Cardiaco: Advierta cualquier pulso irregular, soplos, S3 o S4.

Extremidades: Compruebe cualquier edema pedal, que se observa con la CHF.

Examen rectal: Debe realizarse para descartar una hemorragia GI oculta si tiene previsto iniciar un tratamiento anticoagulante.

Verifique el ECG

Asegúrese de compararlo con un ECG previo. En ocasiones, los individuos mostrarán una seudonormalización de su ECG (p. ej., sus ondas T basales se hallaban invertidas, pero en su ECG actual están en posición vertical y con apariencia normal), lo que dificulta el diagnóstico de los cambios de isquemia.

Obtenga una Rx de tórax

Busque signos de infiltrado, edema pulmonar, derrame pleural, cardiomegalia o mediastino ensanchado (sugieren una disección aórtica).

Verifique los siguientes estudios de laboratorio

Enzimas cardiacas

- La mioglobina mostrará elevaciones en un plazo de 2 horas, aunque no es específica de lesión cardiaca.
- La elevación de Trop-I es específica de la lesión muscular cardiaca.

- Es posible observar elevación de la CK con cualquier lesión muscular.
- Los individuos con insuficiencia renal pueden tener las enzimas cardiacas elevadas de forma crónica.
- El infarto de miocardio no de onda Q o el infarto de miocardio sin elevación del ST sólo puede descartarse al obtener enzimas en serie durante un periodo de 6 a 12 horas.

Electrólitos, BUN, creatinina: Excluya alteraciones electrolíticas o insuficiencia renal.
Hemograma: Asegúrese de que la anemia no es la causa de la isquemia de demanda.

A

Angina inestable

Dolor paroxístico intenso en el pecho asociado a un suministro insuficiente de sangre al corazón que se produce en reposo o con una frecuencia creciente. El dolor debe aliviarse con reposo o nitroglicerina.

Infarto de miocardio

Interrupción repentina o insuficiencia del suministro de sangre al corazón.

Diagnóstico diferencial

- Dolor de pecho
- Neumonía
- Embolia pulmonar

P

Inicie el tratamiento de la isquemia

- Instaure el siguiente tratamiento:
- Coloque al paciente con oxígeno.
- Adminístrele nitroglicerina por vía sublingual o IV si la SBP >100.
- Déle 325 mg de aspirina, si no es alérgico.
- Considere la posibilidad de administrar un β bloqueador si la frecuencia cardiaca es superior a 70 y no está hipotenso.
- Considere suministrar 2-4 mg de morfina IV, según sea necesario para el dolor.

Si el paciente presenta cambios en el ECG, contemple comenzar la terapia con heparina.

Titule los medicamentos para proporcionar un alivio eficaz del dolor

El dolor continuo representa una lesión continua del músculo cardiaco.

Si el paciente tiene cambios en el ECG o se ha sometido en tiempos recientes a una PCI o a un CABG, discuta el caso con el cardiólogo o el médico de cabecera del paciente

Delibere el inicio de la terapia de la glucoproteína IIb/IIIa si el paciente tiene depresión del ST, enzimas cardiacas positivas, alto riesgo de isquemia o si se planea una revascularización de urgencia.

Disponga el ingreso en el área de vigilancia de enfermería o en una unidad de cuidados coronarios

TROMBOSIS VENOSA

S

¿Tiene el paciente dolor o hinchazón en una o ambas piernas?

La trombosis venosa profunda (DVT) puede afectar a ambas piernas, pero por lo común sólo se encuentra en una.

La hinchazón bilateral es más consistente con la insuficiencia cardiaca congestiva (CHF).

¿Tiene el paciente algún factor de riesgo de trombosis venosa?

Los factores de riesgo son los siguientes:

- Cirugía reciente o inmovilización
- Uso de estrógenos o de píldoras anticonceptivas
- Embarazo
- Antecedentes de estado hipercoagulable
- Tabaquismo
- Viaje reciente
- Cáncer
- Antecedentes de DVT/ embolismo pulmonar (PE)

¿Tiene el paciente algún síntoma asociado de dolor en el pecho o falta de aire?

Quizá sea indicio de una PE y justifica una evaluación adicional.

¿Ha sufrido el paciente algún traumatismo en la extremidad?

Sugiere dolor e hinchazón causados por una celulitis o un absceso focal.

Una fractura reciente o una lesión en los tejidos blandos aumenta el riesgo de sufrir una DVT.

Obtenga un historial médico completo

Los antecedentes de cirrosis, insuficiencia renal o CHF pueden explicar la hinchazón de las extremidades inferiores.

La intervención quirúrgica previa o la extracción de injertos de vena safena para el injerto por derivación arterial coronaria se asocian a la hinchazón crónica de las piernas en el posoperatorio.

¿Se ha suministrado al paciente una medicación nueva o se ha suspendido alguna medicación?

Cualquier cambio en el tratamiento de la CHF o de la cirrosis puede provocar un aumento del edema periférico.

O

Realice una exploración física

Pulmones: Escuche si hay roce pleural, que puede verse con la PE.

Cardiaco: Escuche si hay nuevos soplos y palpe si el ventrículo derecho se eleva, lo que puede ocurrir con la PE.

Extremidades: Mida ambas pantorrillas y compárelas, palpe los cordones venosos. ¿Hay signos de celulitis (p. ej., enrojecimiento, calor, hinchazón, sensibilidad)?

Compruebe los siguientes análisis de laboratorio

Hemograma, estudios de coagulación: Estudios de referencia en caso de que sea necesaria la anticoagulación.

Considere comprobar el dímero D: El dímero D por ELISA es sensible en 80% pero no es específico para la DVT.

Contemple la realización de una evaluación de hipercoagulabilidad. Es importante tenerlo en cuenta en el servicio de urgencias porque la prueba puede verse afectada por el inicio de las terapias con heparina o warfarina.

Obtenga un dúplex venoso de las extremidades inferiores

Alta sensibilidad/especificidad para las venas proximales, pero menos para las venas distales de la pantorrilla. El rendimiento de la prueba se ve afectado por el hábito corporal y el edema tisular.

Quizá aprecie el quiste de Baker (poplíteo) como causa de la hinchazón.

No permite evaluar las venas pélvicas.

Considere efectuar una MRI

Si existe una fuerte sospecha de trombosis pélvica o de la vena cava inferior (IVC), lo que es frecuente después de la cirugía ginecológica y obstétrica.

Considere la evaluación de PE si el paciente tiene dolor en el pecho o dificultad para respirar

Véase Embolia pulmonar, p. 376.

Trombosis venosa profunda

Un coágulo de sangre en las venas profundas de las piernas. Los coágulos de sangre por encima de la rodilla tienen un mayor riesgo de desprenderse y convertirse en una PE.

Trombosis venosa superficial

Un coágulo de sangre en las venas superficiales de las piernas no asociado a la PE.

Diagnóstico diferencial

- Celulitis
- Cirrosis
- CHF
- Síndrome nefrótico
- Linfedema
- Embarazo

P

Trombosis venosa profunda

Inicie la anticoagulación para evitar la propagación del coágulo y la PE si no existen factores de riesgo.

- Los factores de riesgo incluyen:
  - Hemorragia intracraneal o subaracnoidea reciente
  - Hemorragia gastrointestinal activa
  - Alto riesgo de caídas y posterior lesión en la cabeza
- Se puede iniciar la heparina de bajo peso molecular o la heparina no fraccionada.
  - Puede interrumpir el tratamiento con heparina una vez que la warfarina haya sido terapéutica durante 2 días.
- La duración de la anticoagulación depende de si el coágulo es provocado o no.
  - Si se encuentra una segunda DVT/PE o un estado hipercoagulable, el paciente necesitará una terapia de warfarina de por vida.

Considere la colocación de un filtro IVC en pacientes:

- No aptos para la anticoagulación
- Que desarrollaron DVT o PE mientras estaban en anticoagulación
- Con un estado respiratorio tenue en el que cualquier PE puede provocar la muerte

Trate el dolor con AINE.

Trombosis venosa superficial

No hay indicación de terapia anticoagulante a menos que el coágulo se propague al sistema profundo.

Inicie una terapia conservadora.

- Reposo
- Compresas calientes
- Elevación
- AINE

NEUMOLOGÍA

NEUMOTÓRAX

S

¿Cuáles son los síntomas del paciente?

Los síntomas típicos incluyen:

- Inicio repentino de dolor torácico pleurítico en el lado afectado
- Disnea
- Taquipnea
- Tos

¿Tiene el paciente algún factor de riesgo de neumotórax?

- Tabaquismo
- Traumatismo
- Cambio de presión atmosférica
- Predisposición genética (p. ej., deficiencia de α-1-antitripsina, síndrome de Marfan)
- Mayor incidencia en hombres jóvenes, delgados y altos

¿Ha sufrido el paciente algún traumatismo?

El traumatismo penetrante tiene el mayor riesgo de neumotórax.

¿Hay antecedentes de neumotórax?

Los neumotórax recurrentes quizá requieran una intervención quirúrgica para evitar que se produzcan en el futuro.

¿Tiene el paciente alguna condición médica?

Cualquier enfermedad que pueda afectar a la reserva pulmonar (p. ej., la enfermedad pulmonar obstructiva crónica [EPOC], el cáncer, la fibrosis quística, el émbolo pulmonar) hará que los signos y síntomas de un neumotórax sean más graves.

Obtenga un historial social

El tabaquismo y la inhalación de cocaína se han asociado con el neumotórax.

Realice una revisión de los síntomas

En ocasiones provoca síntomas consistentes con un diagnóstico alternativo (p. ej., embolia pulmonar, neumonía, bronquitis).

O

Compruebe los signos vitales del paciente

Asegúrese de que el paciente está estable en términos hemodinámicos.

La hipotensión, la taquicardia y la taquipnea se observan con el neumotórax a tensión. Compruebe la SpO_2.

Realice una exploración física

Generalidades: ¿Hay alguna dificultad respiratoria?

HEENT: ¿Hay distensión venosa yugular o desviación traqueal? Son signos de neumotórax a tensión.

Pulmones: ¿Los sonidos respiratorios son iguales de manera bilateral? Por lo regular, la persona tendrá sonidos respiratorios disminuidos en el lado afectado.

Pecho: ¿Observa alguna señal de traumatismo? Busque heridas penetrantes, crepitaciones o signos de lesiones contundentes.

Cardiaco: ¿Los sonidos del corazón están desplazados o amortiguados? Puede ocurrir con el neumotórax a tensión.

Extremidades: ¿Hay algún signo de cianosis?

Si hay signos de neumotórax a tensión, proceda de inmediato a la descompresión con aguja

NO confirme la sospecha con una Rx de tórax.

Obtenga una Rx de tórax

La ausencia de marca pulmonar vascular periférica a una **línea radiolúcida** es diagnóstica de un neumotórax.

La Rx de tórax espiratoria en posición vertical maximiza la visualización.

La Rx de tórax puede pasar por alto un neumotórax anterior.

Una Rx de tórax en decúbito lateral suele ayudar a la visualización.

Considere una TC de tórax

Es muy sensible y detectará un neumotórax que no se haya advertido en la Rx de tórax.

No se necesitan estudios de laboratorio, aunque la gasometría quizá muestre hipoxemia y alcalosis respiratoria

A

Neumotórax

Aire libre en el espacio pleural

Cuatro tipos:

- Primario: No hay una condición médica subyacente
- Secundario: Asociado a un trastorno pulmonar subyacente (p. ej., EPOC)
- Traumático: Causado por un traumatismo
- Iatrogénico: Resultado de un procedimiento médico (p. ej., la colocación de una vía central)

Neumotórax a tensión

Una verdadera urgencia médica

Se produce cuando el aire sigue filtrándose desde el pulmón hacia el espacio pleural y no puede salir (mecanismo de válvula unidireccional), lo que aumenta la presión intratorácica. Al aumentar la presión, el retorno sanguíneo venoso se ve afectado y acaba por detenerse, lo que provoca un paro cardiaco.

Diagnóstico diferencial

- Neumonía
- Émbolo pulmonar
- Taponamiento cardiaco
- Contusión de la pared torácica
- Exacerbación de la EPOC
- Exacerbación del asma
- Pleuritis
- Infarto de miocardio

P

Neumotórax a tensión

Se necesita una descompresión inmediata con aguja. Introduzca una aguja de calibre 14 en el segundo espacio intercostal a la altura de la línea clavicular media. El diagnóstico se confirma cuando se oye un chorro de aire al colocarla y hay una mejora inmediata de la presión arterial y del esfuerzo respiratorio.

Es necesario un tratamiento definitivo con toracotomía tubular, ya que la descompresión con agujas es una medida provisional.

Neumotórax

Los pequeños neumotórax primarios (<15%) en un paciente estable en términos hemodinámicos pueden mantenerse en observación en ER durante 6 horas. Si no se advierte ningún cambio en la Rx de tórax de seguimiento, el paciente puede recibir el alta y regresar a casa con una supervisión estrecha.

A los pacientes con un neumotórax de más de 15%, condiciones comórbidas, inestabilidad hemodinámica o una reserva pulmonar pobre es preciso insertarles un catéter de cola de cochino o hacerles una toracostomía con tubo.

Los neumotórax traumáticos deben tratarse con la colocación de un catéter de cola de cochino o con una toracostomía con tubo. El catéter cola de cochino se tolera mejor, pero no tiene el calibre suficiente para evacuar la sangre y debe limitarse a los neumotórax puros.

EDEMA PULMONAR

S

¿Cuáles son los síntomas actuales del paciente?

Los síntomas típicos incluyen:

- Disnea
- Ansiedad
- Taquipnea
- Ortotopnea
- Diaforesis
- Debilidad

Determine el tipo de inicio y la duración de los síntomas del paciente

La aparición brusca se observa en caso de infarto de miocardio, regurgitación mitral aguda, urgencia hipertensiva o exposición a tóxicos.

Por su parte, la aparición gradual es consistente con una exacerbación de la insuficiencia cardiaca congestiva (CHF, *congestive heart failure*) o con una exposición tóxica crónica.

¿Ha sufrido el paciente un traumatismo reciente?

Se han notificado casos de edema pulmonar con lesiones del sistema nervioso central (CNS, *central nervous system*), traumatismos, convulsiones, aspiración y con la reexpansión del pulmón tras el tratamiento del neumotórax o del derrame (>1 L).

¿Tiene el paciente otros problemas médicos?

Las enfermedades asociadas más comunes son:

- Estenosis aórtica
- Insuficiencia renal
- Hipertiroidismo
- Regurgitación mitral
- Insuficiencia hepática
- Convulsiones
- CHF
- Hipertensión
- Lesión del CNS

Obtenga un historial social que incluya las exposiciones ocupacionales

La exposición a sustancias químicas y las lesiones por inhalación pueden provocar un edema pulmonar.

Los opioides y la inhalación de cocaína se han asociado con el edema pulmonar.

¿Qué medicación toma el paciente?

Ayudará a determinar los factores de riesgo y los problemas médicos si el individuo no puede comunicarse.

O

Evalúe los signos vitales del paciente

Tome nota de la SpO_2, la frecuencia respiratoria y la presión arterial.

Realice una exploración física

Generalidades: ¿Dificultad respiratoria? ¿Puede hablar con frases completas? ¿Signos de traumatismo?

HEENT: ¿Distensión venosa yugular? ¿Hollín o quemaduras alrededor de la nariz y la boca? (se observa en las lesiones por inhalación)

Pulmones: ¿Estertores? ¿Sibilancias? ¿Disminución de los ruidos respiratorios? ¿Uso de los músculos accesorios?

Cardiaca: ¿Taquicardia? ¿Soplos? ¿Galope? Se observa con la CHF.

Abdomen: ¿Ascitis? A veces se observa con la CHF.

Extremidades: Edema de los pies, pulsos disminuidos.

Obtenga una Rx de tórax

El aumento de las marcas vasculares (cefalización), el derrame pleural, los infiltrados alveolares, la cardiomiopatía y las líneas B de Kerley (marcas lineales cortas en la periferia del pulmón) pueden observarse con el edema pulmonar.

Obtenga un ECG

Excluya el infarto de miocardio y la isquemia miocárdica.

Considere solicitar los siguientes análisis de laboratorio

Biometría hemática completa para excluir la anemia y la insuficiencia cardiaca secundaria de alto rendimiento como causa

BUN, creatinina para evaluar la función renal

LFT para excluir la insuficiencia hepática

Enzimas cardiacas para descartar el infarto de miocardio

BNP para desestimar CHF

A

Edema pulmonar

La fuga de líquido intravascular hacia el intersticio pulmonar y los espacios aéreos

Las causas se dividen en dos categorías

Cardiogénicas: Incluye la cardiopatía valvular, la cardiomiopatía, la pericarditis, el infarto de miocardio, la crisis hipertensiva y la sobrecarga de volumen. El edema pulmonar está causado por el aumento de la presión hidrostática en los capilares pulmonares, lo que provoca la salida de líquido intravascular.

No cardiogénicas: Comprende la reexpansión pulmonar, las lesiones laborales o por inhalación, las drogas (p. ej., opioides, cocaína), la aspiración, los traumatismos, las lesiones del CNS o la sepsis. El edema pulmonar está causado por el daño a la permeabilidad capilar pulmonar, que permite la salida de líquido del espacio intravascular.

Diagnóstico diferencial

- EPOC
- Síndrome de dificultad respiratoria del adulto
- Neumonía
- CHF

P

Proporcione oxígeno suplementario

Mantenga una SpO_2 >92%.

Intube o coloque en ventilación con presión positiva no invasiva si el paciente se encuentra en dificultad respiratoria grave.

Edema pulmonar cardiogénico

Maximice la función cardiaca. Los objetivos de la terapia son normalizar la poscarga, la precarga y el gasto cardiaco.

- Si la presión arterial está muy elevada, administre vasodilatadores para disminuir la poscarga.
- Induzca diuresis al paciente con diuréticos de asa si sospecha de sobrecarga de volumen.
- Trate la isquemia y el infarto de miocardio si están presentes. Quizá esté indicada una reperfusión urgente.
- Considere utilizar inótropos (p. ej., dopamina o dobutamina) en caso de fallo de bombeo (gasto cardiaco inadecuado).

La mayoría de los pacientes requerirán hospitalización. Todos deben ser ingresados en una cama que pueda ser monitorizada, y debe tenerse en mente un entorno de UCI para cualquier individuo que requiera ventilación mecánica o sea hemodinámicamente inestable.

Los pacientes con síntomas leves que mejoran con el tratamiento en ER, tienen signos vitales, así como pruebas diagnósticas normales y cuentan con un seguimiento estrecho pueden ser considerados para el alta.

Edema pulmonar no cardiogénico

Por lo general, es un proceso autolimitado y sólo se necesitan cuidados de apoyo.

Trate el agente causante y provea apoyo respiratorio.

Todos los pacientes deben ser ingresados y observados de manera estrecha para vigilar la progresión del edema.

EMBOLIA PULMONAR

S

¿Cuáles son los síntomas actuales del paciente?

Los síntomas más comunes son:

- Dolor torácico pleurítico
- Disnea
- Tos
- Hemoptisis
- Síncope
- Diaforesis
- Ansiedad
- Inquietud

¿Tiene el paciente algún factor de riesgo de trombosis venosa profunda (DVT, *deep venous thrombosis*)?

Véase Trombosis venosa, p. 370

¿Tiene el paciente antecedentes de DVT, embolia pulmonar (PE, *pulmonary embolus*) o estado hipercoagulable?

Mayor riesgo de reincidencia

¿Presenta la persona algún problema médico?

Los trastornos pulmonares preexistentes disminuirán la reserva pulmonar y aumentarán los síntomas.

El cáncer, el lupus, la obesidad y el embarazo se asocian a estados hipercoagulables y a un mayor riesgo de PE.

¿La paciente ha dado a luz hace poco tiempo?

El émbolo de líquido amniótico puede producirse después del parto.

¿Ha sufrido el paciente alguna fractura de huesos largos?

La fractura reciente de un hueso largo se asocia a un émbolo de grasa.

¿Está el paciente tomando alguna medicación?

Puede estar tomando warfarina por una DVT/PE anterior, o estrógenos, lo que aumenta el riesgo de trombos.

Ayuda a sacar a la luz otros trastornos médicos.

Obtenga la historia social

El tabaquismo aumenta el riesgo de formación de trombos.

Quienes consumen sustancias ilícitas por vía IV pueden sufrir una embolia pulmonar por cuerpos extraños inyectados.

O

Compruebe los signos vitales del paciente

Preste atención a la SpO_2 y asegúrese de que el paciente está estable en términos hemodinámicos. Los pacientes pueden presentarse en paro cardiaco o en choque.

Quizá haya fiebre.

Realice una exploración física

Generalidades: ¿El paciente tiene dificultad para respirar?

Pulmones: ¿Sibilancias? ¿Estertores? Quizá escuche ruidos respiratorios disminuidos o roce pleural sobre la zona afectada.

Cardiaca: ¿Taquicardia? ¿Soplo? ¿Arqueo del ventrículo derecho (RV, *right ventricular*)

Extremidades: ¿Hinchazón de las extremidades inferiores? ¿Signo de Homans? ¿Sensibilidad en la pantorrilla?

Obtenga una Rx de tórax

Por lo común, es normal. Puede observarse una joroba de Hampton (infiltrado en forma de cuña) o el signo de Westermark (área de disminución de la vasculatura pulmonar). En ocasiones hay derrame pleural.

Obtenga los siguientes análisis de laboratorio

Gasometría: Puede mostrar hipoxemia y alcalosis respiratoria.

PT, INR, PTT: Estudios de línea base antes de iniciar cualquier fármaco anticoagulante.

Dímero D: Producto de degradación de la fibrina, que se eleva en cualquier estado que provoque un trombo. No es específico, pero es sensible y suele ayudar a descartar el diagnóstico en pacientes de bajo riesgo (buen valor predictivo negativo).

Biometría hemática completra: Estudio de referencia.

U/A: Las moléculas de grasa en la orina ayudan a asegurar el diagnóstico de embolia grasa.

BUN, creatinina: Para excluir la insuficiencia renal si se va a utilizar la LMWH.

Obtenga un estudio de diagnóstico

La prueba particular dependerá de la disponibilidad o la experiencia de la institución donde usted se desempeña.

TC de tórax, TC helicoidal: Muy sensible para las PE proximales pero quizá pase por alto las PE subsegmentarias/periféricas.

Gammagrafía de ventilación/perfusión: La sensibilidad depende de la probabilidad previa a la prueba. La enfermedad pulmonar subyacente puede afectar a la interpretación del estudio.

Angiograma pulmonar: El estándar de oro, pero la prueba más invasiva y que requiere un angiógrafo.

Se necesitan dos estudios negativos para excluir el diagnóstico si su probabilidad previa es alta.

Obtenga un ECG

El hallazgo más común es la taquicardia sinusal; quizá muestre tensión en el RV, como demuestra el patrón clásico S1Q3T3.

Considere el dúplex de las extremidades inferiores

La DTV no confirma el diagnóstico, pero si es positiva aumentará la probabilidad de PE y dictará que se inicie el mismo tratamiento.

Tome en cuenta el ecocardiograma

Busque pruebas de tensión y disfunción del RV, que son criterios para administrar trombolíticos.

A

Émbolo pulmonar

La tríada de Virchow (es decir, estasis venosa, estado hipercoagulable, daño endotelial) describe las condiciones que aumentan el riesgo de sufrir una PE.

Un émbolo puede ser un trombo, partículas de grasa o líquido amniótico.

Diagnóstico diferencial

- Insuficiencia cardiaca congestiva
- Neumotórax
- Infarto de miocardio
- Asma
- Neumonía
- Enfermedad pulmonar obstructiva crónica
- Pleuresía

P

Proporcione oxígeno suplementario

Mantenga la SpO_2 >92%

Trate la hipotensión, si está presente, con fluidos IV

Considere la dobutamina si no responde a los fluidos IV.

Inicie la anticoagulación, a menos que esté contraindicado

Heparina no fraccionada frente a heparina de bajo peso molecular (contraindicada en la insuficiencia renal) a dosis terapéuticas

Puede comenzar la warfarina y el puente en el día 1, si no hay procedimientos invasivos previstos

Contemple la colocación de un filtro de vena cava inferior. Indicado para:

Pacientes con contraindicaciones para la anticoagulación

PE recurrente a pesar de la anticoagulación adecuada

Pacientes con un estado cardiopulmonar tenue, en el que una PE adicional puede acabar con la vida

Considere los trombolíticos sistémicos o la trombólisis dirigida por catéter

Indicado en los casos en los que hay una tensión y disfunción del RD documentada por ecocardiograma

Plantéese la embolectomía pulmonar en casos de choque refractario

Ingrese a todos los pacientes en una cama bajo vigilancia o en la UCI, dependiendo de su estado

GASTROENTEROLOGÍA

ANEURISMA DE AORTA ABDOMINAL

S

¿Cuáles son los síntomas actuales del paciente?

Los aneurismas no rotos con frecuencia son asintomáticos, aunque los pacientes pueder experimentar un vago dolor abdominal o de espalda.

Los aneurismas rotos suelen presentarse con:

- Dolor abdominal o de espalda intenso
- Debilidad/fatiga
- Náuseas/vómitos
- Síncope
- Mareo
- Paro cardiaco

¿Tiene el paciente hematemesis?

- Puede significar una fístula aortoentérica. Por lo regular se asocia a una reparación previa de aneurisma de aorta abdominal (AAA, *abdominal aortic aneurysm*).

¿Tiene el paciente un historial de AAA?

Es conveniente contar con el último tamaño conocido para hacer comparaciones. Los aneurismas suelen crecer entre 0.3 y 0.5 cm al año. Útil para predecir el tamaño actua

¿Presenta el paciente algún factor de riesgo de AAA?

- Ateroesclerosis
- Hipertensión
- Síndrome de Marfan
- Género masculino
- Consumo de tabaco
- Enfermedad vascular periféric
- Edad >60

¿La persona tiene otros problemas médicos?

¿Toma el paciente alguna medicación? ¿Se ha saltado alguna dosis?

La hipertensión no controlada puede exacerbar la rotura de un aneurisma y es la princi pal causa de disección aórtica.

Asegúrese de que el paciente no está tomando ningún anticoagulante.

¿Ha tenido el sujeto alguna pérdida de peso inexplicable o saciedad precoz?

El síndrome de la arteria mesentérica superior se produce cuando el AAA comprime el duodeno, provocando náuseas, vómitos y pérdida de peso.

O

Evalúe los signos vitales del paciente

La hipertensión exacerbará las roturas y hay probabilidad de que se produzca hipotensión con una hemorragia grave.

Realice una exploración física

Abdomen: Rigidez muscular. Escuche si hay soplo abdominal. Es posible sentir una masa pulsátil. No palpe con demasiada fuerza porque puede provocar una rotura.

Piel: Busque signos de hematoma retroperitoneal. El signo de Grey-Turner es equimosis y hemorragia a lo largo del flanco. El signo de Cullen es una equimosis sobre la regiór periumbilical.

Neurológico: Puede tener debilidad o entumecimiento en las extremidades inferiores debido a la isquemia de la médula espinal.

Obtenga los siguientes estudios de laboratorio

Hemograma: Puede mostrar anemia pero es probable que sea normal de forma aguda. Establece la línea de base.

PT, INR, PTT: Para descartar coagulopatía.

Electrólitos, BUN, creatinina: Asegúrese de que la función renal es normal, ya que el aneurisma puede afectar a las arterias renales y provocar una insuficiencia renal.

Pruebas de tipo sanguíneo y cruzadas: Asegúrese de que hay sangre disponible si está indicada la transfusión.

Solicite un estudio diagnóstico

Ecografía abdominal: Prueba fácil a pie de cama. Permite realizar el diagnóstico de ane risma pero es insensible a la rotura.

TC abdominal: Muy sensible para el aneurisma y la rotura, aunque sólo puede hacerse en pacientes estables. Permite establecer un diagnóstico alternativo.

Radiografías simples: Insensible, pero 55-85% de los AAA (en especial si están calcificados) pueden verse en las radiografías simples. Los hallazgos clásicos son la pared aórtica dilatada y calcificada, la pérdida de la sombra del psoas o del riñón, o la masa de tejido blando paravertebral.

A

Aneurisma aórtico abdominal

La mayoría de los AAA se originan por debajo de las arterias renales, y la rotura de aquéllos puede causar la obstrucción de las arterias renales, mesentéricas o espinales con insuficiencia renal secundaria, dolor abdominal causado por la isquemia intestinal y parálisis de las extremidades inferiores, respectivamente.

La aorta normal tiene un diámetro de <2 cm, y la probabilidad de rotura aumenta con los aneurismas de >5 cm. Los aneurismas asintomáticos >5 cm deben repararse de forma electiva.

Diagnóstico diferencial

- Cólicos renales
- Isquemia mesentérica
- Diverticulitis
- Pancreatitis
- Infarto de miocardio
- Disección aórtica
- Enfermedad de úlcera péptica
- Cólicos biliares

P

Si es asintomático

Reparación electiva si el AAA es de más de 5 cm. Existe 5% de mortalidad perioperatoria con la cirugía electiva.

Exámenes seriados y gestión de la hipertensión, aterosclerosis si el AAA es de <5 cm

Dé de alta al paciente si el AAA es un hallazgo incidental, <5 cm, y la persona tiene un seguimiento cercano.

Si es sintomático

Hipotensión: Trate al administrar un paquete de eritrocitos y fluidos intravenosos.

Si la ecografía a pie de cama muestra un AAA y el paciente está inestable, debe proceder a la intervención quirúrgica sin ningún estudio diagnóstico adicional. Hay alrededor de 50% de mortalidad perioperatoria con la reparación urgente tras la rotura.

Si está estable en términos hemodinámicos, el paciente puede someterse a pruebas adicionales para descartar un diagnóstico alternativo y evaluar la extensión de la afectación de las estructuras vasculares asociadas.

Hospitalice a todos los pacientes. La mayoría requerirá el ingreso en la UCI porque pueden deteriorarse con rapidez.

APENDICITIS

S

¿Tiene el paciente dolor abdominal? ¿Dónde está localizado?

El dolor abdominal clásico comienza en la zona epigástrica/periumbilical y migra al cuadrante inferior derecho (RLQ) (punto McBurney).

Los pacientes en los extremos de la edad son más propensos a tener una presentación atípica.

- Los pacientes pediátricos pueden manifestar sólo letargo.
- Los ancianos es posible que presenten cambios en el estado mental o síntomas vagos.

¿El dolor se irradia a alguna parte?

Dependiendo de la localización del apéndice, el dolor quizá se irradie a la ingle o al costado.

¿Hay algo que exacerbe el dolor?

El dolor peritoneal suele empeorar al caminar, saltar o golpear los baches en el viaje en automóvil al hospital.

¿Tiene el paciente algún síntoma asociado?

– Anorexia
– Náuseas/vómitos
– Fiebre

¿Está la paciente embarazada?

El dolor en el embarazo puede estar en cualquier parte del abdomen, y tal vez la paciente tenga una presentación atípica.

¿Cuándo fue la última menstruación de la paciente?

Asegúrese de que la persona no está embarazada con riesgo de embarazo ectópico. Considere la posibilidad de una patología ovárica, dismenorrea o Mittelschmerz.

¿Tiene el paciente otros problemas médicos?

Puede ayudar a obtener un diagnóstico alternativo (p. ej., diverticulitis)

¿Ha tomado el paciente antibióticos recientemente?

Es más probable que el individuo se presente de forma atípica o con síntomas prolongados y leves.

O

Evalúe los signos vitales del paciente

¿Hay fiebre? ¿Está hemodinámicamente estable?

Realice una exploración física

Generalidades: ¿Parece el paciente tóxico?

Abdomen: ¿Sensibilidad puntual? ¿Rebote? ¿Rigidez muscular? ¿Algún dolor al golpete[o] del talón o de la pelvis?

- *Signo del psoas:* Aumento del dolor del RLQ con la extensión de la cadera derecha.
- *Signo del obturador:* Aumento del dolor del RLQ con la extensión y la rotación interna de la cadera derecha.
- *Signo de Rovsing:* Dolor en el RLQ con la palpación del cuadrante inferior izquierd[o]

Ginecología: ¿Masa anexial o sensibilidad? ¿Sangrado vaginal? ¿Hipersensibilidad al movimiento cervical (CMT)?

- Descarte un diagnóstico alternativo.
- El CMT puede observarse con cualquier proceso de enfermedad que cause signos peritoneales.

GU: ¿Alguna masa o sensibilidad testicular? ¿Secreción del pene?

Rectal: Compruebe el hemocultivo. ¿Dolor o sensibilidad rectal?

Obtenga los siguientes análisis de laboratorio

Hemograma: Puede ver una leucocitosis.

U/A: Debe ser normal, pero quizá haya hematuria y piuria.

β-hCG: Excluye el embarazo desconocido.

Ordene un estudio diagnóstico

Ecografía abdominal

Quizá revele dilatación del apéndice y absceso. Útil si es positiva, pero si es negativa, a menudo habrá que valorarla con una TC. Considérela como prueba de primera línea en individuos muy delgados o en aquellos en los que se sospeche una patología pélvica (p. ej., embarazo ectópico, quiste ovárico).

TC abdominal: Con contraste oral puede mostrar >90% de apendicitis. Los hallazgos clásicos incluyen el engrosamiento de la pared apendicular, la inflamación periapendicular o el absceso. Los sujetos muy delgados dificultan mucho la interpretación de la TC porque no existe separación entre las asas intestinales y hay poca grasa intraabdominal adyacente para demostrar los signos de inflamación (encallamiento).

A

Apendicitis

Incidencia máxima entre los 10 y los 30 años de edad. Se produce cuando el lumen apendicular está obstruido.

Diagnóstico diferencial

– Pancreatitis	– Diverticulitis	– Quiste de ovario
– Embarazo ectópico	– Enfermedad inflamatoria pélvica	– Torsión testicular
– Nefrolitiasis	– Gastroenteritis	– Obstrucción intestinal

P

Inicie los fluidos IV

Administre la medicación adecuada para el dolor

Pequeñas dosis de narcóticos auxiliarían en el diagnóstico porque pueden ayudar a eliminar la guardia y la ansiedad que confunden el examen.

Comience la administración de antibióticos

Cefalosporina de tercera generación o inhibidor de la penicilina/β lactamasa

Añada una cobertura anaeróbica con clindamicina o metronidazol si hay sospecha de perforación.

Consulte a un cirujano general

Si el paciente es varón y tiene los hallazgos clásicos, el cirujano puede proceder a la intervención quirúrgica sin un estudio de imagen. La apendicectomía es el tratamiento de elección.

Ingrese al paciente para realizar exámenes abdominales seriados si el diagnóstico no es absoluto después de la exploración y los estudios diagnósticos.

Considere dar el alta

Si la sospecha se aproxima a cero y el paciente no tiene signos peritoneales, es capaz de tolerar alimentos y líquidos, y tiene un seguimiento estrecho.

Los pacientes deben permanecer en observación en ER durante varias horas y someterse a exámenes abdominales seriados para asegurarse de que los síntomas y el examen no empeoran antes de recibir el alta para regresar a casa.

Los pacientes no deben ser dados de alta con antibióticos.

OBSTRUCCIÓN INTESTINAL

S

¿Tiene el paciente dolor abdominal?

El dolor puede ser intermitente y de naturaleza cólica o constante y con calambres.

El dolor es por lo general difuso y difícil de localizar.

¿Tiene el paciente náuseas o vómitos?

Tal vez tenga vómitos biliosos o fecales.

¿Cuenta la persona con antecedentes de cirugía abdominal?

Cualquier cirugía abdominal aumenta el riesgo de formación de adherencias y de obstrucción intestinal secundaria.

Una intervención quirúrgica reciente puede estar asociada a un íleo y a síntomas obstructivos.

¿Presenta el sujeto alguna hernia?

La encarcelación del intestino dentro de la hernia puede causar estrangulamiento. Las hernias internas también son posibles, en especial en individuos con antecedentes de derivación (*bypass*) gástrica.

¿Cuándo fue la última defecación del paciente?

El estreñimiento y la falta de flatos son signos de una obstrucción completa. Una persona con una obstrucción parcial puede seguir expulsando flatos.

¿Tiene el paciente otros problemas médicos?

El cáncer aumenta el riesgo de metástasis peritoneal y de formación de adherencias.

La colitis ulcerosa y la enfermedad de Crohn es posible que causen inflamación y edem intestinal con obstrucción secundaria.

¿Está la persona tomando alguna medicación?

La obstrucción se asocia a los opiáceos y a los medicamentos anticolinérgicos.

Obtenga la historia social

La isquemia mesentérica está asociada al consumo de tabaco y a la enfermedad vascula periférica.

Consiga una revisión de los sistemas

Puede ayudar a deducir una causa incitante de la obstrucción.

O

Evalúe los signos vitales del paciente

La fiebre quizá indique una perforación y una infección secundaria.

Realice una exploración física

Generalidades: ¿El paciente es tóxico?

Abdomen: ¿Distensión? ¿Hipersensibilidad? ¿Sonidos intestinales hiperactivos? Se observan con la obstrucción. ¿Sensibilidad de rebote? Sospecha de perforación.

Rectal: ¿Hemocultivo positivo? Se ve con la enfermedad de úlcera péptica (PUD), intestino isquémico. ¿Sensibilidad rectal? Sugiere absceso o infección.

Obtenga los siguientes estudios de laboratorio

Hemograma: Puede mostrar leucocitosis.

Electrólitos, BUN, creatinina: Excluya las alteraciones electrolíticas o la insuficiencia renal.

Ácido láctico: El dolor desproporcionado con respecto al examen sugiere una isquemia mesentérica, a menudo asociada a la acidosis láctica.

Solicite radiografías abdominales

Los hallazgos clásicos incluyen:

- Asas intestinales dilatadas
  - Puede ayudar a localizar la obstrucción por el aspecto del intestino. El colon tien haustras que aparecen como líneas que sólo cruzan de manera parcial el lumen del colon. El intestino delgado tiene pliegues (*plicae*) circulares que cruzan por completo el lumen.

- Niveles de aire-fluido
- Falta de aire en el recto e intestino distal

Obtenga una radiografía en decúbito para demostrar que hay aire libre si sospecha la existencia de una perforación.

Considere solicitar una TC abdominal

Puede demostrar la obstrucción y el punto de transición (zona donde se produjo la obstrucción). Es posible que exponga un proceso alternativo.

Ayuda a guiar la reparación quirúrgica, si es necesaria.

Obstrucción intestinal

Las etiologías incluyen hernia con encarcelamiento, vólvulo, intususcepción, impactación fecal, adherencias, cuerpos extraños, isquemia intestinal, neoplasia maligna o la obstrucción causada por medicamentos o alteraciones electrolíticas.

Diagnóstico diferencial

- Gastroenteritis
- Pancreatitis
- Impactación fecal
- PUD
- Diverticulitis
- Enfermedad inflamatoria pélvica
- Apendicitis
- Isquemia mesentérica

Inicie los fluidos IV. Mantenga a los pacientes en NPO

Quizá haya grandes déficit de líquidos como resultado de vómitos prolongados.

Administre antieméticos para las náuseas

Si las náuseas son persistentes y hay una gran distensión abdominal, contemple la colocación de una sonda nasogástrica para descomprimir el estómago.

Considere los antibióticos

Si se sospecha de una perforación o si existe la posibilidad de una infección evidenciada por la elevación de los leucocitos o la fiebre

Inhibidor de la penicilina/β lactamasa o cefalosporina de tercera generación y, además, cobertura anaeróbica con metronidazol o clindamicina

Consulte a un cirujano general

Si sospecha una isquemia mesentérica, obstrucción intestinal completa o hernia estrangulada

Los pacientes con obstrucción parcial o íleo pueden ser hospitalizados y mantenidos en observación

Trate la enfermedad causante, si la conoce (p. ej., infección, alteración de los electrólitos).

En los niños, la invaginación colónica puede diagnosticarse y tratarse con un enema de bario o de aire

ENFERMEDAD BILIAR

S **¿Tiene el paciente factores de riesgo de colecistitis?**

- Obesidad
- Sexo femenino
- Embarazo
- Pérdida de peso reciente
- >40 (años de edad)
- Antecedentes de cálculos biliares

¿Tiene el paciente algún dolor?

El dolor clásico es en el cuadrante superior derecho (RUQ) y se exacerba al comer comidas con alto contenido en grasa.

En ocasiones irradia hacia el hombro derecho.

¿Cuánto tiempo lleva el paciente con los síntomas?

La mayoría de los pacientes se quejan de dolor intermitente en el RUQ después de las comidas durante varias semanas o meses antes de presentarse en urgencias con un dolor intenso.

¿Hay algún síntoma asociado?

Las náuseas y los vómitos son frecuentes.

¿Presenta el paciente fiebre o escalofríos?

Puede verse con colangitis y colecistitis aguda.

¿Tiene el paciente otros problemas médicos?

La enfermedad inflamatoria intestinal, la cirrosis y la diabetes aumentan el riesgo de colecistitis.

Un historial de pancreatitis puede sugerir la existencia de cálculos biliares previos.

Obtenga un historial social

El consumo excesivo de alcohol puede causar cirrosis, hígado graso y pancreatitis.

O **Evalúe los signos vitales del paciente**

Realice una exploración física

HEENT: ¿Ictericia escleral o ictericia cutánea? Se ve con hiperbilirrubinemia.

Abdomen: ¿Sensibilidad en el RUQ? ¿Signo de Murphy (el paciente deja de inhalar cuando se palpa el RUQ)? Se observa con la colecistitis.

Rectal: Debe ser normal. Un hemocultivo positivo o sangre en el examen sugiere un diagnóstico alternativo. Las heces de color arcilla son indicativas de una obstrucción biliar (p. ej., una masa en la cabeza del páncreas).

Obtenga los siguientes estudios de laboratorio

Hemograma: en ocasiones demuestra leucocitosis.

LFT: La fosfatasa alcalina y la bilirrubina están elevadas en la coledocolitiasis y pueden estarlo en la colecistitis.

Amilasa/lipasa: Elevada en la pancreatitis.

Obtenga un estudio diagnóstico

Ecografía de RUQ:

- Puede mostrar dilatación de la vesícula y de los conductos, engrosamiento de la pared de la vesícula y líquido periquístico.
- "Estándar de oro": La visualización de la vesícula biliar podría verse afectada por los gases intestinales.

TC abdominal:

- Útil para descartar masas y otras patologías. No visualiza bien la vesícula biliar.

Gammagrafía del ácido iminodiacético hepatobiliar (HIDA):

El estudio de medicina nuclear muestra la captación del isótopo radiactivo en la vesícula biliar desde el árbol biliar si no hay obstrucción. El retraso en el llenado o la ausencia del mismo es diagnóstico de colecistitis.

Colecistitis aguda

Inflamación aguda y obstrucción de la vesícula biliar que provoca un dolor persistente (>6 horas)

Colelitiasis

Término técnico para los cálculos biliares

Coledocolitiasis

Obstrucción de los conductos biliares hepáticos o comunes con cálculos.

Colangitis

Una obstrucción e infección ascendente del árbol biliar.

Cólico biliar

La obstrucción intermitente de los conductos biliares císticos o comunes provoca dolor. A menudo es precursora de la colecistitis aguda.

Diagnóstico diferencial

- Pancreatitis por cálculo
- Aneurisma/disección aórtica abdominal
- Diverticulitis
- Hepatitis
- Pancreatitis
- Enfermedad de úlcera péptica
- Cólicos renales
- Apendicitis
- Pielonefritis

Inicie los fluidos IV y mantenga al paciente en NPO

Proporcione alivio del dolor

Los AINE son eficaces en el tratamiento de los cólicos biliares, pero tal vez estén contraindicados si el paciente requiere cirugía.

Los narcóticos pueden ser necesarios para el dolor más intenso.

La colelitiasis no requiere tratamiento pero aumenta el riesgo de colecistitis aguda en el futuro

Es posible tratar el cólico biliar con hidratación IV y control del dolor

Mantenga al paciente en NPO hasta que los síntomas se resuelvan.

Los síntomas futuros pueden prevenirse al evitar las comidas ricas en grasas.

Colecistitis aguda

Continúe con los fluidos intravenosos, mantenga la NPO y trate el dolor.

Consulte a Cirugía General para la colecistectomía.

- Puede retrasarse varios días para permitir que la inflamación disminuya y evitar complicaciones operatorias.
- Tal vez precise de un tubo de colecistostomía percutánea si el paciente está demasiado inestable para la cirugía.

Inicie los antibióticos para prevenir complicaciones y perforaciones.

Colangitis

Requiere un tratamiento agresivo para prevenir la sepsis y el colapso hemodinámico.

Inicie fluidos IV, mantenga la NPO y trate el dolor.

Comience con antibióticos de amplio espectro con cobertura anaeróbica.

Consulte a Cirugía General lo antes posible y a GI para la colangiopancreatografía retrógrada endoscópica (ERCP).

Disponga una descompresión biliar mediante ERCP o un drenaje biliar percutáneo si ésta última falla.

Quizá requiera colecistectomía de intervalo.

DIVERTICULITIS

¿Tiene el paciente dolor abdominal?

Por lo común, con diverticulitis hay queja de dolor abdominal en el cuadrante inferior izquierdo, aunque es posible que se presente en cualquier parte.

El dolor típico no es radiante y es posible que aumente con el movimiento, aunque no es posicional.

La diverticulosis suele ser asintomática, pero puede causar hematoquecia.

¿Ha tenido el paciente fiebre o escalofríos?

Asociado a la diverticulitis

¿Tiene el individuo algún síntoma asociado?

Los síntomas más frecuentes son:

- Náuseas/vómitos
- Diarrea/estreñimiento
- Anorexia

¿Ha experimentado la persona alguna hemorragia rectal?

La hemorragia rectal indolora es el sello distintivo de las hemorragias diverticulares; una causa común de hemorragia GI baja en los ancianos.

¿Tiene el paciente antecedentes de diverticulosis o diverticulitis?

Mayor riesgo de diverticulitis en el futuro.

¿Está la paciente embarazada?

Quizá presente síntomas similares a los de un embarazo ectópico, aunque la diverticul sis es más común en pacientes de mediana edad.

¿Tiene el paciente otros problemas médicos?

Los antecedentes de enfermedad vascular periférica apuntan a un diagnóstico alternativo de isquemia mesentérica y aumentan la sensibilidad a la anemia con pérdida de sangre.

Los pacientes con diabetes suelen tener un mayor índice de complicaciones.

Obtenga una revisión de los síntomas

El flujo vaginal quizá sugiera una enfermedad inflamatoria pélvica (PID).

La disuria, la poliuria o la hematuria llegan a presentarse en caso de infección del trac urinario (UTI), pielonefritis.

O

Evalúe los signos vitales del paciente

¿Está el paciente febril?

¿Está hemodinámicamente estable?

Realice una exploración física

Abdomen: En ocasiones se observa hipersensibilidad con o sin rebote, una resistencia abdominal y una distensión.

Rectal: ¿Hemorragia visible? ¿Hemocultivo positivo? Puede observarse con una hemorragia diverticular. ¿Dolor rectal? Sugiere colitis o absceso.

Obtenga los siguientes análisis de laboratorio

Hemograma: Para evaluar la leucocitosis y la anemia.

β-hCG: Descarte el embarazo.

U/A: Excluya la UTI o la pielonefritis.

Pruebas de tipo sanguíneo y cruzadas si la hemorragia es activa.

Considere un estudio diagnóstico

Radiografías simples de abdomen: Inespecíficas, pero pueden demostrar aire libre de la víscera perforada o signos de obstrucción con niveles de aire-fluido.

TC abdominal: En la diverticulitis, suele mostrar divertículos, inflamación pericolónica y engrosamiento de la pared intestinal. Es posible observar la formación de un absceso, una perforación o una causa alternativa.

- Debe obtenerse con contraste oral. El contraste intravenoso realzará la inflamación pericolónica y es necesario para diagnosticar el absceso.

Enema de bario: Mostrará los divertículos pero está contraindicado por el riesgo de sobredistensión colónica y perforación.

Sigmoidoscopia/colonoscopia: Es viable conseguirlos de forma aguda para las hemorragias GI bajas, pero están contraindicados en el contexto agudo de la diverticulitis por las mismas razones señaladas antes.

A

Diverticulosis

Hernia asintomática de la mucosa colónica en la capa muscularis. La incidencia aumenta en las personas adultas mayores y en las sociedades que siguen una dieta baja en fibra.

Diverticulitis

Inflamación aguda y microabsceso/perforación de uno o más divertículos, por lo general causada por una obstrucción de la abertura. Aproximadamente 50% de los pacientes con diverticulosis desarrollarán diverticulitis a lo largo de su vida.

Hemorragia diverticular

Hemorragia aguda de un divertículo. Más frecuente en el colon izquierdo.

Diagnóstico diferencial

- Apendicitis
- Gastroenteritis
- Colitis isquémica
- PID
- Embarazo ectópico
- UTI/pelonefritis
- Enfermedad inflamatoria del intestino

P

Inicie los fluidos IV y mantenga al paciente en NPO

Diverticulosis

No es necesario ningún tratamiento. Suele ser un hallazgo incidental encontrado en la TC o en la colonoscopia.

Diverticulitis

Comience con los antibióticos. Una posible combinación es una fluoroquinolona y ya sea clindamicina o metronidazol.

Trate el dolor con narcóticos.

Si los síntomas del paciente son leves y no hay evidencia de enfermedad sistémica, perforación macroscópica o formación de abscesos, puede darse el alta para que la persona regrese a casa con una prueba de antibióticos orales.

Todos los pacientes con enfermedad grave o que no puedan tomar medicamentos por vía oral deben ser ingresados para recibir antibióticos e hidratación por vía IV.

Hemorragia diverticular

Realice una anamnesis exhaustiva para descartar otras fuentes de hemorragia y valore realizar un lavado gástrico por sonda nasogástrica (NG) a fin de excluir una hemorragia GI alta (suele causar melena y no hematoquecia).

Hospitalice a todos los pacientes. Aquellos inestables en términos hemodinámicos o con alto riesgo de descompensación hemodinámica deben ser ingresados en la UCI.

Transfunda sangre según sea necesario.

Consulte a Gastroenterología o a un cirujano general para que se pueda efectuar un procedimiento de diagnóstico con el objetivo de localizar el origen de la hemorragia.

INGESTIÓN DE CUERPOS EXTRAÑOS

S

¿Qué ingirió el paciente?

Las pilas pequeñas de botón son las más preocupantes porque requieren una extracción urgente si se alojan en el esófago. La pila puede provocar una quemadura alcalina y erosionarse a través del esófago en tan solo 4 horas.

¿Tiene el paciente alguna dificultad para respirar?

El objeto puede causar la obstrucción de las vías respiratorias o presionar la tráquea, bloqueando el flujo de aire.

¿El paciente es capaz de tragar?

La obstrucción en el esófago llega a causar odinofagia o disfagia.

¿Presenta la persona dolor en el pecho?

Quizá se observe en caso de perforación esofágica o después de una arcada.

¿Tiene el sujeto algún síntoma?

Los síntomas más comunes son:

- Tos y arcadas
- Ansiedad
- Los niños pueden presentar sólo estridor o comer mal
- Náuseas/vómitos
- Ronquera

¿Tiene el individuo antecedentes de ingestión de cuerpos extraños?

Los enfermos psiquiátricos, los reclusos y los niños son más propensos a ingerir cuerpos extraños.

¿Se ha sometido el paciente a alguna cirugía bariátrica?

La banda gástrica aumenta el riesgo de impactación de los bolos de comida.

O

Evalúe los signos vitales del paciente

La fiebre y la inestabilidad hemodinámica pueden observarse con la rotura del esófago.

Realice una exploración física

General: ¿Está el paciente en peligro? ¿Es capaz de tragar sus propias secreciones? ¿Babea? Todos ellos son signos de malestar grave.

HEENT: Realice una inspección minuciosa de la nariz y la boca. Puede observarse una secreción nasal unilateral con cuerpos extraños nasales. Escuche la tráquea en busca de estridor.

Pulmones: Escuche si hay sibilancias o disminución de los ruidos respiratorios que pueden verse con la obstrucción bronquial.

Abdomen: Por lo general, normal. Observe cualquier sensibilidad, distensión o ruidos intestinales anormales.

Obtenga una Rx de tórax

Mostrará objetos radiopacos (p. ej., pilas de botón, monedas, plástico denso). Las monedas se verán a menudo de canto si se encuentran en la tráquea o de frente (*en face*) si están en el esófago en la Rx de tórax frontal (AP o PA).

Aire mediastinal o subcutáneo visto con perforación esofágica.

Solicite una radiografía lateral del cuello si hay sospecha de una obstrucción proximal

La Rx de tórax puede pasar por alto objetos en la faringe posterior.

Considere una ingesta de medio de contraste (Gastrografin)

Permite demostrar los objetos no radiopacos

Contemple efectuar una laringoscopia directa si el paciente siente el objeto en la vía aérea superior

Permite la visualización y la extracción directas.

A menudo, la sensación de cuerpo extraño es el resultado de una pequeña laceración o abrasión de la faringe posterior causada por el cuerpo extraño (p. ej., un hueso de pollo).

Considere realizar una TC torácica y abdominal

Muy sensible en la localización de objetos extraños.

Permite evaluar las estructuras circundantes, así como mostrar un diagnóstico alternativo.

Ingestión de cuerpos extraños

Los objetos más comunes ingeridos son las monedas.

Los objetos tienden a alojarse en uno de tres niveles:

- Nivel cricofaríngeo: La zona más estrecha en los niños. Puede causar una obstrucción completa de la vía aérea.
- Nivel T4: Arco aórtico y carina. Más común en los adultos.
- Proximal a la unión gastroesofágica.

Diagnóstico diferencial

Crup

Absceso retrofaríngeo

Epiglotitis (pacientes no vacunados)

P

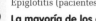

La mayoría de los objetos que han pasado al estómago y al intestino delgado pueden ser observados y tratados de forma expectante

Disponga la extracción endoscópica urgente de cualquier cuerpo extraño que cause obstrucción o compromiso de las vías respiratorias

Todas las pilas de botón en el esófago deben ser retiradas de inmediato. Si la pila ha pasado al estómago y al intestino, el manejo podría ser de forma expectante.

Los objetos afilados (p. ej., cuchillas y cristales) deben retirarse lo antes posible.

Programe una endoscopia electiva para:

Objetos lisos en el esófago que no han pasado al estómago después de 24 horas

Pilas de botón que hayan permanecido en el estómago más de 48 horas

Es viable tratar los bolos de comida con:

Glucagón IV: Llega a provocar una contracción refleja del esófago y expulsar el bolo.

Nitroglicerina/bloqueador de los canales de calcio: Relajan el esfínter gastroesofágico proximal.

Recuperación endoscópica (también puede empujar el bolo de forma distal).

NO tratar con ablandador de carne porque podría provocar una perforación esofágica.

Alta de los pacientes

Que hayan sido sometidos a una extracción de objetos en ER y hayan demostrado que pueden tolerar la ingesta oral.

Con objetos que hayan pasado al intestino delgado. Indíqueles que vigilen sus heces.

Con pilas de botón en el estómago, pero tendrán que regresar en 48 horas para asegurarse de que las pilas han pasado a los intestinos.

Ingrese pacientes con:

Cuerpos extraños esofágicos o bolos alimenticios que no pueden ser tratados en ER

ENFERMEDAD POR REFLUJO GASTROESOFÁGICO

S

¿Cuáles son los síntomas del paciente?

Los síntomas más comunes son:

- Sensación de ardor en el pecho
- Náuseas/vómitos
- Sabor u olor desagradable en la boca

Los síntomas atípicos incluyen:

- Ronquera
- Dificultad para respirar
- Tos crónica
- Asma

¿Hay ciertos alimentos que aumentan los síntomas?

Los alimentos con alto contenido en grasa o acidez tienden a empeorar los síntomas.

¿Los síntomas se incrementan con ciertas posiciones?

Agacharse o acostarse tiende a empeorar los síntomas.

Determine el uso o consumo de alcohol, tabaco, chocolate o cafeína del paciente

Estos cuatro productos provocan la relajación del esfínter esofágico inferior (LES), aumentando los síntomas de la enfermedad por reflujo gastroesofágico (ERGE).

¿Ha probado el paciente algún remedio?

La mayoría de los pacientes ya habrán probado los antiácidos de venta libre, y su respuesta al tratamiento antiácido le ayudará a dirigir su tratamiento.

¿Ha experimentado el paciente alguna disfagia u odinofagia?

La disfagia sugiere espasmo o estenosis esofágica.

La odinofagia es indicativa de esofagitis ulcerosa.

¿Tiene el paciente otros problemas médicos?

Los antecedentes de enfermedad aterosclerótica coronaria (CAD) o los factores de riesgo de CAD quizá justifiquen la realización de un estudio cardiaco, ya que la isquemia miocárdica puede simular una ERGE.

¿Qué medicamentos está tomando el paciente?

Los opiáceos, los bloqueadores de los canales de calcio, los nitratos, la teofilina y los anticolinérgicos pueden aumentar los síntomas de la ERGE al relajar el LES.

O

Realice una exploración física

De modo típico, normal

Compruebe el examen rectal y descarte la pérdida de sangre GI oculta.

Considere obtener un ECG

Evalúe si la isquemia miocárdica es la causa de los síntomas.

Piense en solicitar los siguientes estudios de laboratorio

Hemograma: Permite visualizar la anemia crónica causada por la esofagitis o la enfermedad de úlcera péptica (PUD).

Enzimas cardiacas: Evalúe el daño miocárdico.

Considere obtener una Rx de tórax

Permite demostrar la existencia de una hernia de hiato, aunque no todas ellas provocan síntomas.

En ocasiones se observa aire libre o derrame pleural con una perforación esofágica.

Es factible ver un cuerpo extraño esofágico.

A

Enfermedad por reflujo gastroesofágico

Síndrome causado por el reflujo del contenido gástrico hacia el esófago, lo que provoca una irritación e inflamación locales.

Diagnóstico diferencial

- Isquemia miocárdica
- Colelitiasis
- Gastroenteritis
- PUD
- Gastritis
- Cuerpo extraño esofágico

P

Administre una prueba de antiácido

Un cóctel gastrointestinal consistente en lidocaína viscosa, hidróxido de aluminio/hidróxido de magnesio y Donnatal proporciona un alivio casi inmediato del dolor y una mejora de los síntomas.

Considere iniciar un inhibidor de la bomba de protones o un bloqueador de los receptores de la histamina 2.

Instruya al paciente sobre las modificaciones necesarias en su estilo de vida

Eleve la cabecera de la cama 10 cm.

No coma dos horas antes de acostarse.

Ingiera comidas pequeñas y evite comer en exceso.

Evite las comidas o los tentempiés a altas horas de la noche.

Elimine el consumo de aquello que disminuye el tono del LES (p. ej., alcohol, cafeína, chocolate o alimentos grasos).

Evite los medicamentos que decrementan el tono del LES.

Concerte una evaluación ambulatoria

Si el diagnóstico no está claro o el paciente ha fracasado con el tratamiento antiácido, considere:

- Endoscopia: Permite la visualización directa de la mucosa esofágica y gástrica. Es útil para descartar PUD, hernia, esófago de Barrett y cánceres ocultos.
- Sonda de pH esofágico de 24 horas: Muy sensible para asegurar el diagnóstico del dolor torácico causado por la ERGE. Sin embargo, no se realiza de forma habitual porque la endoscopia permite realizar el diagnóstico.

La mayoría de los pacientes pueden ser dados de alta para su regreso a casa

Considere el ingreso de cualquier paciente que tenga

Enfermedad reactiva grave de las vías respiratorias

Deshidratación

Evidencia de perforación esofágica

Evidencia de sangrado gastrointestinal

HEMORRAGIA GASTROINTESTINAL

S

¿Ha notado el paciente alguna hemorragia?

Es posible que la hemorragia GI pase desapercibida y el paciente presente sólo debilidad generalizada, fatiga, síncope, disnea de esfuerzo o mareo.

Las heces negras y alquitranadas o la melena se observan con frecuencia en las hemorragias GI altas (proximales al ligamento de Treitz).

La hematoquecia (diarrea sanguinolenta) puede verse con una intensa hemorragia GI alta o, de manera más común, con una hemorragia GI baja (distal al ligamento de Treitz).

La sangre roja brillante en las heces marrones normales o en el papel higiénico es común en las fisuras anales o en las hemorroides.

Quizá se observe una emesis en forma de café molido con una hemorragia GI alta.

¿Tiene el paciente antecedentes de úlcera péptica (PUD) o gastritis?

Aumenta el riesgo de hemorragia gastrointestinal superior

¿Cuenta el paciente con antecedentes de diverticulosis?

Común en individuos que presentan hematoquecia indolora, el sello de una hemorragia diverticular

¿Ha tenido la persona vómitos o arcadas?

Si la hemorragia sigue a los vómitos o las arcadas, la causa es tal vez un desgarro de Mallory-Weiss.

¿Ha tomado el sujeto alguna medicación?

El uso intensivo de AINE o esteroides aumenta el riesgo de PUD y gastritis como causa de una hemorragia GI alta.

El hierro, el bismuto y el carbón vegetal pueden volver las heces negras.

¿Se ha sometido el paciente hace poco a alguna evaluación endoscópica?

Asegúrese de que el paciente no tiene ninguna hemorragia posterior a la polipectomía.

¿La persona bebe grandes cantidades de alcohol?

Sugiere la posibilidad de cirrosis, hipertensión portal y várices como etiología de la pérdida de sangre.

¿Qué otros problemas médicos tiene el paciente?

Los pacientes con enfermedad aterosclerótica coronaria (CAD) corren el riesgo de sufrir isquemia miocárdica con anemia grave.

O

Evalúe los signos vitales del paciente

Asegúrese de que el paciente está hemodinámicamente estable. Busque taquicardia e hipotensión.

Realice una exploración física

Tórax: Observe cualquier estigma de enfermedad hepática (p. ej., hemangiomas en araña, ginecomastia).

Abdomen: Quizá haya hipersensibilidad a la palpación. Observe el tamaño del hígado y del bazo (cirrosis).

Rectal: Puede observar sangre franca, heces hemocultas positivas o melena. Utilice el anoscopio para visualizar las hemorroides internas y las fisuras anales.

Efectúe un lavado gástrico

Coloque una sonda NG y verifique que no haya sangre con la aspiración. Es necesario excluir una fuente de sangre del tracto GI superior y una hemorragia activa.

Una vez realizado el lavado, es posible retirar la sonda NG.

Obtenga los siguientes análisis de laboratorio

Hemograma: Evalúe el grado de anemia. En una hemorragia aguda, la hemoglobina tal vez no se equilibre durante varias horas y no es indicativa de la pérdida real de sangre. Observe las plaquetas y cualquier trombocitopenia.

PT, INR, PTT: Excluya la coagulopatía como factor de confusión en la hemorragia.

Pruebas de tipo sanguíneo y cruzadas: Para los productos sanguíneos, según sea necesario.

Electrólitos, BUN, creatinina: Excluya las alteraciones metabólicas secundarias o la insuficiencia renal.

Considere un ECG

Excluya la isquemia cardiaca con anemia grave.

A

Hemorragia gastrointestinal

Fuentes superiores:

- PUD
- Várices esofágicas
- Angiodisplasia
- Gastritis
- Desgarro de Mallory-Weiss
- Esofagitis

Fuentes inferiores:

- Angiodisplasia
- Poliposis o cáncer
- Fisura anal
- Sangrado diverticular
- Hemorroides

En los pacientes pediátricos, considere el divertículo de Meckel o la intususcepción.

Diagnóstico diferencial

- Abdomen agudo
- Enfermedad por reflujo gastroesofágico

Inicie los fluidos IV

A todos los pacientes se les deben establecer dos vías periféricas IV de gran calibre (>16).

Mantenga la presión arterial con bolos de fluidos cristaloides o coloides.

Administre oxígeno a través de una cánula nasal

Ayuda a mejorar el suministro de oxígeno y a prevenir la isquemia.

Transfundir paquete eritrocitario

Si la Hgb es <7 y <8 para cualquier paciente con antecedentes cardiacos.

Consulte con Gastroenterología

Considere efectuar una endoscopia de urgencia para localizar el lugar de la hemorragia y tratarla de forma local.

Consulte a Cirugía en caso de hemorragias graves que pudieran requerir una intervención quirúrgica

Quizá se requiera un escáner de eritrocitos marcados para localizar la hemorragia.

Valore los siguientes medicamentos

Inhibidor de la bomba de protones/bloqueador H_2: Disminuye la secreción de ácido y puede prevenir el resangrado con la PUD y la gastritis.

Vasopresina: Potente vasoconstrictor que ayudaría a disminuir la hemorragia cuando ocurre por várices o úlceras.

Octreotida: Disminuye el flujo sanguíneo esplácnico (útil en las hemorragias por várices).

Dé seguimiento a los recuentos sanguíneos seriados

Controle la pérdida de sangre en curso.

La mayoría de los pacientes serán hospitalizados

Ingrese en la UCI a todos los pacientes con pérdidas de sangre continuas o con signos vitales límite.

Dé el alta para que regresen a casa a los pacientes que tienen:

Signos vitales y recuentos sanguíneos estables, sin evidencia de hemorragia activa y estudios de coagulación normales

HEPATITIS

S

¿Cuáles son los síntomas del paciente?

Los síntomas más comunes son:

- Malestar
- Dolor en el RUQ
- Letargo
- Fiebre
- Orina o heces oscuras
- Ictericia

¿Se ha vacunado el paciente contra la hepatitis A o B?

La vacuna contra la hepatitis B protegerá contra la hepatitis B y D. En épocas recientes se ha puesto a disposición una vacuna contra la hepatitis A, que por lo general se recomienda para cualquier persona que vaya a viajar.

¿Tiene el paciente algún factor de riesgo para la hepatitis?

Las hepatitis virales B y C están asociadas al abuso de drogas intravenosas, a las relaciones sexuales sin protección, a los tatuajes y a las transfusiones de sangre.

La hepatitis A está asociada a las condiciones de hacinamiento y a las malas condiciones sanitarias.

¿Ha tomado el paciente alguna medicación?

El acetaminofeno, la isoniazida, la metildopa y el ketoconazol son sólo algunos de los muchos medicamentos asociados a la hepatitis inducida por fármacos.

Revise todos los medicamentos, incluidos los crónicos, porque la hepatitis inducida por fármacos puede aparecer en cualquier momento.

¿Tiene el paciente un historial de consumo de alcohol?

El alcohol y la hepatitis viral son las dos causas más comunes en Estados Unidos.

Tal vez sea necesario preguntar a los miembros de la familia sobre el grado de consumo de alcohol para obtener una evaluación precisa.

¿Ha viajado el paciente hace poco? ¿Trabaja en una residencia de ancianos o en una guardería?

Sugiere la hepatitis A o E debido a su propagación por la vía fecal-oral y su asociación con un saneamiento deficiente.

Si el individuo ha estado de acampada o de excursión recientemente, pregunte si ha ingerido alguna seta silvestre (intoxicación por *Amanita*).

O

Realice una exploración física

HEENT: ¿Ictericia escleral? Quizá se observe ictericia debajo de la lengua. El nistagmo y las fasciculaciones linguales pueden presentarse con encefalopatía.

Pulmones: De manera típica, normal, pero puede tener ruidos respiratorios sordos en las bases causados por derrames pleurales.

Cardiaca: Por lo regular, normal, pero es factible que haya evidencia de insuficiencia cardiaca de alto rendimiento causada por la insuficiencia hepática.

Pecho: ¿Angiomas en forma de araña?

Abdomen: Palpe el hígado; puede notar una textura nudosa. Observe la extensión del hígado (disminuida en la cirrosis). ¿Onda líquida? ¿Ascitis?

Rectal: ¿Heces hemocultas positivas?

Extremidades: ¿Asterixis? ¿Eritema palmar?

Neurológico: ¿Estuporoso? ¿Letárgico? ¿Comatoso? Evalúe el estado mental.

Verifique los siguientes estudios de laboratorio

Hemograma: Descarte anemia. También puede tener un recuento elevado de leucocitos asociado a una infección.

BUN, creatinina, electrólitos, LFT: Evalúe la función renal. Quizá haya alteraciones electrolíticas y elevaciones de las LFT. La hepatitis terminal puede tener LFT normales.

- AST/ALT >2 sugiere enfermedad hepática por alcohol.
- La albúmina y la PT/INR evalúan la función sintética del hígado.

Nivel de amoníaco: El nivel no se correlaciona con el grado de encefalopatía presente.

Estudios de coagulación: La PT quizá esté elevada cuando la función sintética del hígado se encuentra deteriorada.

Nivel de acetaminofeno: Excluya la toxicidad por acetaminofeno.

Serologías de hepatitis:

- HAV: IgM e IgG para el HAV. Elevación de IgM consistente con enfermedad aguda.
- HBV: Anticuerpo HBs observado con la inmunización. Anticuerpo HBc, antígeno HBs y antígeno HBe observados con la infección por el VHB. Antígeno HBe asociado a una alta infectividad.
- HCV: Compruebe la IgG del HCV.

A

Hepatitis

Las etiologías pueden ser el alcohol, los virus (hepatitis A, B, C, D, E, citomegalovirus, virus de Epstein-Barr, virus del herpes simple), la exposición tóxica (halotano) o el consumo de drogas.

La hepatitis crónica existe después de 6 meses de síntomas o anormalidades de laboratorio persistentes. Hepatitis aguda <6 meses.

Diagnóstico diferencial

- Colecistitis
- Colangitis
- Cirrosis biliar
- Esteatohepatitis

P

Proporcione cuidados de apoyo

Considere la hidratación IV y los antieméticos.

Suspenda cualquier medicamento o droga en potencia hepatotóxica

Evite prescribir cualquier medicamento hepatotóxico (p. ej., acetaminofeno).

Considere la profilaxis de contacto para la hepatitis A o B

Inmunoglobulina más vacunación si la exposición ha sido reciente.

Trate cualquier coagulopatía con plasma fresco congelado o vitamina K

Inicie la lactulosa si hay encefalopatía hepática

Considere la paracentesis en cualquier paciente con ascitis y fiebre

Excluya la peritonitis bacteriana espontánea.

Disposición

La mayoría de los pacientes necesitarán ser ingresados para una hidratación IV y una evaluación adicional.

Considere el alta sólo en aquellos individuos con síntomas leves, anormalidades de laboratorio ligeras y que puedan tener un seguimiento cercano organizado.

Los pacientes con encefalopatía hepática, coagulopatías importantes o hemorragias gastrointestinales deberán ser ingresados en la UCI.

ISQUEMIA INTESTINAL

S

¿Cuáles son los síntomas del paciente?

La descripción clásica es un dolor abdominal desproporcionado con respecto al examen

Los síntomas más comunes son:

- Dolor abdominal
- Náuseas/vómitos
- Diarrea
- Sangrado GI

Quizá haya:

- Cambios en el estado mental
- Fiebre
- Síncope

¿Nota el paciente algo que exacerbe el dolor?

La isquemia intestinal crónica se presenta de forma típica como un dolor abdominal sordo, con calambres, posprandial, causado por un estrechamiento en las arterias viscerales (p. ej., la celíaca o la mesentérica superior) debido a la aterosclerosis.

¿Tiene el paciente algún factor de riesgo de enfermedad vascular?

- Diabetes
- Enfermedad vascular periférica
- Consumo de tabaco
- Hipercolesterolemia
- Enfermedad ateroesclerótica coronaria

¿Qué otras condiciones médicas tiene el paciente?

Ayuda a determinar los factores de riesgo y otras etiologías de las quejas que se presentan.

La isquemia intestinal puede observarse tras un infarto de miocardio y con la insuficiencia cardiaca congestiva (CHF), cuando el gasto cardiaco es lo bastante bajo como para provocar una isquemia de demanda.

O

Evalúe los signos vitales del paciente

Realice una exploración física

HEENT, pulmones, cardiaco: Por lo común, normal. Pueden observarse signos de CHF.

Abdomen: ¿Signos peritoneales? ¿Hipersensibilidad? Escuche si hay ruido intestinal.

Rectal: Hemorragia visible, heces hemocultas positivas que se observan en el intestino isquémico en fase tardía.

Neurológico: Tome nota de cualquier cambio en el estado mental.

Obtenga los siguientes estudios de laboratorio

Hemograma: Puede tener los leucocitos elevados. Excluya la anemia.

BUN, creatinina, LFT, amilasa, lipasa, electrólitos: Descarte el diagnóstico alternativo.

- Quizá haya elevaciones de las enzimas hepáticas causadas por la isquemia hepática.
- De manera típica tendrá una acidosis metabólica.

Nivel de ácido láctico: Sensible para la isquemia, aunque no es específico para la isquemia intestinal.

Considere obtener radiografías abdominales

Útil para excluir el aire libre y la obstrucción intestinal. Se utiliza con menos frecuencia ahora que la TC es tan fácil de conseguir.

Piense en efectuar una TC abdominal

Al inicio quizá sea normal. El engrosamiento de la pared intestinal, el estriado de la grasa mesentérica y la ausencia de contraste IV que llene una arteria visceral ayudan a establecer el diagnóstico.

Considere una angiografía

Es la norma de oro para realizar el diagnóstico de insuficiencia arterial. También es posible que resulte terapéutico porque un radiólogo intervencionista puede abrir una obstrucción con una angioplastia con balón o una inyección de papaverina.

Valore la colonoscopia o la sigmoidoscopia

Permite la visualización directa del colon, el cual mostrará los cambios isquémicos.

Isquemia intestinal

Causada por el cierre subagudo o la trombosis de las arterias celíaca, mesentérica superior o mesentérica inferior (IMA). La IMA irriga el colon izquierdo y el recto, y tiene un apoyo colateral adecuado del suministro de sangre del recto, por lo que no suele asociarse a la isquemia intestinal.

Las presentaciones agudas son, por lo regular, el resultado de eventos embólicos o de un flujo sanguíneo inadecuado causado por CHF, disección aórtica, hipotensión, sepsis o IM.

Las presentaciones crónicas (angina intestinal) las causa la aterosclerosis del suministro de sangre y suelen presentarse con dolor posprandial y pérdida de peso.

Diagnóstico diferencial

- Obstrucción intestinal
- Colelitiasis
- Vólvulo
- Pancreatitis
- Intususcepción
- Aneurisma aórtico abdominal
- Disección aórtica

Inicie los cuidados de apoyo

Asegure una presión sanguínea adecuada.

- Hidrate con solución salina normal. El paciente quizá necesite grandes volúmenes de reposición de líquidos.
- Evite los presores si es posible porque podrían exacerbar la isquemia debido a la vasoconstricción.

Trate cualquier trastorno subyacente (p. ej., CHF, infarto de miocardio, disección aórtica) que pueda haber incitado la isquemia.

Proporcione un alivio adecuado del dolor

El dolor suele ser desproporcionado en relación con el examen; sin embargo, esto no debe limitar el uso de narcóticos, salvo en caso de hipotensión o contraindicación.

Considere comenzar con antibióticos IV

Para prevenir la infección secundaria por translocación de la microbiota intestinal

Consulte a un cirujano vascular para una posible corrección quirúrgica

También debe pensarse en una consulta de radiología de intervención para realizar una angiografía y tal vez una angioplastia con balón.

Disposición

Todos los pacientes deben ser hospitalizados.

Considere el ingreso en la UCI para cualquier paciente que muestre algún signo de hipotensión o hipovolemia.

La tasa de mortalidad es de 50 a 100% sin un tratamiento y una reparación agresivos.

PANCREATITIS

S

¿Cuáles son los síntomas del paciente?

Los síntomas más comunes son:

- Dolor abdominal mediopigástrico
- Náuseas/vómitos
- Anorexia
- Distensión

¿Ha notado el paciente algo que exacerbe el dolor?

El dolor suele incrementarse varias horas después de comer y puede aumentar al acostarse.

¿Hay algo que ayude a aliviar el dolor?

El dolor suele disminuir si el paciente evita comer/beber.

¿Tiene el paciente algún factor de riesgo de pancreatitis?

- Consumo de alcohol
- Enfermedad de úlcera péptica
- ERCP reciente
- Tabaquismo
- Hipertrigliceridemia
- Colelitiasis
- Mordedura de escorpión (rara)

¿Toma el sujeto algún medicamento o suplemento de hierbas?

Los anticonceptivos orales, los diuréticos, los esteroides y la aspirina son algunos de los fármacos asociados a la pancreatitis.

¿Tiene el paciente otros problemas médicos?

Los pacientes con antecedentes de pancreatitis tal vez no demuestren elevaciones de amilasa y lipasa. La pancreatitis se asocia a fibrosis quística, lupus y cirugía abdominal reciente.

Incluso después de la colecistectomía, los individuos pueden desarrollar coledocolitiasis.

Obtenga un historial social

El consumo de alcohol y la colelitiasis son las dos principales causas de pancreatitis en Estados Unidos.

O

Realice una exploración física

HEENT, pulmones, cardiaco: Por lo común, normal.

Abdomen: ¿Hipersensibilidad? ¿Signos peritoneales?

- *Signo de Grey-Turner:* Equimosis a lo largo del flanco causada por una hemorragia retroperitoneal.
- *Signo de Cullen:* Equimosis alrededor del ombligo causada por una hemorragia intraperitoneal.

Rectal: Excluya la hemorragia gastrointestinal.

Solicite los siguientes análisis de laboratorio

Hemograma: Excluya la anemia o la elevación de los leucocitos.

BUN, creatinina, electrólitos: Excluya una alteración renal o electrolítica subyacente.

LFT, amilasa, lipasa: La amilasa y la lipasa suelen estar elevadas en la pancreatitis aguda, aunque quizá sean normales en la pancreatitis crónica.

- La lipasa es más sensible y específica para la lesión pancreática.
- Quizá resulten elevadas la fosfatasa alcalina y la bilirrubina, lo cual sugeriría cálculos biliares.
- Elevaciones de AST > ALT observadas con el abuso de consumo de alcohol.

ESR, CRP: Son signos de inflamación y quizá estén elevados en la pancreatitis crónica a pesar de tener amilasa y lipasa normales.

Considere efectuar una TC abdominal

Puede demostrar edema o necrosis del páncreas, así como la formación de seudoquistes Calcificación y atrofia del páncreas observadas en la pancreatitis crónica.

Considere la ecografía del RUQ

Tiene poca sensibilidad para evaluar el páncreas pero permite descartar la colelitiasis.

Pancreatitis

Inflamación del páncreas que se asocia con edema, autodigestión, necrosis y posible hemorragia.

La pancreatitis crónica puede provocar una disfunción endocrina (diabetes) y exocrina (malabsorción, deficiencias de vitaminas liposolubles).

Los criterios de Ranson pueden ayudar a predecir la mortalidad general

- Los criterios iniciales incluyen:
  - Edad >55 años
  - Leucocitos >16.000
  - Glucosa >200
  - LDH >350
  - AST >250
- Criterios después de 48 horas:
  - HCT ↓ by 10%
  - BUN ↑ por 5 mg/Dl
  - Calcio <8 mg/dL
  - PaO_2 <60 mm Hg
  - Déficit de base >4
  - Déficit de líquido >6 L
  - Mortalidad cercana a 100% si se observan >6 criterios

Diagnóstico diferencial

- Enfermedad de úlcera péptica
- Aneurisma aórtico abdominal
- Cólicos renales
- Cólicos biliares
- Isquemia intestinal
- Obstrucción intestinal

Proporcione cuidados de apoyo

Los pacientes quizá requieran una hidratación IV agresiva debido al secuestro de fluidos y al espaciamiento de los tercios.

Mantenga al paciente en NPO hasta que el dolor se haya resuelto. Puede dar una prueba de líquidos claros para la enfermedad leve.

Brinde un control adecuado del dolor con narcóticos. Trate las náuseas y los vómitos con antieméticos.

Trate el trastorno subyacente, si es posible

Los pacientes con cálculos biliares retenidos podrían requerir cirugía o ERCP para descomprimir el sistema biliar y pancreático.

Suspenda cualquier medicamento o alcohol que pueda haber causado la pancreatitis.

Considere iniciar los antibióticos

Se ha demostrado que el imipenem disminuye la mortalidad derivada de la pancreatitis necrotizante.

Disposición

La mayoría de los pacientes necesitarán ser hospitalizados para hidratación IV y control del dolor.

Considere el ingreso en la UCI de los pacientes que se presenten con hipotensión, tengan múltiples enfermedades comórbidas o manifiesten múltiples criterios de Ranson, ya que la pancreatitis puede progresar con rapidez a un fallo multiorgánico del sistema y a la muerte.

Considere la posibilidad de dar de alta para que regresen a su casa los pacientes capaces de tolerar líquidos claros en ER, quienes puedan hidratarse de forma adecuada, que tengan una enfermedad leve y aquellos en quienes existe la certeza de que tendrán un seguimiento estrecho.

ENFERMEDAD DE ÚLCERA PÉPTICA

S

¿Cuáles son los síntomas del paciente?

Los síntomas más comunes son

- Dolor abdominal epigástrico
- Acidez de estómago
- Náuseas/vómitos
- Melena
- Saciedad temprana
- Edema

Quizá se queje de:

- Hematemesis
- Hematoquecia
- Fatiga
- Letargo

¿Tiene el paciente antecedentes de acidez estomacal o enfermedad de úlcera péptica (PUD)?

Determine si los síntomas actuales del paciente son diferentes o si se trata de un brote.

¿Cómo se relacionan los síntomas del paciente con la alimentación?

El dolor de la úlcera gástrica suele producirse justo después de comer.

El dolor de la úlcera duodenal a menudo ocurre entre 1 y 3 horas después de comer y, de hecho, puede mejorar al comer.

¿Qué medicamentos está tomando el paciente?

Los AINE y los esteroides aumentan el riesgo de PUD.

El perfil de medicación también es útil para ver qué fármacos (p. ej., antiácidos de venta libre) ha probado el paciente para aliviar los síntomas.

¿Qué otros problemas médicos tiene el paciente?

Ayuda a excluir otras etiologías para los síntomas del paciente.

La PUD también se asocia a la insuficiencia renal, la enfermedad inflamatoria intestinal (p. ej., la enfermedad de Crohn) y los trastornos autoinmunes que con frecuencia requieren el uso de AINE o esteroides.

Obtenga un historial social

El consumo de tabaco y alcohol aumenta el riesgo de padecer PUD.

O

Evalúe los signos vitales del paciente

La taquicardia y la hipotensión sugieren una pérdida de sangre o una deshidratación grave.

Realice una exploración física

HEENT, pulmones, cardiaco: Por lo común, normal.

Abdomen: Quizá haya hipersensibilidad epigástrica. El dolor intenso sugiere una perforación.

Rectal: ¿Guayaco positivo? Visto en PUD. ¿Sangre fresca? Sugiere una hemorragia grave.

Obtenga los siguientes análisis de laboratorio

Hemograma para excluir la anemia.

Electrólitos, LFT, amilasa, lipasa para excluir otras causas de dolor abdominal.

Estudios de coagulación para excluir una coagulopatía.

Considere la posibilidad de solicitar pruebas de tipo sanguíneo y cruzadas si hay signos/síntomas de pérdida de sangre reciente

Realice pruebas de *Helicobacter pylori*

La serología IgG puede ser enviada para ver si el paciente amerita tratamiento.

Obtenga una Rx de tórax

Excluya el aire libre secundario a la perforación.

Coloque una sonda NG si ha habido alguna hematemesis o hematoquecia

Excluya cualquier hemorragia gastrointestinal superior activa.

Considere realizar una endoscopia de urgencia si se observa una hemorragia activa

Puede ser diagnóstica y terapéutica

Enfermedad de úlcera péptica

La *H. pylori*, un bacilo gramnegativo productor de ureasa, es la causa más común de PUD.

- Altera la barrera protectora de la mucosa del estómago y del duodeno.
- Responsable de alrededor de 95% de las úlceras gástricas y 85% de las úlceras duodenales.

Entre las causas más raras se encuentran el síndrome de Zollinger-Ellison y los gastrinomas.

Diagnóstico diferencial

- Gastritis aguda
- Cólicos biliares
- Isquemia intestinal
- Hepatitis
- Reflujo gastroesofágico
- Obstrucción abdominal
- Pancreatitis

P

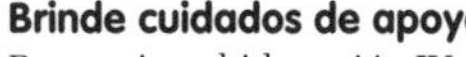

Brinde cuidados de apoyo

Proporcione hidratación IV y control del dolor.

Considere probar un cóctel GI (es decir, lidocaína viscosa, Donnatal, hidróxido de aluminio/hidróxido de magnesio).

Considere conseguir una consulta de Gastroenterología

Para la endoscopia de urgencia, si hay signos de pérdida activa de sangre

Instruya al paciente en los cambios de estilo de vida para que comprenda

- Dieta blanda
- Evitar la aspirina, los AINE
- Comidas pequeñas
- Abstenerse de alcohol y tabaco

Comience un inhibidor de la bomba de protones, un bloqueador de H+ o un sucralfato

Disminuye la secreción de ácido, lo cual permite que la mucosa gástrica y duodenal se cure con más rapidez

Considere iniciar el tratamiento para *Helicobacter pylori*

Se ha demostrado la eficacia de múltiples regímenes.

Se ha puesto de manifiesto que el tratamiento de la *H. pylori* disminuye la recurrencia de la úlcera a menos de 10%.

Disposición

La mayoría de los pacientes pueden ser dados de alta a casa con un seguimiento rutinario por parte de su médico de atención primaria.

Ingrese a cualquier paciente con evidencia de pérdida de sangre, síntomas graves, vómitos persistentes o signos de perforación.

GENITOURINARIO

LESIÓN RENAL AGUDA

S

¿Cuáles son los síntomas del paciente?

Los síntomas más frecuentes son:

- Náuseas/vómito
- Oliguria o anuria
- Hematuria
- Dolor abdominal
- Edema
- Letargo
- Dificultad para respirar

¿El paciente ha tenido disminución de la ingesta oral o pérdidas excesivas de líquidos?

La deshidratación causada por la disminución de la ingesta, la diarrea/vómito o las pérdidas insensibles excesivas pueden evolucionar hacia azotemia prerrenal y lesión renal.

¿El paciente ha tenido alguna infección reciente o dolor de garganta?

Aumenta la sospecha de glomerulonefritis posestreptocócica.

¿Qué problemas médicos tiene el paciente?

La diabetes, la hipertensión, la insuficiencia cardiaca congestiva (CHF) y la vasculitis pueden contribuir a la lesión renal.

La cirrosis puede conducir a lesión renal como resultado del espaciamiento de los tercios y l depleción intravascular (lesión renal aguda prerrenal) o por la pérdida de autorregulación por la incapacidad de eliminar las citocinas (síndrome hepatorrenal).

¿Qué medicamentos toma el paciente?

El uso de inhibidores de la ACE/ARB y de AINE puede inhibir la autorregulación del flujo sanguíneo del riñón y provocar lesión renal.

El uso de diuréticos con pérdida excesiva de líquidos puede causar lesión renal.

La administración reciente de contraste intravenoso (IV) y de antibióticos (p. ej., aminoglucósidos) puede causar necrosis tubular aguda (ATN).

¿Se ha sometido el paciente a algún procedimiento o intervención quirúrgica recientes?

La cirugía vascular, el cateterismo cardiaco o los angiogramas pueden provocar la embolización del colesterol e lesión renal secundaria. Suele ocurrir 1-2 semanas después del procedimiento.

Obtenga los antecedentes sociales

El abuso de drogas IV aumenta el riesgo de enfermedad embólica debido a las impureza del fármaco o a endocarditis, que pueden provocar lesión renal aguda.

El consumo de tabaco aumenta el riesgo de aterosclerosis.

O

Evalúe los signos vitales del paciente

Realice los signos vitales ortostáticos para excluir hipotensión postural y deshidratación

Realice una exploración física

Pulmones: ¿Estertores? ¿Sibilancias? Busque signos de sobrecarga de volumen y CHF.

Cardiaco: Observe cualquier soplo o galope. Los soplos pueden sugerir endocarditis; S3 S4 asociado con CHF. Observe cualquier edema maleolar.

Abdomen: ¿Ascitis? ¿Hipersensibilidad del ángulo costovertebral? ¿Signos peritoneales? Podría sugerir infección.

Neurológico: ¿Cambios en el estado mental? Causados por uremia, infección o deshidratación.

Piel: ¿Alguna erupción que sugiera infección por estreptococos?

Obtenga los siguientes estudios de laboratorio

Hemograma: Evalúa la anemia, que podría ser la causa de la lesión renal o resultado de ésta. El aumento de los leucocitos puede verse con la infección.

BUN/creatinina: Por lo general elevada. La relación BUN/creatinina >20 sugiere una causa prerrenal.

Electrólitos: Puede observarse hipopotasemia/hiperpotasemia en la lesión renal. Se deb confirmar que el calcio, fósforo y magnesio sean normales.

LFT: Excluye la enfermedad hepática.

Análisis de orina: Quizá ocurra proteinuria, hematuria. Cilindros vistos con enfermedad renal intrínseca. En ocasiones hay eosinofilia con émbolos de colesterol.

FENa: Excreción fraccional de sodio en orina. Si FENa <1, la lesión renal se debe, por lo general, a causas prerrenales, ya que los riñones están reteniendo sodio y, por tanto, agua.

Considere las serologías séricas si hay sospecha de vasculitis o una causa reumatológica.

Solicite hemocultivos si es posinfeccioso o si hay sospecha de endocarditis.

Obtenga un ECG

Excluye la isquemia cardiaca y la CHF secundaria como causas.

Excluye los cambios hiperpotasémicos en el ECG que podrían evolucionar con rapidez hacia un paro cardiaco.

Obtenga una Rx de tórax

Evalúe el tamaño de la silueta cardiaca y si hay algún edema pulmonar que sugiera CHF.

Considere la ecografía renal

Evalúe el parénquima renal y excluya causas posrenales (p. ej., obstrucción).

Evalúe el residuo posmiccional

Útil para excluir una causa obstructiva o posrenal de la lesión renal.

A

Lesión renal aguda

Un rápido declive de la función renal durante horas o días.

Las causas se dividen en prerrenales, renales y posrenales.

Las causas prerrenales se deben, en general, a un bajo volumen intravascular o a un gasto cardiaco bajo.

Las causas renales son ATN, vasculitis, glomerulonefritis, émbolos de colesterol, etcétera.

Las causas posrenales provienen de una obstrucción en el flujo de salida de la orina y provocan un daño renal al aumentar las presiones tubulares.

Diagnóstico diferencial

- CHF
- Anemia
- Cirrosis

P

El tratamiento está dirigido a tratar la causa subyacente de la lesión renal aguda

Considere la colocación de una sonda de Foley para obtener una medición precisa de la producción de orina.

Considere la diálisis emergente en cualquier paciente que tenga:

Acidosis significativa.

Hiperpotasemia o alteraciones electrolíticas que no responden al tratamiento conservador o que provocan cambios en el ECG.

Intoxicantes como el metilenglicol o el ácido acetilsalicílico.

Sobrecarga de líquidos con compromiso de la presión arterial o respiratoria.

Uremia sintomática.

Detenga cualquier agente nefrotóxico

Si se sospecha de una enfermedad prerrenal, hidrate al paciente de forma agresiva

Disposición

Admita a todos los pacientes. La morbilidad y la mortalidad relacionadas con la lesión renal aguda son significativas. Refiera a consulta con nefrología.

EPIDIDIMITIS

S

¿Cuáles son los síntomas actuales del paciente?

Los síntomas más frecuentes son:

- Dolor escrotal
- Disuria
- Fiebre
- Hipersensibilidad en el testículo/epidídimo

También puede quejarse de:

- Descarga del pene
- Inflamación escrotal
- Dolor abdominal

¿El inicio del dolor fue gradual o abrupto?

El dolor causado por la epididimitis suele ser de aparición gradual (>24 horas) y puede afectar a ambos testículos.

¿Qué ayuda a aliviar el dolor? ¿Qué aumenta el dolor?

El dolor del epidídimo suele aumentar cuando el paciente está de pie, y se alivia con el apoyo escrotal o al acostarse.

¿El paciente tiene antecedentes de STD?

La epididimitis en jóvenes (20-30 años de edad) se asocia con mayor frecuencia a las infecciones por *Chlamydia* y gonorrea.

Es habitual que no haya secreción uretral en el momento de la presentación.

¿El paciente ha sido golpeado en la ingle o en el testículo?

Excluya los traumatismos de las posibles etiologías.

¿El paciente ha tenido una infección viral reciente?

La orquitis suele estar asociada a infecciones víricas (p. ej., parotiditis, coxsackie A).

¿El paciente tiene antecedentes de retención urinaria o instrumentación reciente del sistema urinario?

La epididimitis en hombres de edad avanzada se asocia a *Escherichia coli*, *Klebsiella* o *Pseudomonas*, y suele estar relacionada con la retención urinaria o la instrumentación reciente.

Obtenga un PMH/antecedentes sociales

Incluya antecedentes sexuales y de STD.

Pregunte específicamente por la hipertrofia prostática benigna, ya que aumenta el riesgo de retención urinaria.

O

Evalúe los signos vitales del paciente

La fiebre se asocia con mayor frecuencia con un síndrome viral.

Realice una exploración física

Abdomen: ¿Sensibilidad a la palpación? ¿Signos peritoneales? ¿Sensibilidad en el ángulo costovertebral? Excluya otras patologías.

GU: ¿Secreción del pene? ¿Inflamación escrotal? ¿Sensibilidad o inflamación del epidídimo? ¿Inflamación testicular? Todo ello puede observarse en caso de infección. ¿Hernia inguinal? Puede sugerir encarcelación. ¿Reflejo cremastérico? Si está ausente, sospeche de torsión testicular. *Signo de Prehn:* disminución del dolor cuando se levantan los testículos y el escroto; se observa con la epididimitis, pero el dolor no debería cambiar con la torsión testicular.

Rectal: ¿Hipersensibilidad o plenitud de la próstata? Sugiere prostatitis.

Obtenga los siguientes estudios de laboratorio

Análisis de orina: pueden observarse leucocitos con la epididimitis.

Hisopo uretral para gonorrea/clamidia: excluye las STD.

Considere el envío de HIV y RPR si la sospecha de epididimitis relacionada con STD es alta. Mayor riesgo de HIV y sífilis si se encuentra otra STD.

Si sospecha de torsión testicular, obtenga una ecografía escrotal con flujo Doppler

Si hay alguna preocupación por la torsión testicular, debe obtenerse una ecografía lo antes posible.

Epididimitis

Inflamación o infección del epidídimo, generalmente causada por la propagación retrógrada de bacterias desde la uretra o la vejiga.

Orquitis

Inflamación o infección del testículo que puede ser causada por la propagación de la infección desde el epidídimo o por propagación hematógena (p. ej., viral).
En 50% de los testículos afectados habrá atrofia residual.

Diagnóstico diferencial

- Hidrocele
- Varicocele
- Torsión testicular
- Traumatismo testicular
- Cólico renal
- Hernia inguinal

P

Proporcione alivio eficaz del dolor

En general, los AINE son eficaces.
Soporte escrotal con un suspensor.
Limitar la cantidad de tiempo de pie/caminata.

Inicie el tratamiento con antibióticos

Hombres sexualmente activos: Trate la gonorrea/*Chlamydia* con fluoroquinolona (curso de 21 días) o ceftriaxona IM más doxiciclina (10 días) o azitromicina en dosis única.
Hombres mayores (>35 años): Fluoroquinolona (curso de 21 días).

Disposición

La mayoría de los pacientes pueden ser dados de alta en casa con el seguimiento del médico de atención primaria.
Hospitalice a los pacientes que no pueden tomar medicamentos orales o que tienen evidencia de un absceso que tal vez requiera drenaje.

HERNIA

S

¿Cuáles son los síntomas actuales del paciente?

El dolor o la inflamación en la zona en cuestión es la queja más frecuente.

Quizá se observen náuseas/vómito y fiebre en las hernias encarceladas.

¿Qué hacía el paciente cuando notó la inflamación o el bulto por primera vez?

El aumento del tamaño de la hernia se asocia por lo general con el esfuerzo o el levantamiento de peso.

¿El paciente tiene antecedentes de hernia o de reparación de hernia?

Tener una hernia en un lado aumenta el riesgo de tener una hernia contralateral.

El riesgo de recurrencia de la hernia en el lugar de una reparación anterior es variable. La tasa depende de la ubicación, el tipo de reparación y las comorbilidades que puedan afectar a la cicatrización.

¿La inflamación o la protuberancia está relacionada con una zona en la que se ha operado?

Las hernias de incisión suelen aparecer entre 18-24 meses después de la cirugía. Normalmente, los pacientes experimentan un dolor sordo en la zona cuando hacen esfuerzo, y más tarde notan el bulto.

¿La paciente está embarazada?

Las hernias femorales suelen presentarse en el primer trimestre del embarazo.

Obtenga un historial médico

Identifique las comorbilidades.

O

Evalúe los signos vitales del paciente

Realice una exploración física

Abdomen: Mientras el paciente está relajado y acostado en posición supina, palpe la zona afectada en busca de sensibilidad o masa. Palpe todas las incisiones en busca de defectos en la fascia o masas.

GU: Coloque un dedo en el anillo inguinal externo y pida al paciente que realice la maniobra de Valsalva. Con la hernia inguinal, se puede sentir el saco de la hernia siendo empujado hacia fuera a través del anillo. En las hernias inguinales grandes, quizá haya contenido abdominal en el escroto, lo que permite oír los ruidos intestinales en el escroto.

Considere solicitar los siguientes estudios de laboratorio

Análisis de orina: Si se sospecha de una infección del tracto urinario, pielonefritis o nefrolitiasis.

Hemograma: Puede mostrar leucocitosis con estrangulamiento.

Electrólitos, BUN, creatinina: Si el paciente tiene vómito, para excluir una alteración electrolítica.

Considere obtener un estudio de diagnóstico

En general, no es necesario porque el diagnóstico se realiza con la historia clínica y la exploración física.

Las radiografías abdominales suelen ayudar a detectar una obstrucción.

La TC abdominal/pélvica con contraste oral podrían mostrar asas intestinales o epiplón en un defecto de la pared abdominal.

La ecografía/RMN puede mostrar el defecto de la pared abdominal y el intestino.

A

Hernia

Hernia inguinal: Puede ser directa (se produce a través del triángulo de Hasselbach) o indirecta (se produce a través del ligamento inguinal interno). Las hernias indirectas son las más comunes y son congénitas, aunque tal vez no se presentarán hasta más tarde en la vida.

Hernia femoral: Hernia en el canal femoral, es más frecuente en mujeres. Mayor riesgo de encarcelamiento y estrangulamiento.

Hernia incisional: Ocurre en el lugar de una incisión quirúrgica.

Hernia umbilical: Se produce por un defecto en la fascia de la línea media. Mayor riesgo de encarcelación.

Diagnóstico diferencial

- Torsión testicular
- Epididimitis
- Hidrocele/varicocele
- Obstrucción intestinal
- Linfadenitis

P

Las hernias asintomáticas pueden ser observadas o reparadas de forma electiva

Dar de alta al paciente con instrucciones de volver de inmediato por el dolor o si no es posible reducir la hernia.

Las hernias encarceladas deben reducirse cuanto antes

Cuanto más tiempo esté encarcelada la hernia, más edema se formará en la pared intestinal, lo que dificultará su reducción.

- Si la hernia ha estado encarcelada durante más de 4-6 horas, es probable que el paciente necesite una intervención quirúrgica para reducir la hernia y eliminar cualquier porción de intestino necrótico. No intente reducirla.

Para reducir la hernia, haga que el paciente se acueste en posición supina y se relaje.

- Proporcione analgesia y sedación según sea necesario.
- Ejerza una presión suave y constante sobre la masa (hernia) hasta que pueda empujarla hacia la cavidad abdominal. El paciente debería sentir alivio inmediato del dolor.

El tratamiento definitivo de todas las hernias es la corrección quirúrgica

Las hernias reducibles pueden repararse de forma electiva.

Los pacientes con evidencia de obstrucción intestinal, hernia encarcelada o estrangulada, fiebre, peritonitis o dolor intratable deben ser admitidos para corrección quirúrgica urgente.

HIDROCELE/VARICOCELE

S

¿Cuáles son los síntomas actuales del paciente?

El síntoma más frecuente es la inflamación indolora del testículo.

- Puede tener un dolor sordo, pero normalmente no es doloroso.
- El dolor sólo se observa normalmente en los hidrocele/varicocele grandes.

El paciente quizá note que el tamaño del testículo cambia con el tiempo.

Los hidroceles pueden ser congénitos en aproximadamente 6% de los varones.

Los varicoceles tienden a producirse en varones pospúberes y son más frecuentes en el lado izquierdo debido a la longitud de la vena gonadal izquierda (la cual drena en la vena renal izquierda, en tanto la derecha drena en la IVC).

¿Hay algo que aumente el tamaño o la cantidad de sensibilidad?

Los varicoceles tienden a disminuir de tamaño en posición supina y a aumentar de tamaño en posición de pie.

Los hidroceles por lo general no cambian con la posición y aumentan lentamente con el tiempo. La excepción son los hidroceles congénitos, que en general se comunican a partir de una prolongación vaginal abierta y tienen un flujo directo de líquido peritoneal hacia la bolsa escrotal.

¿La inflamación/dolor es unilateral o bilateral?

Los varicoceles bilaterales pueden ocurrir en 33% de los pacientes, pero es necesario excluir una patología testicular subyacente en los varicoceles derechos solitarios.

Es más probable que los hidroceles congénitos se produzcan de forma bilateral.

¿Ha habido algún traumatismo?

La inflamación podría sugerir un hematoma.

¿El paciente tiene otros problemas médicos?

Excluya otras entidades patológicas.

¿Qué medicamentos ha probado el paciente?

Los AINE pueden ayudar a reducir el tamaño de los hidroceles al disminuir la cantidad de líquido producido por la túnica vaginal.

Revise los síntomas

Los síntomas de infección sistémica y de las vías respiratorias superiores deben aumentar la sospecha de orquitis/epididimitis viral.

O

Realice una exploración física

Abdomen: ¿Sensibilidad? ¿Masas? ¿Signos peritoneales? ¿Dolor en el ángulo costovertebral? Excluir infección o diagnóstico alternativo.

GU: ¿Secreción del pene? ¿Sensibilidad o masa en el epidídimo? ¿Hernia inguinal? ¿Hernia femoral? ¿Signo de Prehn? ¿Reflejo cremastérico? Sugiere un diagnóstico alternativo. ¿Inflamación o masa testicular? En general se ve y tiende a ser no sensible.

- ¿Se transilumina la masa? Oscurezca la habitación y coloque una fuente de luz contra el escroto cerca de la masa. El hemisferio escrotal debe transiluminarse si hay un hidrocele.
- Asegúrese de excluir por completo la torsión testicular en el diferencial.

Obtenga los siguientes estudios de laboratorio

Análisis de orina: En general, normal. Se realiza para excluir cualquier etiología infecciosa.

Considere solicitar una ecografía escrotal

Si hay alguna preocupación por la torsión testicular, debe obtenerse una ecografía escrotal con flujo Doppler.

La ecografía también permite diferenciar el varicocele del hidrocele y mostrar cualquier compresión testicular con un varicocele.

A

Hidrocele

Acumulación de líquido en la túnica vaginal (continuación del revestimiento peritoneal del abdomen). El líquido puede acumularse debido a un aumento de la producción o una disminución de la absorción, o tal vez sea causado por una comunicación directa entre el escroto y la cavidad abdominal. Esta última es la etiología más frecuente en los hidroceles congénitos y podría requerir corrección quirúrgica.

Por lo general, los hidroceles adquiridos son benignos, aunque pueden ser una reacción a alguna patología testicular subyacente (p. ej., cáncer), que debe excluirse si el hidrocele persiste con el tratamiento conservador.

Varicocele

Causado por la dilatación del plexo pampiniforme de las venas espermáticas. Se produce en el hemisferio izquierdo en la mayoría de los casos debido a las diferencias anatómicas en el drenaje venoso. Es raro que se produzca de forma unilateral en la derecha, y un tercio de los casos es bilateral. El varicocele derecho unilateral es lo suficientemente raro como para que este hallazgo aumente la preocupación por la obstrucción de la vena cava inferior.

Quizá requieran reparación quirúrgica o intervención endovascular porque podrían provocar atrofia testicular e infertilidad.

P

Hidrocele

Los hidroceles congénitos son susceptibles a tratarse de forma conservadora con observación, pero la probabilidad de que requieran reparación quirúrgica es mayor, porque es más probable que se comuniquen con la cavidad peritoneal.

Los cuidados de apoyo consisten en:

- AINE
- Soporte escrotal
- El paciente debe someterse a seguimiento con el médico familiar/pediatra/urólogo para asegurar la mejora

Varicocele

Cuidados de apoyo si no hay evidencia de atrofia testicular o si el paciente ya no tiene hijos y no está preocupado por la fertilidad.

- Soporte escrotal
- AINE
- Seguimiento estrecho con el médico familiar/pediatra/urólogo para garantizar que no se produzca atrofia testicular

Consulte a urología para una posible ligadura de la vena gonadal si hay evidencia de restricción del crecimiento de los testículos o atrofia testicular en varones jóvenes.

CÁLCULOS RENALES/NEFROLITIASIS

S

¿Cuáles son los síntomas actuales del paciente?

Los síntomas más frecuentes son:

- Dolor de costado tipo cólico unilateral
- Náuseas/vómito
- Hematuria
- Disuria

¿El dolor del paciente se irradia a alguna parte?

En general, el dolor se irradia hacia la ingle, el pene o los testículos.

¿Hay algo que aumente o disminuya el dolor?

El dolor de la nefrolitiasis tiende a ser de aparición brusca, de tipo cólico, y no se modifica con ninguna maniobra o cambio de posición.

¿El paciente tiene algún factor de riesgo para cálculos renales?

Entre ellos se encuentran:

- Género masculino
- Bajo consumo de agua
- Inmovilización
- Dieta alta en proteínas (p. ej., Atkins)
- Antecedentes familiares
- Lesión medular
- Hipertensión
- Neoplasia maligna
- Gota

¿El paciente tiene antecedentes de cálculos renales?

Las recurrencias de cálculos renales múltiples son frecuentes.

Documente si el paciente ha sido sometido a litotricia o a extracción quirúrgica de un cálculo en el pasado.

¿El paciente ha tenido fiebre?

No es frecuente con los cálculos renales solos, y habrá que excluir una infección secundaria.

¿El paciente ha sido tratado recientemente por una infección del tracto urinario?

Proteus y *Klebsiella* se asocian a la formación de cálculos de estruvita porque son positivas a ureasa.

¿Qué problemas médicos tiene el paciente?

Las siguientes condiciones médicas se asocian a una mayor formación de cálculos renales:

- HIV
- Cáncer
- Gota
- Parálisis
- Hiperparatiroidismo primario
- Acidosis tubular renal

¿El paciente toma alguna medicación?

El alopurinol y los inhibidores de la proteasa están asociados a la producción de cálculos renales.

O

Evalúe los signos vitales del paciente

La taquicardia y la elevación de la presión arterial son frecuentes debido al dolor asociado.

Observe cualquier grado de fiebre que pueda significar una infección.

Realice una exploración física

Generalidades: Los pacientes suelen ser incapaces de encontrar una posición cómoda.

Abdomen: En general, luce normal. El dolor no es reproducible. Observe cualquier sensibilidad del ángulo costovertebral.

Ginecología: Excluya la enfermedad inflamatoria pélvica (PID) y el embarazo.

Obtenga los siguientes estudios de laboratorio

β-hCG: Necesario antes de exponer al paciente a radiación y para excluir embarazo ectópico.

BUN/creatinina: Por lo general, normal. Podría estar elevado si hay obstrucción completa.

Análisis de orina: Se observa hematuria microscópica en >90% de los casos. La ausencia de hematuria no excluye el diagnóstico. Observe cualquier signo de infección (p. ej., esterasa leucocitaria, leucocitos).

Obtenga un estudio de diagnóstico

TC abdominal helicoidal sin contraste: Es el estudio estándar. Demostrará el cálculo, la hidronefrosis por obstrucción y tiene la ventaja añadida de poder diferenciar de un diagnóstico alternativo.

Ecografía renal: Permite excluir la hidronefrosis por obstrucción, pero no es lo suficientemente sensible para ver todos los cálculos.

Pielografía intravenosa (IVP): Requiere una carga de tinte IVP y radiografías múltiples

No se realiza de forma sistemática debido a la cantidad de tiempo que requiere el examen y la carga de tinte. La TC es más rápida y proporciona mucha más información.

A

Nefrolitiasis

Existen cuatro tipos de cálculos renales: de oxalato/fosfato de calcio (80%), de ácido úrico (10%), de estruvita y de cistina.

Conocer el tipo de cálculo puede ayudar a orientar el tratamiento para evitar recidivas.

Diagnóstico diferencial

- Embarazo ectópico
- Pielonefritis
- PID
- Diverticulitis
- Apendicitis
- Rotura de quiste ovárico
- Torsión ovárica

P

Proporcione alivio eficaz del dolor

Los AINE son muy eficaces para aliviar el dolor de los cálculos renales. El ketorolaco IV/IM puede utilizarse en los pacientes con náuseas y vómito.

Es posible que al principio se necesiten analgésicos narcóticos.

Hidrate al paciente con 2 L de solución salina normal

Trate las náuseas y vómito con antieméticos

Si el tamaño del cálculo es inferior a 5 mm

La mayoría de estos pacientes puede ser tratada de forma conservadora, ya que el cálculo debería salir por sí solo.

Podría al paciente en la necesidad de mantenerse adecuadamente hidratado y beber mucho líquido para eliminar el cálculo del tracto urinario. Los pacientes deben colar la orina para saber cuándo se ha eliminado el cálculo y analizarla para averiguar el tipo de cálculo.

El control del dolor debe realizarse con AINE y analgésicos narcóticos.

Cálculos de tamaño superior a 5 mm

Tienen menor probabilidad de pasar por sí mismos.

Discutir el caso con el urólogo. Es posible que el paciente requiera litotricia, pielolitotomía abierta o nefrolitotomía percutánea para eliminar el cálculo. El momento de la intervención se basa, por lo general, en la cantidad de obstrucción observada en la TC.

En general, los antibióticos están indicados para cualquier paciente con fiebre o con evidencia de infección en el análisis de orina

Ampicilina/gentamicina IV frente a fluoroquinolona oral

PIELONEFRITIS/UTI

S

¿Cuáles son los síntomas actuales del paciente?

Los síntomas más frecuentes son:

- Disuria
- Urgencia/frecuencia
- Sensibilidad/dolor suprapúbicos

En la pielonefritis también es posible ver:

- Fiebre
- Náuseas/vómito
- Dolor en el costado

Los lactantes y los ancianos pueden presentar sólo cambios en el estado mental, letargo o fiebre.

En varones, ¿se ha producido alguna secreción del pene?

Es raro que los varones contraigan infecciones del tracto urinario (UTI); el diagnóstico más frecuente es una STD.

En mujeres, ¿ha habido flujo u olor vaginal?

La vaginitis propicia disuria.

¿El paciente tiene factores de riesgo para una UTI complicada o pielonefritis?

Entre ellos se encuentran:

- Embarazo
- Uso reciente de antibióticos
- Diabetes
- Inmunosupresión
- Vejiga neurógena
- Antecedente de autosondaje o catéteres permanentes
- Hospitalización reciente o residencia en un hogar para ancianos
- Instrumentación reciente del sistema urinaria

¿Qué problemas médicos tiene el paciente?

Las enfermedades comórbidas múltiples aumentan la probabilidad de ingreso, en comparación con el tratamiento ambulatorio.

¿Qué medicamentos toma el paciente?

Los valores de glucosa, nitrito, sangre y bilirrubina pueden ser más bajos o falsamente negativos en los análisis de orina de pacientes que toman vitamina C.

Obtenga los antecedentes sociales

Pregunte sobre los antecedentes sexuales y factores de riesgo de STD/PID.

O

Evalúe los signos vitales del paciente

Realice una exploración física

Abdomen: ¿Hipersensibilidad a la palpación? En ocasiones se presenta con la PID. ¿Dolor en el ángulo costovertebral? Se observa en caso de pielonefritis.

GU: Inspeccionar el pene y los testículos para detectar sensibilidad y signos de STD.

Rectal: La sensibilidad de la próstata puede apreciarse con la prostatitis.

Ginecología: Espéculo y examen bimanual para excluir PID/vaginitis.

Obtenga los siguientes estudios de laboratorio

Análisis de orina: Elevación de los leucocitos, esterasa leucocitaria positiva y nitritos compatibles con la infección.

- Obtenga una muestra de vaciado limpio, de flujo medio o un análisis de orina de catéter directo para obtener resultados más precisos.
- Una muestra con un número elevado de células epiteliales sugiere contaminación de la piel.

Cultivo de orina: Permite identificar el organismo y la sensibilidad a los antibióticos.

Hemograma: Los leucocitos quizá estén elevados con la pielonefritis.

β hCG: Excluye el embarazo.

Considere el envío de hemocultivos antes de iniciar los antibióticos en pacientes con pielonefritis que serán hospitalizados.

Considere el envío de cultivos de gonorrea/*Chlamydia* en los casos que se sospeche de STD

Considere la TC abdominal helicoidal sin contraste o la ecografía renal si hay preocupación por la obstrucción

Puede mostrar abscesos renales, cálculos, hidronefrosis y obstrucción.

Infección de las vías urinarias
Infección del tracto urinario inferior (cistitis).

Pielonefritis
Infección de las vías urinarias superiores (riñón).

Diagnóstico diferencial
- Uretritis
- Vulvovaginitis
- Cervicitis
- PID
- Prostatitis
- Epididimitis

Considere la fenazopiridina para proporcionar cierto alivio sintomático de la disuria
Informar al paciente que la fenazopiridina cambiará el color (naranja) de la orina, las lágrimas y el sudor, y probablemente manche de forma permanente las lentes de contacto y la ropa.

Trate las náuseas/vómito con antieméticos y proporcione hidratación IV

Inicie el tratamiento con antibióticos empíricos
UTI no complicada:

- Puede tratarse con 3-5 días de TMP-SMX, nitrofurantoína o fosfomicina
- Otras alternativas son las cefalosporinas y fluoroquinolonas
- Las pacientes embarazadas tienen alto riesgo de desarrollar pielonefritis y deben ser tratadas durante 10 días con cefalexina, nitrofurantoína o amoxicilina
- Los niños y las mujeres embarazadas no deben recibir fluoroquinolonas

Las UTI complicadas requieren un tratamiento que cubra los microorganismos resistentes (p. ej., *Pseudomonas*).

- 10 días con fluoroquinolona, aminoglucósido o cefalosporina antipseudomona

Pielonefritis no complicada (temprana):

- 5-7 días con fluoroquinolona, cefalosporina oral de tercera o cuarta generación, 14 días con TMP-SMX

Pielonefritis complicada:

- Fluoroquinolona, penicilina/cefalosporina antipseudomonas, aminoglucósido o sus combinaciones

Es factible dar el alta a los siguientes pacientes
UTI sin complicaciones.

UTI complicada y pielonefritis no complicada, siempre que el paciente sea capaz de tolerar la medicación oral y tenga seguimiento estrecho con el médico familiar.

Admita a los pacientes
Que requieran medicación intravenosa o tengan pielonefritis complicada.

Considere la evaluación urológica
Para cualquier persona con múltiples UTI/pielonefritis o cualquier varón de más de un año de edad con antecedentes de más de una UTI.

RABDOMIÓLISIS

S

¿Cuáles son los síntomas actuales del paciente?

Los síntomas más frecuentes son:

- Dolor o hipersensibilidad muscular
- Náuseas/vómito
- Fiebre de bajo grado
- Orina de color marrón oscuro

¿Ha hecho el paciente algo que podría causar la rabdomiólisis?

Se asocia con el sobreesfuerzo (levantar objetos pesados, hacer ejercicio o convulsione prolongadas), traumatismos (lesiones por aplastamiento), inmovilidad (p. ej., permanecer desmayado en el piso durante horas) y lesiones por electricidad o rayos.

¿El paciente fue picado o mordido de forma reciente por algún animal o insecto?

Las mordeduras de araña reclusa parda o de serpiente llegan a causar necrosis y rabdomiólisis secundaria.

¿Qué problemas médicos tiene el paciente?

La cetoacidosis diabética, hipertiroidismo, trastornos convulsivos, polimiositis y dermtomiositis están asociados a la rabdomiólisis.

Pregunte por cualquier trastorno psiquiátrico que pudiera sugerir un síndrome neurolético maligno o un síndrome serotoninérgico.

¿Qué medicamentos toma el paciente?

Los inhibidores de la HMG-CoA reductasa, zidovudina y colchicina se han asociado a rabdomiólisis o lesiones musculares.

Los antipsicóticos pueden causar síndrome neuroléptico maligno, que se caracteriza p hipertermia, cambios en el estado mental y rabdomiólisis.

Obtenga los antecedentes sociales

El consumo de cocaína, alcohol y narcóticos puede provocar lesiones musculares por sobreesfuerzo o por inmovilización prolongada mientras se está en un coma inducid por drogas.

Obtenga un historial familiar

¿Hay antecedentes de alguna miopatía hereditaria?

O

Evalúe los signos vitales del paciente

La temperatura marcadamente elevada requiere atención inmediata y la puesta en marcha de medidas de enfriamiento.

Realice una exploración física

Cardiaco: Quizá se note taquicardia.

Abdomen: En general, normal, pero puede tener sensibilidad leve.

Extremidades: Observe cualquier sensibilidad muscular, espasticidad o rigidez.

- Asegúrese de que hay pulsos fuertes en todas las extremidades.
- Considere el síndrome compartimental con cualquier lesión por aplastamiento.
- Observe cualquier fractura.

Piel: Observe cualquier erupción (dermatomiositis), marcas de mordeduras o áreas de necrosis.

Obtenga los siguientes estudios de laboratorio

Hemograma, coagulación: Mediciones de referencia. Excluya anemia, infección y coagulación intravascular diseminada.

BUN, creatinina, electrólitos: Podría haber elevación de BUN/creatinina si ha habido lesión renal por rabdomiólisis. Tal vez se observe elevación del fósforo y potasio con la lisis celular y la disminución de la función renal.

CK, CKMB: La CK estará marcadamente elevada, pero la proporción de CKMB debe permanecer baja. El grado de elevación se correlaciona con el grado de lesión muscular.

La deshidrogenasa láctica y el ácido úrico quizá estén elevados.

Análisis de orina: El examen macroscópico será positivo para sangre, pero el examen microscópico mostrará un mínimo de eritrocitos o ninguno, debido a la reactividad cruzada del reactivo de la tira con la mioglobina.

Solicite un ECG

Punto de referencia y para confirmar que no hay isquemia cardiaca. Quizá se observen arritmias y cambios en el ECG con alteraciones electrolíticas que se producen con la rabdomiólisis.

Obtenga radiografías de los lugares donde se sospecha que hay una fractura

Compruebe las presiones compartimentales si se sospecha de síndrome compartimental

Rabdomiólisis

Liberación del contenido intracelular del músculo (creatinina cinasa, potasio, calcio) por lesión y necrosis muscular.

Es muy importante diagnosticar la causa que ha provocado la lesión para evitar que se produzcan más lesiones.

Diagnóstico diferencial

- Polimiositis/dermatomiositis
- Lesión renal aguda
- Vasculitis
- Trastornos del tejido conectivo

Admita a todos los pacientes

Se necesitará control frecuente de los electrólitos e hidratación intravenosa.

Inicie hidratación IV agresiva

Es el pilar de la terapia.

Es eficaz para facilitar la eliminación de mioglobina y prevenir la lesión renal.

El objetivo de la diuresis es de 200-300 cc/hora.

Los diuréticos de asa pueden iniciarse si hay evidencia de sobrecarga de volumen y reanimación con líquidos.

Considere la alcalinización de la orina

Algunas autoridades recomiendan la infusión de bicarbonato para ayudar a eliminar la mioglobina.

Es necesario controlar el pH de la orina cada 2 horas. El objetivo es que el pH de la orina sea >6.5. Ajuste la infusión de bicarbonato según sea necesario para mantener este pH.

Vigile los electrólitos cada 2-4 horas

Repita según sea necesario y esté preparado para tratar la hiperpotasemia.

Trate la causa incitante

Considere la consulta de nefrología y diálisis

Si el paciente tiene una producción de orina inadecuada o desarrolla signos de sobrecarga de volumen.

TORSIÓN TESTICULAR

S

¿Cuáles son los síntomas actuales del paciente?

Los síntomas más frecuentes son:

- Inicio brusco de dolor testicular
- Náuseas/vómito

¿Hay algo que alivie el dolor?

En general, el dolor es extremadamente intenso y no se alivia con ningún cambio de posición o apoyo escrotal.

¿Cuánto tiempo lleva el dolor?

La torsión del apéndice testicular es más frecuente en los niños y suele presentarse como dolor escrotal que ha aumentado durante varios días.

El daño isquémico irreversible del testículo por torsión se produce después de 12 hora

¿Ha habido algún traumatismo o esfuerzo físico intenso?

Es habitual que una torsión testicular se produzca varias horas después de un pequeño traumatismo o un gran esfuerzo.

Los despertares nocturnos con dolor escrotal intenso son frecuentes en niños.

¿El paciente ha experimentado este dolor antes?

No es raro que los pacientes hayan tenido una torsión testicular intermitente en el pasado.

¿El paciente ha tenido disuria, secreción del pene o hematuria?

Sugiere diagnósticos alternativos (p. ej., STD, cólico renal, UTI, epididimitis).

Obtenga un historial médico

Una historia de torsión testicular previa aumenta el riesgo de torsión en el lado contralateral, si el paciente no se sometió a una fijación quirúrgica bilateral o a una "pexia" de los testículos.

Obtenga los antecedentes sociales

Incluya un historial sexual para determinar el riesgo de STD.

O

Realice una exploración física

Abdomen: ¿Hipersensibilidad? ¿Masas? ¿Signos peritoneales? ¿Dolor en el ángulo cost vertebral? Sugiere un diagnóstico alternativo, aunque puede haber sensibilidad.

GU: ¿Secreción del pene? ¿Inflamación o masa testicular? ¿Sensibilidad o masa en el epidídimo? ¿Hernia inguinal? ¿Hernia femoral? ¿Signo de Prehn? En ocasiones se observa hipersensibilidad e inflamación testicular, pero otros signos sugieren un diagnóstico alternativo.

- Compruebe el reflejo cremastérico. Se evalúa acariciando o pellizcando con suavidad la piel de la parte superior del muslo mientras se observa el testículo ipsilateral. El testículo debe elevarse hacia el perineo. El reflejo suele estar ausente en los pacientes con torsión testicular.
  - Para obtener una respuesta precisa, es importante que el paciente esté relajado y que la habitación sea cálida.
- Manipulación testicular: si se sospecha de torsión, puede intentarse aliviar la torsi girando el testículo sobre su eje largo, alejándolo de la línea media ("abriendo el libro").
  - La tasa de éxito suele ser baja porque el testículo puede girar entre 180 y 720 grados.
  - El alivio del dolor es diagnóstico de torsión.

Obtenga los siguientes estudios de laboratorio

Análisis de orina: En general, es normal. Se realiza para excluir cualquier etiología infecciosa si el diagnóstico no está claro.

Obtenga una ecografía escrotal con flujo Doppler

Si el diagnóstico es claro con base en la historia clínica y la exploración física, no demore la evaluación quirúrgica y obtenga una ecografía.

La ecografía Doppler en color es la prueba diagnóstica de elección para diferenciar la torsión testicular de la torsión del apéndice testicular o de la epididimitis. La hiperperfusión del testículo tras la destorsión podría llevar a un diagnóstico incorrecto de epididimitis.

Torsión testicular

Ausencia congénita o fijación inadecuada del testículo a la túnica vaginal, lo que permite que el testículo se tuerza sobre el cordón espermático, lo que disminuye el flujo sanguíneo arterial.

Incidencia máxima en neonatos y varones pospúberes.

Torsión del apéndice testicular

Principal causa de dolor escrotal agudo en niños.

El apéndice testicular es una pequeña estructura vestigial (remanente del sistema de conductos de Müller) en la cara anterosuperior del testículo.

Diagnóstico diferencial

- Epididimitis
- Orquitis
- Hidrocele/varicocele
- Cólico renal

Torsión testicular

Obtenga una consulta de urología lo antes posible.

- Es necesario realizar la exploración y reparación quirúrgica urgente para evitar la necrosis testicular.
- NO retrase la consulta en espera de los estudios de laboratorio o ecografía.

La torsión testicular intermitente necesitará una reparación quirúrgica, aunque puede hacerse de forma más electiva.

Alivie el dolor con narcóticos.

Disposición: La mayoría de los pacientes requerirá ingreso o traslado para exploración quirúrgica.

Torsión del apéndice testicular

La extirpación quirúrgica del apéndice no es necesaria, aunque tiende a aumentar la velocidad de recuperación porque con el tratamiento conservador el dolor puede seguir presente durante semanas o meses.

Los cuidados conservadores incluyen:

- AINE
- Soporte escrotal
- Aplicar hielo al escroto

Disposición: la mayoría de los pacientes será dada de alta, con seguimiento acordado con el médico de atención primaria o el urólogo.

NEUROLOGÍA

ESTADO MENTAL ALTERADO

S

¿Cuáles son los síntomas actuales del paciente?

Los síntomas pueden variar desde leve pérdida de memoria hasta un estado comatoso. Los síntomas más frecuentes son:

- Cambios de humor
- Déficits de la memoria
- Delirios
- Desorientación
- Alucinaciones
- Agitación psicomotriz

¿El cambio de estado mental fue abrupto o gradual?

La aparición brusca puede ser consecuencia de fármacos, envenenamiento, hipoglucemia, convulsiones, accidentes vasculares cerebrales o traumatismos.

La aparición gradual suele deberse a demencia vascular, deficiencias vitamínicas, infecciones, enfermedad de Alzheimer, fármacos o trastornos endocrinos.

¿El paciente ha presentado algún síntoma consistente con infección?

En los jóvenes y los ancianos, es frecuente que el síntoma de presentación sean los cambios del estado mental sin otros déficits localizados.

¿El paciente ha sufrido algún traumatismo o lesión craneal leve?

Incluso los traumatismos craneales relativamente leves pueden provocar hematomas subdurales y cambios en el estado mental.

¿El paciente tiene otros problemas médicos?

Los cambios en el estado mental en ocasiones se aprecian:

Hepatitis/cirrosis: Quizá provoque insuficiencia hepática y encefalopatía hepática.

Diabetes: La hipoglucemia o hiperglucemia pueden evolucionar hacia coma o estado mental alterado.

Enfermedad pulmonar obstructiva crónica/asma: Secundaria a hipoxemia o hipercapn

Hipotiroidismo/insuficiencia suprarrenal.

Insuficiencia renal: Secundaria a la uremia o a disminución de la depuración de medicamentos

Convulsión: Estado posictal prolongado o estado epiléptico.

¿Qué medicamentos está tomando el paciente?

Los nuevos medicamentos, en particular narcóticos, benzodiazepinas, antibióticos o suplementos de hierbas, pueden afectar al sensorio.

Los medicamentos crónicos quizá también estén implicados, sobre todo si ha habido algún cambio en la función hepática o renal del paciente.

Obtenga los antecedentes sociales

¿Hay antecedentes de abuso de alcohol o drogas? Valore una intoxicación o sobredosis ¿Algún viaje reciente? Piense en enfermedades infecciosas atípicas.

Revise los síntomas

Sea minucioso y obtenga información colateral de la familia o amistades, porque tal ve sea su única pista para determinar la etiología de los cambios del estado mental.

O

Evalúe los signos vitales del paciente

Preste atención especial a la temperatura y a la SpO_2 para cerciorarse de que el pacient no está hipóxico.

Realice la exploración física

HEENT: ¿Tiromegalia? ¿Meningismo? ¿Mucosas secas o signos de traumatismo craneal?
Neumológico: ¿Silencio? ¿Egofonía? ¿Hay signos de dificultad respiratoria o neumonía?
Cardiaca: ¿Hay signos de infarto de miocardio o de insuficiencia cardiaca congestiva?
Abdomen: ¿Signos peritoneales? ¿Ascitis? ¿Algún estigma de enfermedad hepática?
Neurológica: ¿Postura descorticada o descerebrada? ¿Debilidad o entumecimiento? ¿Puntuación de la Escala de coma de Glasgow (GCS)?

Obtenga los siguientes estudios de laboratorio

Hemograma: La leucocitosis apoya la infección. Excluye la anemia.
BUN/creatinina, electrólitos, prueba de la función hepática (LFT): Excluye las alteraciones renales, hepáticas y electrolíticas.
Glucosa: Excluye la hipoglucemia.
Cultivos de sangre: Excluyen la bacteriemia o infección oculta.
Análisis de orina, cultivo de orina: Excluyen la infección del tracto urinario.
Prueba de drogas en orina, concentración de alcohol (EtOH): Excluyen la intoxicación.

Considere la punción lumbar

Si se sospecha de meningitis o encefalitis, o no hay otra causa aparente.

Considere la gasometría arterial

Excluye la hipoxemia, hipercarbia o intoxicación por monóxido de carbono.

Obtenga un ECG

Evalúe si hay isquemia o arritmia cardiaca.

Solicite una TC craneal

Evalúe si hay hemorragia intracraneal, hematoma epidural o subdural, o una lesión masiva.

Considere el envío de RPR, HIV, B_{12}, folato, concentración de amoniaco, ácido acetilsalicílico y acetaminofeno

Si la historia clínica y la exploración física sugieren una causa infecciosa, metabólica o tóxica.

A

Cambio agudo del estado mental

El tratamiento está dirigido a corregir la causa subyacente. La historia clínica y la exploración física son esenciales para acotar el diferencial.
Delirio: alteración aguda y transitoria de la capacidad cognitiva secundaria a un evento fisiológico.
Demencia: cambio crónico e irreversible de la memoria y la función cognitiva.

Diagnóstico diferencial

- Intoxicación por drogas/alcohol
- Ingesta de veneno o tóxicos
- Uremia
- Hipoxemia/hipercapnia
- Encefalopatía hepática
- Anemia

P

Trate el trastorno subyacente

Inicie el tratamiento con antibióticos para infecciones.
Suspenda los medicamentos ofensivos.
Corrija la hipoxemia/hipercarbia.

Reduzca la sedación al mínimo

Sólo debe utilizarse para evitar que los pacientes se hagan daño a sí mismos o a otros.

Considere las consultas de neurología o psiquiatría, según sea necesario

Todos los pacientes deberán ser admitidos

El ingreso en la UCI, en una cama monitorizada o normal, debe basarse en la capacidad del paciente para proteger las vías respiratorias o en la progresión prevista del proceso de la enfermedad.

CEFALEA

S

Determine el PQRST del dolor

Véase Dolor de pecho, p. 170.

Una cefalea súbita en forma de "trueno", que es el peor dolor de cabeza de la vida de la persona, es la presentación clásica de una hemorragia subaracnoidea espontánea.

¿Hay algún síntoma asociado a la cefalea?

Es habitual que el paciente sufra náuseas/vómito, fotofobia y fonofobia.

El dolor y la presión en los senos paranasales sugieren cefalea sinusal.

El dolor de cuello es habitual en las cefaleas tensionales o musculares.

Las migrañas complicadas pueden provocar hemiplejia, ataxia, oftalmoplejia, etcétera.

¿El paciente experimentó un aura antes de la cefalea?

Las auras pueden preceder a una cefalea migrañosa e incluir escotomas visuales, parestesias, afasia o la percepción de una determinada fragancia o sabor.

¿El paciente tiene antecedentes de cefaleas?

Determine la frecuencia de las cefaleas y la gravedad típica.

¿Es esta cefalea como todas los anteriores?

¿Hay algo que provoque la cefalea, o está asociada a la menstruación?

¿Qué ha funcionado en el pasado para aliviar la cefalea del paciente?

¿El paciente ha estado expuesto a humos o toxinas?

La intoxicación por monóxido de carbono o la ingestión de toxinas puede producir cefalea.

¿El paciente ha tenido síntomas de infección de las vías respiratorias superiores, fiebre o dolor de cuello?

Habrá que excluir la encefalitis/meningitis.

¿El paciente tiene alguna otra condición médica?

HIV: Aumenta la sospecha de infección atípica (p. ej., toxoplasmosis) o de una lesión masiva del sarcoma de Kaposi.

Cáncer: Considere la metástasis cerebral.

Hipertensión: La cefalea quizá sea el primer síntoma de urgencia/crisis hipertensiva.

¿Qué medicamentos toma el paciente?

Pregunte en específico por analgésicos de venta libre. Las cefaleas de rebote son habituales en quienes toman analgésicos con regularidad.

Obtenga los antecedentes sociales

Además de los antecedentes de consumo de alcohol o tabaco, y laborales, obtenga un historial de consumo de cafeína. La abstinencia de cafeína puede provocar fuertes dolores de cabeza.

O

Evalúe los signos vitales del paciente

Observe si hay hipertensión o fiebre.

Realice la exploración física

HEENT: Realice un examen fundoscópico. ¿Sensibilidad sinusal? ¿Rigidez del cuello? ¿Fotofobia? ¿Fonofobia?

Pulmones, corazón, abdomen: Típicamente normal.

Neurológico: Realice una evaluación neurológica completa. El examen suele ser normal. Quizá se observen parestesias u otros déficits neurológicos focales.

Considere los siguientes estudios de laboratorio

Gasometría: Descarta hipoxemia, intoxicación por monóxido de carbono o hipercapnia.

ESR: Quizá esté elevada en la arteritis temporal.

Hemograma: Excluye leucocitosis y anemia.

Considere solicitar una punción lumbar

Excluya meningitis o encefalitis.

Más sensible que la TC craneal para diagnosticar una hemorragia subaracnoidea.

Considere obtener una TC craneal

Debe obtenerse en cualquier individuo con síntomas neurológicos, características atípicas de cefalea, de nueva aparición, grave ("el peor dolor de cabeza de mi vida") o HIV con cefalea para excluir cualquier patología subyacente.

A

Cefalea

Los tipos más frecuentes de cefalea son la migraña, la cefalea autonómica del trigémino (p. ej., en racimo) y las cefaleas tensionales.

Las *migrañas* se subdividen en migraña con o sin aura o variante de migraña.

- Se desconoce la etiología exacta de las migrañas, pero se cree que se trata de un desequilibrio de la regulación vascular, que provoca vasoconstricción seguida de vasodilatación.

Las *cefaleas en racimo* son dolores de cabeza repetitivos que se producen durante semanas o meses, seguidos de periodos de remisión. Su etiología exacta no está clara.

Las *cefaleas tensionales* son los dolores de cabeza más frecuentes y, aunque en un principio se pensaba que estaban causadas por contracciones musculares, estudios recientes han demostrado que, en realidad, la contracción muscular es mayor en las migrañas. La etiología exacta del dolor sigue sin estar clara.

Diagnóstico diferencial

- Accidente vascular cerebral
- Síndrome de la articulación temporomandibular
- Exposición al monóxido de carbono
- Metástasis cerebral
- Arteritis temporal
- Sinusitis
- Hemorragia subaracnoidea

P

Proporcione alivio eficaz del dolor

Oxígeno suplementario: Muy eficaz para abortar el dolor asociado a las cefaleas en racimo.

Antieméticos: La proclorperazina y la metoclopramida son muy eficaces para aliviar las cefaleas, además de las náuseas asociadas a ellas. Bajo potencial de abuso. Riesgo de efectos secundarios extrapiramidales.

Analgésicos: AINE, acetaminofeno, cafeína. Mayor riesgo de cefaleas por abstinencia y dependencia del uso de narcóticos.

Ergotamina: Provoca vasoconstricción. Riesgo de isquemia coronaria o hipertensión.

Triptanos: Agonistas de la serotonina que provocan vasoconstricción. Los mismos riesgos que la ergotamina.

Considere iniciar un tratamiento profiláctico si las cefaleas son frecuentes, debilitantes durante varios días o de intensidad extrema

Se ha demostrado que los β bloqueadores, ISRS, bloqueadores de los canales de calcio, ácido valproico y antidepresivos tricíclicos disminuyen la frecuencia y gravedad de las cefaleas.

Disposición

Es factible dar de alta a la mayoría de los pacientes.

MENINGITIS

S

¿Cuáles son los síntomas del paciente?

Los síntomas más frecuentes son:

- Fiebre
- Cefalea
- Rigidez de cuello
- Náuseas/vómito
- Cambios en el estado mental
- Fotofobia

¿El paciente pertenece a un grupo de alto riesgo?

- Edad avanzada
- Neonato
- Alcohólico
- Positivo para HIV
- Posesplenectomía
- Inmunosuprimido
- Estudiante universitario
- Procedimiento neuroquirúrgico reciente

¿El paciente ha sido tratado con antibióticos de forma reciente?

Los antibióticos dificultarán la interpretación de los resultados de cualquier estudio del líquido cefalorraquídeo (LCR).

¿El paciente ha sido vacunado contra *Neisseria meningitidis, Haemophilus influenzae* o *Streptococcus pneumoniae*?

Las vacunas no previenen por completo la infección.

La vacuna contra *N. meningitidis* sólo protege contra los serotipos A, C, Y o W-135.

¿Ha habido algún traumatismo o lesión craneal reciente?

Apoyo a un diagnóstico alternativo (p. ej., hemorragia subaracnoidea o intracerebral).

¿El paciente ha estado expuesto a alguien con meningitis?

La meningitis bacteriana sólo se transmite por contacto personal estrecho (vivir en el mismo hogar o pasar tiempo prolongado en un espacio cerrado con personas infectadas).

¿El paciente ha sufrido recientemente alguna mordedura o picadura de insecto?

Aumento de la incidencia de meningitis aséptica (viral) en verano; los mosquitos son u vector frecuente.

¿Qué otros problemas médicos tiene el paciente?

El cáncer (diseminación metastásica del tumor a las meninges) y los trastornos autoinmunitarios están asociados a la meningitis aséptica.

¿Qué medicamentos toma el paciente?

Los síntomas meníngeos pueden producirse por reacciones químicas o farmacológicas.

Obtenga los antecedentes sociales

Pregunte específicamente sobre la situación de vida, contactos personales cercanos y cualquier viaje reciente.

El consumo de alcohol y drogas aumenta el riesgo de meningitis.

O

Evalúe los signos vitales del paciente

No es necesario que haya fiebre.

Realice la exploración física

HEENT: ¿Sensibilidad en los senos nasales? (La zona nasofaríngea es la fuente más frecuente de infecciones) ¿Rinorrea? ¿Absceso dental? ¿Rigidez de cuello? Realice un examen fundoscópico para excluir edema papilar (puede ser necesario dilatar para obtener un examen adecuado). *Signo de Brudzinski:* Flexión reflexiva de la cadera y l rodilla cuando el cuello del paciente en posición supina se flexiona de forma pasiva.

Pulmones, corazón, abdomen: Por lo general, normal. Registre cualquier signo de neumonía o endocarditis como posibles fuentes de infección.

Extremidades: Pueden observarse petequias con *N. meningitidis. Signo de Kernig:* dolor en cuello y en los isquiotibiales cuando el paciente está en decúbito supino con la cadera y la rodilla flexionadas a 90 grados mientras la rodilla se extiende de forma pasiva.

Neurológico: ¿Cambios en el estado mental? ¿Debilidad? ¿Entumecimiento?

Obtenga los siguientes estudios de laboratorio

Hemograma: Quizá se observe leucocitosis.

Cultivos sanguíneos: Aislar el organismo causante.

Análisis de orina, cultivo de orina: Excluir el sistema urinario como fuente de infecció

Realice una punción lumbar

La TC craneal sólo es necesaria antes de la punción lumbar si hay riesgo de lesión masiva o presión intracraneal elevada (riesgo de hernia).

Envíe el líquido para recuento celular, glucosa, proteínas y tinción/cultivo de Gram.

Considere el envío de cultivos de hongos o tuberculosis, estudios de aglutinación de látex, reacción en cadena de la polimerasa (PCR) del virus del herpes simple (HSV).

A

Meningitis

Bacteriana: S. pneumoniae, N. meningitidis o *H. influenzae* son las causas más frecuentes. Los hallazgos clásicos del LCR son recuento de leucocitos >1000, disminución de la relación entre LCR y glucosa en suero, aumento de las proteínas (>150) y presión de apertura elevada (que es clásica en *Cryptococcus*).

Viral: Los hallazgos clásicos del LCR son recuento de leucocitos <1000, glucosa normal, proteínas >200.

Las enfermedades autoinmunitarias, químicas y carcinomatosas suelen tener un cuadro de LCR viral.

Los ancianos y recién nacidos requieren un alto índice de sospecha porque suelen tener presentaciones atípicas.

Diagnóstico diferencial

- Migraña
- Hemorragia intracerebral
- Accidente vascular cerebral
- Lesión masiva
- Absceso cerebral

P

Inicie tratamiento empírico con antibióticos lo antes posible

No se debe retener los antibióticos porque haya un retraso en la obtención de la TC o punción lumbar.

El régimen empírico típico consiste en una cefalosporina de tercera generación más vancomicina (cubre *S. pneumoniae* resistente a la cefalosporina) ± aciclovir (si se sospecha de HSV).

Considere la posibilidad de añadir ampicilina para cubrir *Listeria* en pacientes de edad avanzada, inmunodeprimidos o neonatos.

No prescriba medicamentos que podrían estar relacionados con meningitis química

AINE, sulfas, OKT3, inhibidores de la COX-2, piridio y azatioprina.

Ponga al paciente en aislamiento respiratorio

Considere el inicio de esteroides en niños

Disminuye el riesgo de déficit auditivo residual.

Lo ideal es que los esteroides se administren antes que los antibióticos.

Disposición

Admita a todos los pacientes en una sala de aislamiento.

Póngase en contacto con el departamento de Salud o de Enfermedades infecciosas si sospecha de meningitis bacteriana, para que los contactos cercanos sean evaluados y reciban profilaxis con ciprofloxacino o rifampicina.

CONVULSIONES

S

¿El ataque fue presenciado?

A menos que se presencie actividad tónico-clónica, el paciente quizá tuvo un episodio sincopal en lugar de una convulsión.

En el síncope pueden observarse pequeñas contracciones musculares (mioclonos).

¿El paciente tiene antecedentes de convulsiones? Si se sabe que el paciente experimenta convulsiones:

Documente la última crisis conocida y la frecuencia y carácter típicos de las crisis.

¿Por qué se trasladó al paciente a urgencias por esta convulsión?

- Los transeúntes llamaron al servicio de emergencias antes de que el paciente pudiera informarles de que ésta es su situación inicial.
  - ¿Convulsiones atípicas?
  - ¿Traumatismo?
  - Convulsión prolongada o estado posictal
- ¿Ha habido algún cambio en la medicación del paciente?
  - Dosificación perdida
  - Aumento/disminución de la dosis
  - Nueva medicación
- ¿Experimenta el paciente un aura antes de las convulsiones?
  - Quizá experimente cambios visuales, gustativos u olfativos.
- ¿Qué tipo de convulsión suele tener el paciente?
  - *Convulsión generalizada:* Pérdida de conciencia con o sin actividad tónico-clónica.
  - *Convulsión parcial (focal):* Convulsión localizada que suele ir precedida de un aura y que no necesariamente da lugar a pérdida de la conciencia, pero que puede evolucionar (generalizarse).

¿Se trata de una nueva (primera) convulsión?

Es necesario excluir las causas secundarias de las convulsiones; éstas incluyen:

- Lesión en la cabeza
- Accidente vascular cerebral
- Abstinencia de alcohol o benzodiazepinas
- Reacción al fármaco
- Sangrado o masa intracerebral
- Alteraciones metabólicas
- Infección
- Intoxicación por drogas (estimulantes)

¿La paciente está embarazada?

Quizá sea el signo de presentación/definición de eclampsia.

¿Qué problemas médicos tiene el paciente?

Quizá podrían indicar causas secundarias de convulsiones de nueva aparición.

¿Qué medicamentos está tomando el paciente?

Numerosos medicamentos y suplementos a base de hierbas pueden reducir el umbral de las convulsiones y provocarlas de forma iatrógena.

Obtenga los antecedentes sociales

Se requiere un historial detallado de abuso de alcohol y drogas. La intoxicación/retirada de alcohol o drogas llega a provocar convulsiones.

Revise los síntomas

Excluya otras causas de pérdida de la conciencia (p. ej., síncope, hipoglucemia, trastorno del sueño).

O

Realice la exploración física

El examen posterior a las convulsiones suele ser normal.

Excluya cualquier lesión.

El paciente puede ser postictal, como lo demuestran la confusión, agitación o un estado de inconsciencia prolongado.

Si el paciente está inconsciente, asegúrese de que no se encuentra en estado epiléptico.

Obtenga los siguientes estudios de laboratorio

Hemograma: Excluye infección, anemia, trombocitopenia.

Electrólitos, glucosa, BUN/creatinina: Excluye alteraciones electrolíticas, hipoglucemia, uremia.

Concentraciones de fármacos: Asegúrese de que la medicación del paciente es terapéutica.

Considere solicitar los siguientes estudios de laboratorio:

- Prolactina: Elevada en la convulsión verdadera, normal en la convulsión psicógena no epiléptica (antes seudoconvulsión).
- Prueba de drogas en orina/concentración de EtOH: Excluye la intoxicación.
- Análisis de orina, ESR: Excluye la infección.

Considere solicitar una TC craneal

Debe solicitarla si hay un cambio en el patrón o característica de las convulsiones, lesión en la cabeza, fiebre, o si se trata de una convulsión de nueva aparición.

Considere solicitar un electroencefalograma si hay preocupación por el estado epiléptico

Convulsiones

Un cambio en el comportamiento inicial del paciente causado por una disfunción cerebral.

Estado epiléptico: Convulsiones >30 minutos de duración o convulsiones recurrentes sin retorno al estado de referencia.

Dos sistemas de clasificación:

- Primaria frente a secundaria (sin causa aparente frente a causa conocida).
- Generalizada en contraste con parcial.

Diagnóstico diferencial

- Síncope
- Narcolepsia
- Meningitis
- Migrañas
- Hipoglucemia
- Convulsión psicógena no epiléptica

Proporcione cuidados de apoyo

Mantenga las vías respiratorias.

Proporcione oxígeno suplementario.

Establezca el acceso intravenoso.

Trate el trastorno subyacente, si se debe a causas secundarias

Si el paciente tiene una convulsión activa, trátelo con:

Benzodiazepinas, fenitoína o fenobarbital.

El objetivo es controlar las convulsiones del paciente en <30 minutos para evitar lesiones cerebrales permanentes.

Si las concentraciones del fármaco son subterapéuticas, considere administrar una dosis adicional

Disposición

Los epilépticos conocidos suelen ser dados de alta si su estado mental se normaliza y se define un seguimiento adecuado.

Refiera a neurología a todos los pacientes con convulsiones de nueva aparición, cambios persistentes del estado mental o déficits neurológicos focales.

Consulte las ordenanzas locales sobre los requisitos para informar al Departamento de Tránsito sobre las personas que tienen convulsiones.

ACCIDENTE VASCULAR CEREBRAL

S

¿Cuáles son los síntomas del paciente?

Los síntomas son variables. Los más frecuentes son:

- Afasia expresiva o receptiva
- Cambios en el estado mental
- Náuseas/vómito
- Debilidad/hemiplejia
- Disminución de la visión
- Ataxia

¿Cuánto tiempo ha transcurrido desde que empezaron los síntomas?

Si se logra determinar que el inicio exacto de los síntomas es inferior a 4 horas, el paciente puede ser candidato a recibir trombolíticos en el contexto del accidente vascular cerebral isquémico. La trombectomía mecánica puede estar indicada en pacientes con la última normalidad conocida en las últimas 6 a 24 horas; sin embargo, esto varía de acuerdo con la localización del trombo, la presentación y la disponibilidad del recurso.

Es difícil determinar el momento en que el paciente se despierta con los déficits o que éstos se presentan.

¿Se han resuelto los síntomas?

El accidente isquémico transitorio (TIA) se define como un déficit neurológico transitorio que se resuelve en 24 horas, aunque la mayoría se resuelve en 5 minutos.

¿El paciente ha tenido antes un accidente vascular cerebral? ¿Los síntomas actuales son una exacerbación de déficits anteriores?

La falta de sueño, infecciones y alteraciones electrolíticas pueden agravar los déficits anteriores.

¿El paciente tiene algún factor de riesgo de accidente vascular cerebral?

Los factores de riesgo son:

- Aterosclerosis
- Fibrilación auricular
- Hipertensión
- Diabetes
- Fumadores
- Consumo de anfetaminas/cocaína

¿Qué problemas médicos tiene el paciente?

Identificar los factores de riesgo y comorbilidades.

¿Qué medicamentos toma el paciente?

El uso de warfarina aumenta el riesgo de accidente vascular cerebral hemorrágico.

O

Realice la exploración física

HEENT: El nistagmo sugiere un infarto cerebeloso. Palpe las arterias carótidas y escuche si hay hematomas carotídeos (la disminución del pulso o un soplo sugieren disminución del flujo sanguíneo).

Pulmones, corazón, abdomen: Por lo general, normales. Con la fibrilación auricular puede escucharse un ritmo irregular. El soplo quizá sugiera endocarditis.

Extremidades: En general, normales.

Neurológico: Evalúe el estado mental, el habla, la memoria a corto y largo plazos. Mida la fuerza en las cuatro extremidades. Valore los nervios craneales. Compruebe los reflejos tendinosos profundos, el tono muscular y el reflejo de Babinski.

Obtenga los siguientes estudios de laboratorio

Hemograma, electrólitos, BUN/creatinina, glucosa, estudios de coagulación, análisis de orina. Excluya otras causas de debilidad o cambios en el estado mental.

Considere el análisis de drogas en orina en los pacientes que puedan haber consumido cocaína/anfetaminas.

Solicite TC craneal sin contraste

Se obtiene para excluir primero el infarto hemorrágico.

Por lo general es normal. En los accidentes vasculares cerebrales subagudos es posible *observar a simple vista* un área hipodensa (oscura) que representa un edema o sangre hiperdensa (brillante).

Considere solicitar una resonancia magnética del cerebro

Más sensible a la isquemia. Quizá muestre infartos isquémicos de forma aguda.

Considere la punción lumbar si hay sospecha de hemorragia subaracnoidea

Más sensible que la TC craneal y la resonancia magnética cerebral, que podrían pasar por alto pequeñas hemorragias subaracnoideas.

Accidente vascular cerebral

Causado por la interrupción brusca y focal del flujo sanguíneo al cerebro.

Puede ser hemorrágica (15%) o isquémica.

Los infartos isquémicos pueden producirse por embolias, trombosis, estenosis arterial, disección arterial u oclusión venosa.

Diagnóstico diferencial

- Convulsiones
- Encefalopatía hipertensiva
- Hipoglucemia
- Encefalitis
- Meningitis
- Efecto de drogas

P

Brinde cuidados de apoyo

Mantenga las vías respiratorias.

Proporcione oxígeno suplementario.

Obtenga un acceso intravenoso.

Considere los trombolíticos

En los accidentes vasculares cerebrales isquémicos de moderados a graves y menos de 4.5 horas de duración. Considere la trombectomía mecánica.

Considere el traslado a un centro de tratamiento de accidentes vasculares cerebrales.

Para los accidentes vasculares cerebrales isquémicos

Inicie el tratamiento con ácido acetilsalicílico.

Controle la presión arterial, pero no trate por hipertensión a menos que supere 220/120.

La hipertensión puede ser autoprotectora y un intento del cerebro de autorregular el flujo sanguíneo. La disminución de la presión arterial puede extender el infarto a la zona marginal.

Para los accidentes vasculares cerebrales hemorrágicos

Consulte a neurocirugía para considerar una intervención quirúrgica.

Corrija cualquier coagulopatía o trombocitopenia lo antes posible.

Disposición

Todos los pacientes con déficits neurológicos deben ser ingresados en la UCI o en el servicio de neurología, donde pueden recibir controles neurológicos frecuentes.

Los pacientes con TIA que vuelven con rapidez a la situación inicial pueden ser dados de alta, siempre que se les inicie un tratamiento antiplaquetario y se organice un seguimiento estrecho para la evaluación ambulatoria del TIA.

VÉRTIGO

S

¿Cuáles son los síntomas actuales del paciente?

Los síntomas más frecuentes son:

- Vértigo periférico
  - Náuseas/vómito
  - Aumento de los síntomas con el movimiento de la cabeza
  - Acúfenos (*tinnitus*)
  - Nistagmo fatigable
- Vértigo central
  - Audición intacta
  - No hay cambios con el movimiento de la cabeza
  - Cambios de la visión
  - Nistagmo no fatigable
  - Ataxia

¿El paciente se queja de mareos?

El mareo es una queja inespecífica. Pida al paciente que aclare si se refiere a un mareo vertiginoso (la habitación da vueltas) o a un aturdimiento (casi síncope).

¿El paciente tiene o ha tenido de forma reciente algún síntoma de infección de las vías respiratorias superiores?

El vértigo periférico (p. ej., laberintitis) se asocia a infecciones víricas.

¿Los síntomas son de aparición brusca e intermitente o han progresado de manera gradual?

El vértigo periférico se relaciona con un inicio más agudo y síntomas intermitentes, mientras que el vértigo central tiende a ser de inicio gradual y más persistente.

Cuantifique la gravedad de la duración, y si algún evento o actividad incitante se asocia con los síntomas

¿Qué ha hecho el paciente para mejorar los síntomas?

Es útil para acotar el diferencial y determinar el tratamiento que podría ser eficaz.

¿Qué problemas médicos tiene el paciente?

El vértigo central puede asociarse a lesiones masivas, migrañas, accidentes vasculares cerebrales, esclerosis múltiple, enfermedad vascular periférica y hemorragias intracerebrales.

El vértigo periférico llega a observarse en los neuromas acústicos, meningiomas y postraumatismos.

¿Qué medicación toma o ha tomado el paciente de forma reciente?

Numerosos medicamentos causan ototoxicidad (p. ej., aminoglucósidos, diuréticos de asa, agentes quimioterapéuticos). Haga una historia de medicación exhaustiva.

Obtenga los antecedentes sociales

Excluya el abuso de drogas o alcohol como etiología.

O

Realice la exploración física

HEENT: Observe cualquier nistagmo (vertical, horizontal o rotatorio) y si es fatigable. Evalúe las membranas timpánicas para excluir otitis media.

- Realice la maniobra de Dix-Hallpike: Haga que el paciente se siente en la cama, gire la cabeza hacia un lado y luego se ponga en posición supina con rapidez para que la cabeza cuelgue del extremo de la cama. Registre cualquier nistagmo (tipo y duración), eleve al paciente a posición sedente con rapidez y anote cualquier nistagmo. Repita la operación con la cabeza girada hacia el lado opuesto.
- En el vértigo periférico, esta maniobra debe exacerbar los síntomas y mostrar un nistagmo de corta duración (<1 minuto), fatigable y que inicia tras un breve periodo de latencia.
- El vértigo central durará más de un minuto, no tiene periodo de latencia y no es fatigable. Los síntomas suelen ser leves.

Pulmones, corazón, abdomen: En general, normal.

Neurológico: Realice un examen neurológico completo para excluir cualquier déficit que sugiera una causa central.

Los estudios de laboratorio no suelen ser útiles

Solicítelos para excluir causas secundarias, si hay sospecha.

Obtenga una TC craneal sin contraste

Si el paciente tiene vértigo central, déficits neurológicos focales, o cualquier evidencia de traumatismo o accidente vascular cerebral.

Considere solicitar una resonancia magnética

Mayor sensibilidad para la enfermedad cerebelosa y el accidente vascular cerebral (CVA) temprano.

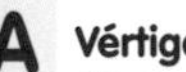

Vértigo

Vértigo central: Causado por enfermedad del tallo cerebral o del cerebelo. Las etiologías más frecuentes son CVA, la hemorragia intracerebral, cáncer (metastásico o primario del sistema nervioso central), esclerosis múltiple o migrañas.

Vértigo periférico: El más frecuente es el vértigo posicional benigno, que se produce por la formación de cristales en los canales semicirculares. La maniobra de Dix-Hallpike en ocasiones es diagnóstica y terapéutica.

Otras causas son laberintitis, neuroma acústico, meningioma y ototoxicidad por fármacos.

Diagnóstico diferencial

- CVA
- Síncope
- Enfermedad de Ménière
- Convulsión
- Hipoxia
- Migraña
- Intoxicación por drogas

P

El paciente con vértigo central debe ser admitido para su evaluación completa

Aunque los síntomas quizá sean, las causas son más ominosas.

El cuidado del vértigo periférico es de apoyo

Antieméticos para náuseas y vómito.

Los antihistamínicos, la escopolamina y las benzodiazepinas se han utilizado como supresores vestibulares.

Lleve a cabo las maniobras de Brandt-Daroff, Semont o Epley para el vértigo posicional benigno

Serie de movimientos de la cabeza y cuello que tiene aproximadamente 60% de éxito en el alivio de los síntomas. El objetivo es desplazar los canolitos o restos en los canales semicirculares hacia el utrículo, donde no interfieren con la función de la endolinfa.

Una opción es enseñar una maniobra de Epley modificada para el autotratamiento en casa.

Disposición

Admita a todos los pacientes con vértigo central, vómito intratable o si el diagnóstico no está claro.

Es posible dar de alta a los pacientes con vértigo periférico que son capaces de tolerar la ingesta oral, su marcha es estable y tienen seguimiento cercano.

Considere la posibilidad de consultar a un otorrinolaringólogo para los pacientes con síntomas persistentes o graves.

DEBILIDAD

S

¿La debilidad ha sido de aparición gradual o abrupta?

La aparición brusca es más típica del accidente vascular cerebral (CVA).

Cuando es de inicio gradual se observa en la esclerosis múltiple (MS), esclerosis lateral amiotrófica (ALS), miastenia gravis (MG), síndrome miasténico de Lambert-Eaton (LEMS) y miopatías.

¿El paciente tiene una verdadera debilidad muscular?

La debilidad funcional (el paciente se siente débil pero no hay pérdida de fuerza muscular) puede estar causada por condiciones médicas como intolerancia al ejercicio, dolor articular, anemia, insuficiencia cardiaca congestiva o depresión.

¿La debilidad mejora con el esfuerzo?

El LEMS tiende a mejorar con el esfuerzo, mientras que la MG empeora.

¿Tiene el paciente algún problema visual (p. ej., diplopía, visión borrosa)?

La MS, LEMS y MG suelen presentar problemas visuales. Los pacientes con ALS tienen visión y una sensibilidad normales.

¿El paciente tiene algún dolor o sensibilidad muscular?

Sugiere dermatomiositis o (menos probable) polimiositis.

¿El paciente se queja de alguna alteración de la sensibilidad (p. ej., parestesias)?

La ALS y la MG no afectan las funciones sensoriales.

¿Qué actividades le cuesta realizar al paciente?

La debilidad muscular proximal se caracteriza por la incapacidad de levantarse desde una posición sedente, asociada a la debilidad de los grupos musculares deltoides, cuádriceps y axial.

La debilidad muscular distal se caracteriza por la disminución de la fuerza de agarre, la caída del pie y la flexión/extensión de la muñeca. El paciente quizá experimente dificultades para abrir frascos y ponerse de pie sobre las puntas de los pies.

¿Qué problemas médicos tiene el paciente?

La MG se asocia a trastornos autoinmunitarios (p. ej., hipotiroidismo autoinmunitario, artritis reumatoide, lupus eritematoso sistémico) y a timoma.

En 70% de los pacientes con LEMS presenta cáncer (por lo regular, cáncer de pulmón de células pequeñas), pero los síntomas neurológicos suelen desarrollarse antes de que éste se diagnostique.

La dermatomiositis y la polimiositis también tienen mayor asociación con el cáncer.

¿Qué medicamentos toma el paciente?

Los esteroides crónicos, agentes antipalúdicos (p. ej., cloroquina), penicilamina y colchicina se han atribuido a la debilidad muscular.

Obtenga los antecedentes sociales y revise los síntomas

Vivir en las latitudes septentrionales antes de la pubertad aumenta el riesgo de padecer MS.

O

Realice la exploración física

HEENT: Realice un examen fundoscópico para buscar neuritis óptica. Observe el nistagmo, la debilidad del movimiento extraocular, la capacidad de deglución.

Pulmones, corazón, abdomen: Asegúrese de que el esfuerzo y la fuerza respiratorios sean adecuados.

Extremidades: Compruebe si hay atrofia muscular, sensibilidad o erupción.

Neurológico: Realice un examen completo que incluya pruebas funcionales (p. ej., abrir un frasco, levantarse desde la posición sedente). Valore la fuerza de todos los grupos musculares principales. Compruebe los reflejos en todas las extremidades y el reflejo de Babinski.

Obtenga los siguientes estudios de laboratorio

Hemograma: Excluye la anemia.
Electrólitos: Excluye la hipo/hiperpotasemia, hipo/hipercalcemia e hipomagnesemia.
CK: Elevada en miositis y miopatías.
Hemocultivos, análisis de orina y urocultivo: Excluyen la infección oculta.
TSH: Excluye el hipotiroidismo.

Considere solicitar una TC craneal

Excluye la hemorragia intracraneal y el CVA.

Considere solicitar una TC de tórax

Evalúe si hay timoma (MG) y cáncer de pulmón (LEMS).

A

Debilidad

Esclerosis múltiple: Es la enfermedad desmielinizante inflamatoria más frecuente del sistema nervioso central. Se inicia a los 20-40 años de edad.

Esclerosis lateral amiotrófica: Es la enfermedad más común de las neuronas motoras; se caracteriza por la degeneración de las neuronas motoras superiores e inferiores.

Miastenia gravis: Enfermedad autoinmunitaria caracterizada por el desarrollo de anticuerpos del receptor de acetilcolina.

Síndrome miasténico de Lambert-Eaton: Enfermedad autoinmune paraneoplásica similar a la MG, con alta asociación con el cáncer de pulmón de células pequeñas.

Diagnóstico diferencial

- Botulismo
- Accidente vascular cerebral
- Parálisis de la garrapata
- Tumor del CNS
- Síndrome de Guillain-Barré
- Hipotiroidismo

P

Considere una consulta de neurología

Proporcione cuidados de apoyo: hidratación IV, oxígeno suplementario

Disposición

Admita a todos los pacientes con síntomas de nueva aparición que no tengan un diagnóstico.

Vigile de manera estrecha el estado respiratorio porque la debilidad muscular respiratoria progresiva puede requerir intubación. Verifique la capacidad vital forzada y la presión inspiratoria negativa.

Los pacientes con enfermedad conocida, síntomas leves y sin signos de compromiso respiratorio pueden ser dados de alta si se organiza un seguimiento neurológico cercano (el mismo día o al día siguiente).

Trate cualquier alteración electrolítica subyacente o infección

Se debe considerar la realización de pruebas en régimen hospitalario

RMN del cerebro: Más sensible para la desmielinización y la inflamación asociadas a la MS.

Punción lumbar: Excluirá una infección oculta. Bandas oligoclonales y elevación de IgG que se observan en la MS.

Biopsia muscular: Desnervación observada en la ALS. Inflamación observada en la miositis.

Electromiograma: Para diferenciar las anomalías musculares de las nerviosas.

Anticuerpo del receptor de acetilcolina: Positivo en 85% de los pacientes con MG.

Prueba de Tensilon: La provocación con edrofonio revertirá temporalmente los síntomas en pacientes con MG.

TRAUMATISMO

MORDEDURA DE ANIMAL

S

¿Cuándo, dónde y cómo se produjo la mordedura?

Documente la hora, el lugar y los acontecimientos que condujeron a la mordedura.

Documente las zonas de la lesión y si se ha producido algún autotratamiento.

¿Qué animal estuvo implicado en la mordedura? ¿La mordedura fue provocada?

Las mordeduras de perro suelen estar asociadas a una lesión por aplastamiento o desgarro.

Las mordeduras de gato suelen ser heridas punzantes y tienen asociado un mayor riesgo de infección de tejidos blandos y osteomielitis con la introducción de bacterias directamente en el periostio.

Las mordeduras de animales salvajes (murciélagos, coyotes, zorros, mapaches) aumentan el riesgo de exposición a la rabia. Los roedores (p. ej., ratones, ratas, ardillas), excepto el cerdo de tierra, se consideran de bajo riesgo para la transmisión de la rabia. No hay transmisión transplacentaria del virus, y la mayoría de los roedores muere en el ataque que podría transmitir el virus.

Los ataques no provocados o los animales que actúan de forma extraña tienen más probabilidades de estar infectados de rabia.

¿Es posible observar al animal o el paciente lo conoce?

Si el animal no puede ser observado durante 10 días en busca de signos de rabia y se desconoce su estado de vacunación antirrábica, el paciente debe iniciar la serie de vacunas antirrábicas.

¿Está actualizada la vacuna antitetánica del paciente?

El tétanos debe actualizarse si la última vacuna data de más de 5 años y la herida es de alto riesgo para tétanos.

¿Se ha notificado al servicio local de control de animales?

La mayoría de las jurisdicciones exigen que todas las mordeduras se notifiquen al responsable local de control de animales. Consulte con su Departamento de urgencias sobre los requisitos de notificación.

¿El paciente tiene algún problema médico?

Los pacientes con diabetes o enfermedad vascular periférica tienen mayor riesgo de sufrir complicaciones infecciosas.

O

Realice una exploración física

Anote la ubicación, tamaño, número y forma de todas las picaduras. Considere la posibilidad de dibujar un diagrama.

Explore todas las heridas con cuidado para excluir cuerpos extraños, afectación del espacio articular o cualquier lesión ósea/tendinosa.

Considere la posibilidad de anestesiar la zona para garantizar una exploración adecuada.

Se justifica la exploración completa de la piel, sobre todo en niños, para documentar cualquier otra lesión.

Considere obtener una radiografía de la zona afectada

Utilice las radiografías con criterio para excluir fracturas y cuerpos extraños. La mayoría de los cuerpos extraños son visibles en las radiografías simples.

La ecografía, la fluoroscopia, la tomografía computarizada (TC) o la resonancia magnética (RMN) también pueden ser útiles para localizar cuerpos extraños.

Considere obtener cultivos de la herida

Si la zona parece infectada o purulenta, el cultivo de la herida puede ayudar a dirigir la terapia antibiótica.

Considere realizar hemocultivos en pacientes que estén sistémicamente enfermos

Mordedura de animal

Las infecciones de las heridas son frecuentes, y afectan a 80% de las mordeduras de gato y 5% de las de perro.

Las bacterias asociadas a la infección incluyen:

- Microbiota cutánea: *Staphylococcus* o *Streptococcus*
- Gatos: *Pasteurella, Moraxella, Neisseria*
- Perros: *Pasteurella, Capnocytophaga cynodegmi*

P

Lave bien las heridas y desbride si es necesario

En su mayoría, las heridas deben dejarse cicatrizar por segunda intención para minimizar el riesgo de infección y formación de abscesos.

Considere el cierre primario de las heridas en la piel cabelluda y la cara que pudieran resultar desfigurantes.

Cerciórese de que la inmunización antitetánica esté al día

Administre las vacunas contra tétanos y difteria si no están al día y el paciente ha sido vacunado en el pasado.

Si la herida es propensa al tétanos y el paciente jamás ha sido inmunizado, administre inmunoglobulina antitetánica y vacuna antitetánica.

Considere la terapia con antibióticos

Deben prescribirse antibióticos para todas las heridas de las extremidades distales y las heridas de riesgo moderado a alto, debido a la alta tasa de infección.

La amoxicilina/ácido clavulánico es el antibiótico de elección. La clindamicina más una fluoroquinolona o TMP-SMX es una alternativa en pacientes alérgicos a la penicilina.

Consulte a ortopedia para cualquier lesión que implique fracturas, afectación de tendones o que comprometa el espacio articular

Estas heridas requieren una amplia irrigación y desbridamiento que es más adecuado para el quirófano.

Considere la inmunoprofilaxis antirrábica

En las heridas de alto riesgo, el paciente debe recibir la vacuna antirrábica y la inmunoglobulina antirrábica.

Es posible retrasar el tratamiento si el animal puede ser observado y tiene aspecto saludable.

Disposición

La mayoría de los pacientes puede ser dada de alta con antibióticos orales, si están indicados.

Admita a los pacientes con síntomas sistémicos o infecciones articulares, que no responden a la terapia ambulatoria, o que tienen comorbilidades significativas que requieren antibióticos IV.

ESGUINCE DE TOBILLO

S

¿Cómo se lesionó el paciente el tobillo?

Documente si el paciente invirtió o evertió el tobillo.

Las lesiones por inversión se asocian a lesiones del maléolo lateral y de las estructuras ligamentosas asociadas (por lo general, el ligamento astragalotibial anterior).

Las lesiones por eversión se asocian a la lesión del maléolo medial (suele ser el ligamento deltoideo).

¿El paciente ha podido soportar peso y caminar desde que sufrió la lesión?

Pregunte al paciente cómo llegó al servicio de urgencias. A menudo, la enfermera de triaje colocará al paciente en una silla de ruedas, pero tal vez haya llegado andando al mostrador de triaje.

La incapacidad de caminar cuatro pasos es una indicación para solicitar radiografías.

¿Dónde localiza el dolor el paciente?

Localiza la zona de la lesión y ayuda a excluir las lesiones del pie con dolor referido.

¿Qué autotratamiento ha realizado el paciente hasta la fecha?

Los analgésicos y el hielo podrían alterar la exploración física.

Documente el historial médico, medicamentos, alergias y antecedentes sociales

Excluya las comorbilidades, las posibles interacciones de la medicación con su tratamiento prescrito y las alergias.

Se necesita una documentación completa para poder facturar.

O

Realice una exploración física

Observe cualquier sensibilidad, equimosis o hinchazón.

- Compruebe específicamente la sensibilidad a la palpación en:
  - Cabeza del quinto metatarsiano: Excluya fractura de Jones o de bailarina.
  - Navicular: Excluya la fractura/luxación.
  - Cabeza del peroné: Excluya una fractura de Maisonneuve (fractura proximal del peroné, disrupción de la membrana interósea y fractura del maléolo medial o rotura del tendón deltoideo).

Documente la sensación y los pulsos normales.

Realice la prueba de Thompson

Cerciórese de que el tendón de Aquiles está intacto. Con el pie en posición neutra, apriete los músculos de la pantorrilla; el pie debe flexionarse en sentido plantar. La falta de movimiento sugiere rotura completa del tendón de Aquiles. El movimiento será normal en las roturas parciales.

Compruebe la estabilidad de la articulación del tobillo

Cajón anterior: Prueba el ligamento peroneoastragalino anterior (ATFL). Empuje la tibia hacia atrás mientras tira del talón hacia adelante. Una mayor laxitud o movimiento en comparación con el lado no afectado sugiere lesión.

Inclinación del astrágalo: Prueba el ATFL y el ligamento calcaneoperoneo. Flexión plantar del pie y prueba de laxitud con inversión y eversión. Compare con el lado no afectado.

Considere obtener radiografías

Según las normas de Ottawa sobre el tobillo, la serie de tobillo está indicada para:

- Incapacidad de soportar peso inmediatamente después de la lesión y de caminar cuatro pasos.
- Sensibilidad ósea en el borde posterior o en la punta de cualquiera de los maléolos.
- Sensibilidad ósea sobre la cabeza del quinto metatarsiano o el navicular (incluir serie del pie).

Solicite una serie completa de tibia y peroné si el paciente tiene dolor en el peroné proximal

A

Esguince de tobillo

Esguince ligamentoso de grado 1, 2 o 3:

- Tipo 1: Estiramiento leve del ligamento con las fibras intactas.
- Tipo 2: Disrupción parcial de las fibras del ligamento.
- Tipo 3: Interrupción completa; el ATFL es el tendón que se lesiona con más frecuencia.

Rotura del tendón de Aquiles

El riesgo de rotura aumenta con el uso de prednisona, fluoroquinolonas y edad mayor d 60 años.

Fractura de tobillo

Fracturas del pie

Fractura de Jones: Fractura del quinto metatarsiano proximal.
Fractura de bailarín: Fractura por avulsión de la base del quinto metatarsiano.

P

Proporcione cuidados de apoyo

Todas las lesiones deben tratarse con reposo, hielo, compresión y elevación (RICE).
Los AINE quizá sean necesarios para aliviar el dolor. Los narcóticos deben utilizarse con moderación.

Esguinces de tobillo

El paciente debe soportar el peso que tolere.
Los esguinces graves (tipo 3) deben tratarse con una férula posterior, sin carga de peso y con remisión a ortopedia.
Las ortesis de estribo de aire o de gel pueden ayudar a prevenir los esguinces recurrentes al tiempo que permiten la flexión plantar y dorsal.
Los pacientes con dolor persistente después de dos semanas de terapia conservadora deben ser remitidos a ortopedia.

Rotura del tendón de Aquiles

Consulta de ortopedia
El tratamiento es controvertido. Las opciones incluyen reparación quirúrgica o terapia conservadora con yeso y sin soporte de peso.

Fracturas de tobillo

Consulta de ortopedia para cualquier fractura abierta o inestable.
Las fracturas abiertas también requieren tratamiento con antibióticos (p. ej., cefazolina) y asegurarse de que la inmunización antitetánica está al día.
Las fracturas estables pueden tratarse con una férula (estribo posterior), sin carga de peso y con remisión a un traumatólogo.

Fractura del pie

Férula posterior.
Remisión a ortopedia.

Disposición

En su mayoría, los pacientes serán dados de alta en su domicilio, con seguimiento acordado con el ortopedista o el médico de atención primaria.
Admita a todos los pacientes con fracturas abiertas o inestables que requieran reparación quirúrgica.

QUEMADURAS

S

¿Cuándo, dónde y cómo se quemó el paciente?

Registre la hora y el lugar de la quemadura.

Documente el tipo de quemadura (p. ej., eléctrica, térmica o química).

- Si se trata de un producto químico, intente identificar el producto exacto y, como mínimo, si se trata de un ácido o un álcali.
- Los ácidos causan necrosis por coagulación, lo que limita la profundidad de la lesión.
- Los álcalis causan necrosis por licuefacción, lo que provoca una penetración profunda.

Son posibles los efectos sistémicos.

Pregunte específicamente qué se ha quemado, ya que el proceso de combustión podría liberar vapores tóxicos.

¿Qué autotratamiento ha probado el paciente?

Pregunte por los ungüentos o cremas que se hayan aplicado, ya que podrían alterar el aspecto de la quemadura y, dependiendo del ungüento o pomada, llegan a aumentar e riesgo de infección.

¿Tiene el paciente alguna dificultad para hablar o respirar?

Las quemaduras térmicas de las vías respiratorias y la nasofaringe pueden provocar disfonía y compromiso respiratorio por edema.

El broncoespasmo, la neumonitis y el síndrome de dificultad respiratoria del adulto (ARDS) quizá sean consecuencia de lesiones por inhalación.

¿Está la vacuna antitetánica del paciente al día?

Todas las quemaduras que afectan a la dermis son propensas al tétanos. Actualice si el último refuerzo fue hace más de 5 años.

¿La historia clínica del paciente o de sus padres es coherente con las lesiones observadas?

Considere la posibilidad de abuso infantil en cualquier niño que presente quemaduras cuya historia clínica no coincida con el patrón de lesiones observado.

Obtenga un historial médico, lista de medicamentos, lista de alergias y antecedentes sociales

Las alergias a las sulfas son frecuentes. No aplique sulfadiazina de plata sin hacer la historia clínica completa.

O

Evalúe los signos vitales del paciente

Monitorice la SpO_2 y asegure que la oxigenación es adecuada.

Realice la exploración física

Documente la ubicación y grosor de las quemaduras.

Quemadura de primer grado: Eritema superficial (p. ej., quemadura solar).

Quemadura de segundo grado (de espesor parcial): Dermis afectada; eritema, dolor y ampollas presentes.

Quemadura de tercer grado (de espesor total): Indolora; los vasos visibles trombosados son patognomónicos.

Quemadura de cuarto grado: Quemadura de espesor total que incluye músculo y hueso

En los adultos, la superficie corporal de las quemaduras puede estimarse mediante la regla de los nueves.

- El 9% de la superficie corporal se destina a cada brazo y a la cabeza/cuello.
- 18% para cada pierna, torso anterior y torso posterior.
- 1% periné.

Consulte la tabla de Lund y Browder para estimar la superficie corporal de las quemaduras en niños.

HEENT: Observe cualquier señal de hollín o quemadura alrededor de nariz y boca. Observe si la nariz o el vello facial lucen ennegrecidos. Predice lesiones en las vías respiratorias superiores y riesgo de compromiso respiratorio.

Pulmones: Observe cualquier sibilancia, signos de solidificación, dificultad respiratoria

Cardiaco, abdomen: En general, normal. En ocasiones hay taquicardia.

Extremidades: Asegure una adecuada amplitud de movimiento si las quemaduras afectan a las manos o a las articulaciones transversales.

Considere obtener los siguientes estudios de laboratorio

Hemograma, electrólitos, BUN, creatinina, gasometría arterial, carboxihemoglobina: Para excluir la intoxicación por monóxido de carbono, asegurar una correcta oxigenación y descartar una alteración electrolítica.

Obtenga un ECG con cualquier lesión eléctrica

Excluye lesiones cardiacas y arritmias.

Obtenga una Rx de tórax si hay evidencia de lesión por inhalación

Permite descartar neumonitis, ARDS, enfermedad pulmonar subyacente.

A

Quemadura

Quemadura menor: Afecta <15% del cuerpo (<10% en ancianos/niños).

Quemadura moderada: 15-25% del cuerpo (10-20% en ancianos/niños).

Quemadura grave: >25% (>20% en ancianos/niños) o quemaduras que puedan causar déficits cosméticos o funcionales (p. ej., en la cara, periné, manos) o que comprometan la función respiratoria.

P

Cerciórese de que las vías respiratorias del paciente estén intactas

Intube en caso de dificultad respiratoria o si hay quemaduras graves en la cara o el cuello. Se recomienda la intubación temprana porque el edema de las vías respiratorias quizá impida hacerlo después.

Proporcione hidratación intravenosa en quemaduras moderadas y graves

Las quemaduras requieren reanimación con gran volumen de líquidos debido a las pérdidas insensibles y al desplazamiento de fluidos. Utilice la fórmula de Parkland para calcular las necesidades de líquidos.

Asegúrese de que la inmunización antitetánica del paciente esté al día

Se requiere un refuerzo si la última inyección fue hace más de 5 años.

La profilaxis antibiótica oral e intravenosa no es necesaria en quemaduras leves y es controvertida en quemaduras graves

Siga los protocolos de tratamiento locales.

Manejo local de las quemaduras

Coloque vendaje a las quemaduras menores con una gasa seca no adherente después de aplicar crema antibacteriana tópica (p. ej., sulfadiazina de plata, mupirocina). Evite el uso de sulfadiazina en la cara.

Proporcione alivio eficaz del dolor

AINE o narcóticos o ambos.

Disposición

Siga las directrices locales para notificar si hay sospecha de maltrato infantil.

Considere la posibilidad de trasladar a todos los pacientes con quemaduras graves a un centro local de tratamiento de quemaduras.

Los pacientes con quemaduras leves pueden ser dados de alta a casa con seguimiento estrecho.

Deben admitirse pacientes de quemaduras circunferenciales, eléctricas, moderadas y graves.

Las quemaduras de segundo, tercer y cuarto grados podrían requerir injertos de piel y músculo.

FRACTURA

S

¿Cómo, cuándo y dónde se produjo la lesión?

Intente identificar el mecanismo exacto de la lesión. Ayudará a predecir el tipo de fractura.

Un tiempo prolongado de presentación para la atención aumenta el riesgo de síndrome compartimental y rabdomiólisis. Determine el momento de la lesión.

¿Qué tratamiento ha recibido el paciente antes de llegar a urgencias?

Documente la mano dominante del paciente

Desempeña un papel importante al decidir la rapidez de la reparación quirúrgica frente al tratamiento conservador de las fracturas.

¿Es una fractura abierta?

Cualquier fractura asociada a una laceración suprayacente. Es una emergencia ortopédica debido al mayor riesgo de osteomielitis si no se limpia, se desbrida pronto y se administran antibióticos (p. ej., cefazolina).

Documente la última inmunización contra el tétanos y actualícela si es necesario.

¿El paciente tiene debilidad o entumecimiento?

Excluya las lesiones nerviosas asociadas.

A menudo el paciente no querrá mover la extremidad, pero se debe comprobar la fuerza y sensibilidad distal a la fractura.

¿Tiene el paciente alguna otra condición médica?

La enfermedad vascular periférica, diabetes y osteoporosis pueden contribuir a retrasar la curación del hueso o a aumentar el riesgo de fractura.

O

Evalúe los signos vitales del paciente

La taquicardia puede deberse al dolor, pero también podría ser el primer signo de una pérdida de sangre interna importante. Una fractura de fémur, por ejemplo, podría provocar una pérdida de sangre de gran volumen.

Realice una exploración física

Exponga completamente cualquier área preocupante.

Documente la capacidad de deambulación del paciente y cualquier anormalidad en la marcha.

Observe cualquier sensibilidad, eritema, equimosis, deformidad, crepitación o disminución de la amplitud de movimiento.

Para el dolor de cadera, documente cualquier discrepancia en la longitud y posición de la pierna cuando está en posición cómoda (p. ej., en rotación interna o externa).

Valore si hay inestabilidad o sensibilidad ligamentosa o tendinosa.

Evalúe completamente las articulaciones por encima y debajo de la zona en cuestión.

Documente la sensación y la fuerza antes y después de cualquier movimiento o entablillado de la zona afectada.

Documente la fuerza y calidad del pulso junto con el relleno capilar.

Realice una exploración completa para excluir cualquier lesión oculta.

Solicite radiografías de la zona afectada

Asegúrese de que la radiografía incluya la articulación por encima y por debajo de la zona en cuestión.

Se necesita un mínimo de dos vistas (p. ej., posteroanterior y lateral) para excluir la fractura.

Describa la fractura:

- Indique si es abierta (asociada a una laceración) o cerrada.
- Señale la zona de la fractura (p. ej., epífisis, metáfisis, diáfisis).
- Especifique el tipo de fractura (p. ej., transversal, oblicua, en espiral, en rama verde, conminuta).
- Defina la angulación, rotación o desplazamiento utilizando el fragmento proximal como punto de referencia.
- Indique cualquier luxación o afectación articular asociada.

Considere solicitar los siguientes estudios de laboratorio si la presentación se retrasa

Hemograma, electrólitos, BUN, creatinina, creatinina cinasa: Excluyen rabdomiólisis, insuficiencia renal secundaria y anemia.

A

Fractura

Las causas probables son traumatismo, patología (p. ej., lesiones óseas metastásicas) o estrés.

Las fracturas abiertas requieren evaluación ortopédica urgente para una irrigación y desbridamiento agresivos con el fin de prevenir osteomielitis.

Diagnóstico diferencial

- Esguince
- Contusión
- Luxación
- Artritis
- Rotura de tendón/ligamento

P

Proporcione alivio eficaz del dolor

Los AINE y los narcóticos son eficaces.

Reposo, hielo, compresión y elevación (RICE).

Fracturas abiertas

Irrigue con suero fisiológico estéril en cantidad abundante.

Asegúrese de que los fragmentos de hueso permanezcan cubiertos con una gasa húmeda empapada en solución salina normal.

Proporcione inmunización antitetánica si no está al día.

Administre antibióticos intravenosos (p. ej., cefazolina) lo antes posible.

Entablille la zona afectada

Documente el estado neurovascular antes y después de colocar la férula.

La férula debe inmovilizar la articulación por encima y por debajo de la fractura.

Disposición

Las fracturas/luxaciones abiertas que no pueden reducirse de forma adecuada y las fracturas asociadas a déficits neurológicos requieren una derivación ortopédica inmediata.

La mayoría de las fracturas de cadera o fémur ingresa para su reparación quirúrgica al día siguiente.

Todos los demás pacientes pueden ser dados de alta después de que la fractura esté entablillada y con seguimiento de cirugía ortopédica.

LESIÓN EN LA CABEZA

S

¿Cómo, cuándo y dónde se lesionó el paciente?

Si el paciente ha sido agredido, comprueba cuáles son los requisitos de denuncia de tu localidad.

¿Se ha presenciado el suceso? Intenta obtener un relato de primera mano del suceso.

¿Perdió la conciencia el paciente en algún momento?

Documente el momento de la inconsciencia y cómo se encontraba el paciente después de recuperar la conciencia.

- ¿El paciente estaba confundido? Quizá se observe con un estado posictal resultado de una convulsión o una lesión craneal cerrada.
- Considere un episodio sincopal si el paciente tuvo una pérdida de conciencia (LOC) durante unos segundos y se despertó de inmediato una vez acostado.

Los pacientes que tienen una LOC se despiertan y tienen un *intervalo de lucidez*, y luego desarrollan un cambio en el estado mental o una LOC pudieron sufrir un hematoma epidural (EDH).

¿Se observó alguna actividad convulsiva?

Pregunte a los transeúntes específicamente lo que vieron, porque la idea de la mayoría de las personas sobre la actividad convulsiva varía.

¿Tiene el paciente un historial de caídas o lesiones en la cabeza?

Las caídas o los traumatismos craneoencefálicos repetidos aumentan el riesgo de hematomas subdurales (SDH), sobre todo en los ancianos.

¿Tiene el paciente dolor de cuello?

Considere la posibilidad de una lesión de la columna vertebral en cualquier paciente que tenga una lesión craneal importante o un mecanismo de lesión.

¿El paciente tiene ahora debilidad, entumecimiento o parálisis?

Indica un traumatismo craneal más grave con contusión grave o hemorragia intracerebral.

¿El paciente tiene otros problemas médicos?

Documente cualquier traumatismo craneal o enfermedad neurológica o cirugía anteriores.

Los antecedentes cardiacos podrían sugerir arritmia y síncope secundario.

¿Qué medicamentos toma el paciente?

Pregunte en específico por warfarina, ácido acetilsalicílico, clopidogrel, anticoagulantes orales directos (DOAC) y otros anticoagulantes que podrían aumentar el riesgo de hemorragia intracraneal.

Obtenga los antecedentes sociales

Documente cualquier uso reciente de alcohol o drogas. Ambos pueden oscurecer su evaluación del estado mental del paciente.

O

Evalúe los signos vitales del paciente

La puntuación de la Escala de coma de Glasgow debe incluirse como un signo vital.

Realice una exploración física

HEENT: Observe cualquier equimosis, laceraciones o abrasiones.

- Inspeccione el cráneo para ver si hay depresiones o escalones que correspondan co[n] la fractura.
- Observe si hay hematotímpano o sangre/líquido cefalorraquídeo (LCR) que drena d[el] oído, lo que puede sugerir una fractura craneal basilar.
- Inspeccione las narinas: Descarte el sangrado o el drenaje de LCR.
- Inspeccione la boca: Advierta si hay dientes sueltos, fracturas dentales o laceraciones.
- Inspeccione el cuello: Observe cualquier sensibilidad vertebral o escalones. Debe colocarse un collarín al paciente hasta que se obtengan las radiografías, si hay algu[na] lesión significativa en la cabeza.

Neurológico: Realice un examen del estado mental. Examine todos los nervios craneales. Observe cualquier debilidad focal, entumecimiento, signo de Babinski, hipo o hiperreflexia.

Obtenga una serie de columna vertebral

Excluye las lesiones vertebrales.

Obtenga una TC de la cabeza

Sin contraste y con ventanas óseas. Excluye la fractura de cráneo, hemorragia intracerebral, EDH o la SDH.

- El EDH clásico aparece como una hiperdensidad convexa (en forma de lente) con desplazamiento de las estructuras de la línea media, compresión del ventrículo lateral ipsilateral, y puede conducir a una hernia.
- El SDH clásico aparece como una hiperdensidad cóncava en forma de media luna. Un SDH grande también puede causar hernia y compresión de los ventrículos.

Considere solicitar los siguientes estudios de laboratorio

Hemograma, coagulación, tiempo de sangrado: Excluya trombocitopenia, estado hipocoagulable o disfunción plaquetaria si el paciente tiene una hemorragia significativa o hemorragia intracerebral.

Tipo y análisis: Si se necesitan hemoderivados (plasma fresco congelado o plaquetas) para corregir el estado hemorrágico.

Nivel de alcohol (EtOH), análisis de drogas en orina: Excluye la intoxicación o el efecto de la droga como causa de los cambios del estado mental.

A

Lesión en la cabeza

La descripción clásica es EDH causado, por lo general, por una fractura craneal temporoparietal con laceración de la arteria meníngea medial. La muerte podría ocurrir rápidamente por la hernia transtentorial.

El SDH suele estar causado por el desgarro o laceración de las venas emisarias que atraviesan el espacio subdural. Se asocia con contusiones cerebrales, edema cerebral y lesión axonal difusa.

Lesión cerebral traumática leve (conmoción cerebral): Lesión cerebral difusa reversible que se produce en el momento del traumatismo. Se caracteriza por un cambio en el estado mental con o sin LOC (puede durar hasta 6 horas).

Diagnóstico diferencial

- Convulsión
- Síncope
- Accidente vascular cerebral

P

Cuidados de apoyo

Cerciórese de que el paciente es capaz de mantener las vías respiratorias e intube si es necesario.

Trate la hipotensión con líquidos intravenosos. La hipertensión debe tratarse con mucha precaución y, en condiciones normales, no requiere tratamiento.

Por lo general, se recomienda la profilaxis de las convulsiones con un antiepiléptico.

Realice controles neurológicos frecuentes.

Consulte a neurocirugía por cualquier hematoma epidural o subdural o hemorragia intracerebral

Un EDH con hernia inminente requiere descompresión quirúrgica inmediata. En el servicio de urgencias, quizá sea necesario perforar un orificio en el cráneo del paciente como medida provisional.

Disposición

Los pacientes con traumatismo craneoencefálico leve que no presentan déficits neurológicos, cuya TC craneal es normal y cuentan con familiares/amigos que los vigilarán de cerca, pueden ser dados de alta a casa.

Admita en la UCI a todos los pacientes con hemorragia intracerebral, SDH, EDH o déficits neurológicos para una vigilancia estrecha y controles neurológicos frecuentes.

LACERACIÓN

S

¿Cómo, cuándo y dónde se produjo la laceración?

Por lo general, no se recomienda el cierre primario (cierre en el momento de la evaluación inicial) de la herida si la laceración tiene más de 8 horas de haber ocurrido, debido a un mayor riesgo de infección. Las laceraciones faciales pueden cerrarse hast 24 horas después para obtener un mejor resultado cosmético.

Las laceraciones causadas por vidrio, madera y otros materiales orgánicos tienen mayor riesgo de retención de cuerpos extraños.

Cumpla con la normativa local en cuanto a informar sobre cualquier indicio de abuso c agresión a menores.

Si las heridas hacen sospechar que hubo una agresión, asegúrese de preguntar al paciente en privado cómo se han producido las laceraciones, ya que el acompañante podría ser el perpetrador.

¿El paciente sufrió una herida punzante en el pie?

Las heridas por punción plantar tienen mayor riesgo de producir infección debido a *Pseudomonas* y a la retención de un cuerpo extraño si el paciente llevaba zapatos en ese momento.

¿Cuándo fue la última vacuna antitetánica del paciente?

Si la última vacunación fue hace más de 5 años, el paciente necesitará una dosis de refuerzc

¿Qué otros problemas médicos tiene el paciente?

La diabetes y la enfermedad vascular periférica aumentan el riesgo de infección de las heridas y de retraso en su cicatrización.

¿Qué medicamentos toma el paciente?

El uso crónico de esteroides u otros inmunosupresores retrasará la cicatrización de la herida

Documente cualquier alergia a la medicación, antecedentes sociales y revisió de los síntomas

O

Evalúe los signos vitales del paciente

La taquicardia es el primer signo de una pérdida de sangre importante. La hipotensión es un signo tardío.

Realice la exploración física

Documente la longitud, profundidad, forma y ubicación de todas las laceraciones. Considere la posibilidad de dibujar un diagrama.

Irrigue y explore a fondo la(s) herida(s) para excluir lesiones subyacentes de tendones, vasos sanguíneos, articulaciones o músculos, y cuerpos extraños.

Documente la destreza manual del paciente en todas las laceraciones que afecten a los brazos o a las manos.

Evalúe el relleno capilar, pulsos distales, sensibilidad distal y función de las articulaciones subyacentes.

Realice una exploración física completa para excluir cualquier otra lesión.

Considere solicitar una radiografía de la zona afectada

Las radiografías simples pueden ser útiles para demostrar los cuerpos extraños. El vidri (de hasta 2 mm de tamaño con o sin plomo), la grava y los cuerpos metálicos son visibles con facilidad, ya que son radioopacos. El material orgánico (p. ej., madera) y el plástico suelen pasar desapercibidos.

La fluoroscopia, la TC o la ecografía también suelen ser útiles para la localización de cuerpos extraños orgánicos o de plástico.

A

Laceración

Diagnóstico diferencial

- Mordedura
- Lesión por aplastamiento
- Fractura abierta

P

Controle la hemorragia

Aplique presión directa sobre la herida o justo en su proximidad.

Es factible inflar un manguito de baumanómetro y aplicarlo a la extremidad para reduc el flujo sanguíneo.

Puede aplicar un torniquete local para ayudar a controlar el flujo sanguíneo mientras se cierra la herida. El tiempo de aplicación del torniquete debe ser limitado.

Alivie el dolor

Los AINE, narcóticos o anestésicos locales suelen ser eficaces.

Actualice la inmunización contra el tétanos

Si la herida es propensa al tétanos y el paciente nunca ha recibido la inmunización correspondiente, debe recibir inmunoglobulina antitetánica y vacuna contra tétanos-difteria.

Anestesie la herida

Puede utilizar anestésicos locales o tópicos. Los anestésicos con epinefrina permiten reducir la cantidad de anestesia necesaria y ayudar a controlar la hemorragia al provocar vasoconstricción.

Considere la posibilidad de realizar un bloqueo nervioso regional si la infiltración local de anestésicos altera los bordes de la herida e impide un buen cierre cosmético.

Irrigue la herida

La herida debe irrigarse con un mínimo de 500 cc de solución salina normal (utilice más si la herida está muy contaminada). Una jeringa de 30 cc con un angiocatéter de calibre 18 proporciona un chorro de presión ideal para lavar las bacterias y residuos sin dañar los tejidos.

Retire los cuerpos extraños que visualice.

Desbride la herida

Retire cualquier tejido desvitalizado y revise los bordes de la herida según sea necesario para obtener un borde limpio que favorezca la cicatrización.

Cierre la herida

El cierre puede realizarse con suturas, grapas, pegamento cutáneo tópico o cinta de cierre cutáneo, según se indique.

Asegurarse de que los bordes de la herida están evertidos, de que hay mínima tensión en la línea de sutura y de que los bordes de la herida están alineados, proporcionará un cierre cosmético excelente y evitará la dehiscencia de la herida.

La herida debe cubrirse con ungüento antibiótico y un apósito estéril seco. Considere entablillar un dedo o una extremidad si la laceración atraviesa una articulación

Disposición

La mayoría de los pacientes será dada de alta para que su médico familiar retire las suturas o grapas.

Directrices generales para el retiro de suturas/grapas:

- Cara: 3-5 días
- Piel cabelluda: 10-14 días
- Extremidad superior: 7-10 días
- Extremidad inferior: 10-14 días
- Sobre las articulaciones: 14 días

Admita a los pacientes con infección grave de las heridas, afectación de las articulaciones o reparaciones que requieran cirugía.

En general, los antibióticos no están indicados, pero deben administrarse en caso de mordeduras, heridas plantares por punción o heridas muy contaminadas

V
PSIQUIATRÍA

PAUTAS PARA LLEVAR A CABO UNA ENTREVISTA PSIQUIÁTRICA

Las notas SOAP de psiquiatría le guiarán a través del proceso de reflexión para realiza diagnósticos psiquiátricos específicos. Sin embargo, las siguientes preguntas deben s abordadas para cada paciente, independientemente del diagnóstico.

1. ¿La condición psiquiátrica del paciente es causada/exacerbada por una sustancia o medicamento?

Debe revisarse un inventario completo de TODAS las sustancias que toma el paciente. Esto incluye los medicamentos de prescripción, los de venta libre, complementos alimenticios para la salud, preparados a base de hierbas, alcohol y sustancias ilícitas Pregunte al paciente lo siguiente:

- La cantidad o dosis que está tomando
- La duración del uso de cada sustancia
- Cualquier relación temporal entre el uso o retiro de la sustancia y la aparición de s síntomas actuales
- ¿El consumo de la sustancia mejora o empeora sus síntomas?
- ¿Abstenerse de consumir la sustancia mejora o empeora sus síntomas?

Abordar cualquier sustancia o medicación que pueda causar o contribuir a la presentación del paciente será siempre parte del plan de tratamiento.

2. ¿La condición psiquiátrica del paciente es causada o exacerbada por una condición médica?

Se debe realizar un inventario completo de la historia clínica del paciente.

Diversas condiciones médicas pueden presentar manifestaciones psiquiátricas, y el manejo de las condiciones médicas comórbidas debe ser parte del plan de tratamien

3. ¿El paciente tiene antecedentes de tratamiento de salud mental?

Se debe preguntar a los pacientes lo siguiente:

- ¿Diagnósticos previos de salud mental? ¿Cuáles eran los síntomas que presentaba e paciente y que condujeron al diagnóstico?
- ¿Pruebas de medicación anteriores? Identifique el medicamento, la dosis, la duración del tratamiento, si éste fue efectivo y la razón de la interrupción.
- ¿Psicoterapia previa? Identifique la duración del tratamiento, el estilo de psicoterapia empleado y el motivo de la interrupción.
- ¿Hospitalizaciones anteriores? Pregunte por las circunstancias que rodean el ingres y la duración de la estancia hospitalaria.

4. ¿Está el paciente bajo algún tratamiento de salud mental?

Pida al paciente que detalle su medicación actual o su régimen de psicoterapia, o amb

5. ¿Hay antecedentes familiares de enfermedades psiquiátricas?

Esto incluiría un historial familiar de trastornos por consumo de sustancias, ideación suicida (SI) o intentos de suicidio.

6. Considere los antecedentes sociales pertinentes

Información que se puede abordar en esta sección: infancia/crianza; estado civil/ historial de relaciones/si tiene hijos; situación de vida actual; actividades educativas e historial de empleo; historial jurídico; antecedentes de traumatismos, y afiliación religiosa.

7. Todos los pacientes deben ser evaluados por la presencia de ideación suicida (SI)

La SI con un plan e intención es lo más preocupante y suele justificar la derivación a u nivel de atención superior, como el ingreso en un hospital. Pregunte sobre las condu tas parasuicidas, que son lesiones autoinfligidas con la intención de causar daño, pe no de sufrir una lesión lo suficientemente grave como para provocar la muerte (p. ej., cortes superficiales, golpearse a sí mismo). ¿Tiene el paciente acceso a armas de fueg

8. Todos los pacientes deben ser evaluados para detectar la presencia de ideación homicida (HI)

La HI con intención y un objetivo identificable justifica mayor intervención, que puede implicar un ingreso hospitalario o la notificación a las autoridades. El clínico debe conocer las leyes en relación con su deber de advertir o de proteger a una víctima potencial.

9. Examine el estado mental del paciente

Documente estos hallazgos: apariencia, actitud, habla, motricidad, estado de ánimo, afectividad, proceso de pensamiento, contenido del pensamiento (incluso SI/HI), cognición (orientación, atención, memoria), percepción y juicio.

TRASTORNOS DE LA PERSONALIDAD

S

Evalúe los rasgos de personalidad del paciente

Entreviste al paciente y a los informantes colaterales. Continúe la evaluación de los rasgos de personalidad del paciente a lo largo de su relación profesional.

¿Cuándo se manifestaron los rasgos por primera vez?

Los rasgos de personalidad son evidentes desde la juventud hasta los primeros años de la vida adulta.

¿Los rasgos son constantes o intermitentes?

Los rasgos de personalidad son estables a lo largo del tiempo y deben ser consistentes a medida que el paciente interactúa con los demás y con su entorno.

¿Los rasgos de personalidad del paciente son inducidos/exacerbados por alguna sustancia o medicamento?

Véase la pauta número 1 en la p. 446.

¿Los rasgos de personalidad del paciente son inducidos/exacerbados por un condición médica?

Véase la pauta número 2 en la p. 446. La lesión cerebral traumática (TBI), la epilepsia y la demencia son condiciones médicas que pueden estar asociadas a cambios de personalida

O

Evalúe los signos vitales del paciente y realice la exploración física como parte de la evaluación de las causas médicas de los trastornos de la personalidad, si procede

Estudios de laboratorio pertinentes y otras pruebas de diagnóstico

No hay pruebas de laboratorio específicas para el diagnóstico de los trastornos de la personalidad; correlacione la necesidad médica de estudios adicionales con la presentación clínica y los hallazgos de la exploración física.

A

Trastornos de la personalidad

Los trastornos de la personalidad implican un patrón de inadaptación del pensamiento sobre uno mismo, de interacción con el entorno o de relación con los demás. Por definición, los trastornos de la personalidad son constantes y evidentes en una serie de escenarios.

Trastornos de la personalidad del grupo A

Paranoico: Desconfía de los demás, guarda rencor, se ofende con facilidad.

Esquizotípico: "Pensamiento mágico"; comportamientos o afectos extraños, puede ser paranoico.

Esquizoide: No le interesa interactuar con los demás, prefiere estar solo.

Trastornos de la personalidad del grupo B

Histriónico: Desea ser el centro de atención.

Narcisista: Sentido sobrevalorado de sí mismo; se interesa en los demás principalment como fuente de afirmación.

Antisocial: Falta de respeto por los demás; viola las reglas, leyes o normas sociales.

Limítrofe: Relaciones tumultuosas; ideación suicida (SI) o autolesiones con abandono real o imaginario, labilidad emocional, imagen frágil de sí mismo.

Trastornos de la personalidad del grupo C

Dependiente: Requiere una afirmación constante; teme estar solo.

Trastorno obsesivo compulsivo de la personalidad: Rígido, orientado a las reglas, perfeccionista.

Evasivo: Sensible al rechazo; tiende a ser cohibido.

P

La psicoterapia es la principal intervención terapéutica para los trastornos de la personalidad

La terapia dialéctica conductual, en particular, es útil para el trastorno limítrofe de la personalidad. La terapia cognitivo conductual puede abordar los trastornos de la personalidad al enseñar a los pacientes a desarrollar formas más adaptativas de percibirse a sí mismos, a los demás y a su entorno.

El manejo de la medicación dirigida a ciertos rasgos de la personalidad puede ser benéfico

No hay medicamentos que afecten directamente a los trastornos de la personalidad, pero pueden utilizarse para tratar síntomas específicos asociados a estas condiciones. Los antipsicóticos suelen ser beneficiosos para tratar la ideación paranoide asociada a los trastornos de la personalidad del grupo A.

Los estabilizadores del estado de ánimo y los antipsicóticos atípicos muestran eficacia en el tratamiento de la labilidad del estado de ánimo asociada al trastorno limítrofe de la personalidad. Siempre es apropiado iniciar el manejo de la medicación para tratar cualquier condición de salud mental comórbida.

TRASTORNOS PSICÓTICOS

S

¿Cuáles son los síntomas actuales del paciente?

Alucinaciones:* Percepciones en ausencia de un estímulo real.
*Delirios**: Por ejemplo, creencias falsas y fijas.
Discurso desorganizado:* Por ejemplo, ecolalia (repetición de palabras o frases).
Comportamiento desorganizado:* Por ejemplo, ecopraxia (imitación del comportamiento de otros).
(* = son síntomas positivos de la psicosis).
Síntomas negativos: Por ejemplo, falta de motivación y falta de discurso espontánea.

¿Cuál es la duración de los síntomas del paciente?

Trastorno psicótico breve (1): Al menos 1 día; resolución de los síntomas en 1 mes.
Trastorno esquizofreniforme (2): 1 mes a menos de 6 meses.
Esquizofrenia (2): Más de 6 meses.
(1, 2) = número mínimo de síntomas presentes; al menos uno de los síntomas debe se alucinación, delirio o un trastorno del habla.

¿Los síntomas del paciente son inducidos/exacerbados por alguna sustancia medicamento?

Véase la pauta número 1 en la p. 446. Cocaína, cannabis, anfetaminas, esteroides, med camentos para el Parkinson y antibióticos podrían estar asociados a psicosis.

¿Los síntomas del paciente son inducidos/exacerbados por una condición médica?

Véase la pauta número 2 en la p. 446. El delirio, lesión cerebral traumática, tumores cerebrales, epilepsia o demencia podrían estar asociados a psicosis.

¿El paciente tiene algún síntoma de estado de ánimo comórbido?

Si es así, considere la posibilidad de un trastorno esquizoafectivo, trastorno depresivo mayor con rasgos psicóticos o trastorno bipolar con rasgos psicóticos.

¿Tiene el paciente un trastorno de la personalidad?

Los trastornos de la personalidad del grupo A pueden estar asociados a rasgos psicóticos; véase Trastornos de la personalidad, p. 448.

Los pacientes con psicosis necesitan una evaluación detallada por motivos de seguridad

Véanse las pautas número 7 y 8 en las p. 446 y 447.

O

Evalúe los signos vitales del paciente y realice la exploración física como par de la evaluación de las causas médicas de la psicosis

Estudios de laboratorio pertinentes y otras pruebas de diagnóstico

B_{12}/folato, CMP, HIV, RPR, EEG, neuroimagen, UPT, UDS/BAL, análisis de toxinas, ESR/ ANA, concentraciones de fármacos, U/A, biometría hemática completa con diferencial.

A

Diagnóstico diferencial

Trastorno psicótico breve, trastorno esquizofreniforme, trastorno depresivo mayor con rasgos psicóticos, esquizofrenia, PD del grupo A, trastorno delirante, trastorno esquizoafectivo, trastorno psicótico inducido por medicamentos o sustancias, trastorno psicótico debido a otra condición médica.

P

Determine el entorno adecuado para el tratamiento

La hospitalización está justificada si hay preocupación por agitación grave, ideaciones suicidas u homicidas, o si los síntomas del paciente son lo suficientemente graves pa justificar la supervisión e intervención diarias.

Inicie la medicación antipsicótica

Un antipsicótico atípico (p. ej., aripiprazol, quetiapina) es la medicación de primera línea. Los antipsicóticos típicos (p. ej., haloperidol, flufenazina) también son eficaces pero pueden asociarse a un mayor riesgo de movimientos anormales y menor eficaci en el tratamiento de los síntomas negativos. Si el apego al tratamiento es un tema qu preocupe al médico, algunos de estos medicamentos pueden administrarse en forma de inyección de acción prolongada. La clozapina o la terapia electroconvulsiva son tratamientos recomendados para los síntomas refractarios. Los pacientes que toman medicamentos antipsicóticos deben ser vigilados para evitar el aumento de peso, sedación, movimientos anormales y efectos secundarios metabólicos. Si hay síntomas comórbidos del estado de ánimo, se justificaría un antidepresivo o un estabilizador apropiados.

Aborde cualquier condición médica, medicamentos o sustancias que contribuyan a ello

Lleve a cabo la evaluación médica exhaustiva del paciente que presenta su primer episodio de psicosis.

La terapia puede ser útil

La terapia centrada en el apoyo a la familia, la psicoeducación y la rehabilitación profesional puede ser beneficiosa. La terapia cognitivo conductual suele ser útil para abordar rasgos psicóticos específicos, como los delirios.

TRASTORNOS DE ANSIEDAD

S

¿Cuáles son los síntomas del paciente?

¿Miedo a hablar en público o a interactuar con los demás? ¿Miedo a salir de casa? ¿Miedo a un objeto o situación identificados con claridad? ¿Preocupación por una variedad de cosas? ¿Pensamientos intrusivos y repetitivos? ¿Comportamientos repetit vos para aliviar la ansiedad? ¿Síntomas físicos asociados a la ansiedad?

Pida al paciente que explique por qué está preocupado o tiene miedo

La respuesta del paciente puede alertarle sobre la posibilidad de que existan enfermedades mentales comórbidas. Por ejemplo, el miedo en el contexto de un antecedente de trauma sugiere la posibilidad de un trastorno de estrés postraumático (TEPT) que debe ser consid rado. Sin embargo, el miedo como parte de un delirio persecutorio sugiere la posibilidad c un trastorno psicótico.

¿Los síntomas son inducidos/exacerbados por una sustancia o medicamento?

Véase la pauta número 1 en la p. 446. Las sustancias que pueden asociarse a la ansiedac son cocaína, anfetaminas, albuterol, esteroides y cafeína.

¿Los síntomas son inducidos/exacerbados por una condición médica?

Véase la pauta número 2 en la p. 446. Las condiciones médicas que pueden asociarse a la ansiedad son hipertiroidismo, EPOC, asma, cardiopatías y dolor.

O

Evalúe los signos vitales del paciente y realice una exploración física como parte de la evaluación de las causas médicas de la ansiedad

Estudios de laboratorio pertinentes

Pruebas de la función tiroidea (TFT), análisis de drogas en orina (UDS) concentracione de fármacos.

A

Trastornos de ansiedad

Los trastornos de ansiedad se caracterizan por la presencia de miedo (aprensión ante u objeto o situación definidos con claridad) o ansiedad (aprensión sin una causa claramente definida) que suele ser desproporcionada con respecto a la situación real.

Diagnóstico diferencial

Trastorno de ansiedad debido a otra afección médica, trastorno de ansiedad generalizada, TOC,* trastorno de pánico y ataques de pánico, TEPT,* trastorno de ansiedad por separación, fobia específica, trastorno de ansiedad inducido por sustancias o medicamentos

* El TOC y el TEPT no son trastornos de ansiedad, pero ésta es, con frecuencia, una parte de su presentación.

P

La terapia cognitivo conductual es la psicoterapia de elección para abordar l trastornos de ansiedad

La terapia cognitivo conductual se dirige a la ansiedad al desafiar a los pacientes a evaluar d manera crítica sus preocupaciones y a sustituirlas por pensamientos más constructivos y realistas. La ERP es una variante de la terapia cognitivo conductual que se dirige a fobias y miedos específicos, y estimula al paciente a enfrentarse al objeto o situación que le provoc miedo, al tiempo que se resiste a su respuesta de miedo habitual. Por ejemplo, en el caso de un niño que huye cada vez que ve un perro, con la ERP, se incentivaría al niño a tener contacto progresivo con un perro; en lugar de huir, se le enseñarían métodos alternativos para afrontar su miedo, como realizar ejercicios de respiración profunda. El resultado fina será que el niño aprenderá a tolerar la presencia de perros y se extinguirá su respuesta de miedo original.

También hay opciones de medicación para tratar la ansiedad

Los medicamentos para la ansiedad pueden ser programados o administrados según se necesite (prn). La elección de primera línea para una medicación programada sería u SSRI (p. ej., fluoxetina, sertralina), un SNRI (p. ej., duloxetina, venlafaxina) o buspirona. Los TCA y los IMAO también son eficaces para la ansiedad, pero estos fármaco se utilizan con menos frecuencia debido a sus perfiles de efectos secundarios.

Los medicamentos prn, como la hidroxizina y las benzodiazepinas (p. ej., alprazolam, lorazepam) son opciones eficaces para tratar el pánico y la ansiedad.

El propranolol es una opción prn que puede ser eficaz para los problemas de rendimiento en el contexto del trastorno de ansiedad social. Se debe advertir a los pacientes que estos medicamentos prn conllevan el riesgo de sedación, y el paciente debe tener cuidado cuando conduce un vehículo o realiza otras tareas que requieren estar alerta. El propranolol también puede asociarse a la hipotensión, y la administración de benzodiazepinas debe limitarse en el tiempo, ya que su uso prolongado podría provocar dependencia.

TRASTORNOS DEL ESTADO DE ÁNIMO

S

¿El paciente está deprimido?

Estado de ánimo deprimido,* pérdida de interés,* disminución de la energía, alteraciones del sueño, alteraciones en el apetito, ideación suicida, disminución de la concentración, sentimientos de culpa o inutilidad, retraso psicomotor.

* Uno de estos síntomas debe estar presente + 4 síntomas adicionales durante al menos 2 semanas para diagnosticar un episodio depresivo mayor.

¿Hay antecedentes de manía?

Estado de ánimo excesivamente elevado, eufórico o irritable;** aumento de la energía;** distracción; disminución de la necesidad de dormir; fuga de ideas; grandiosidad; aumento de los comportamientos dirigidos a objetivos; comportamientos indiscriminados, o locuacidad.

** Estos síntomas deben estar presentes + ≥3 síntomas adicionales (≥4 síntomas si el estado de ánimo es irritable) durante al menos 1 semana para diagnosticar un episodio maniaco.

¿Hay antecedentes de hipomanía?

Los síntomas son los mismos que los de la manía, pero la gravedad es más tenue.

¿Hubo algún factor de estrés que causara o contribuyera a la aparición del estado de ánimo depresivo?

Si es así, considere otros diagnósticos en el diferencial. Por ejemplo, los síntomas del estado de ánimo asociados a un acontecimiento traumático podrían indicar la presencia de TEPT.

¿Los síntomas del estado de ánimo del paciente son inducidos/exacerbados por el consumo de sustancias?

Véase la pauta número 1 en la p. 446. Las sustancias que pueden asociarse a la depresión son cannabis, AINE, antihipertensivos o los anticonceptivos orales. Las sustancias que podrían asociarse a la manía son esteroides, cocaína y fenciclidina.

¿Los síntomas del estado de ánimo del paciente son inducidos/exacerbados por una condición médica?

Véase la pauta número 2 en la p. 446. Las afecciones médicas que llegan a asociarse a síntomas depresivos o maniacos son lupus, esclerosis múltiple, enfermedades malignas o diabetes.

El riesgo de suicidio del paciente requiere consideración especial

Véase la pauta número 7 en la p. 446.

O

Evalúe los signos vitales del paciente y realice la exploración física como parte de la evaluación de las causas médicas de la psicosis

Estudios de laboratorio pertinentes y otras pruebas de diagnóstico

B_{12}/folato, electrólitos, LFT, UDS, neuroimagen, UPT, nivel de alcohol en sangre, TFT, concentraciones de medicamentos, biometría hemática completa con diferencial.

A

Diagnósticos diferenciales para el trastorno depresivo mayor

Distimia, trastorno depresivo mayor con rasgos psicóticos, trastorno afectivo estacional, síndrome disfórico premenstrual, trastorno depresivo inducido por sustancias/medicamentos, trastorno depresivo debido a otra condición médica.

Diagnósticos diferenciales para el trastorno bipolar

Trastorno bipolar I (al menos un episodio de manía; los periodos de hipomanía o los episodios depresivos son opcionales), trastorno bipolar II (periodos de hipomanía + periodos de trastorno depresivo mayor), ciclotimia (periodos de síntomas hipomaniacos y depresivos; nunca se cumplen los criterios de manía, hipomanía o trastorno depresivo mayor), trastorno bipolar con rasgos psicóticos, trastorno bipolar inducido por sustancias/medicamentos, trastorno bipolar debido a otra condición médica.

P

Trastorno depresivo mayor

Los SSRI son la primera línea de elección; sin embargo, también son razonables otras opciones de antidepresivos. Los IMAO y los TCA son eficaces en el tratamiento de la depresión, pero estos medicamentos se utilizan con menos frecuencia debido a su perfil de efectos secundarios. Antes de iniciar un antidepresivo, debe evaluarse a todos los pacientes en busca de antecedentes de manía, ya que esta clase de medicamentos puede desenmascarar los síntomas maniacos.

Trastorno bipolar I y II

Inicie la administración de un estabilizador del estado de ánimo para tratar los síntomas maniacos o hipomaniacos. Los estabilizadores del estado de ánimo son los antipsicóticos atípicos, algunos anticonvulsivos y el litio, y la elección de la medicación debe adaptarse a las necesidades individuales del paciente.

Recomendaciones de tratamiento para trastorno depresivo mayor y trastorno bipolar I y II

Vigile los problemas de seguridad. El tratamiento hospitalario está justificado para el paciente con riesgo agudo de SI o HI, y también es apropiado para el paciente cuyos síntomas son lo suficientemente graves como para justificar la intervención diaria. Por último, la psicoterapia puede ser beneficiosa para tratar los trastornos del estado de ánimo y debe ofrecerse a los pacientes además del tratamiento farmacológico.

TRASTORNOS DISOCIATIVOS

S

¿Cuáles son los síntomas del paciente?

¿Lagunas mentales? ¿Incapacidad para recordar detalles de su pasado? ¿Periodos de tiempo que el paciente no puede explicar? ¿Está perturbada la capacidad de formar nuevos recuerdos? ¿Siente que su entorno está distorsionado o es irreal? ¿Siente que su cuerpo y sus pensamientos están distorsionados o son irreales? ¿Presencia de más de una personalidad? Si es así, ¿qué se observa (p. ej., cambios en la voz, cambios en la conducta o el comportamiento)?

¿El inicio fue gradual o abrupto? ¿Los síntomas son persistentes o intermitentes?

La alteración de la memoria en los episodios disociativos suele ser de aparición brusca y los síntomas pueden ser intermitentes. En general, la demencia se asocia con défic de memoria de inicio gradual y persistente.

¿Los síntomas del paciente son inducidos/exacerbados por una sustancia o medicamento?

Véase la pauta número 1 en la p. 446. Los alucinógenos y la fenciclidina pueden estar asociados a síntomas disociativos.

¿Los síntomas del paciente son inducidos/exacerbados por una condición médica?

Véase la pauta número 2 en la p. 446. En particular, ¿hay antecedentes de traumatismo craneal, convulsiones, demencia o delirio?

¿El paciente tiene antecedentes de traumatismo o trastorno de estrés postraumático (TEPT)? ¿Los síntomas fueron precipitados por algún evento angustiante?

La disociación puede observarse en pacientes con antecedentes de traumatismo. El trastorno de identidad disociativo es frecuente en personas con antecedentes de traumatismo en la infancia.

¿Existen otras condiciones de salud mental concurrentes?

Los síntomas disociativos pueden asociarse a trastornos de la personalidad, en concret al trastorno limítrofe de la personalidad, a los trastornos de ansiedad y a los trastorn depresivos. Los síntomas disociativos deben distinguirse de un trastorno psicótico subyacente. Las fluctuaciones afectivas que pueden producirse con el trastorno de identidad disociativo deben diferenciarse de las fluctuaciones del estado de ánimo asociadas al trastorno bipolar.

¿Hay alguna sospecha de que el paciente fabrica sus síntomas de forma intencionada?

Véase el tema sobre simulación (*malingering*) y el trastorno facticio en el SOAP Síntomas somáticos, p. 462.

O

Evalúe los signos vitales del paciente y lleve a cabo la exploración física como parte de la evaluación de las causas médicas de la disociación

Estudios de laboratorio pertinentes y otras pruebas de diagnóstico

Nivel de alcohol en sangre, EEG, concentraciones de fármacos, neuroimágenes, UDS.

A

Trastornos disociativos

Los trastornos disociativos implican lagunas mentales o distorsión de los recuerdos de paciente, de su sentido del yo o de su percepción del entorno. Los trastornos disociativos suelen estar asociados a antecedentes de traumatismo. La disociación es un mecanismo de defensa que permite al individuo evitar recuerdos o situaciones traumáticas o que tienen asociada alguna otra connotación negativa.

Diagnóstico diferencial

Despersonalización/desrealización, trastorno de identidad disociativo, amnesia disociativa, fuga disociativa, trastorno facticio, simulación, trastornos de la personalidad trastorno disociativo inducido por sustancias/medicamentos.

P

Tratar el trastorno de estrés postraumático (TEPT) o cualquier antecedente de traumatismo, según corresponda. Brinde tratamiento a otras condiciones de salud mental comórbidas

Los pacientes con antecedentes de síntomas disociativos necesitan ser evaluadas de forma exhaustiva para detectar un antecedente de traumatismo. Aunque no hay medicamentos que afecten directamente a los síntomas disociativos, es posible ofrecer a los pacientes el manejo de la medicación para tratar cualquier síntoma comórbido de ansiedad, depresión o TEPT. Hay que tratar cualquier sustancia o medicamento que pueda contribuir.

Remita a psicoterapia para tratar el trastorno disociativo y cualquier condición psiquiátrica asociada

La terapia cognitivo conductual es útil para tratar los síntomas de ansiedad y TEPT. La terapia conductual dialéctica es útil para abordar la desregulación emocional asociada al trastorno limítrofe de la personalidad.

TRASTORNOS DEL CONTROL DE LOS IMPULSOS

S

¿El paciente tiene deseo de realizar una conducta que le es difícil resistir?

Pida al paciente que describa la(s) conducta(s). ¿Experimenta ansiedad cuando intenta resistir estos impulsos? ¿Se alivia la ansiedad si lleva a cabo tal conducta? ¿El pacien disfruta esa conducta?

¿Hay alguna condición de salud mental concurrente?

Se debe distinguir los comportamientos impulsivos de:

- Comportamientos indiscriminados que pueden ocurrir durante un episodio maniaco.
- Comportamientos indiscriminados que pueden ocurrir durante la intoxicación por sustancias.
- Patrón de pensamiento desorganizado o comportamientos asociados a psicosis.
- Comportamientos obsesivos y compulsivos asociados al trastorno obsesivo compul sivo (TOC).
- Actos que demuestran un desprecio intencionado por los demás; típicamente asoci dos con:
    - Trastorno de la conducta o trastorno antisocial de la personalidad.
    - Afecciones asociadas a la alteración del juicio, como la demencia.

O

No se sugieren hallazgos específicos en la exploración física, estudios de laboratorio u otras pruebas diagnósticas

A

Trastornos del control de los impulsos

Los trastornos del control de los impulsos implican el impulso de realizar conductas inadaptadas. El paciente suele encontrar el impulso gratificante y difícil de resistir.

Diagnósticos diferenciales

Hay una serie de trastornos que entran en esta categoría. Algunos de las más frecuentes son ludopatía, compulsiones sexuales, compras compulsivas, cleptomanía (robar), piromanía (prender fuego), trastorno explosivo intermitente (impulsos agresivos), tricotilomanía (arrancarse el pelo) y hurgar en la piel.

P

El manejo mediante medicamentos podría ser beneficioso

Los SSRI, naltrexona y clomipramina han demostrado su eficacia en el tratamiento de las conductas impulsivas.

Las intervenciones psicoterapéuticas también son beneficiosas para los trastornos del control de los impulsos

La participación en grupos de autoayuda puede ayudar a disminuir el impacto de estos trastornos. En particular, se ha demostrado que los grupos de autoayuda y la entrevis motivacional son beneficiosos para la ludopatía. El entrenamiento en reversión de hábitos es una forma de la terapia cognitivo conductual en la que se enseña al pacien a realizar un comportamiento alternativo, más adaptativo, en lugar del comportamiento original, inadaptado. Como ejemplo, en el caso de un paciente que se hurga la piel, en lugar de ceder a este impulso se le enseña otro comportamiento, como respir profundamente.

TRASTORNOS NEUROCOGNITIVOS

S **¿Existe un cambio en el estado cognitivo del paciente con respecto a su estado inicial? ¿Cuáles son los síntomas actuales del paciente?**

- ¿Déficit de memoria? ¿Está implicada la memoria a largo plazo frente a la de corto plazo?
- ¿Dificultades de lenguaje, afasia?
- ¿Cambios de personalidad (p. ej., irritabilidad, apatía, llanto, comportamiento inadecuado)?
- ¿Dificultades con las actividades de la vida diaria (p. ej., capacidad para alimentars y vestirse)?
- ¿Alucinaciones o alteraciones de la percepción? ¿Algún cambio en el patrón de sueño?
- ¿Algún descenso en las funciones ejecutivas (p. ej., la capacidad de planificar, de realizar varias tareas a la vez)?
- ¿Edad en el momento de la aparición?
- ¿Hay cambios al avanzar el día (los síntomas empeoran por la noche)?

¿El paciente delira?

La demencia suele asociarse a un inicio gradual, atención intacta y estabilidad relativa d los síntomas a lo largo del tiempo. Sin embargo, el delirio se asocia a un inicio agudo, incapacidad de mantener la atención y curso creciente y decreciente. Los cambios cogn tivos asociados al delirio suelen mejorar cuando se aborda la causa subyacente del delirio. Si un paciente con demencia tiene un inicio abrupto de un estado mental alterado, entonces debe considerarse un delirio superpuesto a la demencia de inicio.

¿Los problemas cognitivos son inducidos/exacerbados por una condición médica?

Véase la pauta número 2 en la p. 446. Las condiciones que pueden asociarse a un declive cognitivo son los accidente vascular cerebral, enfermedad de Parkinson, lesió cerebral traumática, HIV o encefalopatía de Wernicke.

¿Los problemas cognitivos son causados/exacerbados por una sustancia o medicamento?

Véase la pauta número 1 en la p. 446.

¿El paciente presenta comorbilidades mentales?

La depresión, el trastorno por déficit de atención e hiperactividad y la ansiedad pueden asociarse a la falta de concentración y enfoque. La depresión grave, en particular, puede asociarse a la "seudodemencia", que es un déficit de memoria transitorio. Suele haber una relación temporal entre la aparición de los déficits cognitivos y el empeoramiento del estado de ánimo. El clínico también debería observar una mejora de la cognición con el tratamiento de la depresión.

O **Evalúe los signos vitales del paciente**

Realice la exploración física.

Neurología: evalúe los movimientos anormales, déficits motores o sensoriales, afasia.

Pruebas de laboratorio pertinentes y otras pruebas de diagnóstico

Neuroimagen, pruebas neuropsicológicas, biometría hemática completa con diferencial electrólitos, glucosa en sangre, pruebas de función pulmonar, electroencefalograma, HIV, análisis de drogas en orina/nivel de alcohol en sangre, punción lumbar con estudio de líquido cefalorraquídeo, análisis de toxinas, niveles vitamínicos, pruebas de función pulmonar, tomografía por emisión de positrones.

A **Trastornos neurocognitivos**

Los trastornos neurocognitivos se asocian a un deterioro cognitivo que afecta al funcionamiento diario del paciente. Pueden clasificarse según la etiología subyacente, si se conoce.

P **Aborde todas las comorbilidades médicas y cualquier sustancia que contribuy a ellas**

Brinde el máximo tratamiento médico para la etiología de la demencia, si se conoce, y para otras condiciones médicas comórbidas. Disminuya o suspenda cualquier sustancia o medicación perjudicial. ¿Se han tratado los déficits visuales y auditivos?

Pruebe las modificaciones del entorno

Los pacientes deben tener acceso a un calendario y un reloj para orientarse. Mantenga un entorno tranquilo; utilice la iluminación para distinguir con claridad entre el día y la noche.

El manejo de la medicación ralentiza la progresión de la enfermedad, pero no proporciona una cura

Los inhibidores de la colinesterasa (p. ej., donepezilo, rivastigmina) suelen administrarse en combinación con memantina, un antagonista de los receptores NMDA. Proporcione un manejo de la medicación para tratar otros síntomas de salud mental comórbidos, como depresión, ansiedad, agitación o insomnio.

La terapia puede ser beneficiosa

Ofrezca rehabilitación cognitiva y entrenamiento de habilidades para el paciente; grupos de apoyo familiares para sus seres queridos.

SÍNTOMAS SOMÁTICOS

S

¿Cuáles son los síntomas actuales del paciente?

- ¿Preocupación por tener síntomas físicos o neurológicos?
- ¿Preocupación por tener o adquirir una enfermedad o condición médica específica?
- ¿Los problemas de salud causan angustia?

¿Se ha realizado una evaluación médica exhaustiva?

Sólo se debe considerar un trastorno somático después de que el paciente se haya sometido a la evaluación adecuada para abordar su preocupación. Los pacientes con este trastorno quizá no estén tranquilos por obtener resultados normales en los estudios diagnósticos.

¿Cómo aborda el paciente las preocupaciones sobre su salud?

- Evita buscar atención médica por miedo a que se le diagnostique una enfermedad.
- Verifica de manera excesiva de los signos de enfermedad o dolencia.
- Dedica tiempo excesivo a pensar o investigar sobre la enfermedad.
- Utiliza demasiado los servicios médicos (p. ej., visitas frecuentes al médico, solicitud de pruebas innecesarias).

¿Hay alguna sospecha de que los síntomas se producen de forma intencionada? Si es así, ¿cuál es la motivación del paciente para hacerlo?

Trastorno facticio

El trastorno facticio es la producción o exageración intencionada de síntomas físicos o de un estado de enfermedad para obtener un beneficio primario, que es una motivación de carácter interno. Un ejemplo de beneficio primario es el deseo de llamar la atención asumiendo el papel de enfermo. Un trastorno facticio también puede imponerse a otra persona.

Simulación

La simulación (*malingering*) es una producción o exageración intencionada de los síntomas físicos o de un estado de enfermedad para obtener un beneficio secundario, que es una motivación impulsada externamente. Un ejemplo de beneficio secundario es que una persona finja estar lesionada para ganar un juicio.

O

Evalúe los signos vitales del paciente, realice la exploración física y solicite los análisis de laboratorio y estudios de diagnóstico pertinentes, según corresponda

El clínico debe revisar de manera cuidadosa el historial de tratamiento del paciente, incluidos los registros médicos anteriores y los resultados de cualquier laboratorio y estudio de diagnóstico para determinar el mejor curso de acción. El objetivo es validar las preocupaciones del paciente; sin embargo, debe evitarse realizar evaluaciones médicas innecesarias o redundantes.

A

Trastornos somáticos

El rasgo cardinal de esta categoría de diagnósticos es que el nivel de angustia del paciente con respecto a su estado físico se considera desproporcionado en relación con su estado de salud real.

Diagnóstico diferencial

Trastorno de conversión, trastorno facticio, trastorno de ansiedad por enfermedad, simulación, trastorno de síntomas somáticos.

P

Estas recomendaciones de tratamiento deben aplicarse junto con el manejo de los problemas de salud del paciente por parte del médico familiar

Ofrezca la terapia cognitivo conductual

Es posible que la somatización implique mayor sensibilidad a las sensaciones físicas y vulnerabilidad a interpretar estas sensaciones como negativas. La terapia cognitivo conductual puede reducir la preocupación somática al abordar el proceso de pensamiento negativo que hace que el paciente malinterprete sus sensaciones físicas como indicativas de enfermedad.

Inicie el manejo con medicamentos para tratar cualquier condición psiquiátrica comórbida

La depresión y la ansiedad comórbidas pueden ser frecuentes, y un inhibidor selectivo de la recaptación de serotonina (p. ej., fluoxetina, paroxetina) suele ser la primera línea de tratamiento. Considere la posibilidad de emplear un antidepresivo tricíclico (p. ej., amitriptilina, nortriptilina) o un inhibidor selectivo de la recaptación de norepinefrina (p. ej., duloxetina, venlafaxina) si el paciente tiene dolor además de síntomas del estado de ánimo o ansiedad.

Un trastorno facticio impuesto a otro requiere que se tome la precaución de garantizar la seguridad de la persona lesionada

El caso tendría que ser remitido a la instancia apropiada (p. ej., servicios sociales, servicios de protección de menores).

TRASTORNOS DEL SUEÑO

S

¿Cuánto duerme el paciente?

¿El paciente se siente bien descansado cuando se despierta? ¿Tiene problemas para conciliar o mantener el sueño? ¿Qué hace el paciente cuando no consigue dormir? ¿Se despierta temprano por la mañana? ¿Tiene poca concentración durante el día? ¿Experimenta somnolencia excesiva durante el día? ¿Toma siestas durante el día?; si es así, ¿durante cuánto tiempo? ¿Tiene pesadillas o sueños intensos? ¿Parálisis del sueño? ¿Reporta alucinaciones hipnagógicas o hipnopómpicas? ¿Tiene movimientos o dolores constantes en las piernas?

¿El ritual para acostarse del paciente le permite relajarse antes de dormir?

¿Tiene algún hábito que interfiera con el sueño (p. ej., usar dispositivos electrónicos poco tiempo antes del momento de acostarse)?

¿El entorno del paciente afecta de forma negativa al sueño?

Por ejemplo, luz excesiva, problemas de temperatura, una disposición incómoda para dormi

¿Los problemas de sueño del paciente son inducidos/exacerbados por alguna sustancia o medicamento?

Véase la pauta número 1 en la p. 446. Evite los estimulantes, como la cafeína, antes de acostarse. Si es posible, evite las sustancias sedantes durante el día.

¿El paciente tiene signos de apnea del sueño u otras condiciones médicas que podrían afectar a su sueño?

Véase la pauta número 2 en la p. 446. La apnea del sueño podría estar asociada a ronquidos o a periodos de interrupción de la respiración. Otras condiciones médicas que llegan a asociarse a sueño deficiente son enfermedades pulmonares, síndrome de las piernas inquietas, reflujo gástrico o dolor.

¿Tiene el paciente alguna comorbilidad mental?

La ansiedad, la depresión o el trastorno de estrés postraumático pueden asociarse a alteraciones del sueño.

O

Evalúe los signos vitales del paciente

La hipertensión arterial podría estar asociada a la apnea del sueño.

Seleccione los hallazgos de la exploración física asociados a trastornos del sueño:

Apariencia: Gran circunferencia del cuello, obesidad, luce somnoliento durante la exploración.

Orofaringe: Vías respiratorias estrechas, amígdalas o úvula grandes.

Cardiaco: Signos de insuficiencia cardiaca.

Pulmonar: Signos de hipertensión pulmonar.

Neurológico: Confusión, déficit de memoria.

Solicite los estudios de laboratorio pertinentes y otras pruebas diagnósticas: concentraciones de fármacos, prueba de latencia de sueño múltiple, estudio del sueño, análisis de drogas en orina

A

Trastornos del sueño

Los trastornos del sueño son alteraciones que afectan la calidad o cantidad del sueño.

Diagnósticos diferenciales

Apnea central u obstructiva del sueño, hipersomnia, condiciones médicas que pueden afectar al sueño, narcolepsia, síndrome de las piernas inquietas, trastornos del sueño asociados a la fase REM, trastornos del sueño relacionados con alteraciones del ritmo circadiano, trastorno del sueño inducido por sustancias/medicamentos.

P

Exhorte al paciente a mejorar su higiene del sueño

Mantener horarios fijos para acostarse y despertarse y evitar actividades que puedan ser estimulantes antes de acostarse, como hacer ejercicio o utilizar dispositivos electrónicos. Utilizar el entorno de sueño sólo para dormir y para la actividad sexual, y dormir a una temperatura agradable y en un colchón y ropa de cama cómodos. Deben retirarse los objetos que podrían alterar el sueño, como el televisor. Desarrollar un ritual que fomente l relajación al momento de acostarse. Limitar las siestas diurnas a menos de 30 minutos.

Aborde cualquier condición médica o sustancia que contribuya a la presentación

Considere la posibilidad de realizar un estudio del sueño en pacientes que tienen una alteración crónica del sueño.

Hay una diversas ayudas para conciliar el sueño que es factible ofrecer para tratar el insomnio

Lo ideal es que los somníferos se utilicen a corto plazo. El uso prolongado de algunas clases de somníferos llega a generar dependencia. Aconseje a los pacientes sobre el riesgo de caídas, sedación y necesidad de tener cuidado al realizar otras tareas que requieran permanecer alerta. Los somníferos suelen asociarse a comportamientos durante el sueño que la persona no recuerda, como comer o mantener conversaciones.

Los estimulantes, como el modafinilo o metilfenidato, se utilizan para tratar la hipersomnia o la narcolepsia

La terapia cognitivo conductual (autoayuda) y el entrenamiento de la atención plena pueden incorporar el aprendizaje de técnicas de relajación para propiciar que la persona concilie sueño

TRASTORNOS DE LA ALIMENTACIÓN

S

¿Qué estrategias utiliza el paciente para perder/mantener el peso?

Comportamientos que restringen el aumento de peso

Dietas o ayunos excesivos; ejercicio excesivo; estrategias que alteran el metabolismo o suprimen el apetito (p. ej., uso de estimulantes, píldoras dietéticas, insulina o medicación para la tiroides para perder peso).

Comportamientos que interrumpen la absorción de nutrimentos/líquidos ("purga")

Abuso de laxantes, enemas o diuréticos; vómitos inducidos.

¿Cuál es la motivación para adoptar estos comportamientos?

La anorexia nerviosa (AN) y la bulimia nerviosa (BN) suelen estar motivadas por el deseo de perder peso o de evitar ganar más peso.

¿El paciente tiene enfermedades mentales comórbidas?

El trastorno depresivo mayor llega a asociarse con la falta de apetito y la consiguiente pérdida de peso. La psicosis, el trastorno obsesivo compulsivo y el trastorno dismórfico corporal pueden asociarse a un pensamiento desordenado en relación con la comida o la imagen corporal.

O

Evalúe los signos vitales del paciente

La anorexia nerviosa puede asociarse a hipotermia, bradicardia o hipotensión con ortostatismo.

Seleccione los hallazgos de la exploración física para la anorexia nerviosa

Apariencia: Índice de masa corporal (BMI) bajo.

Dermatológico: El cabello es quebradizo, se adelgaza o ambos; formación de pelo lanugo, resequedad cutánea.

Cardiaco: Ritmo cardiaco anormal.

Hematológico: Hematomas.

Renal: Signos de deshidratación.

Endocrino: Intolerancia al frío, anormalidades menstruales.

Musculoesquelético: Fracturas patológicas, desgaste muscular.

Seleccione los hallazgos de la exploración física para la bulimia nerviosa

Apariencia: BMI normal a alto.

Dermatológico: Signo de Russell (callosidades en el dorso de la mano por vómito inducido).

HEENT: Inflamación de la glándula parótida; halitosis, caries dental, erosión del esmalte.

Cardiaco: Ritmo cardiaco anormal.

GI: Dolor o sensibilidad abdominal, hinchazón, estreñimiento.

Endocrino: Irregularidades menstruales.

Estudios de laboratorio y pruebas diagnósticas pertinentes

Biometría hemática completa con diferencial, estudios de densidad ósea, electrólitos, ECG, pruebas de función hepática, pruebas de función tiroidea, prueba de embarazo en orina, niveles de vitaminas, estudios de densidad ósea.

A

Trastornos de la alimentación

Los trastornos de la alimentación implican hábitos alimentarios inadaptados que pueden conducir a pérdida de peso extrema, desnutrición o a otras complicaciones médicas. La **anorexia nerviosa** se asocia principalmente con comportamientos que buscan controlar el peso a través de medidas restrictivas; sin embargo, en ocasiones la purga también forma parte de la anorexia nerviosa. La **bulimia nerviosa** se asocia a episodios de atracones seguidos de episodios de conductas restrictivas o de purga para contrarrestar el aumento de peso.

Diagnósticos diferenciales

Comportamiento de evitación/restricción de la ingesta de alimentos; trastorno por atracón; afecciones médicas relacionadas con la pérdida de peso; pérdida de peso secundaria a otras afecciones psiquiátricas que se asocian a obsesiones, delirios u otra distorsiones relacionadas con la comida, la alimentación o la imagen corporal.

P

La estabilización médica es prioritaria

La inestabilidad de los signos vitales, las anomalías electrolíticas o los déficits de la nutrición requieren atención médica. Las arritmias cardiacas y el síndrome de realimentación son las principales fuentes de mortalidad asociadas a los trastornos de la alimentación.

La psicoterapia es eficaz para los trastornos de la alimentación

La terapia cognitivo conductual se centra en los pensamientos desadaptativos sobre la alimentación que se asocian a la bulimia nerviosa y al trastorno por atracón. La terapia familiar aborda el efecto de la dinámica familiar en los patrones alimentarios del paciente en la anorexia nerviosa.

El manejo de la medicación también es beneficioso

Prescriba un antidepresivo para la depresión comórbida, la ansiedad o los síntomas del trastorno obsesivo compulsivo que afectan a los síntomas del paciente. Debe evitarse el bupropión, ya que puede disminuir el umbral de las convulsiones en pacientes con trastornos de la alimentación. Medicamentos como topiramato, fluoxetina, lisdexanfetamina y fentermina muestran beneficios en el tratamiento de los atracones. La olanzapina es una opción para mantener el aumento de peso en la anorexia nerviosa.

DISFUNCIÓN SEXUAL

S

¿Cuáles son los síntomas del paciente?

Para hombres

- ¿Disminución del deseo?
- ¿Incapacidad para lograr o mantener una erección?
- ¿Eyaculación prematura o incapacidad para eyacular?
- ¿Dolor genital? ¿Deformidad del pene?

Para mujeres

- ¿Disminución del deseo?
- ¿Lubricación insuficiente?
- ¿Dificultad para tener un orgasmo?
- ¿Dolor vaginal con el coito?

¿Los síntomas son de nueva aparición o siempre han estado presentes?

¿Los síntomas dependen de la situación o se producen en la mayoría de los encuentros sexuales?

¿Los síntomas del paciente son inducidos/exacerbados por una sustancia o medicamento?

Véase la pauta número 1 en la p. 446. Las sustancias que pueden asociarse a la disfunción sexual son los antidepresivos, antihipertensivos, alcohol y opiáceos.

¿Los síntomas de psicosis del paciente son inducidos/exacerbados por una condición médica?

Véase la pauta número 2 en la p. 446. Las afecciones que pueden asociarse a la disfunción sexual masculina son las enfermedades cardiacas, diabetes, aterosclerosis y enfermedades de la próstata.

Las condiciones que llegan a asociarse a la disfunción sexual femenina son la menopausia y el prolapso vaginal.

¿Ha habido algún traumatismo en la zona genital?

La enfermedad de Peyronie es una curvatura del pene que puede producirse como resultado de un traumatismo. Caídas, traumatismos contundentes en los genitales, lesiones uretrales por sondaje o la actividad sexual vigorosa podrían ser fuentes de traumatismo, con la consiguiente disfunción sexual.

¿Hay alguna condición de salud mental comórbida?

El trastorno depresivo mayor en ocasiones se asocia a pérdida de interés por la activida sexual; los trastornos somáticos y el trastorno dismórfico corporal pueden asociarse a preocupaciones somáticas que afectan al deseo o al rendimiento; el trastorno de estrés postraumático asociado a un trauma sexual podría asociarse a la evitación de la actividad sexual.

Evalúe las actitudes del paciente sobre su sexualidad y su relación sexual actual

¿Existen creencias culturales o religiosas que afecten de manera negativa la sexualidad del paciente? ¿El conflicto de pareja es un factor que contribuye?

O

Evalúe los signos vitales del paciente

La hipertensión arterial quizá esté asociada a la disfunción sexual.

Realice una exploración física

Mujer: exploración genital externa (prolapsos, lesiones, desgarros, citología).

Hombre: exploración genital externa (lesiones, enfermedad de Peyronie, examen de próstata

Estudios de laboratorio pertinentes y otras pruebas de diagnóstico

Para hombres: antígeno específico de la próstata, A1C, prueba de tumescencia nocturna del pene (NPT), ecografía o angiograma del pene.

Para ambos sexos: U/A, valores hormonales.

Trastornos sexuales

Los trastornos sexuales afectan al rendimiento sexual en las áreas del deseo, la excitación o el orgasmo.

Diagnósticos diferenciales

Eyaculación retardada o prematura, dispareunia, disfunción eréctil, anorgasmia en la mujer, vaginismo, trastornos que afectan al deseo o a la excitación.

Trate cualquier comorbilidad médica

Esto incluye maximizar el tratamiento de cualquier condición médica que contribuya, hacer cambios en el estilo de vida, como la optimización del peso, y abordar cualquier sustancia ofensiva, incluyendo la nicotina.

Tratamientos para la disfunción eréctil

Inhibidores de la PDE-5 (p. ej., sildenafilo, tadalafilo), bomba o implante de pene, inyecciones de alprostadilo, testosterona.

Tratamientos para la eyaculación precoz

Inhibidores de la PDE-5, SSRI, tramadol (evitar SSRI + tramadol por el riesgo de síndrome serotoninérgico).

Tratamientos para la eyaculación retardada

Amantadina, buspirona, ciproheptadina.

Tratamientos para el bajo deseo femenino

Terapia con estrógenos o andrógenos, flibanserina.

Tratamientos para la baja excitación femenina

Lubricantes vaginales, estrógenos vaginales.

Tratamientos para el dolor vaginal

Aborde problemas médicos o estructurales (p. ej., prolapso, infecciones); analgésicos tópicos; posiciones sexuales que permitan a la paciente controlar la profundidad de la penetración.

La psicoterapia quizá resulte beneficiosa

La terapia puede abordar las actitudes sobre la sexualidad y la dinámica de las relaciones. La terapia cognitivo conductual podría abordar la ansiedad anticipatoria con respecto a la penetración, que suele estar asociada a los síndromes de dolor vaginal.

TRASTORNOS POR CONSUMO DE SUSTANCIAS

S **¿Hay un historial actual o pasado de abuso de alcohol, sustancias ilícitas, medicamentos de venta libre o medicamentos prescritos? Pregunte también por el consumo de tabaco y cafeína.**

¿Cuál es la cantidad o la dosis que se utiliza? ¿Cuál es la vía de ingestión? ¿Se ha administrado alguna dosis intravenosa? Si es así, evalúe si hay infecciones, como celulitis, hepatitis C y HIV. ¿El paciente parece estar intoxicado? ¿Percibe el olor de sustancias cuando interactúa con el paciente (p. ej., alcohol en su aliento)? ¿Hay comportamientos de búsqueda de medicamentos, como pedir una nueva prescripción antes de tener un diagnóstico? ¿Los informantes colaterales plantean preocupaciones por el abuso de sustancias?

¿Cuándo fue la última vez que el paciente consumió la sustancia? ¿Hay síntomas de abstinencia cuando deja de consumir la sustancia?

La desintoxicación oportuna del alcohol, benzodiazepinas y barbitúricos puede evitar e síndrome de abstinencia que pone en peligro la vida.

¿Tratamiento previo por abuso de sustancias? ¿Cuál ha sido el periodo más largo en que ha mantenido sobriedad?

¿Ha asistido a programas de rehabilitación en régimen de internado o ambulatorio? ¿El paciente ha tomado alguna medicación para frenar el consumo de sustancias? ¿Qué éxito tuvieron las intervenciones? Los pacientes con abuso de sustancias a menudo tienen problemas en sus esfuerzos por lograr la sobriedad.

¿El paciente ha sufrido alguna consecuencia negativa como resultado del consumo de sustancias?

¿Problemas legales o complicaciones de salud? ¿Impacto social, profesional o financiero?

O **Evalúe los signos vitales**

La intoxicación o la abstinencia de sustancias puede asociarse a anomalías en la frecuencia cardiaca, respiración, presión arterial o temperatura.

Seleccione los hallazgos de la exploración física que podrían estar relacionados con el abuso de sustancias

Apariencia: Marcas de agujas de administración de sustancias por vía intravenosa (IVDA), sudoración, temblores, bostezos.

HEENT: Pupilas fijas o dilatadas, nistagmo, lagrimeo, secreción nasal.

Cardiaco: Ritmo cardiaco anormal, corazón agrandado, endocarditis.

GI: Ictericia, agrandamiento del hígado, ascitis, vómito, diarrea.

Musculoesquelético: Calambres, mialgias, rigidez muscular.

Neurológico: Convulsiones, confusión, ataxia, marcha inestable, dificultad para hablar, agitació

Estudios de laboratorio y pruebas diagnósticas pertinentes

Nivel de alcohol en sangre, biometría hemática completa con diferencial, valores de fármacos, análisis de drogas (orina, sangre, aliento, saliva), electrólitos, ECG, panel de hepatitis, HIV, prueba de la función hepática, prueba de embarazo en orina, neuroimágenes.

A **Trastornos por consumo de sustancias**

Los trastornos por consumo de sustancias implican un uso inadecuado de alguna sustancia. Las condiciones asociadas incluyen intoxicación aguda y abstinencia.

P **Trate el consumo de alcohol, benzodiazepinas y barbitúricos con un protocolo de desintoxicación adecuado para evitar el síndrome de abstinencia que pon en peligro la vida**

Es factible ofrecer alivio sintomático para las sustancias que no suponen una amenaza para la vida, como cocaína, opioides o cannabis. Por ejemplo, a los pacientes con abstinencia de opioides se les puede ofrecer antiinflamatorios no esteroideos para tratar las mialgias; loperamida para la diarrea; clonidina, metadona o buprenorfina para los síntomas de abstinencia, o melatonina para el insomnio.

Considere los medicamentos que promueven la abstinencia

Opiáceos

La metadona y la buprenorfina pueden suministrarse a largo plazo para disuadir el consumo de opiáceos ilícitos. La buprenorfina + naloxona es otra opción de medicación a largo plazo con una formulación que disuade del abuso de la droga. La naltrexona promueve la abstinencia al bloquear los efectos de los opiáceos. Debido a su mecanismo de acción, tanto la buprenorfina como la naltrexona podrían precipitar el síndrome de abstinencia si se toman mientras el paciente aún tiene opiáceos en su organismo.

Alcohol

La naltrexona y el acamprosato frenan el ansia de consumo; el disulfiram disuade del abuso al afectar de manera negativa el metabolismo del alcohol

Nicotina

La terapia de sustitución de la nicotina, el bupropión y la vareniclina tienen la capacidad de frenar el deseo de fumar.

La terapia, como los programas de 12 pasos u otros grupos de apoyo entre pares, a menudo son de ayuda para que los pacientes mantengan su sobriedad

Los grupos centrados en la familia, como Al-anon, pueden proporcionar apoyo a los seres queridos de las personas que luchan contra la adicción. La entrevista motivacional es una técnica que permite a los pacientes explorar su disposición a realizar los cambios necesarios para lograr la sobriedad.

TRASTORNO DE ESTRÉS POSTRAUMÁTICO

S

¿Ha sufrido el paciente un trauma?

Un trauma es una circunstancia que ha causado o podría haber causado la muerte o una lesión grave. El trauma puede ser vivido en persona, presenciado o experimentado al conocer los detalles del trauma de un conocido.

¿Cuándo comenzaron los síntomas del paciente en relación con el trauma?

Para el trastorno de estrés postraumático (TEPT): los síntomas pueden comenzar en cualquier momento después del trauma, pero la duración de los síntomas debe ser de al menos un mes antes de que se establezca el diagnóstico. Para el trastorno de estrés agudo: los síntomas comienzan al tercer día y deben estar resueltos un mes después de que se produzca el trauma.

¿Qué síntomas experimenta el paciente?

- Reexperimentación o reviviscencia (p. ej., pesadillas, *flashbacks*).
- Cambios en el proceso de pensamiento o en el estado de ánimo (p. ej., la persona cree que es culpable del trauma; incapacidad para recordar detalles sobre el trauma)
- Aumento de la excitación (p. ej., ira, insomnio).
- Evitación (p. ej., evita los “desencadenantes”, que son recordatorios del trauma).

¿Existe alguna preocupación por el abuso de sustancias u otras condiciones de salud mental comórbidas?

Véase la pauta número 1 en la p. 446. El abuso de sustancias, trastorno limítrofe de la personalidad, trastorno depresivo mayor y ansiedad son comorbilidades frecuentes con el TEPT. El tratamiento integral del TEPT implicaría abordar el abuso de sustancias y otras condiciones de salud mental comórbidas.

¿El trauma estaba asociado a una lesión cerebral traumática?

Una lesión cerebral traumática quizá esté asociada a síntomas como el insomnio, el mal recuerdo del trauma o la irritabilidad, que pueden coincidir con el TEPT.

El riesgo de suicidio del paciente requiere consideración especial

Véase la pauta número 7 en la p. 446. El aumento de las tasas de ideación suicida y los intentos de suicidio están asociados al TEPT.

O

Evalúe los signos vitales del paciente, realice una exploración física y solicite los análisis de laboratorio y los estudios de diagnóstico pertinentes

A

TEPT

El TEPT puede abarcar una amplia constelación de síntomas tras sufrir un trauma. Quizá haya recuerdos vívidos del trauma, esfuerzo consciente por evitar el recuerdo del trauma, o poco o ningún recuerdo del trauma como parte de un proceso disociativo. Es posible que haya un mayor nivel de excitación, que llega a manifestarse como insomnio, hipervigilancia o irritabilidad. Por último, el TEPT puede dar lugar a una autoevaluación negativa (p. ej., culpa, culpabilidad), que suele fomentar los síntomas depresivos y de ansiedad.

Diagnóstico diferencial: trastorno de estrés agudo, trastorno de adaptación

P

Considere el manejo de la medicación

Los SSRI suelen ofrecerse como primera línea de tratamiento debido a su perfil de efectos secundarios tolerables y a su utilidad para tratar otros trastornos mentales comórbidos, como la depresión o la ansiedad. En particular, la paroxetina y la sertralina son los SSRI con indicación de la FDA para tratar el TEPT. La venlafaxina, un SNRI, es otro antidepresivo que ha demostrado ser beneficioso para el tratamiento del TEPT. La prazosina, un agonista del receptor $\alpha1$, puede ser útil para tratar las pesadillas relacionadas con el trauma. Las benzodiazepinas (p. ej., clonazepam, alprazolam) están contraindicadas por su riesgo de dependencia y su capacidad de interferir con el procesamiento del trauma que se produce en la terapia.

La terapia también es beneficiosa

La terapia cognitivo conductual es muy eficaz en el tratamiento del TEPT al dirigirse a la autoevaluación negativa. Dentro de la terapia cognitivo conductual, la exposición y prevención de la respuesta puede utilizarse para tratar los síntomas de evitación e hiperactivación cuando el paciente se enfrenta a un desencadenante.

La desensibilización y reprocesamiento por movimientos oculares (EMDR) es otro tipo de terapia que resulta útil para tratar el TEPT. Durante la EMDR, el paciente relata aspectos del trauma mientras sigue los movimientos laterales del dedo del terapeuta o de otro objeto. El entrenamiento de la atención plena puede ser útil para tratar los síntomas asociados al TEPT, como la ansiedad y el insomnio.

APÉNDICE

NEMIA: MORFOLOGÍA DE LOS ERITROCITOS

Tamaño	Descripción	Etiología
Anisocitosis	Variación de tamaño anormal	Cualquier anemia severa
Macrocitos	Células grandes (MCV > 100)	Anemia megaloblástica, enfermedad hepática, hemólisis, enfermedad hepática, hipotiroidismo
Microcitos	Células pequeñas (MCV < 80)	Deficiencia de hierro, anemia sideroblástica, talasemia, intoxicación por plomo
Forma	**Descripción**	**Etiología**
Acantocitos	Células pequeñas con proyecciones en forma de espina	Hereditario o postesplenectomía
Células de rebabas	Células indentadas y arrugadas	Hemólisis, uremia, coagulación intravascular diseminada
Ovalocitos	Células de forma ovalada	Hereditario, deficiencia de hierro
Poiquilocitosis	Variación anormal de la forma	Cualquier anemia severa
Esquistocitos	Células fragmentadas	Hemólisis intravascular, postesplenectomía
Células falciformes	Forma de media luna	Células falciformes
Esferocitos	Células en forma de esfera	Hereditaria, hemólisis extravascular, transfusión
Estomatocitos	Centro en forma de hendidura (frente al centro normalmente redondo)	Hemólisis, talasemia, quemaduras, lupus eritematoso sistémico, intoxicación por plomo, enfermedad hepática
Células objetivo	Centro oscuro en medio del centro normalmente claro de la célula	Enfermedad hepática, talasemia, hemoglobinopatía
Células en forma de lágrima	Células en forma de lágrima	Enfermedad mieloproliferativa, talasemia
Incluye	**Descripción**	**Etiología**
Punteado basófilo	Puntos pequeños y oscuros (plomo, hierro)	Hemólisis, intoxicación por plomo, talasemia
Cuerpos de Heinz	Inclusiones oscuras (hemoglobina desnaturalizada)	G6PD con hemólisis, algunas hemoglobinopatías
Cuerpos de Howell-Jolly	Esferas de color púrpura (desechos nucleares)	Hiposplenismo, anemia perniciosa, talasemia
Eritrocitos de nucleados	Núcleos todavía presentes (eritrocitos jóvenes)	Hemólisis, enfermedad mieloproliferativa como la leucemia, policitemia vera, infiltración de la médula, mieloma múltiple, cualquier anemia grave
Cuerpos Pappenheimer	Gránulos azules (hierro)	Anemia sideroblástica (por carga de hierro), postesplenectomía

MCV, volumen corpuscular medio.

ÍNDICE ALFABÉTICO DE MATERIAS

Iota: Los números de página seguidos de "t" indican tablas.

D

H

I

L

U

V